科学出版社"十四五"普通高等教育本科规划教材

中医文献学概论

王振国　主　编

科　学　出　版　社
北　京

内 容 简 介

本教材是科学出版社"十四五"普通高等教育本科规划教材。本教材以中医文献的基本概念、基本理论及古代中医药文献的发展、文献的整理研究与利用为核心，组织全国 10 余所中医药院校专家学者，总结和吸收近三十年本科教学经验以及国内外中医文献研究与教学的新成果、新进展编写而成。全书共分九章，包括绪论、中医文献的文字、目录、版本、校勘、注释、辑佚和辨伪、阅读与利用等内容。教材内容编排充分考虑了各专业本科生的知识结构和接受能力，力求简明扼要、系统全面地反映中医文献学的基本知识，使学生掌握文献的基本概念，阅读、研究和利用中医药文献的基本理论、知识、方法，中医药文献数字化的方法与技术等，为专业课学习和科学研究奠定理论与方法学基础，以满足本课程本科教学的实际需要。

本教材适用于中医专业、中药专业、针灸推拿专业、中西医结合专业等中医药相关专业的本科教学使用，也可供中医药科研、临床、教学人员和中医爱好者阅读参考。

图书在版编目（CIP）数据

中医文献学概论 / 王振国主编.—北京：科学出版社，2023.8
科学出版社"十四五"普通高等教育本科规划教材
ISBN 978-7-03-076192-7

Ⅰ. ①中… Ⅱ. ①王… Ⅲ. ①中医学-文献学-高等学校-教材 Ⅳ. ①R2

中国国家版本馆 CIP 数据核字（2023）第 152459 号

责任编辑：鲍　燕 / 责任校对：刘　芳
责任印制：赵　博 / 封面设计：蓝正设计

科学出版社出版
北京东黄城根北街 16 号
邮政编码：100717
http://www.sciencep.com

三河市宏图印务有限公司　印刷
科学出版社发行　各地新华书店经销
*

2023 年 8 月第 一 版　开本：787×1092　1/16
2023 年 8 月第一次印刷　印张：20 1/2
字数：565 000

定价：79.80 元
（如有印装质量问题，我社负责调换）

《中医文献学概论》
编委会

主　编　王振国

副主编　徐江雁　曹　瑛　戴　铭　何　永

编　委　（按姓氏笔画排序）

马　丹（长春中医药大学）

王　鹏（安徽中医药大学）

王宏利（辽宁中医药大学）

王振国（山东中医药大学）

邬晓东（黑龙江中医药大学）

李　丛（江西中医药大学）

李具双（河南中医药大学）

李柳骥（北京中医药大学）

李淑燕（河南中医药大学）

何　永（山东中医药大学）

罗宝珍（福建中医药大学）

金　丽（福建中医药大学）

徐江雁（河南中医药大学）

黄丽娜（陕西中医药大学）

曹　瑛（辽宁中医药大学）

韩彦华（黑龙江中医药大学）

戴　铭（广西中医药大学）

编 写 说 明

习近平总书记指出，"文化是一个国家、一个民族的灵魂。文化兴国运兴，文化强民族强。没有高度的文化自信，没有文化的繁荣兴盛，就没有中华民族伟大复兴。"古籍文献中承载着中华优秀传统文化的精神标识，蕴含着实现中华民族伟大复兴的精神力量。中医药是打开中华文明宝库的钥匙，中医药古籍文献是中医学术体系和原创思维的重要载体，是中华民族防病治病经验的宝库，也是具有世界影响的科技文化财富。其中蕴含着的理论、知识、经验、思维、方法、路径，是中医药传承创新发展的"初心"和根基，也是中医药学术进步和科技发展的坚实支撑和宝贵资源。中共中央办公厅、国务院办公厅 2022 年 4 月 11 日发布《关于推进新时代古籍工作的意见》指出，要"梳理挖掘古典医籍精华，推动中医药传承创新发展，增进人民健康福祉"，"鼓励在文史哲、中医药等相关学科专业教学中增加古文献相关教学内容"。该意见是推进我国古籍文献工作的纲领性文件，也是将中医古籍文献工作推向更高层次的强大动力，为中医古籍文献工作提出了新要求，赋予了新责任。2022 年 10 月，党的二十大报告再次强调促进中医药传承创新发展，对中医药发展提出了新的要求和更高期望。

《中医文献学概论》是中医学科群的重要基础课程。本课程以中医文献的基本概念、基本理论及古代中医药文献的发展、文献的整理研究与利用为核心，充分发挥中医学专业课程先导作用，是特色突出、"授人以渔"的方法学课程。通过本课程的教学，使学生掌握文献的基本概念，阅读、研究和利用中医药文献的基本理论、知识、方法，中医药文献数字化的方法与技术等，为专业课学习和科学研究奠定理论与方法学基础。

本教材是以山东中医药大学徐国仟、张灿玾教授主编《中医文献学》本科教材（1985）、张灿玾著《中医古籍文献学》（1998）研究生教材以及教育部国家精品课程《中医文献学》（2009）、教育部首批国家级一流本科课程《中医文献学概论》（2020）相关系列教材为基础，根据学科发展与教学需要，总结和吸收近三十年本科教学经验以及国内外中医文献研究与教学的新成果、新进展，组织全国 10余所中医药院校专家学者结合各参编单位教学经验编写而成，充分体现中医文献学知识体系的完整性，方法技能的实用性，中医特色的鲜明性。编写工作的基本思路是：

1. 本教材作为中医药及相关专业本科课程体系的基础部分，在编写过程中充分考虑本科生的知识基础、知识结构和接受能力，注意本科生教材与研究生教材、本教材与国内同类教材间的联系与区别。

2. 在教材编写中，努力用清晰平易的语言文字进行理论介绍，并适当结合生动贴切的专业实例，由浅入深，由易到难，系统地介绍中医文献学的基本理论、基本方法及其在专业学习与研究中的应用。

3. 由于教材篇幅和字数的限制，同时考虑便于开展教学工作的需要，不可能涉及中医文献学各子学科的全部领域，在慎重比较的前提下，选择其中最基本、最重要、最实用，便于本科生掌握和应用的内容纳入本教材相应章节。

4. 本教材是中医药及相关专业使用的医学基础类教材，中医古籍和中医文献研究的实例在书中占有大部分的比例。

5. 中医文献学理论与中医古籍阅读利用实践紧密结合，注重中医文献学方法在中医药相关专业本科阶段学习中的实用性，为专业知识的学习提供理论基础和方法指导。

全书共分九章，包括绪论、中医文献的文字、目录、版本、校勘、注释、辑佚和辨伪、阅读与利用等内容。教材内容编排充分考虑了各专业本科生的知识结构和接受能力，力求简明扼要、系统全面地反映中医文献学的基本知识，以满足本课程本科教学的实际需要。

本书编写过程中，充分吸收了中华中医药学会《中医古籍整理规范》相关标准化研究的成果。

本教材编写任务分工：第 1 章绪论：何永、马丹；第 2 章中医文献的文字：徐江雁、李具双、李淑燕；第 3 章中医文献的目录：李柳骥、黄丽娜；第 4 章中医文献的版本：王振国、王鹏；第 5 章中医文献的校勘：曹瑛、王宏利；第 6 章中医文献的注释：罗宝珍、金丽；第 7 章中医文献的辑佚：黄丽娜；第 8 章中医文献的辨伪：戴铭；第 9 章中医文献的阅读与利用：李丛、邬晓东、韩彦华。何永负责编写的协调工作。全书由王振国审定。初稿完成后，特邀山东中医药大学中医文献与文化研究院刘更生、臧守虎、杨金萍、宋咏梅、李玉清教授提出宝贵意见，谨致感谢！

本教材适用于中医专业、中药专业、针灸推拿专业、中西医结合专业等中医药相关专业的本科教学，也可以作为中医药类专业研究生教学参考书。

《中医文献学概论》编委会

2022 年 11 月

目　　录

第一章 绪 论

　　中国有着五千年光辉而灿烂的文明史。在漫漫的历史长河中，祖先给我们留下了数以万计的文献。这些文献，不仅是社会科学、自然科学各个领域数千年来文明创造的历史记录，也是后世获取知识、发展创新的源泉所在。古籍文献中承载着中华优秀传统文化的精神标识，蕴含着实现中华民族伟大复兴的精神力量。古今中外有成就的学者和伟人，无不在阅读大量文献的过程中，汲取前人的智慧，获得知识创新和学术进步的灵感与动力，从而走向成功和辉煌。马克思著《资本论》、司马迁著《史记》、李时珍著《本草纲目》，都是成功的典范。中医学作为一门古老的学科，已有数千年的发展历史。中医药是打开中华文明宝库的钥匙，历代中医药古籍文献是中医学术体系和原创思维的重要载体，是中华民族防病治病经验的宝库，也是具有世界影响的科技文化财富，其中蕴含的理论、知识、经验、思维、方法、路径，是中医药传承创新发展的"初心"和根基，也是中医药学传承精华、守正创新的基础。今天我们阅读中医文献、研究中医文献，不仅仅是为了熟悉中医的历史文化，更重要的是要从典籍文献中汲取精华，推动中医药传承创新发展，增进人民健康福祉。

第一节　文献与中国文献学

一、文　　献

　　"文献"一词，首见于《论语·八佾》：

　　"子曰：夏礼吾能言之，杞不足徵也；殷礼吾能言之，宋不足徵也。文献不足故也。足，则吾能徵之矣。"

　　三国魏·何晏《论语集解》引郑玄注：

　　"献，犹贤也。我不能以其礼成之者，以此二国之君，文章、贤才不足故也。"

　　南宋朱熹的《四书章句集注》：

　　"文，典籍也。献，贤也。"

　　两者注文虽有别，但均对"文"和"献"进行了分别注释。

　　在中国古代，"文"和"献"往往单独使用。"文"多解释为典法、文章、礼乐制度等，主要是指礼乐典章等各种法典制度方面的文字记录。如《国语·周语上》："有不享则修文。"韦昭注："文，典法也。"《国语·周语下》："小不从文。"韦昭注："文，诗书也。"《礼记·大传》："考文章，改正朔。"郑玄注："文章，礼法也。"孙希旦《礼记集解》："文章，谓礼乐制度。"

　　"献"多解释为贤、贤人、贤臣等。如《尚书·益稷》："万邦黎献，共惟帝臣。"伪孔传："献，贤也。万邦众贤，共为帝臣。"《尚书·酒诰》："汝劼毖殷献臣。"蔡沈集传："献臣，殷之贤臣。"《逸周书·作雒解》："俘殷献民，迁于九毕。"孔晁注："献民，士大夫也。"

由此可见，文献的"文"指文章典籍，"献"指能传述典章制度的贤士。

元代马端临首次以"文献"二字命名其书为《文献通考》，且更清晰的阐明"文"与"献"的内涵。《文献通考·自序》云：

"凡叙事，则本之经史，而参之以历代会要，以及百家传记之书，信而有证者从之，乖异传疑者不录，所谓文也；凡论事，则先取当时臣僚之奏疏，次及近代诸儒之评论，以至名流之燕谈，稗官之记录，凡一话一言，可以订典故之得失，证史传之是非者，则采而录之，所谓献也。"

马端临对于"文"的解释，仍沿袭前代，指包括经、史、历代会要、百家传记等的一切书本上的记载。而对于"献"的解释则由贤人衍变为诸贤士名流的议论以及稗官的记录。在其《文献通考》中，凡是顶格写的都是书本上的记载，凡是低一格写的都是名流贤者的议论，以此区别"文"与"献"两种资料的来源。

随着时代的变迁，"文献"一词也发生着变化，明代《永乐大典》，初名《文献大成》，"文献"不再分别解释，而是用来指代经、史、子、集、百家之书等各类资料。

近代以来，学者对"文献"一词又提出了许多不同的说法。有人在古籍之外，将具有历史价值的古迹、古物、模型、碑石、绘画等，统称为历史文献。张舜徽在《中国文献学》中指出："'文献'既是一个旧名词，自有它原来的含义和范围，我们今天既要借用这一名词，便不应抛弃它的含义而填入别的内容。近人却把具有历史价值的古迹、古物、模型、绘画，概称为历史文献，这便推广了它的含义和范围，和'文献'二字的原意，是不相符合的。当然，古代实物上载有文字的，如龟甲、金石上面的刻辞，竹简、缯帛上面的文字，便是古代的书籍，是研究整理历史文献的重要内容，必须加以重视。至于地下发现了远古人类的头盖骨或牙齿，那是古生物学的研究范围；在某一墓葬中出土了大批没有文字的陶器、铜器、漆器等实物……这些都是考古学家的职责，和文献自然是有区别的"。张舜徽提出古代实物上的文字材料应属"文献"研究的范围，这与马端临相比，有了新的发展。没有文字记录的古代实物，只能属于文物的范畴。文献与文物既有联系也有区别。

随着现代信息技术的迅猛发展，"文献"一词的内涵与外延不断丰富与扩展。1983年我国国家标准《文献著录总则》明确文献的定义为："文献是记录有知识的一切载体。"据此，文献应包含三大要素，第一，记录知识；第二，依附于一定的载体；第三，有一定的记录手段或方式。除书籍、期刊等出版物外，凡载有知识的甲骨、金石、简帛、卷轴、拓本、图谱、照片、缩微胶片，以及以现代信息存储技术为记录手段的各类视盘、光盘、电子书、数据库等，皆属文献范畴。

此外，又根据中国历史分期断代的一般规定，以1911年辛亥革命为界，将文献分为古代文献和现代文献。古代文献，是指辛亥革命以前的文献，其载体除了纸张之外，还有甲骨、金石、简牍、缣帛等材料。现代文献，是指辛亥革命以后的文献，其载体则更加多样化，如缩微胶片、光盘、磁带、半导体材料等等。目前，各种电子文献已成为现代文献的重要形态。

二、文献的作用

我国古人创造的丰富灿烂的各类文化硕果，主要存于浩如烟海的古代图书典籍之中，这些图书典籍就是古典文献。其中与某一学科直接相关的图书典籍，就是该学科的专科文献。文献对人类社会的进步、发展起到了十分重要的作用。

（一）文献是记录、传播和获取知识的重要媒介

文献是人类文化发展到一定阶段，具有可记录的内容与记录的工具、手段时的产物，并随着人

类文明的进步而不断发展。人类对社会与自然界各种知识的积累、总结、贮存与提高，主要是通过文献的记录、整理、传播、研究而实现的。通过文献，人类能使知识突破时空的局限而传之久远；通过文献，人们可以全面学习和继承前人的文明成果。

（二）文献是推动科学与社会发展的有力因素

文献是人们对一定社会历史阶段自然科学、社会科学知识的总结，这些知识在继承与传播的过程中，通过学习、劳动和创造，又不断产生新的知识，使原有的知识体系日益丰富和完善，促进了社会生产的进步和科学技术发展。

（三）文献是学术传承与科学研究的基础

任何一项科学研究都必须广泛搜集文献资料，在充分占有资料的基础上，分析资料的种种形态，探求其内在的联系，进而作更深入的研究。以医学为例，中国医学史上有重大成就的医家，无不高度重视对前人文献的学习和继承。汉代医家张仲景"勤求古训，博采众方，撰用《素问》《九卷》《八十一难》《阴阳大论》《胎胪》《药录》并《平脉》《辨证》，为《伤寒杂病论》合十六卷"。唐代医家孙思邈历数十年，集唐以前医学文献之大成，先后著成《备急千金要方》和《千金翼方》，在"大医习业"中提出"凡欲为大医，必须谙《素问》《甲乙》《黄帝针经》、明堂流注、十二经脉、三部九候、五脏六腑、表里孔穴、本草药对，张仲景、王叔和、阮河南、范东阳、张苗、靳邵等诸部经方。又须妙解阴阳禄命，诸家相法，及灼龟五兆，《周易》六壬，并须精熟，如此乃得为大医"。明代伟大的科学家李时珍"渔猎群书，搜罗百氏，凡子史经传，声韵农圃，医卜星相，乐府诸家，稍有得处，辄著数言。""岁历三十稔，书考八百家"，并与其医药实践有机结合，编纂了不朽巨著《本草纲目》，被称为"博物之通典"。据统计，该书直接和间接引用的文献达 900 余种。他们都是研究和利用古代文献的典范。当代的中医药研究，无论是基础理论，还是临床病证、治法、方药，都必须建立在全面搜集、整理、分析、研究古典医药文献的基础之上。

目前，古典文献在许多学科的现代研究中发挥着越来越重要的作用，其重要价值日益受到人们的关注。在现代社会高度发达的信息科技背景下，获取、研究和利用古典文献越来越便利，古典文献对人类文明进步一定会发挥更大的作用。

三、中国文献学

中国文献学产生于近代，是在文献整理研究的基础上逐步发展起来的一门新兴学科。但是，我国对文献整理研究的历史却十分悠久，上可追溯至孔子对诗书六艺等古典著作的考订整理。我国古代第一次大规模的图书整理，是西汉由官方组织的刘向刘歆父子主持校书，至今已有二千余年。古代没有"文献学"之名，从事于历史文献整理研究的学者，被称之为校雠学家。他们在文献整理研究的过程中，积累了丰富的经验，创造了多种方法，取得了卓越的成就。如宋代郑樵的《通志·校雠略》，论述了古书的存亡、类例、编次、注释、校雠等问题。我国古代关于文献的校勘、注释、辑佚、辨伪、著录等内容的专论专著不胜枚举，但都是对古代文献整理研究某一些方面所做的论述，尚不属于"文献学"著作。

专门以"文献学"命名的书籍或论文出现在近代，是对文献及文献整理研究的相关问题所进行的综合性论述，或就文献学的学术体系及框架结构所进行的理论探讨。张舜徽《中国文献学》指出："我国古代，无所谓文献学，而有从事于研究、整理历史文献的学者，在过去称之为校雠学家。所以校雠学无异成了文献学的别名。"王余光《中国历史文献学》:"文献学是以文献整理的各方面及其历史为研究对象的一门学科。具体说,文献学要研究文献整理的对象、整理的内容和方法及文献整理的历史。……文献学不仅要研究每一个体文献的材料来源、编著过程、体裁、体例、内容及其价值。同时,文献学还要把文献作为一个文化实体去揭示它的产生和发展的原因、过程,研究各个时期文献的特点及各个时期文献的继承性,文献学对文献的研究为文献整理提供了科学的基础。其次要研究文献整理的内容和方法。前人文献整理的内容和方法主要有辨伪、版本、校勘、辑佚、标点、注释、翻译、书目、索引等。"孙钦善《中国古文献学史》论及中国古文献学:"简言之就是有关古代文献典籍整理和研究的学问。""古文献学实际上是一种综合性的边缘学科,它与古代语言文字学、古籍目录版本学以及古代历史学(包括通史、文化史、哲学史、思想史等)都有关联。同时古文献学又是实践性很强的应用学科。古文献学本身又有许多分支,诸如注释(包括字词的注音释义及天文、地理、名典、典制等的考证辨析)、校勘、目录、版本、辨伪、辑佚、编纂等,可见他是一个成熟的学科。"

综合各家阐释,所谓文献学,就是指以文献整理的各方面及其历史为研究对象的一门学科。具体而言就是研究文献整理的对象、整理的内容和方法,以及文献整理的历史。

第二节　中医文献与中医文献学

中医文献是中华民族文献的组成部分,中医文献学则是中国文献学的一个分支,是在一般文献学学术体系的基础上建立的具有中医药学领域特殊性、专业性特点的一门专业文献学。

一、中 医 文 献

根据我国国家标准《文献著录总则》对文献的定义,"文献是记录有知识的一切载体",中医文献即是记录有中医药知识的一切载体,知识内容属于中医药领域的文献均为中医文献。中医文献从其载体时代来看,又包括中医古代文献和中医现代文献。

(一)中医文献时代类别

1. 中医古代文献

中医古代文献,是指辛亥革命以前有记录中医药知识的一切载体,包括以甲骨为载体的文献、以金石为载体的文献、以竹木为载体的文献、以缣帛为载体的文献以及以纸质为载体的文献等。

2. 中医现代文献

中医现代文献,是指辛亥革命以后记录中医药知识的一切载体。除了传统的纸质载体外,伴随着科技的发展,利用声、光、电等现代科学技术将中医药知识存储于微缩胶卷、缩微平片、录像带、录音带、电影片、电视片、磁盘、光盘等载体的,均属中医现代文献。

(二)中医文献的范围

中医文献,涉及范围极广,可延及文献的各个方面。

(1)中医学专著

指中医这一大门类中的各种专业性著作,为中医文献的主体。

（2）综合性类书中所含中医文献

如唐代的《初学记》《艺文类聚》，宋代的《太平御览》，明代的《永乐大典》，清代的《古今图书集成》等，特别是《永乐大典》《古今图书集成》等，收录有大量中医文献。萧源等从现存《永乐大典》795卷中辑出《永乐大典医药集》110余万字。

（3）综合性丛书中所收中医文献

如明代胡文焕《格致丛书》收录了本人及宋元明医家养生与本草著作17种；元代陶宗仪辑《说郛》100卷，其中收宋代文雅禅师撰《禅本草》1卷；清代湖南漫士辑《水边林下》，收唐代释灵澈撰《治病药》1卷，为其他书所不载。阮元辑《宛委别藏》收有《难经集注》等医书8种。清代官修《四库全书》所收医书更多。其中尤以清代早期以前丛书中所收医书，多为善本，学术价值较大。

（4）史籍记载医事文献

在古代正史、野史、地方志及史学杂记中，记载或辑录诸多关于医事制度、医林人物、医学书目等方面的文献。其中正史中"百官志""职官志"以及各朝《会要》多记载医事制度、医林人物等方面的文献；"艺文志"或"经籍志"中著录有医家书目；地方志中记载的医林人物传记、医案医话、道地药材等方面的文献；杂记中记录医学各方面文献，如《太平广记》中记录若干本草方面的知识等。

（5）经传记载或援引的医学文献

指儒家经典及历代传注中所记载或援引的医学方面的文献。如《周礼·天官》中记载了周代的医事制度，汉代郑玄注及唐代贾公彦疏，也多具医学内容。

（6）诸子百家载录医学文献

指先秦至明清诸子著作中包含的医学方面内容。如后汉班固撰《白虎通义》卷三"情性"中记载有关藏象的内容，对研究早期藏象学说有重要文献价值。

（7）小说笔记载录的医学文献

在经史百家及历代小说笔记中，载录医学文献颇多，涉及面甚广，且多有医学著作中所未载的内容。如钱远铭主编的《经史百家医录》，依据经史百家1000余家，3万余卷，辑录医学文献110余万字。又如陶御风等编纂的《历代笔记医事别录》，收载唐至明清历代笔记300余家，辑录医学文献近50万字。

（8）《释藏》（《大藏经》）、《道藏》收录医学文献

《释藏》收录医学文献较少，为导引方面内容，而《道藏》及《云笈七签》中收录医书较多。

（9）文史工具书中收载医学文献

字书、辞书、韵书等，均含有或援引诸多医学文献，如《释名》中的"释形体""释疾病"，《说文》《广韵》中的医学专用字等。又如清代顾炎武《音学五书》、朱骏声《说文通训定声》等，都有引用或结合医学文献进行研究的内容。

（10）出土文物中的医学文献

出土文物中的甲骨文、早期的金石文字中有关医学的内容，特别是出土的简牍帛书，如马王堆汉墓简帛医书、江陵张家山汉简《脉书》，成都天回老官山汉墓医简等。

总之，凡专属中医学知识载体，或其他文献载体中含有中医内容，均属于中医文献。

据日本丹波元胤《中国医籍考》收载自秦汉至清道光年间书目近三千种。日本冈西为人《宋以前医籍考》所收书目1860种。郭霭春主编《中国分省医籍考》，根据全国26个省（自治区）地方志著录的医籍，共收书7166种。严世芸主编《中国医籍通考》，根据出土文献、历代书目及方志著

录以及国内文献所见，共收书 9000 余种。这也仅仅是一个大概书目，其中遗而未收者，尚有许多。然而上述诸书所收书目，又由于各种原因，亡佚甚多。现存中医古籍，据《中国中医古籍总目》所收全国 150 个图书馆截至 1949 年以前出版的中医药图书 13455 种，其中古籍 8000 余种（含部分国外医学著作）。约略分之，医经类 180 余种，基础理论类 120 余种，《伤寒》《金匮》类 510 余种，诊法类 250 余种，针灸推拿类 290 余种，本草类 550 余种，方书类 1180 余种，临床各科类 2990 余种，养生类 140 余种，医案医话医论类 710 余种，医史类 100 余种，综合性著作 380 余种。其中除去国外著作，或因内容相同及相近而书名稍异，或书同而卷异等而重出者外，大概有 7000 种左右。若加上遗漏未收、未参编的馆藏、港澳台馆藏与私藏，以及流散于国外者，实际存世的中医古籍数量应当大于此数。

二、中医文献学

中医文献学是以中医文献为具体内容，运用一般文献学中带有普遍性的理论、知识、原则、方法等，结合中医学的专业特点，探究中医文献的学术源流及整理、研究、利用中医文献方法的一门学问。中医文献学作为专业文献学，是近些年新兴起的学科。马继兴研究员《中医文献学》、史常永研究员《实用中医文献学》、张灿玾教授《中医古籍文献学》的相继问世，为中医文献学的理论建设做出了重要贡献。

从目前中医文献研究的实际情况看，其研究对象仍以古代文献为主。研究的主要内容包括：中医文献学的性质与特点；中医文献发展的历史源流与流别；中医文献的文字、体式与结构、著录情况；中医文献的校勘、注释、辨伪、辑佚；中医文献的阅读与利用等。

三、中医文献学研究的目的和任务

（一）研究目的

中医文献，尤其中医古代文献，作为中医学数千年来积累的理论知识和临床经验的重要载体，是中华民族智慧的结晶。研究目的主要有以下几方面：

1. 筑牢中医学传承精华、守正创新的基础

中医文献记录着中医学数千年来积累的丰富理论知识和宝贵临床经验，是中医药学术传承发扬的主要依据和知识宝库。通过对中医古典文献加以科学、系统的整理，厘清学术源流，匡正讹误，补其阙漏，力求保持、恢复（或接近）古医书原貌，为守正强基础，为创新筑平台，为梳理挖掘古典医籍精华、推动中医药传承创新发展提供科学准确的文献资料。

2. 服务中医学术创新发展

一方面中医文献研究为中医药医疗、教学和科研提供丰富可靠的中医古代文献文本资料，另一方面要深切关注国家和中医药行业创新发展的需求，特别是结合中医药教学、科研与临床要求，运用各种现代化手段与方法，对中医文献中关于中医理论、药物、临床各科疾病防治的规律性认识，进行系统深入地发掘、研究，为中医药学术创新和发展提供有力支撑。

3. 弘扬中医药优秀传统文化

中医药是中华优秀传统文化的精华，也是打开中华文明宝库的钥匙，具有悠久的历史和强大的活力。中医药文献中蕴藏着几千年来关于生命、健康、人与自然、人与社会等方面的智慧和经验，

承载着中华优秀传统文化的精神标识，蕴含着实现中华民族伟大复兴的精神力量。把中华优秀传统文化的精神标识和具有当代价值、世界意义的文化精髓提炼出来、展示出来，特别是通过系统深入的中医文献研究，把中医药这一中华民族创造的伟大宝库保护好，发掘好，利用好，对于提高文化自信，增强民族自豪感和凝聚力具有重要意义。

4. 服务人民健康事业

中医药在历史上为保障中华民族健康和繁衍发挥了重要作用，积累了健康维护与疾病预防、医疗及康复的丰富经验和理论知识。这些经验和理论主要以文献的形式保存下来。通过中医文献研究，发掘中医药治病保健的有效方法和优秀成果，是现在与未来保障和服务人民健康的重要手段，是健康中国宏伟工程的重要组成部分。中医古籍工作应紧跟党和国家的文化战略，深切关注国家中医药创新发展的需求，为建设健康中国、实现中华民族伟大复兴中国梦贡献中医力量。

（二）主要任务

中医文献整理研究的任务，主要包括以下内容：

1. 善本影印

善本影印是指使用照相技术复制某一既存古籍善本的图像，再按一定比例制版印刷的方法。重在提供价值较大的善本，进行再生性保护或整理研究，以适应古医籍人员研究及图书资料的保存与传播需求。

2. 标点

标点是根据古籍的内容实际、恰当地划分段落，正确的点断句子，在完整的句子后和句子内部的停顿位置加上合适的标点符号，使原文的停顿、结构、语气和意义等清晰而准确的显现出来。由于大多数古医籍本无标点，或仅有简单的断句，当代读者阅读和使用尤为困难，故需以新式标点加工整理。

3. 今译

今译是把古代语对译为现代语，也就是以现代汉语对原著进行翻译，以方便古医籍的普及。今译可以分为直译和意译。对古医籍的今译，要符合信、达、雅的要求。

4. 校勘

校勘是指利用古籍的不同版本和其他相关资料，通过对比分析、考证推理，指出和纠正古籍在流传过程中发生的各种字、句、篇、章等方面的不同和错误。对古医籍而言，除了作者原稿尚存，或出版时间不久而出版时校对又较严的书以外，凡经多次翻刻传抄者，均需校勘，否则可能以讹传讹。特别是某些关键性文字，常可由字误而造成文义与理解方面的众多歧义。故古书必校勘而方可阅读利用。

5. 注释

注释即对古籍中出现的冷僻费解或具有特定含义的字词、术语等，用通俗的语言进行解释。有些古医籍成书较早，如先秦两汉的著作，或后世医家文风尚古者，由于文字语言音声之变，使读者常感困难，加之有些文章，词语简单，语义含混，尤需进行阐发。古医籍的注释，一则扫除文字方面的障碍，二则阐明义理。

6. 汇编

汇编是在不改动原文的前提下，将古籍中某方面资料集中起来，按照一定主题、遵循一定体例加以编排的古籍整理形式。根据方法、旨趣、范围等不同，有类编、选编、摘编、全编等。由于古医籍内容，无论是一家之言，或杂合众说，或作为一种学术体系，在文字记录的系统性、逻辑性等方面，都有不足。为了便于学习与应用，或探索学术思想的体系，或对某一著作的分类研究，或进行类书的编纂等。

7. 丛书编辑

丛书是指汇集多种单独著作而冠以总名的书。古医籍丛书的编辑，现存较早者为元人杜思敬编《济生拔粹》的元刻本。明以后编纂刊印的丛书存世很多，积累了丰富的丛书编纂经验。当代可以根据需求，在指导思想、选择版本、收载内容、加工方式等方面汲取前人经验，编辑出版更好、更精、更切实用的丛书。

8. 文献工具书的编纂

工具书是专供查找知识信息的文献。它系统汇集某方面的资料，按特定方法加以编排，以供需要时查考使用。由于中医古籍品种众多、版本复杂、内容丰富、检索不易，故自明清以后，特别是民国以来，有不少学者，十分注意中医古籍文献工具书的编写，诸如书目叙录、版本考证、各类索引、文字音韵、通释语义等各类工具书籍。现代中医文献工具书的编写，仍是一项十分艰巨的任务。

9. 各种专科与专病文献的整理研究

对各科或专病的文献进行系统、全面地整理研究，取其精华，弃其糟粕，有利于学术传承及对各学科中医文献的实际运用，有利于学术发展与推陈出新。

10. 各种学术流派与学术思想文献的整理研究

"儒之门户分于宋，医之门户分于金元"，中医学术流派是中医学术发展到一定阶段和水平的产物，是中医学在长期历史发展过程中形成的具有独特学术思想或学术主张及独到临床诊疗技艺，有清晰的学术传承脉络和一定历史影响与公认度的学术派别。因为医家的学术主张或观点不同，研究的角度、方法与手段不同，研究者所处的地域环境不同，师承的不同而有不同的学术思想或独特的方法、技艺。中医文献记录了诸多不同学术流派与不同学术思想，有待于系统的整理总结与深入研究。

11. 中医文献理论的研究

深化中医文献基础理论研究，总结在长期实践中形成的古籍整理与文献研究理论和方法，完善中医文献研究范式，构建古籍整理理论体系。随着中医文献整理研究工作的不断深入与发展，中医文献专业的建立和中医文献整理研究人才的培养，都要求在学科体系的建立、教材建设及中医文献理论的研究方面，做出新的成就，满足社会需求与教学的需要。

第三节　中医文献的源流

中国医学文献历史悠久，源远流长。早在未发明文字及记载文字的载体之前，中医药知识便以口耳相传的方式传播。文字的发明及各类文献载体的出现与应用，为医学思想与经验的传承创造了条件。

我国最早关于中医文献的记载可追溯至《礼记·曲礼》："医不三世，不服其药。"唐初经学家孔颖达在《礼记注疏》中解释："三世者，一曰《黄帝针灸》，二曰《神农本草》，三曰《素女脉诀》……若不习此三世之书，不得服食其药。"标志着中医药学经过不断积累，开始出现类似总结性文献。自秦汉始，著书立说，蔚然成风。据《中国中医古籍总目》所载150家图书馆（博物馆）收藏的截至1949年以前出版的中医药图书达13455种。此外尚有大量亡佚的著作。

一、先秦与两汉

先秦时期诸子百家争鸣，学术空前活跃，促进了文献著作的形成。医学专有文献及其他文献所载医学内容也明显增多。至汉代，社会经济发展，科学文化水平不断提高，加之先秦时期流传下来的大批文献资料，为汉代医学文献的整理及研究提供了有利条件。

1. 书目著录医学文献

《汉书·艺文志》载：

"汉兴，改秦之败，大收篇籍，广开献书之路。迄孝武世，书缺简脱，礼坏乐崩，圣上喟然而称曰：朕甚闵焉！于是建藏书之策，置写书之官，下及诸子传说，皆充秘府。至成帝时，以书颇散亡，使谒者陈农求遗书于天下。诏光禄大夫刘向校经传、诸子、诗赋，步兵校尉任宏校兵书，太史令尹咸校数术，侍医李柱国校方技。每一书已，向辄条其篇目，撮其旨意，录而奏之。会向卒，哀帝复使向子侍中奉车都尉歆卒父业。歆于是总群书而奏其《七略》。"

据此可知，汉代统治者认识到"书缺简脱，礼坏乐崩"，于是广泛搜集整理流存于民间的各类书籍。这是第一次由国家组织的大规模文献整理工作，"侍医李柱国校方技"，也是我国首次医学文献整理工作。《汉书·艺文志·方技略》著录秦汉时期医书共 4 类 36 家。其中医经类有《黄帝内经》《黄帝外经》《扁鹊内经》《扁鹊外经》《白氏内经》《白氏外经》《白氏旁篇》，计 7 家 216 卷，是阐述人体生理、病理等基础理论及用针石汤火诸法治病的著作；经方类有《五藏六府痹十二病方》《五藏六府疝十六病方》《五藏六府瘅十二病方》《风寒热十六病方》《泰始黄帝扁鹊俞拊方》《五藏伤中十一病方》《客疾五藏狂颠病方》《金创瘛疭方》《妇人婴儿方》《汤液经法》《神农黄帝食禁》，计 11 家 274 卷，是阐述药物配制及调剂处方的著作；房中类有《容成阴道》《务成子阴道》《尧舜阴道》《汤盘庚阴道》《天老杂子阴道》《天一阴道》《黄帝三王养阳方》《三家内房有子方》，计 8 家 186 卷，是研究性医学、性保健方面的著作；神仙类有《宓戏杂子道》《上圣杂子道》《道要杂子》《黄帝杂子步引》《黄帝岐伯按摩》《黄帝杂子芝菌》《黄帝杂子十九家方》《泰壹杂子十五家方》《神农杂子技道》《泰壹杂子黄冶》，计 10 家 205 卷，是研究养生、按摩、导引等方面的著作。《汉书·艺文志·方技略》所载医学文献均产生于西汉及其前代，虽然已大部分亡佚，但从其书目足以窥见此时医学发展及文献著述的概况。

2. 古籍援引医学文献

现存汉代古籍援引医学文献包括前朝遗篇和汉人撰著两种情况。

（1）《史记·扁鹊仓公列传》所引

《史记·扁鹊仓公列传》中曾有阳庆授淳于意诸书，有可能为汉以前医学文献。又有淳于意教其弟子高期、王禹、冯信、杜信、唐安等书，如有 "案法（按《太平御览·方术部·医一》引作审法）逆顺、论药法、定五味及和剂汤法"及"四时应阴阳"等。以上所载，目前尚难考定是否均为书名，但可以肯定会有别传医籍。淳于意自撰有《诊籍》，是平日诊病的记录。《史记》中记录了其中部分病案。

（2）《汉书·楼护传》所引

"楼护，字君卿，齐人，父世医也，护少随父为医长安，出入贵戚家，护诵医经、本草、方术数十万言，长者咸爱重之。"

楼氏家族世代业医，且当时医名较高；因于世代积累，藏书颇多，楼护少年时，曾诵读医书达数十万言。证明西汉末年，已有大量的医学文献，如医经、本草、方术流传于世。

（3）其他援引

《后汉书·方术列传·郭玉传》：

"郭玉者，广汉雒人也。初，有老父不知何出，常渔钓于涪水，因号涪翁，乞食人间，见有疾者，时下针石，辄应时而效，乃著《针经》《诊脉法》传于世。"

《太平御览，方术部·医二》引《何颙别传》：

"《张仲景方·序》：卫汛好医术，少师仲景，有才识，撰《四逆三部厥经》及《妇人胎藏经》《小儿颅囟方》三卷，皆行于世。"

又"医四"引《玉匮针经·序》曰：

"吕博（按即吴人吕广，此避隋炀帝杨广讳改字）少以医术知名，善诊脉论疾，多所著述。吴赤乌二年，为太医令。撰《玉匮针经》及注《八十一难经》，大行于世。"

上述文献记载说明，汉代医学文献已经十分丰富。

3. 出土文物医学文献

近代出土文物中，有不少秦汉时期的医学文献，均具有重要的文献价值。

（1）马王堆汉墓出土医学文献

1973 年，在湖南省长沙市马王堆三号汉墓中出土了大量的帛书和少量简书，其中有古医籍 14 种，帛画 1 种。原件大多未见书名及序、跋、著者姓名。为整理和研究工作的需要，整理小组据原书主题拟定书名为：《足臂十一脉灸经》《阴阳十一脉灸经》（甲本、乙本）《脉法》《阴阳脉死候》《五十二病方》《却谷食气》《养生方》《杂疗方）《胎产书》《十问》《天下至道谈》《合阴阳》《杂禁方》《导引图》。初步判定这一批医学文献的成书年代大概在战国至秦这一时期。

（2）张家山汉墓出土医学文献

1984 年湖北省江陵张家山汉墓出土 2 种简书：分别为《脉书》和《引书》。两部文献书名为原题名。《脉书》共计 65 简，内容同于马王堆帛书《阴阳十一脉灸经》《脉法》《阴阳脉死候》，经考该书抄写时间为西汉初年，成书大概为汉以前。《引书》共计 113 简，据墓葬年代推断，抄写年代不会晚于西汉吕后二年（前 186 年）。

（3）阜阳汉墓出土医学文献

1977 年安徽省阜阳汝阴侯二代夏侯灶墓出土《万物》一书，书名为整理者定名，载有本草 70 余种，主治病证达 30 余种，是早期的"本草""方术"书。

（4）武威汉墓出土医学文献

1972 年甘肃省武威汉墓出土了一批简牍医方，原简册已散乱，无名，经整理者定名为《武威汉代医简》。据整理者考证，此墓应为东汉早期墓葬。现存简牍 92 枚，其中简 78 枚，牍 14 枚，所载各科医方 30 余首，包括杂病、金创、妇人、目病、针刺及膏药等，选用药物 100 余种。其中所列方剂，基本无方名，但已初具方名的特点。如"白水侯方"，方末记载："建威耿将军方，良，禁，千金不传也。"说明此方为"禁方"的价值。后世在孙思邈的《千金翼方》卷十二第二有"周白水侯方"，药味略有变动。说明此方剂流传久远，医方也开始由无名方向有名方过渡，对后世研究方剂学的发展和源流，具有重要的文献价值。

（5）成都老官山汉墓出土医学文献

2012 年四川省成都老官山三号汉墓出土了一批西汉时期的医简、一个人体经络髹漆人像和一批药材。医简共 920 支，内容为 9 部医书和一部律令文书《尺简》。9 部医书中除《逆顺五色脉藏验精神》外，余均无书名。根据简文内容定名为《敝昔诊法》《诊治论》《六十病方》《诸病》《十二脉（附相脉之过）》《别脉》《刺数》《医马书》。老官山汉墓的时代约在西汉景帝、武帝之间，较马王堆汉墓时代稍晚。

《敝昔诊法》，原命名为《敝昔医论》，共 55 支简，全部为残简，且残损较重。简书内容以诊断为主，主要包括望诊、脉诊及五脏病状。望诊以望面色为主，围绕"赤、白、苍、黄、黑"五色展开论述。另有两条简文，论述了后世所指的真脏脉，除具体的望诊、脉诊内容外，还综合论述色脉的相关变化，用以判断预后。

《诊治论》原命名为《脉死候》，有 46 支简。字迹残损较多，内容较庞杂，除论五死表现的古简外，更论述了"五痹""五风"等疾病诊断以及用"石""灸"治疗等内容。

《六十病方》是保存最为完整的一种，其内容为治疗各类疾病的方剂。有从一到六十的题名简作为本书之目录，如："一、治风；二、治颐；三、治痕；……五十九、治气暴上走噫；六十、治泄而烦心"。每种疾病下所列药方、治法不止一个，具有较高的研究价值。

《诸病》共 205 支简。由于文字可明确区分为两种不同书写风格，在记载疾病病种、论述方式及行文体例等方面均有明显差异，故分为两部，命名为《诸病一》和《诸病二》，共记载了 100 余种疾病的病名、症状、病机、预后和鉴别诊断等内容。

《十二脉（附相脉之过）》与《别脉》，共 52 支简，主要内容有十二经脉循行及所主病、间别脉、相脉法等三个方面。原命名为《经脉书》，根据书写风格、内容及体例将原《经脉书》析为两部，命名为《十二脉（附相脉之过）和《别脉》。《十二脉（附相脉之过）》关于经脉数量、名称、循行及所主与马王堆汉墓的《足臂十一脉灸经》《阴阳十一脉灸经》《脉书》十一条经脉不同，本书经脉总数为十二条，经脉名称不相同。《相脉之过》是附于经脉之后的有关诊断的内容。《别脉》在书写风格、论述体例与所载内容上均不同于十二正经，这部分内容亦不见于其他出土医籍及传世文献。其行文方式为：经脉的名称、循行、病症和灸法，所论经络循行、病症又不同于十二经，末尾以灸某脉结束。

《刺数》共 45 支简，为针刺处方专书。书中首列症状，次述治疗部位，最后言针刺量。

《逆顺五色脉藏验精神》共 66 支简。其中一支整简仅有 9 字"逆顺五色脉藏验精神"，当为原书标题。内容亦较庞杂，与《诊治论》书写风格不同，但内容互有交叉，这部分简的书体隶化程度似更低，提示书写年代更早。

4. 存世医学文献

就现存传世医学文献而言，尚未见秦及秦以前之作，汉代及三国时期存世的医学文献也寥寥无几。主要存世医学文献为中医学四大经典著作《黄帝内经》《难经》《神农本草经》及《伤寒杂病论》。

（1）《黄帝内经素问》

历代学者对《黄帝内经素问》的成书年代多有探讨，如邵雍认为此为七国时书，程颢认为该书是战国时所作，司马光以为"此周汉之间，医者依托以取重耳"。近年来，学者们通过文字气象、学术发展情况、音韵等多方面考证，倾向于该书形成于西汉时期，由当时医家根据或利用当时存世的汉以前医学文献，经过编辑整理，使诸多散在文献合编为一。

（2）《灵枢经》

一般认为《灵枢经》成书情况与《素问》同。为张仲景《伤寒论·序》中所言《九卷》，皇甫谧《针灸甲乙经·序》中所言《针经》。而《灵枢》之名，虽现存文献中首见王冰注《黄帝内经素问》，但疑似与道家有关，出自于南北朝时黄冠之手。

至于《素问》《灵枢》是否为《汉书·艺文志》所著录的《黄帝内经》，近人提出了诸多质疑。目前多据皇甫谧之说，维持旧论。因皇甫谧距离刘向父子校书时，仅三百年左右，距离班固修《汉书》时，亦仅二百余年。其间或有其他文献或传说为据，也尚不能证明皇甫谧说毫无根据。并且从现存《素问》《灵枢》内容来看，至少可以认为其基本内容在汉代传本中皆已具备。这从《针灸甲乙经》的内容便可予以证明。

《黄帝内经》（包含《素问》《灵枢》）的问世，成为中医基础理论的奠基之作，被后世奉为经典。

（3）《神农本草经》

《神农本草经》一书无撰者，为托名之作，《汉书·艺文志》也未著录其名，故对其成书年代，众说纷纭。

如敦煌残卷梁·陶弘景《神农本草经集注·叙录》云：

"旧说皆称《神农本草经》，余以为信然……但轩辕以前，文字未传，如六爻指垂，画象稼穑，即事成迹。至于药性所主，当以识识相因，不尔，何由得闻？至乎桐、雷，乃著在篇简，此书应与《素问》同类。但后人多更修饰之耳……今之所存，有此四卷，是其本经。所出郡县，乃后汉时制，疑仲景、元化等所记。"

又云：

"本草时月，皆在建寅岁首，则从汉太初后所记也。"

据陶氏所言，原书郡县名，皆为汉制。

北齐·颜之推《颜氏家训·书证》：

"史之阙文，为日久矣；加复秦人灭学，董卓焚书，典籍错乱，非止于此。譬犹《本草》，神农所述，而有豫章、朱崖、赵国、常山、奉高、真定、临淄、冯翊等郡县名，出诸药物……皆由后人所羼，非本文也。"

据颜氏之说，则本文为"神农所述"，而其郡县诸名则是"由后人所羼入"的。

宋·释赞宁《简谱》云：

"今详神农作《本草》非也。三五之世，朴略之风，史氏不繁，纪录无见，斯实后医工知草木之性，托名炎帝耳。"

综各家之言，疑该书或初成于前汉而终成于后汉。原书早已亡佚，现存各种辑本，均是明清以来学者据《太平御览》《证类本草》等文献所辑复。

（4）《难经》

《难经》一书，现存本皆署名"卢国秦越人撰"，然考《史记·扁鹊仓公列传》不曾言及此书，《汉书·艺文志》也未曾著录。《隋书·经籍志》及引梁代书目，虽有《黄帝八十一难》及《黄帝众难经》之名，但均未著录撰人。直至《旧唐书·经籍志》始著录为秦越人撰。从现存文献及《难经》的内容分析，可认为《难经》一书，或出于汉人依托之作。《八十一难》之名，在现存文献中，首见于张仲景《伤寒论·序》。

关于《难经》一书为解经之作，有多种议论。

唐·杨玄操《难经·序》首言所解之经为《内经》：

"按黄帝有《内经》二帙，帙各九卷，而其义幽赜，殆难穷览，越人乃采摘英华，抄撮精要，二部经内凡八十一章，勒成卷轴，伸演其首，探微索隐，传示后昆，名为《八十一难》。"

后人多沿袭其说。

至元、明间吕复则提出所解之经并非《内经》：

"所引经言，多非《灵》《素》本文。盖古有其书，而今亡之矣。"

据现有文献及其内容分析，《难经》中有些内容见于今本《素问》《灵枢》，有的与该书文异而义同，也有些内容不见于《素问》《灵枢》，甚至有个别内容，与之相左。如诊脉"独取寸口""三焦有名无形"说、"命门"说，可反映另一学术流派的不同学说。因此，可以认为《难经》所解之经，并非《黄帝内经》，应是另一家之言。

（5）《伤寒论》

现存《伤寒论》为宋代林亿等人的校定本。宋以前书目著录或别书援引未见《伤寒论》一书的书名。隋唐时期书目著录有《张仲景方》或《张仲景药方》，《新唐书·艺文志》有《伤寒卒病论》之名。现存《伤寒论》之名有可能为南北朝或隋唐间人所取。从其内容来看，实则张仲景《伤寒杂病论》中的"伤寒"部分。

（6）《金匮要略方论》

现存《金匮要略方论》为宋代林亿等人的校定本，宋以前无此书名，其内容疑含于《张仲景方》或《张仲景药方》十五卷本中。

现存《金匮要略》林亿等序文中说：

"张仲景为《伤寒卒病论》（按卒，疑为杂字之坏文而误）合十六卷，今世但传《伤寒论》十卷，杂病未见其书，或于诸家方中载其一二矣。翰林学士王洙在馆阁日，于蠹简中得《仲景玉函要略方》三卷，上则辨伤寒，中则论杂病，下则载其方并疗妇人，乃录而传之。"

可见，今名是林亿等人沿用旧名略为简化而校为定本，流传至今。

又详今本林亿等序文后遗存有下述文字：

"仲景《金匮》录岐黄《素》《难》之方，近将千卷，患其混杂烦重，有求难得。故周流华裔九州之内，收合奇异，掇拾遗逸，拣选诸经筋髓，以为方论一编……"

再查检今本《肘后备急方》葛洪自序文云：

"省仲景、元化、刘、戴《秘要》，《金匮》《绿秩》《黄素》方近将千卷，患其混杂烦重，有求难得。故周流华夏九州之中，收拾奇异，掇拾遗逸，选而集之，使种类殊分，缓急易简，凡为百卷，名曰《玉函》……"

以上两文对照，内容十分相似，可见王洙所见《仲景玉函要略方》三卷，应为南北朝或隋唐时期人根据《玉函方》抄取有关仲景医方及论说，并效仿葛洪前序编成。至宋代被林亿等人将"杂病"及"妇人"部分进行整理校定为《金匮要略方论》三卷。

《伤寒杂病论》的问世表明汉代医学已发展到比较成熟和完善的阶段，是以《内经》为基础的理论与实践相结合的产物，创立了辨证论治体系，具有承前启后的作用，对后世影响极大。

二、魏晋至隋唐

魏晋南北朝时期，历经三百余年的分裂动荡局面，东晋时期国家政治经济文化中心南移，促进了南方科学文化包括医学的发展，并形成一批新的文献。此后随着朝代的更迭，医学文献的发展也受到一定的影响。至隋朝建立，社会相对稳定，科学文化又有所发展，然而时间短暂。唐朝建立后，社会经济文化空前繁荣，医学也得到迅猛发展。

从三部史志目录可以大致了解这一时期图书流传情况。

《隋书·经籍志》著录医书256部，4510卷。包括医经、针灸明堂、脉经脉诀、五脏、病源、辨证、女科养胎、痈疽、疟论、养性养生等内容62部，326卷；本草、食经服饵等内容41部，337卷；经验方书等内容124部，3633卷；炼丹服石等内容20部，197卷；兽医等内容9部，17卷。

《旧唐书·经籍志》著录医书136家、3962卷。包括医经、针灸明堂、脉经脉诀、脏腑等26家，173卷；医术本草、食经、养生、病源、经验方书等110家，3789卷。

《新唐书·艺文志》著录医书 155 部、4277 卷。包括明堂经脉类（含医经、针灸明堂、脉经脉诀、脏腑及图等）35 部，231 卷；医术类（含五脏论、病源、伤寒论、痈疽疮肿论、消渴论、脚气论、口齿论、养性摄生、房中秘术、名医传记、本草、食经食疗、经验方书、炼丹服石等）120 部，4046 卷。

以上三部史志目录所载内容虽有重复，且其中大部分内容已亡佚，但从中仍可看到晋唐时期的中医药学文献逐渐向基础理论和临床各科拓展，如医经的注释、脏腑理论、病因病机、诊法辨证、养性摄生、本草食经及内科、外科、女科等各科均有专书论述。此外，这一时期不少医家开始整理注释流存于世的古医籍，搜集编撰经验方书。

1. 医学典籍的整理

中医经典多成于秦汉之际，传至南北朝，少者数百年，多者逾千年。辗转流传，难免讹误，特别是在手工抄刻的过程中，更会出现脱文讹字、衍文增句、妄删误改、错简缺页等问题，所谓"书三写，鱼成鲁，虚成虎"。加之南北朝时期社会的动乱、朝代的更迭及语言文字的变化，诸多古医籍的词语义文已难尽解，致使其义理混淆，严重影响医学理论的普及与发展。因此这一时期，不少医家、学者开始参与古医籍的整理注释工作。流传至今的著作主要有：晋·王叔和搜集整理的《伤寒论》，梁·陶弘景的《本草经集注》，隋唐·杨上善《黄帝内经太素》，唐·王冰注《黄帝内经素问》，唐·杨玄操据三国时吕广《黄帝众难经》而注的《难经》等。经过医家的整理注释，经典著作得以保存，为后世整理研究提供了较为真实可靠的资料。

2. 官方编修的医书

隋唐时期，医学文献得到官方的重视与支持。由官方组织编撰多种医书颁行天下。隋代有隋文帝敕撰的《四海类聚方》，达 2600 卷，开后世官修方书之先河；其后隋炀帝敕撰《四海类聚单要方》300 卷；唐代有唐玄宗撰《广济方》、唐德宗敕撰《广利方》，可惜均已亡佚。现存官修医书有：隋·巢元方等奉敕而撰《诸病源候论》，隋唐·杨上善奉敕撰注《黄帝内经太素》，唐·李勣、苏敬等奉敕编纂《新修本草》。官修医书代表了当时的医学水平，不仅能为本朝提供医学范本，对后世医学发展也产生了较大影响。

3. 本草文献新进展

晋唐时期在本草文献方面有较大发展，种类及数量均有明显增加。如《隋书·经籍志》著录本草、食经服饵著作 41 种 337 卷；《旧唐书·经籍志》著录本草著作 25 种 131 卷，著录食经服饵著作 14 种 231 卷；《新唐书·艺文志》著录本草著作 39 种 303 卷，著录食经服饵著作 19 种 257 卷。

此时不仅出现了我国第一部国家药典，在私人编撰的本草方面，也具有一定特色，并出现各种专门著作。

药用植物学类文献：《种植药法》《种神芝》《种芝经》《本草图经》《灵秀本草图》《芝草图》等；药物命名及分类文献：《药类》《药目要用》《石药尔雅》《诸药异名》《本草音义》等；药物采集类文献：《入林采药法》《太常采药时月》《四时采药及合目录》《四时采取诸药及合和》等；药物炮炙类文献：《雷公炮炙论》；药性药用类文献：《本草药性》《本草用药要妙》等；食物本草及服法类文献：《食经》《老子禁食经》《食馔次第法》《四时御食经》《食疗本草》《食性本草》等；还有《疗痈疽耳眼本草要妙》等专科用药的著作。可惜上述绝大多数文献已经亡佚，其内容被收录在当时及后世编撰的一些本草著作之中。

现存世本草文献有南朝梁·陶弘景的《本草经集注》，唐·苏敬等人奉敕而撰的《新修本草》，南朝刘宋·雷敩的《雷公炮炙论》，唐·梅彪的《石药尔雅》，五代·李珣的《海药本草》。

4. 经验方书的编撰

晋唐时期，不仅官方重视编撰大型方书，民间医者也编撰了一批经验方书。如《范东阳方》《玉函方》《疗百病散方》等。流传至今的经验方书主要有：晋·葛洪《肘后备急方》，唐·孙思邈《备急千金要方》《千金翼方》，唐·王焘《外台秘要》。这些方书反映了当时的医学水平，大量唐以前亡佚的医学文献也借此保存下来。

5. 孔穴图谱的绘制

针灸腧穴的文献，在汉代已相继问世。但仅限于文字说明，对腧穴仍难以直观确定。据《隋书·经籍志》注：梁代有徐悦、龙衔素《针经并孔穴虾蟆图》三卷，佚名氏《偃侧图》八卷本及二卷本。又《隋志》著录有佚名氏之《明堂孔穴图》三卷本二种、《明堂虾蟆图》一卷、《针灸图要诀》一卷、《针灸图经》十一卷（注："本十八卷。"）《十二人图》等，依托之作则有《黄帝明堂偃人图》十二卷、《黄帝针灸虾蟆忌》一卷、《扁鹊偃侧针灸图》三卷等。孔穴图多为两晋或南北朝时人根据《明堂》的定位，绘制图像，方便后学。孔穴图谱，大多以部区分类，《针灸图经》十一卷本或十八卷本及《十二人图》等，可能以经脉分类。

此外，《隋志》著录有《黄帝十二经脉明堂五脏人图》一卷，疑似两晋南北朝时人托名所作，说明此时对经脉、五脏亦有绘图。

6. 专科著作的问世

晋唐时期，随着人们对各种疾病治疗经验的积累，带动了医学理论的深入研究，促进医学专科逐渐成熟，专科著作也应运而生，为医学各科的不断发展奠定了基础。

（1）基础理论类文献

《隋书·经籍志》载：《华佗观形察色并三部脉经》《三部四时五脏辨诊色决事脉》《辨病形证》《五脏决》《五脏论》；《旧唐书·经籍志》载：《三部四时五脏辨候诊色脉经》；《新唐书·艺文志》载：吴竞《五脏论应象》、裴珫《五脏论》、刘清海《五脏类合赋》、裴王廷《五色傍通五脏图》、张文懿《脏腑通元赋》，惜多已亡佚。

流传至今的基础理论文献包括：汉魏·华佗《中藏经》《内照法》，晋·王叔和《脉经》，敦煌卷子残本《明堂五脏论》《张仲景五脏论》，隋·巢元方《诸病源候论》。

（2）临床专科文献

妇科文献，如《隋书·经籍志》载：《推产妇何时产法》《黄帝素问女胎》《黄帝养胎经》《六甲贯胎书》《产乳书》《产经》《推产法》《杂产书》《杂产图》《范氏疗妇人药方》《疗妇人瘕》；《旧唐书·经籍志》载：《妇人方》《产图》；《新唐书·艺文志》载：《少女方》《俞宝小女节疗方》。惜均已亡佚。流传至今的妇产科专著有唐·昝殷《产宝》。

儿科文献，如《隋书·经籍志》载：《疗小儿药方》《疗小儿杂方》《少小方》《小儿经》；《新唐书·艺文志》载：《少小杂方》《少小节疗方》《婴孺方》，惜均已亡佚。流传至今的儿科专著有唐·佚名氏《颅囟经》。

外科文献，如《隋书·经籍志》载：《甘浚之疗痈疽金创要方》十四卷、《甘浚之疗痈疽毒惋杂病方》三卷、《甘伯齐疗痈疽金创方》十五卷；《新唐书·艺文志》载：喻义《疗痈疽要诀》《疮肿论》、沈泰之《痈疽论》等，均已亡佚。流传至今的外科专著有龚庆宣《刘涓子鬼遗方》。

五官科文献，如《隋志》载有《疗目方》《甘浚之疗耳眼方》，《新唐书·艺文志》载有《口齿论》《排玉集》，已亡佚，其部分内容可见于《诸病源候论》《外台秘要》等书中。可见隋唐时期在五官科方面的认识与治疗已经达到一定水平。

流传至今的针灸学专著有晋·皇甫谧《针灸甲乙经》，骨伤科专著有唐·蔺道人《仙授理伤续断秘方》。

（3）专病文献

瘰疬病文献，如《隋书·经籍志》有赵婆《疗瘰方》一卷。"瘰"为"瘰"的假借字，瘰疬之病，早在《内经》中已有记载，《诸病源候论》及《外台秘要》均有较多论述。

消渴病文献，如《隋书·经籍志》有谢南郡《疗消渴众方》一卷。消渴之病，自《内经》始，历来论述较多，在《诸病源候论》卷第五、《外台秘要》第十一卷，收载多家治消渴方。

（4）医史文献

医史文献可追溯至《史记·扁鹊仓公列传》，但仅限于专篇，历代医史文献均散见于文史著作及医籍中，自唐·甘伯宗《名医传》，始有医史专著。

三、宋 元 时 期

宋元时期，科学文化不断发展，印刷术的普及和造纸业的发达，为各家著述和文献的编撰、流传提供了有利条件。《宋史·艺文志》所载医书达 509 部 3327 卷，其种类远超前代。金元医学流派的学术争鸣，更带动整个医学的进步，新理论、新观点不断涌现，一批有影响、有价值的著作问世。主要表现在以下几个方面。

1. 官方整理编撰的医籍

宋代官方对医药颇为重视，组织大量人员编写医药书籍，在医籍的整理与校勘方面作出很大的贡献。

（1）医籍的整理校勘

古医籍流传至宋，虽有散佚，仍留有晋唐时期的抄本。但此类传本极少，传本之间差异较大，多有讹误。如时任枢密院使的韩琦所言："医书如《灵枢》《太素》《甲乙经》《广济》《千金》《外台秘要》之类，本多讹舛。《神农本草》虽开宝中尝命官校定，然其编载，尚有所遗。"足以证明，即便是北宋前期校定颁行的医书亦有讹漏。因此，宋代诏令编修院设置校正医书局，命掌禹锡、林亿等人为校正医书官，多次组织校定医书。其先后详细校勘《黄帝内经素问》《伤寒论》《金匮要略方论》《金匮玉函经》《脉经》《针灸甲乙经》《诸病源候论》《备急千金要方》《千金翼方》《外台秘要》等书，颁行全国。

（2）其他医书的编纂

宋代多次组织医官与医家编纂医药书籍，并颁行全国。除贾黄中等奉诏编纂的《神医普救方》及治疗南方疫病的专书《庆历善救方》已经亡佚，现存重要文献有：宋徽宗御制的基础理论类医籍《圣济经》；王怀隐等奉敕所编《太平圣惠方》、政和御制《圣济总录》，均为集方剂学及治疗学之大成的大型方书；大观中陈承、裴宗元、陈师文等奉敕所撰《太平惠民和剂局方》，为官方颁布的医方制剂规范；王惟一奉旨所撰《铜人腧穴针灸图经》，便于针灸学的教学与临床；此外，还有两宋先后编撰的本草学著作，如《开宝本草》《嘉祐补注本草》《大观本草》《政和本草》《绍兴本草》等。

2. 民间编纂的医籍

受到宋廷重视医学的影响，宋代文人也积极参与医学文献的整理、方书的编撰，既有整理家藏医书者，也有搜集民间验方者，大大地促进了宋代医学的发展。如《宋史·艺文志》载有《黄帝内经》《难经》及其相关研究的著作达 20 种，《伤寒论》及其研究著作达 23 种，各种经验方书达 164 种，本草食经类书籍达 50 种。

据《中国医籍考》所载，这一时期研究《黄帝内经》的著作有 15 种，代表性的有高若讷《素问误文阙义》、刘温舒《内经素问论奥》。研究《难经》的著作为 24 种，代表性的有宋庭臣《黄帝八十一难经注释》、庞安时《难经解义》。研究《伤寒论》的著作达 109 种，代表性的有高若讷《伤寒类要》、不著撰人《伤寒要法》、朱肱《南阳活人书》、成无己《注解伤寒论》、严器之（当为成无己）《伤寒明理论》。民间编撰的各种经验方书计 263 种，代表性的有许叔微《普济本事方》、王硕《易简方》、严用和《济生方》、张锐《鸡峰普济方》、陈言《三因极一病证方论》、杨士瀛《仁斋直指方》、沈括与苏轼《苏沈良方》。本草食经类书籍有 4 种，代表性的有娄居中《食治通说》、郑樵《食鉴》、不著撰人《制药论法》、不著撰人《用药须知》等。

3. 专科著作的发展

伴随宋元时期医学理论研究的深入，医学分科较前代更为精细，出现了大量高质量的专科著作。

（1）综合性医学著作

主要包括：宋·窦材《扁鹊心书》、金·张从正《儒门事亲》、金·张元素《洁古家珍》、金元时期李杲《兰室秘藏》、元·王好古《医垒元戎》、宋·刘开《方脉举要》、元·罗天益《卫生宝鉴》、元·朱震亨《罗太无口授三法》《金匮钩玄》《活法机要》等。

（2）针灸科著作

宋代是我国针灸发展史上新的里程碑。创制了闻名中外的针灸铜人并编撰《铜人腧穴针灸图经》，出现大量针灸学专著，其中影响较大的有宋·王惟一《铜人腧穴针灸图经》、王执中《针灸资生经》、元·滑寿《十四经发挥》，不仅确立了腧穴定位的标准、"十四经络"系统，而且总结了大量临床经验，至此，针灸学也臻于完备。

（3）内科著作

主要包括：元·李杲的《内外伤辨惑论》《脾胃论》《医学发明》、朱震亨的《脉因证治》、沈从先的《暴证知要》、宋·董汲的《脚气治法总要》、元·葛乾孙的《十药神书》。

（4）外科著作

主要包括：宋·伍起予的《外科新书》，李迅的《集验背疽方》，陈自明《外科精要》，元·齐德之的《外科精义》。其中《外科新书》据《外科精要》邹应龙序，知其以治疗痈疽为主。对疮肿一类文献或医著，首称"外科"，可惜已亡佚。其中陈自明的《外科精要》"采摭群言，自立要领"，对痈疽证治进行了全面而精要的论述，对后世外科学产生重要的影响。

（5）妇科著作

宋代妇产科的成就尤为显著。妇产科著作丰富，主要包括：杨子建《十产论》、朱端章《卫生家宝·产科备要》、齐仲甫《女科百问》、陈自明《妇人大全良方》。其中《妇人大全良方》"采摭诸家之善，附以家传经验方"，在妇产科基础理论、诊疗方法等方面趋于完备。此外，宋代太医局设置产科，专门培养妇产科医学生，推动了宋代妇产科的发展。

（6）儿科著作

宋代儿科著作相当丰富，主要包括：董汲《小儿斑疹备急方论》、钱乙《小儿药证直诀》、阎孝忠《阎氏小儿方论》、张涣《小儿医方妙选》、刘昉《幼幼新书》、无名氏《小儿卫生总微论方》、陈文中《小儿痘疹方论》《小儿病源方论》、杨士瀛《仁斋直指小儿方论》。其中影响最大的是钱乙的《小儿药证直诀》，突出脏腑辨证，化裁古方，独创新方，使儿科学初成体系，对后世儿科学发展具有重要影响。

（7）养生著作

宋元时期尤重养生，较著名的著作有：宋代陈直的《养老奉亲书》、周守中的《养生类纂》《养生月览》、佚名《养生秘录》、蒲虔贯《保生要录》、姜蜕《养生月录》、韦行规《保生月录》、愚谷老人《延寿第一绅言》、赵希鹄《调燮类编》、曾慥《真诰篇》、陈直《寿亲养老新书》、元丘处机

《摄生消息论》、李鹏飞《三元延寿参赞书》、王珪《泰定养生主论》、汪汝懋《山居四要》、陈致虚《周易参同契分章注》、瞿祐《居家宜忌》《四时宜忌》。其中以《养老奉亲书》最具代表性，流传颇广。

专科著作的不断丰富，为中医各学科的发展奠定了坚实的基础。

4. 学术争鸣与著书立说

由于社会、地域及气候等因素影响，形成了两宋金元时期医家不同的学术流派，开创了学术争鸣的新局面，推动了医学理论的深入研究。而金元著名医家刘完素、张元素、张从正、李杲、朱震亨，或由其本人，或其亲传、再传弟子等纷纷著书立说，撰著大量独具流派特色的医学文献，对后世影响极大。

主要包括：刘完素所著《素问玄机原病式》《黄帝素问宣明论方》《素问病机气宜保命集》《内经运气要旨论》《伤寒标本心法类萃》《伤寒直格》《三消论》《保童秘要》等 8 种，张元素所著《医学启源》《珍珠囊》《药注难经》《洁古注叔和脉诀》《家珍》《脏腑标本寒热虚实用药式》《产育保生方》等 7 种，张从正所著《儒门事亲》，李杲所著《脾胃论》《内外伤辨惑论》《兰室秘藏》《用药法象》《脉诀指掌病式图说》《医学发明》《伤寒会要》《伤寒治法举要》《活法机要》《东垣先生用药心法》等 10 种，朱震亨所著《格致余论》《局方发挥》《金匮钩玄》《本草衍义补遗》等 12 种，另有后人所集《丹溪脉因证治》《丹溪心法》《丹溪心法附余》《丹溪心法类纂》《丹溪手镜》等 17 种。可见当时各家学术争鸣的繁荣景象。

四、明清时期

明清两朝医学文献更加丰富多彩。仅《中国医籍考》所录的明清著作达 1448 种，涉及基础理论及临床各科。加之清代大兴文字狱使考据学盛行，古医籍的整理研究成果颇多。明清温疫的流行，也使医家在理论研究和临床实践方面有了新的发明和创见，大量温病著作相继问世。随着明清医学理论水平的不断提高，医学文献的不断积累，中医学进入全面发展的阶段，其主要有如下特点。

1. 经典医籍的整理

明清时期经典医籍的整理研究达到新的高峰。据《中国医籍考》所载，《黄帝内经》的整理研究著作有 53 种，《难经》的整理研究著作有 15 种，《伤寒论》的整理研究著作有 138 种，《金匮要略方论》的整理研究著作为 16 种。虽有亡佚，但也可见此时期对经典医籍整理研究的重视程度与发展的繁盛。具体如下。

（1）《素问》《灵枢》的注释

明代马莳注本，清代张志聪注本，均是继唐以后对《内经》的全文注释。明代张介宾的《类经》，则是继唐代杨上善《太素》之后，又一次对《内经》的全文类编注释。明代吴崑《素问吴注》是对《素问》单注者。此外，其他节注本与摘要类编注本等甚多，均超越历代。既反映了这一时期对经典文本的理解不断加深，也体现了基础理论研究与文献研究水平不断提高。

（2）《难经》的注释

有关《难经》的注释，在宋金元时期，已进入全盛阶段，并取得丰硕的成果。至明清则是在继承前人成就的基础上，有所发展，对增强《难经》的学术地位，发扬《难经》的学术思想，产生了积极作用。

（3）《伤寒论》《金匮要略方论》的注释

明清时期对《伤寒论》的原文注释有三种情况：明方有执《伤寒论条辨》、清喻昌《尚论篇》、张令韶《伤寒论直解》、王丙《伤寒论注》为独注本；明张遂辰《张卿子伤寒论》、清张志聪注释、高士宗纂集《伤寒论集注》、舒诏《伤寒集注》、陈修园《伤寒论浅注》为集注本；清御纂《医宗金鉴·订正仲景全书伤寒论注》为校注本。除原文注释，还包括增广注释、以证类方、以法类方、以方类证、专论、歌诀等。其中比较著名的有清徐大椿《伤寒论类方》，以方类证；柯琴《伤寒来苏集》，以证为类；柯琴《伤寒论翼》、黄元御《伤寒说意》，为《伤寒论》的专题论述；柯琴《伤寒附翼》，以六经为纲，对《伤寒》的方进行解析；陈修园《长沙方歌括》，将原方编为歌诀，便于传诵。

2. 本草文献的成就

明清时期本草研究的深度和广度都有较大进步，本草文献的类型也趋于多样化。

（1）《神农本草经》的辑佚与注释

明清时期，因《神农本草经》一书佚失已久，故有多位学者据宋代官修《重修政和经史政类备用本草》及《太平御览》等书进行辑复，也有部分医家对其经文进行注疏。如明卢复，清孙星衍、孙冯翼、顾观光等均有辑复本，对后世研究《本经》的成书、编写体例及具体内容有一定参考价值。明清的注释本则较多，如明滕弘的《神农本经会通》、缪希雍的《本草经疏》、清张志聪的《本草崇源》《本草经解要》、徐大椿的《神农本草经百种录》、邹澍的《本经疏证》、陈修园的《神农本草经读》等。

（2）综合类本草

明清时期本草学在宋代官修本草的基础上，进一步增补修订，形成的大型综合性本草有《本草品汇精要》《本草纲目》。《本草品汇精要》由明代刘文泰奉敕编修，全书42卷，目录1卷，分为10部类，收载药物1815种，绘制彩色中药图谱1358幅，不仅是明代唯一的一部官修本草，也是我国最大的一部彩色药物图谱。而此时成就最为突出的综合性本草著作当属李时珍的《本草纲目》。李时珍遍访各地名医，广泛搜集民间经验方，亲自到药物产地调查研究，收集药物标本，参阅历代医药文献800余种，历时27年，三易其稿，撰成《本草纲目》。共计52卷，载药1892种，附方万余首，绘图千余幅，集明以前本草学之大成，纠正了历代本草书籍中不少讹误疏漏。

（3）补遗类本草

清·赵学敏的《本草纲目拾遗》，主要收入《本草纲目》未载药物726种。全书10卷，共载药921种，多为民间用药及部分外来药物。该书是对《本草纲目》中某些缺遗讹误的补充和订正。

（4）备用简要类本草

清·汪昂的《本草备要》，简明扼要，切合实用，从康熙三十三年首刊至清代末年，已有各种印本近40种，影响极大。后吴仪洛对此书某些讹误进行增补重订，撰成《本草从新》，载药720种，也流传甚广。

（5）图谱类本草

本草学图谱自唐始，历代本草著作多有沿袭。而专以图谱为书始于明清。如明·周荣起女周祜和周禧合绘的彩图《本草图谱》，清·代德丰《草药图经》、吴其濬《植物名实图考》、高砚五《本草简明图说》等。其中以周氏彩绘《本草图谱》及吴氏《植物名实图考》最为精致。

（6）歌诀类本草

歌诀类本草便于记忆，自金元时期李杲《珍珠囊指掌药性赋》之后，明清歌诀体尤多。如明蒋仪的《药镜》、龚廷贤《万病回春·药性歌括》，清朱钥《本草诗笺》、黄钰《本经便读》等，均朗朗上口，易于初学。

（7）专题类本草

专题性本草主要是针对本草的某一部分或某一些问题进行专门论述。

①地区性本草，如明兰茂《滇南本草》。

②食疗性本草，如明卢和《食物本草》、赵南星《上医本草》，清文晟《本草饮食谱》、费伯雄《食鉴本草》等。

③救荒本草，如明朱橚《救荒本草》、鲍山《野菜博录》、王磐《救荒野谱》等。

④烹调类著作，如明韩奕《易牙遗意》、钟惺《饮馔服食谱》，清王士雄《随息居饮食谱》、曾懿《中馈录》、朱彝尊《食宪鸿秘》等。

⑤炮炙类本草，如明缪希雍《炮炙大法》，清蒋示吉《药性炮制歌》、张叡《制药指南》等。

3. 方剂学的滥觞

明清时期方书的成就主要有两个方面。一是出现了以类书体例编纂的大型方书《普济方》，该书在现存古医籍中收方最多，具有重要的文献学价值。二是由医方向方剂学的过渡与发展。明代以前，均以病或证为纲，未能从医方自身的规律进行类分。至明代在医方规律方面展开了探讨，明吴崐的《医方考》、清汪昂的《医方集解》、吴仪洛的《成方切用》，打破了传统的以医方附属于病证的模式，开启以功效类分，探究组方原则的理论内容，形成了一种新的类方构架，揭示了方剂的自身规律，为后世方剂学的发展与完善奠定了基础。

4. 温病文献的创编

明清疫病频发，仅使用仲景之方很难奏效。医家通过对病因病机、感邪途径、传变过程、临床症状等方面的深入研究，提出相应的治疗方法。明吴又可疫病专著《温疫论》在病因方面首创"戾气"说，对后世影响较大，一些医家订补、评注进一步发展其理论，如洪天锡《补注温疫论》、郑重光《温疫论补注》、戴天章《广瘟疫论》、陆九芝《重订戴北山广瘟疫论》等。清代，温病著作相继产生，叶桂《温热论》首创卫气营血辨证，吴瑭《温病条辨》首创三焦辨证，成为后世温病辨证纲领。薛雪《湿热病篇》、王士雄《温热经纬》、雷丰《时病论》、陆子贤《六因条辨》、叶霖《伏气解》等温病学著作的大量出现，使温病学彻底从《伤寒论》的范畴中分离出来，形成独立的学科，后世统称为温病学派。

5. 专科著作的特色

明清时期临床医学文献的编撰，是在继承隋唐医方及宋金元各学派医学理论的基础上，并结合当时医学实践而成，主要表现为综合性医籍和专科性著作相辅相成。

（1）综合性临床医学文献

古代医家除了官府设置医官，或分科从医者外，大多医者兼通多科。在医学著作方面，则表现为以个人经验、心得为主，兼备基础理论的多学科综合性医学文献。如明张介宾《景岳全书》、龚廷贤《万病回春》、孙一奎《赤水玄珠》、清张璐《张氏医通》、清林珮琴《类证治裁》等。

（2）专科性医学文献

专科性医学文献有较大的发展，杂病专著逐渐由泛论各科杂病，转向专论内科杂病。如明王肯堂《杂病证治准绳》、喻昌《医门法律》、李中梓《医宗必读》、清沈金鳌《杂病源流犀烛》、李用粹《证治汇补》、尤怡《金匮翼》等。伤科脱离外科独立成科，眼耳鼻喉、口齿等科也出现专科著作。

6. 医史人物传记的编辑

明清以前，医史人物传记资料多散在于其他著作中。至明清开始编纂专集，为中医史之滥觞。如明李濂《医史》、熊宗立《历代名医考》、朱儒《太医院志》、顾成章《周礼医官详说》，清王宏翰《古今医史》、李炳芬《医林集传》等。

五、民 国 时 期

19世纪的中国灾难深重，危机重重。鸦片战争以后，西洋医学传入我国，在西学东渐思潮的冲击下，中医学内部也开始涌现出中医改进说与中医科学化的主张，致使"中西汇通"类著作风靡一时。面对国民政府对中医学的摧残以及消灭中医的反动政策，中医药界的仁人志士奋起抗争，创办中医院校、撰写中医药学著作、编辑出版中医孤本秘籍，为中医的生存与发展呕心沥血。经过不懈的抗争，国民政府关于废止中医的议案未能进一步实施。总体来说，民国时期的中医学呈现出缓慢的发展态势，也有以下几个方面的成就。

1. 中西汇通论著

清末，伴随着西医学的传入，在"上可损益乎古今，下可参酌乎中外"的思想主张下，一些中医药学家开始接受西学，努力探索中西医学的融会贯通，形成一些"中西汇通""中西合参"的著作，并对民国后很长时期产生了一定的导向作用。如唐宗海的《中西汇通医经精义》《金匮要略浅注补正》《伤寒论浅注补正》《血证论》《本草问答》，合称为《中西汇通医书五种》，是名"中西汇通"著作之始。朱沛文《中西脏腑图象合纂》、张锡纯《医学衷中参西录》、恽铁樵《群经见智录》、罗定昌《中西医粹》等均为"中西汇通"的代表性著作。

2. 中医药教材编写

民国初年，北洋军阀和国民党政府歧视中医，禁止中医办学，中医药的发展受到了极大的限制。在极端困难的条件下，经过中医药界的奋力抗争，各地陆续出现了一些民办的中医教育机构，其中较为突出的有丁甘仁、谢利恒创立的上海中医专门学校、恽铁樵在上海创办的中医函授学校、张锡纯在天津创办的国医函授学校、张山雷创办的浙江兰溪中医专门学校等。各校在传播中医药知识的同时，极为重视教材建设，如张山雷云："讲堂授课固难，而编辑讲义更要慎之又慎"。由于没有国民政府的支持和组织，民国年间尚未出现全国统一编写的教材。1928年，中医教育界第一次进行经验交流，试图统一教材，但因各校学制、课程不同，所编教材的指导思想各异，最终未能如愿。但各校均以"整理固有医学之精华，列为明显之系统，运用合乎现代之理论，制为完善之学说"为原则，作为当时中医教材编写的方针。1929年7月再次在上海中国医学院召开中医学校教材编辑委员会，到会9所学校。此次会议决议设置的医学课程有：生理、病理、内科、药物、外科、方剂、诊断、解剖、妇科、医经、幼科、伤科、喉科、眼科、针灸、医学通论、卫生、细菌学、医学史、推拿、法医学、花柳病学、产科、医化学等，并确定各科时数、教法等内容。各校所选用教材，将由全国医药团体总会负责收集，再分发各校，进行参考，集中修改后定为课本。两次教材的编辑会议标志着近代中医教育逐步走向成熟。近代中医教材讲义有数百种之多，如恽铁樵《内经讲义》、丁甘仁《医经辑要》、陆渊雷《生理补正》、张山雷《病理学读本》、张寿颐《脉学正义》、秦伯未《诊断学讲义》《药物学讲义》、施今墨《处方学讲义》、陆渊雷《伤寒论今释》《金匮今释》、刘瑞瀜《温病诠真》、时逸人《中医时令病学》、秦伯未《内科学讲义》《妇科学讲义》《幼科学讲义》《外科学》《五官科学》、恽铁樵《神经系病及治要》、谢泽霖《妇科学讲义》、杨则民的《外科学讲义》、汪洋《中西耳鼻咽喉口齿科学讲义》、曾天治《针灸医学大纲》《科学针灸治疗学》、罗伯尧《医学史讲义》等，系该时期中医教材之代表。

3. 医学丛书编纂

民国时期医家比较重视丛书的编纂。

（1）裘吉生《珍本医书集成》

辑录了以明清时期为主，有临床价值的精本、孤本、抄本医书共90种，其中包括医经类，如

《内经博议》《难经正义》；本草类，如《神农本草经赞》《食鉴本草》等；方书类，如《惠直堂经验方》；诊断类，如《诊脉三十二辨》；伤寒类，如《伤寒寻源》；在临床治疗方面包括内、外、妇、儿各科著作以及医案医话等。该丛书为保存明清时期珍贵或罕见的医学文献做出了重要贡献。

（2）曹炳章《中国医学大成》

辑录了自魏晋至明清时期历代重要医著及少数日本医家的著作，而以清代医著为主，包括医经类、本草类、伤寒金匮类、温病类、通治类、医案医话类，此外还包括生理、病理、解剖、诊断及临床各科医著，共计 128 种。

（3）裘吉生《三三医书》

书名取"医不三世，不服其药""三折肱知为良医"之典，收集明清时期的医学著作 99 种，汇成 3 集。包括中医基础理论、内外妇儿、针灸等临床各科及本草、方书、医案、医话、医论等。

4. 工具书的出现

医学工具书的出现是中医文献学形成的重要标志之一。

（1）辞典的编纂

民国时期在"西学东渐"的背景下，中医药界人士在"举要删繁，莫如辞典"的思想指导下，由谢观主编，后经上海中医专门学校学生增补，历时八年，编纂完成《中国医学大辞典》，于 1926 年正式刊行，为近现代中医辞典类工具书的奠基之作。此后陈存仁等人于 1935 年编纂完成《中国药学大辞典》。此外，还有上海卫生报馆编纂《中药大辞典》，吴克潜撰《药性字典》《病源辞典》，张公让撰《中西药典》等，这些工具书的编纂为中医药学理论的提高与发展及后人的学习提供了极大的帮助。

（2）书目的编纂

书目亦称目录，系收录一批相关的图书、按照一定的次序和格式编排成册、专供了解和检索图书信息的工具书。此时期主要书目如下：曹炳章纂《中国医学大成总目提要》，丁福保、周云青编著《四部总录·医药编》，千顷堂书局编《千顷堂书局医学书目》，张赞臣编《中国医学自修书目》，王吉民编《中国历代医学目录》，裘庆元编《皇汉医学丛书总目》，陈存仁编《皇汉医学丛书总目》等。此外，还有部分日本人所编书目，如黑田源次编《中国医学书目》、冈西为人编《续中国医学书目》《宋以前医籍考》。

六、新中国成立以后

1949 年中华人民共和国成立，中医药事业焕发了勃勃生机。在党和政府制定的"团结中西医，正确地发挥中医的力量为人民保健事业服务"的卫生工作方针和"继承发扬中医药学遗产"的指示下，大力发展中医药，整理编辑出版了大批中医药古籍。

1. 医学丛书的出版

新中国成立以来，国家十分重视中医药古籍的整理和保存工作，由各级各地出版社以及个人先后出版了一系列大型古籍丛书。其包括中医古籍类丛书、中医诊断丛书、临床各科丛书、中西医结合丛书、个人丛书等。中医古籍类丛书，如范行准主编的《中国古典医学丛刊》、裘沛然主编的《中国医学大成》、人民卫生出版社出版《中医古籍整理丛书》、中国中医药出版社出版《明清名医全书大成》《唐宋金元名医全书大成》《近代名医医著大成》《中国古医籍整理丛书》、中医古籍出版社出版《中医古籍孤本大全》《中医珍本丛书》《珍本医籍丛刊》《北京大学图书馆馆藏善本医书》、华夏出版社的《历代中医名著文库》、上海古籍出版社出版《四库医学丛书》、浙江科学技术出版社出版的《近代中医珍本集》、上海科学技术出版社出版《明清中医珍善孤本精选》《中医古籍珍稀抄本精选》等,诸如中医诊断丛书、临床各科丛书、中西医结合丛书、个人丛书等亦如雨后春笋,极为繁盛。

2. 中医药教材的规范

1949 年以来,国家重视中医药人才培养。尤其 50 年代后期,中医教育迅猛发展,从 1956 年北京、上海、广州、成都建立 4 所中医学院,到 1965 年成立 22 所,迄今已有独立建制中医药大学 24 所,为中医高等教育提供了保障。其间中医院校的教材建设也大致经历了两个阶段。第一个阶段是自编教材的正式出版,由各校根据学制、课程设置与教学大纲的要求,组织校内教师分科编写;第二个阶段是统编教材的正式出版,由卫生部及国家中医药管理局根据学制、课程设置与教学大纲的要求,组织国内学者分科编写,经统一审定后出版。中医药教材不断完善,更加系统化、规范化,对推动中医药发展起到了重要的作用。除了中医药院校规划教材,还陆续编写了如中西医结合教材、函授教材、留学生使用教材、教学参考资料等。

3. 中医古籍的整理出版

中医药古籍浩如烟海,然而历经千年,散佚错乱并不少见,存世者亦往往珉玉杂陈、真赝相参、精粗不一。新中国成立以来,开展了系统而全面的古籍整理工作。大致有以下几种形式。

（1）注释语译

我国 20 世纪 50 年代将医经译作现代口语的著作颇多。1958 年由山东省中医研究所周凤梧、王万杰、徐国仟主编、人民卫生出版社出版的《黄帝内经素问白话解》是早期的代表作。此后,南京中医学院以注释兼语译的方式先后编辑出版了《黄帝内经素问译释》《伤寒论译释》《金匮要略译释》,此类著作相继问世,为当代初学者学习古代医学经典提供了极大的帮助。

（2）校勘整理

为了更好地恢复古医籍的原貌,自 60 年代起,由国家组织对古医籍的校勘整理工作。人民卫生出版社自 1963 年起先后校勘出版《黄帝内经素问》《灵枢经》。卫生部制订了 10 年规划,计划从 1982 年起校勘、整理出版 600 余部中医典籍。其后在卫生部和国家中医药管理局的领导下,完成了 11 部重点中医古籍的整理研究,包括《黄帝内经素问》《灵枢经》《难经》《神农本草经》《伤寒论》《金匮要略》《脉经》《中藏经》《黄帝内经太素》《针灸甲乙经》《诸病源候论》。1983 年卫生部中医司又规划落实了中医古籍整理出版第二批任务,共 200 种医籍,并陆续以"中医古籍整理丛书"为总名出版。进入新世纪,中医古籍校勘整理研究蓬勃发展,国家中医药管理局"中医药古籍保护与利用能力建设"专项,出版"中国古医籍整理丛书"400 余种,出人才,出成果,产生了重要影响。

（3）古籍辑佚

辑佚,是通过搜集、考校、整理等工作,将现存文献中存留的已佚失的书籍文献内容,复原或部分复原的过程。古医籍的辑佚,可以最大限度地恢复失传古医书的原貌,使其流传于世。新中国成立以来,在古医籍的辑佚方面比较有代表性的著作有《永乐大典医药集》,为萧源等据 1960 年中华书局出版的《永乐大典》730 卷本辑录而成。在本草文献的辑佚方面最有成就的当属尚志钧教授,他从 60 年代至 80 年代,先后完成了《神农本草经》《吴普本草》《名医别录》《本草经集注》《雷公炮炙论》《药性论》《新修本草》《本草拾遗》《海药本草》《本草图经》《日华子本草》及《补阙肘后方》等书的辑复工作。

（4）出土文献的整理

1970 年代以来,我国相继出土长沙马王堆医学帛书、江陵张家山汉简、安徽阜阳汉简、武威汉墓医简以及老官山汉墓医简等。出土文献,多为早期原始的医学文献,而以出土文献为研究对象的医书，如马继兴《敦煌古医籍考释》《马王堆古医书考释》《出土亡佚古医籍研究》《中国出土古医书考释与研究》、沈澍农《敦煌吐鲁番医药文献新辑校》、王兴伊、段逸山《新疆出土涉医文书辑校》等相继问世，为后世提供了更加原始的医学资料。

4. 工具书的编纂

中医药古籍品类多，版本复杂，查检不便，学者在中医工具书的编写方面做出了大量的工作。编纂的工具书涉及如下几个方面。

（1）辞典

中医辞典主要有：1977 年江苏新医学院编辑《中药大辞典》、1981 年由中国中医研究院与广州中医学院主编《中医大辞典》、1987 年由安徽中医学院与上海中医学院合编《针灸学辞典》、1993～1997 年彭怀仁主编《中医方剂大辞典》、1988 年李经纬主编《中医人物词典》、1988 年李云主编《中医人名辞典》、1992 年朱邦贤、陶御风主编《中医病证小方辞典》、2000 年余瀛鳌、李经纬主编《中医文献辞典》等。

中医专科字典有：1982 年方文辉编写《中医古籍通借字古今字例释》、1985 年杨华森等编写《简明中医字典》、1986 年赖任南编写《医籍文言虚词手册》、1986 年李戎编写《中医难字字典》、1988 年朱海玉等编写《医用误读字辨》、1988 年河南中医学院编写《中医字典》、1989 年上海中医学院中医文献研究所编写《中国医籍字典》、1989 年王森主编《医古文常用字字典》、1990 年刘世昌等编写的《中医经典字典》等。

（2）书目

中医书目主要有：1955 年丁福保等主编的《四部总录医药编》，1959 年中国中医研究院、北京图书馆合编《中医图书联合目录》，1984～1987 年郭霭春主编《中国分省医籍考》，1990～1994 年严世芸主编《中国医籍通考》，1991 年薛清录主编《全国中医图书联合目录》，2007 年薛清录主编《中国中医古籍总目》，2011 年刘时觉编著《中国医籍续考》，2017 年刘时觉著《中国医籍补考》，2019 年刘时觉著《宋以后医籍年表》等，为人们读书治学提供了便捷的途径。

（3）古医籍索引

主要用于查检古医籍中某一词句出处的工具书，为学者理解经典词句的含义，阅读经典医籍提供便利。如 1986 年任应秋主编《黄帝内经章句索引》、1988 年顾植山主编《中医经典索引》以及2005 年以来段逸山先后编制完成的《素问通检》《灵枢通检》《伤寒论通检》《金匮要略通检》《神农本草经通检》《诸病源候论通检》《千金要方通检》等。

（4）类书

类书实际上是我国各个时期的百科全书。新中国成立以来，《中华大典》的编纂是历史上继《太平御览》《永乐大典》《古今图书集成》之后的最大的百科全书式的类书。该书的编纂工作始于 1990年 8 月，2018 年全面完成出版。全书共 24 部类，116 部分典，辑录经典古籍 2 万余种，涵盖了现存全部的古代文化典籍，总字数近 8 亿字。其中《医药卫生典》由巴蜀书社出版，包括《医学分典》《药学分典》《卫生学分典》，不仅在规模上超过历史上任何一部医学类书，而且充分体现了当代医学文献专家学者全面、客观、系统认识和研究古代中医药防治疾病的科学成果。

（5）年鉴

年鉴是按年度出版，系统全面地汇辑一年内的重要时事文献和统计资料的连续性出版物。包括综合性年鉴和专业性年鉴。医学年鉴属于专业性年鉴。目前我国与中医药学关系最为密切的年鉴是由国家中医药管理局主办、上海中医药大学承办的《中国中医药年鉴》（学术卷），自 1983 年起，每年出版一册，详实地记录各年度中医药学术和中医药事业发展的基本情况，为人们及时地提供全面系统的资料。

（6）手册

手册是汇集某一方面专业知识，以供读者随时浏览、查检的一种工具书。其编辑特点，重在分类详明，叙述简练。如 1965 年由安徽中医学院所编《中医临床手册》、1976 年叶显纯所编《常用中成药》、1986 年杨思澍等编写《中医师手册》、1989 年由北京中医医院等单位编写《实用中医临床手册》、2000 年周宜强等主编《常用国家基本药物手册》等，向临床工作者提供了最基本的专门知识或资料，便于实际应用。

5. 中西医结合专著

新中国成立以来，党和国家十分重视中西医结合工作。1952 年，第二届全国卫生工作会议将"团结中西医"作为我国卫生工作的四大方针之一。1956 年，毛泽东主席指出要"把中医中药知识与西医西药知识结合起来，创造我国统一的新医学新药学。"此后，在北京、上海、广州多地开展西学中工作。随着中西医结合工作的深入，中西医结合类的文献也逐年增加。如 1962 年福建省中医研究所所编纂《中西医结合救治危重疑难病症临床经验》、1976 年天津市中心妇产科医院编撰《中西医结合治疗常见妇科疾病》、1981 年蒋森编《中西医结合防治病毒性肝炎》、1982 年天津科学技术出版社出版《中西医结合治疗常见外科急腹症》、1983 年熊正明主编《中西医结合治疗慢性阻塞性肺部疾病》、1984 年张代钊编《中西医结合治疗癌症》、1990 年洪用森等主编《中西医结合内科诊疗手册》、1993 年王松龄等主编《中西医结合防治脑血管病》等。

6. 中医药期刊

期刊，是一种具有固定名称定期或不定期的连续出版物，具有出版周期短、信息新颖，能够及时反映科技发展的最新动向、最新成果等特点。期刊文献已成为中医文献的一个重要组成部分。根据作用的不同，中医药期刊可分为学术型、科普型、情报型、检索型。学术型期刊，主要刊载中医药教学、科研、医疗等方面的学术论文，如《中医杂志》《中华中医药杂志》《中草药》《中国中医基础医学杂志》《北京中医药大学学报》《上海中医药大学学报》《山东中医药大学学报》《上海中医药》《山东中医杂志》《新中医》《中华医史杂志》《中医文献杂志》《中国中西医结合杂志》《中国中西医结合急救杂志》《中国中西医结合肾病杂志》《中国针灸》《医学与哲学》《世界科学技术–中医药现代化》等。科普型期刊，目的在于普及中医药防病治病的相关知识，语言通俗易懂，操作简单易行，如《大众中医药》《养生》等。情报型期刊，由中医药情报信息研究机构负责编撰，多以文摘、综述、译文、简讯、消息等形式报道中医药方面的最新情况，如《国际中医中药杂志》《中国中医药信息杂志》等。检索型期刊，以题录、文摘等形式，为查阅最新中医药文献提供检索线索，如《中国医学文摘》等。

7. 中医文献学专著

中医文献学作为一门新兴学科，以文献学为基础，结合中医学的专业特点，以中医文献的整理研究及其历史为研究对象，逐渐形成了一批专著。如 1987 年秦玉龙编著《实用中医文献学》、1989 年薛凤奎主编《中医文献学》、1990 年马继兴编著《中医文献学》、1996 年张如青、沈澍农等编著《中医文献学纲要》、1998 年张灿玾编著《中医古籍文献学》等。这些文献学专著的问世，为加强和规范中医文献的整理研究工作、提高文献利用能力奠定了基础，标志着中医文献学理论与方法学体系基本形成。

8. 中医文献新载体

伴随着科学技术的发展，中医文献的载体形式也发生了极大的改变，除了纸质文献，还出现了缩微型、声像型、电子型文献。如中国中医科学院图书馆中医药古籍善本缩微胶片库、中医药声像资料库，以及《中华中医药文献》《古今图书集成》《中华医典》等光盘版文献，其中《中华医典》收录中国历代医学古籍 1156 部，是一部规模较大的电子丛书，对中医学的普及、推广起到重要作用。大数据时代，为中医药文献保护、整理、研究与利用提供了更广阔的舞台。

第四节　中医文献的历代整理研究

我国历史上对文献的整理研究从未间断过。自中医文献出现，便有了文献的整理研究。从《素问》《灵枢》所收篇目和内容来看，在其成书时，已收载前人整理过的一些篇章。如《素问》中的"阳明脉解""脉解""针解"及《灵枢》中的"小针解"四篇解文，应是对汉以前某些古文献的注释，后被《内经》收入为正文。又如《内经》正文中保留的少量校文，应是对别本异文的校勘。《素问·离合真邪论》云："黄帝问曰：余闻《九针》九篇，夫子乃因而九之，九九八十一篇。"《灵枢·九针论》云："岐伯曰：夫圣人之起天地之数也，一而九之，故以立九野。九而九之，九九八十一。"这两段论述基本相同，均说明有人将《九针》九篇，衍释为八十一篇。证明不仅《内经》中保留有成书前经整理过的文章，且先秦时期在中医文献整理研究方面已有重要的贡献。兹将各个历史时期重要的中医文献整理简述如下。

一、唐及唐以前的中医文献整理

（一）唐以前中医文献整理研究

唐以前大规模的中医文献整理研究工作主要集中在汉代。先秦及西汉前期，医学文献多处于单篇别行、师徒相传的"禁书"阶段。西汉时期，随着社会稳定、经济发展和科学文化领域的进步，在医学发展和文献整理研究方面取得的成就，具体体现在五个方面：

1. 经典理论著作的形成

《汉书·艺文志》所著录的"医经七家"以及别书所记载针灸明堂类、本草类著作等。据学者研究，其中大多数是由汉代人在先秦文献的基础上，托古编纂而成。《黄帝内经》的原形祖本，也是这一时期的产物。又如《神农本草经》《明堂经》等，亦大致出于汉代人之手。这些著作的问世，不仅促进了医学理论的发展和提高，也有利于医学内容的推广。《汉书·楼护传》记载："护少随父为医长安，出入贵戚家，护诵医经本草、方术数十万言。"可见，汉代的诸多医学著作至少已在一些士大夫手中广为流传。

2. 医学方书的编纂

《汉书·艺文志》著录的"经方十一家"，属于此类。近些年出土的汉简，如《五十二病方》《武威汉代医简》等，从一个侧面证实了这些史籍著录的经方医籍。这些经方书籍，应是当时学者利用医方文献或禁方整理而成。

3. 临床医学著作的形成

东汉末年张仲景的《伤寒杂病论》，是对后世影响最大的临床医学文献。实际上汉以前已经有诸多临床医学文献问世。张仲景便是参阅《素问》《九卷》《八十一难》《阴阳大论》《胎胪》《药录》《平脉》《辨证》等多种医学文献，编纂而成《伤寒杂病论》。现存世的《伤寒论》《金匮要略》为该书散失后的整理本。

4. 对经文的注释

有些先秦文献，传至汉代，已经因语言文字的变迁或含义不明，必须加以注释。如《素问》的"阳明脉解""脉解""针解"及《灵枢》的"小针解"四篇解文，便是对汉以前某些古文献的注释。又如《黄帝八十一难经》摘取某些医经语句加以阐释，可认为是医经摘要注解之书。

5. 中医文献的著录

汉以前，中医文献已经以不同的形式著录。但是作为书目著录，应始于西汉刘向校书。西汉时期刘向、刘歆父子所辑《七略》中的方技部分由李柱国校，后经班固取舍，纳入《汉书·艺文志》中，为首见的中医书目。后世对西汉时期中医文献的了解，主要依赖这一书目。

综上所述，汉代在中医文献整理方面，成绩显著，对后世影响极大。

（二）唐代中医文献整理研究

唐代文献整理研究主要以南北朝时期的文献为基础，具体表现为两方面的重大成就。

1. 大型方书的编纂

现存唐代大型方书主要是孙思邈的《备急千金要方》《千金翼方》和王焘的《外台秘要》。《外台秘要》自序云："凡古方纂得五六十家，新撰者数千百卷，皆研其总领，核其指归。"实际其引用文献近百种。《千金方》则标引出典较少，难以计数。在其自序中云："乃博采群经，删裁繁重，务在简易，以为备急。"可见，两书均是以大量前代文献为基础，分类整理，编纂而成的类书型方书。

2. 医经训释

对医经的训释，有南朝梁·全元起的《素问训解》，惜宋后亡佚。现存世本有唐·杨上善的《黄帝内经太素》、王冰次注《黄帝内经素问》。此两家注本，不仅对经文进行了全面注释，而且对卷次、篇次，均有不同程度的整理。特别是《太素》，完全打乱了《素问》《灵枢》的界限，将二书原文重新加以类编，开创经文类编之始。这两种注本对后世均产生重要影响。

二、宋元时期的中医文献整理

由于宋代政府对中医文献研究的重视，取得成就显著。主要有以下四方面的成就：

1. 校正医书局校书

宋代在医书的校勘方面，比较突出的成就当属校正医书局，特别是林亿等人所校诸书。现存世的《素问》《伤寒论》《金匮要略》《针灸甲乙经》《备急千金要方》《外台秘要》等校定本，均出自林亿等人之手。林亿等人所校之书，所选底本，均为善本或孤本。不仅对版本进行整理，还对全文进行校勘，由以往的单纯用别本相校的方法，扩展为以他书互校及本书前后内容相校，及据文理与医理相校等方法，为形成完善的医书校勘方法奠定了基础。而且在校勘记的书写及用语等方面，也为后世提供了范本，积累了经验，留下了宝贵的资料。

2. 大型方书的编写

由于对医药的重视，宋政府主持编写多部大型方书，较为重要的有《太平圣惠方》和《圣济总录》。这两部书基本上都是以类书方式编纂的，但遗憾的是正文中既无出典，附录中也无书目，因此，难以确定二书资料的来源。尽管其整理方法不足效法，但其保留宋以前古文献资料的价值，还是应该肯定的。

3. 对仲景著作的整理研究

宋金元时期对张仲景著作的整理研究，成绩卓著，表现在多个方面。有版本研究者，如《伤寒论》《金匮要略》《金匮玉函经》等；有原文注释者，如成无己《注解伤寒论》；有类证研究者，如成无己《伤寒明理论》；有结合临床整理研究者，如许叔微《伤寒百证歌》《伤寒发微论》《伤寒九十论》等。

4. 各类医书整理出版

宋代印刷业的发展和印刷技术的提高，为医学书籍的整理出版创造了更有利的条件。官办与私办刊书机构出版发行的医书，较前代均大量增加，其中不乏精校本与整理本。

三、明清时期的中医文献整理

明清时期对中医文献的整理研究，涉及范围较广，采用的方法较多，成就较大。具体体现在以下四个方面：

1. 大型丛书与类书的编纂

明清时期编纂的大型丛书与类书，均收入医学内容，如《永乐大典》《四库全书》等。此外，还出现一批大型医学类书与丛书，如陈梦雷的《古今图书集成》之《医部全录》、钱熙祚的《守山阁丛书》等。

2. 版本源流的考证

曹之《中国古籍版本学》云："古籍版本千头万绪，一源十流……考订一书的版本源流就像考订一个家族的宗谱，就是要清理该书版本的发生发展过程及其在发展过程中所形成的相互关系。"明清时期，一些图书收藏家或从事图书工作的学者在搜集善本、孤本、秘本的同时，十分注重考证版本、鉴别真伪，校雠异同，在版本学方面做了大量研究工作，也为后世保留诸多善本图书。如明顾从德影刊宋本《黄帝内经素问》、赵开美翻刻宋本《伤寒论》等。

3. 各种经典医籍的校勘、注释、辑佚等

清代学者受朴学的影响，借助于音韵学、训诂学、校勘学的基本知识与理论，在经典医籍的训释、校勘、辑佚等方面均达到了前所未有的高度，为医籍整理研究工作开辟了新思路和方法。但是，在《内经》整理方面也存在这一些陋习，如明代整理古文献随意删改原文，吴崑的《素问吴注》就是此类典型。至清代，在某些医经注释方面也有不同程度的反映。《伤寒》《金匮》自宋代校定本问世后，引起了医学界极大的兴趣。但宋元医家多侧重于应用方面的研究，对《伤寒》的文献整理研究，仅金代成无己一人。对《金匮》一书的文献研究，则尚属空白。至明清，对《伤寒》《金匮》的文献整理研究内容广泛，形式多样，呈全方面发展，包括对原文的注释，删改重编注释，摘要重编注释，类编注释，校订注释，类方类证，综合论述，经方应用等。

4. 医学专业目录的编纂

有关医家的目录专书，不知始于何代。在宋代绍兴年间《秘书省续编四库阙书目》已载有《医经目录》《大宋本草目》二书，惜均已失传。现存最早的医书目录为明·殷仲春所编《医藏书目》，此后清代在书目的编纂方面有所进展，可视为医学专业书目编纂的先导。如清·曹禾所撰《医学读书志》，日本人丹波元胤所辑《中国医籍考》等。目录书将医籍"按类相分，依次相从"，为读者"辨章学术，考镜源流"、指示读书门径、检索图书提供了可靠的资源。

四、民国时期的中医文献整理

民国时期中医药始终处于在逆境中求生存、求发展的境地，并在学术上形成了两大流派，一个是坚守中医阵地，坚持以发掘中医理论、临证经验，以完善中医学自身为己任的传统中医派；一个是提倡中医科学化，以中医为体，以西医为用，取长补短，相互融通的中西医学汇通派。文献的整理也呈现两类，即传统中医学派的著作和新兴中西医汇通学派的著作。伴随着印刷技术的改进，石印、铅印技术风靡一时，印刷数量倍增，中医书籍的普及前所未有。受西方传播媒体的影响，文献的载体形式也发生了改变，期刊报纸成为了这一时期医学信息交流的重要载体，并以其文字图片的丰富多彩，推动了中医药知识的快速传播与广泛交流。

1. 中医经典文献的整理研究

民国时期医家对中医经典的整理与注释仍然非常重视，其著作多样，可分为注解、考证、校注、训诂、摘要、分类、专题、评述、发挥、杂著等 10 余类，60 多种。以《内经》为例，有丁甘仁的《医经辑要》、吴保神的《素灵辑粹》、周伟呈的《内经摘要类编》、陆石如的《黄帝内经素问精要》、秦伯未的《读内经记》等，都是校注《内经》较有影响的注本。而随着中西汇通思潮的兴起，也出现一些反映这一思想的论著，如恽铁樵的《群经见智录》、梁湘岩的《内经病理》、杨如侯的《灵素气化新论》、承淡安的《新内经》、丁福保的《内经通论》等。

2. 期刊文献的创办

20 世纪初，在西医药刊物大量出版的影响下，中医药界相继创办了一些刊物。据统计，1908～1920 年间约出版 20 余种，如《绍兴医药学报》《神州医药学报》《医药卫生通俗报》等，在当时都有较大的影响。此后，中医药刊物大量创办出版，1921～1937 年，先后出版 170 种左右，但由于旧政府歧视中医中药，经费和人员严重不足，这些中医药刊物坚持出版两年以上者仅有 50 余种，其中如《医学杂志》(山西)、《中医世界》、《医界春秋》、《杏林医学月刊》、《神州国医学报》，《针灸杂志》等出版时间较长，也因日本帝国主义发动侵华战争而被迫停刊。抗日战争时期，在极端艰难的条件下，仍继续出版并创办一些中医药刊物。抗日战争胜利后，复刊及新创办的中医药刊物为数不多，1938～1949 年间先后出版的中医药期刊约有 70 余种，如这一时期有代表性、影响较大的有《绍兴医药学报》《神州医药学报》《医界春秋》《医学杂志》《中医杂志》《中医世界》《国医公报》《针灸杂志》等。也有影响较大的中西医汇通刊物，如《国药新声》《华西医药杂志》《中西医学报》。

五、新中国成立后的中医文献整理

新中国成立以来，党和政府十分重视中医古籍文献的整理与利用。1958 年，国务院下属规划委员会成立古籍整理小组，并制定古籍整理规划。有规模的组织中医古籍整理研究工作，始于六十年代。1964 年 3 月根据国家十年规划第 36 项中"整理语译中医古典著作"的指示精神，决定对《素问》《灵枢》《难经》《针灸甲乙经》《脉经》《诸病源候论》《针灸大成》等 7 本古典医籍，按校勘、训诂、集释、语译、按语等项进行整理研究。但这一工作在"文革"期间一度中断。

自 1980 年代开始了大规模的中医古籍整理研究工作。1981 年 9 月，在陈云的倡导下，中共中央专门发出 1981[37]号文件，对古籍整理研究工作作出指示：①整理古籍，把祖国宝贵的文化遗产继承下来，是一项十分重要的、关系到子孙后代的工作。②整理古籍，为了让更多的人看得懂，仅作标点、校勘、注释、训诂还不够，要有今译。③整理古籍，需要有一个几十年陆续不断的领导班子，保持连续的核心力量。④要由规划小组提出一个为期三十年的古籍整理出版规划。⑤有些古籍的孤本、善本，要采取保护和抢救的措施，散失在国外的古籍资料，也要通过各种办法争取弄回来或复制回来。⑥古籍整理工作，可以依托高等院校，有基础、有条件的大学，可以成立古籍研究所。⑦为办好整理古籍这件事，尽管国家现在有困难，也要花点钱，并编造一个经费概算，以支持这项事业。整理古籍是一件大事，得搞上百年。当前要认真抓一下，先把领导班子组织起来，把规划搞出来，把措施落实下来。

1982 年 1 月卫生部根据中共中央关于古籍整理文件的精神，决定对中医古籍进行整理出版，并在人民卫生出版社成立"卫生部中医司中医古籍整理出版办公室"。

1983 年 3 月将《伤寒论》《神农本草经》《针灸甲乙经》《诸病源候论》《金匮要略》《中藏经》6 种书列为第一批重点整理的书目。同年 4 月卫生部中医司在沈阳召开"中医古籍整理出版座谈会"。在上述古医籍的基础上，又增加了《素问》《灵枢经》《脉经》《难经》《黄帝内经太素》《内经知要》（《内经知要》后经专家审议其学术地位与前 11 种不相称，遂撤销）。

1983 年 8 月卫生部中医司在青岛召开"全国中医古籍整理出版规划落实工作会议"。会议落实了中医古籍整理出版第二批任务，共计 200 种医籍。落实古籍整理采取分片负责、分级管理的组织工作。全国划为十个片区，京津片区的施奠邦、东北片区的史常永、华北山东片区的张灿玾、上海片区的张镜人、江西江苏片区的万有生、浙江福建片区的潘澄濂、两广片区的邓铁涛、西南片区的凌一揆、中南片区的欧阳锜、西北片区的张学文为学术牵头人，时有"十老"之称。北京、山东、上海等各地分别成立中医文献研究所，建立硕博士研究生培养基地，为中医古籍整理研究培养人才。在此期间，中医古籍整理出版办公室还规划落实了《中医方剂大辞典》《中华本草》《中医古今脉案》《中医年鉴》《汉方研究》五大项目。在国家古籍整理出版规划领导小组及原卫生部中医司中医古籍整理出版办公室的领导下，本着去粗取精，去伪存真，推陈出新，古为今用的原则，进行了大量调查研究与翔实考证工作。同时，对某些重要理论问题进行深入研究和阐发。古籍的整理研究及其出版取得了显著的成绩。

21 世纪以来，国家高度重视中医药古籍作为中医理论学术和原创思维重要载体的作用，中医古籍整理与文献研究事业进入繁荣时期。2010 年，国家中医药管理局启动"中医药古籍保护与利用能力建设"项目，整理出版重要中医药古籍 400 余种。2012 年 8 月正式开启的《中华医藏》编纂出版项目是"中华古籍保护计划"框架下组织实施的大型中医药古籍整理保护项目，由文化和旅游部牵头，国家中医药管理局具体推进，全国中医药行业古籍保护中心、国家古籍保护中心组织实施。项目拟对 2289 种重要中医古籍（包括 224 种少数民族医药古籍）进行系统调研选目、书目提要编纂、数字资源库建设和原书影印出版，是继"道藏""大藏经"和"儒藏"之后，又一项多行业、多民族共同承担的全面揭示中医药发展源流、系统复兴中华传统文化的重大基础性学术建设工程，将对中医药古籍的保护、传承和利用发挥不可替代的作用。

新中国中医古籍整理的成就，可以参考《新中国古籍整理图书目录》。该书以学科分类为经，以时代先后为纬，其中"医学"部分，收录历代中医学及中西合参著述，下设丛编、医药、本草、诊法、方论、针灸、养生七个子目，收录了 1949 年 10 月至 2003 年 12 月期间整理出版的中医药古籍。

思维导图

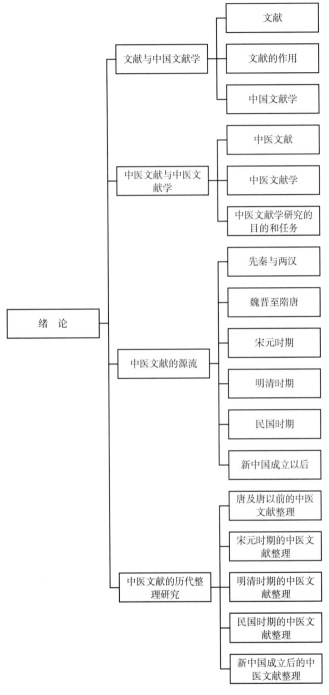

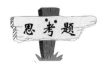

1. 什么是文献？什么是中医文献学？
2. 简述文献的作用。
3. 中医文献学研究的目的和任务是什么？

第二章　中医文献的文字

第一节　汉字及其形体演变

文字是记录语言的符号，汉字是汉民族用来记录汉语言的符号，是社会发展到一定历史阶段的产物。汉字的性质，清代学者陈澧在《东塾读书记》中指出："孔冲远（唐代学者孔颖达，所引见《尚书·序》）云：'言者意之声，书者言之记。'此二语尤能达其妙旨。盖天下事物之象，人目见之则心有意，意欲达之则口有声。意者，象乎事物而构之者也；声者，象乎意而宣之者也。声不能传于异地，留于异时，于是乎书为文字。文字者，所以为意与声之迹也。未有文字，以声为事物之名；既有文字，以文字为事物之名。故文字谓之名也。"

文字产生之后，人类的思想和文化得以更有效地传承，那么，汉字是怎样产生的呢？东汉许慎在《说文解字·叙》中指出："古者包羲氏之王天下也，仰则观象于天，俯则观法于地，视鸟兽之文与地之宜，近取诸身，远取诸物，于是始作《易》八卦以垂宪象。及神农氏，结绳为治而统其事，庶业其繁，饰伪萌生。黄帝之史仓颉见鸟兽蹄远之迹，知分理之可相别异也，初造书契。"按照许慎这段话，文字的起源经过了以下几个阶段：

八卦说。"书契"就是文字，许慎认为，伏羲氏创作了《易》与八卦以记吉凶。八卦起源于何时，何人所创，皆无定论。《周礼·春官·大卜》："掌三易之法，一曰《连山》，二曰《归藏》，三曰《周易》，其经卦皆八，其别皆六十有四。"一般认为，八卦起源于原始社会，是上古时期的巫人用奇偶的符号，以占卜吉凶。其卦形及卦名如下：

☰乾、☷坤、☲离、☵坎、☳震、☶艮、☱兑、☴巽

八卦以符号"━"（阳爻）"┅"（阴爻）有规律地相配，形成六十四种变化，以反映事物的属性及相互关系，关于阳爻与阴爻的起源，郭沫若认为起源于男根与女阴。许慎认为文字之前有八卦与结绳记事，并没有指出八卦就是文字之始。近人刘师培《小学发微》："大约《易经》六十四卦，为文字之祖矣。"这是极少数学者把八卦与文字联系起来，从八卦的起源看，它与记录语言的文字没有关系，也不是文字的先导。

结绳说。《周易·系辞下》："上古结绳而治，后世易之以书契。"许慎认为，结绳记事是神农氏时期。《庄子·胠箧》："昔者荣成氏、大庭氏、伯皇氏、中央氏、栗陆氏、骊畜氏、轩辕氏、赫胥氏、尊卢氏、祝融氏、伏羲氏、神农氏，当是时也，民结绳而用之。"战国时期的庄周与东汉时期的许慎，明确地指出结绳的时代是轩辕氏、赫胥氏、祝融氏、伏羲氏、神农氏时代，但是并未明确指出中国的文字起源于结绳。近代学者朱宗莱《文字学形义篇》中指出，"文字之作，肇于结绳"，是为明确指出文字起源于结绳。

关于结绳的说法，中外都有一些记载。《周易正义》引郑玄注："结绳为约。事大，大结其事；事小，小结其绳。"李鼎祚《周易集解》引《九家易》："古者无文字，其有约誓之事，事大，大其

绳；事小，小其绳。结之多少，随物众寡，各执以相考，亦足以相治也。"结绳可以帮助记忆，但是这种在绳子上打结的记事方法有很大的局限性，大多用于记录数目，或用于提醒人们的记忆，而对于复杂的现实事物或者抽象的概念，结绳是无能为力的。因此，结绳不是文字，也不是文字的前身，由绳子的结演变不出系统的文字符号。

仓颉造字说。战国时期，已经广泛流行"仓颉作书"的传说。《韩非子·五蠹》："古者仓颉之作书也，自环者谓之私，背私谓之公。"《吕氏春秋·君守》："仓颉作书。"传说仓颉是黄帝史官，认为他创造了文字，促进了社会的巨大进步，因而把他创造文字的意义，提高到感天地动鬼神的地步。《淮南子·本经》："昔者，仓颉作书而天雨粟，鬼夜哭。"但是，作为成体系的记录一种语言的符号系统，不可能是某一个圣人创制出来的。

实际上，汉字是在图画的基础上集体创造，并在长期的历史发展过程中，增强其符号性，减少其图画性而逐渐形成的。仓颉应该是对社会上的文字进行收集整理、加工，使之完整化系统化，在文字体系的形成过程中作过特殊贡献的人物。

在《说文解字》中，许慎把由图画抽象化之后形成的不可拆分的象形字叫"文"，由几个构件形成，可以分解的字叫"字"。《说文·文部》："文，错画也。象交文。"错画，即交错画，像人身上交错画出的花纹。这类字因为是从图画演变而来，是一个完整的整体，不能拆分为几个不同的造字构件，故从构形的角度看属于独体字。这类"文"是汉字构造的基础字形，是汉字的字根。"字"是由形与形、形与声相益而发展出来的合体汉字。汉语中的词绝大部分是无形可象的，于是在字根的基础上，形声相益产生更多的形体叫字。《说文·子部》："字，乳也。"段玉裁注："人及鸟生子曰乳。""字"像人和动物生子一样，是在字根的基础上源源不断地滋生出来，和"文"这种独体象形符号不同。在《说文解字》中，"文"能说其义，但不能分解；"字"能拆分，通过分解其结构而知其义，所以许慎把其著作叫《说文解字》。

字体是文字的书写形体。我们现在使用的方块汉字，并不是汉字最初的面貌，它是汉字不断演变的结果；在这个漫长的演变过程中，汉字的形体和结构都发生了改变。从汉字形体演变的历史来看，人们把具有典型特征的形体习惯分为甲骨文、金文、篆书、隶书、楷书、草书、行书等。

一、甲　骨　文

在已经发现的古文字资料里，学术界普遍认为最早且较完整的文字是殷商时期的甲骨文。甲指龟甲，骨指兽骨，多是牛的肩胛骨。甲骨文就是刻在龟甲和兽骨上的文字，主要使用于殷商时期（前1600~前1046）。大宗甲骨文的出土是在殷代都城遗址，也就是今河南省安阳小屯村附近。商王崇尚占卜，对于祭祀、疾病、战争以及农业是否风调雨顺，甚至是做梦预兆的吉凶等，都会进行占卜。完成占卜之后，负责占卜的人在龟甲或兽骨上刻写占卜的时间、对象、原因和结果；有时候还包括占卜结果是否应验等信息，所以甲骨文也叫卜辞或者殷墟卜辞。

甲骨文最初是作为药材走入人们视野的，称之为"龙骨"。清末国子监祭酒王懿荣偶然得到甲骨碎片，随后花了很多的精力和财力购买、收藏大量的甲骨，这些甲骨后来由刘鹗收藏。然而真正让甲骨文为世人所知的，则是人称"甲骨四堂"的罗振玉（号雪堂）、王国维（号观堂）、董作宾（字彦堂）、郭沫若（字鼎堂）。到目前为止，出土的有字甲骨已有十万片以上，单字字数4000余字，确认的甲骨文大约1700余字。郭沫若主编《甲骨文合集》、李宗焜编著《甲骨文字编》、徐中舒主编《甲骨文字典》等甲骨文方面的著作，都是学习和研究甲骨文的常用工具书。

由于甲骨文刻写在龟甲和兽骨上，书写材料的局限性，使其具有独特的形体特点：笔画较细，多用直线条，方笔居多，所以甲骨文的字体瘦而刚直有棱角；注重突出实物的特征，笔画多少、正反向背不统一；形体不固定，异体字较多。就形体构造来说，战国至两汉时期人们总结出来的汉字构造条例如象形、指事、会意、形声，在甲骨文中都已具有。总体来说，甲骨文是以象形为基础的文字，有的象形意味较强，能形象地表示其所代表的事物和词的意义；有些则演变为书写符号，其抽象化、线条化意味较浓。总之，甲骨文都有固定的读音和意义，是较为成熟的文字。如：

象形字 🦌（鹿） 🐎（马） 🐅（虎） 🐦（鸟） 🗃（其）

指事字 ⟨亦⟩（亦） 二（上） ⌒（下） 吴（天） ⟨土⟩（土）

会意字 竹（从） 📢（鸣） 凶（出） 牧（牧） 🏳（陷）

形声字 🏹（效） 🌊（河） 沚（沚） 😀（持） 牲（牲）

二、金　文

金文指铸刻在青铜器上的文字，其通行的年代，上自西周早期，下至秦灭六国，约 800 多年（前 1046～前 222 ）。青铜器包括礼乐器、工具、兵器等，其中以礼乐器的钟和鼎最有代表性，所以金文又叫"钟鼎文"。殷商初期，青铜器上大多没有铭文，这一时期青铜器上，即使铸造有铭文，多数也只有一两个字或者只有图画。西周时期，青铜器上的铭文和殷商时期的相比，字数相对较多，最有名的是清道光年间（1821～1850）在陕西岐山出土的西周宣王时期的重器毛公鼎。毛公鼎是目前为止已发现的青铜铭文中字数最多的青铜器，铸作精美，腹内刻铭文 499 字，具有重要的史料价值。毛公鼎的书法艺术在周代金文中也属于上乘，是金文的典范。除此之外，还有西周早期康王时期的大盂鼎 291 个铭文；成王时期的令彝鼎 187 个铭文。

金文上承甲骨文，下启篆文，是汉字发展史上承上启下的重要阶段。裘锡圭《文字学概要》对西周和春秋时期金文的特点进行了概括，认为：西周时期的金文形体逐渐线条化和平直化，而且其文字和甲骨文相比，更富有图画感也更象形。笔画弯曲、线条有粗有细，还有一部分金文有圆形或团状的笔画。春秋时期，由于周王室的势力减弱，诸侯割据，各个诸侯国的文字书写风格各有特色；时间越晚，地域相隔越远，金文书写风格的差别也就越大。出土的先秦青铜器中铸刻有铭文的，据孙稚雏《金文著录简目》所载，约八千件，时代从商周到战国。金文单字约三千五百个，可识者约十之六七。郭沫若《两周金文辞大系》，容庚《金文编》，都是近代研究金文代表性的工具书。

三、篆　书

篆书是春秋、战国到秦统一六国之前通行的字体，分大篆和小篆两种。大篆又称"籀文"，始于西周晚期，是春秋战国时期通行的字体。"籀文"指的是《史籀篇》里的文字，《史籀篇》是一部字书，它最早是用于贵族子弟的教学用书，其字体是当时一种标准字体，相传是周宣王时期史籀所作。《汉书·艺文志》"史籀十五篇"下注："周宣王太史作大篆十五篇"，许慎《说文解字·叙》："宣王太史籀著大篆十五篇，与古文或异。"《史籀篇》早已亡佚，部分字形收录在许慎的《说文解字》中，据王国维《史籀篇疏证》统计，今本《说文解字》共收籀文二百二十余字。通过对现在可见的籀文字形进行分析可以看出，籀文的字形基本上还是从甲骨文和金文演化而来，但是与前两者相比，籀文的字形笔画相对减少、字形方正，而且其象形性也减少。

公元前 221 年，秦统一六国，结束了诸侯割据的局面。当时存在的文字异写现象，大大影响了统一后秦国各地的经济、文化、生活等方面的交流。为了打破这种局面，同时也为了加强中央集权，秦始皇在统一六国之后施行了"书同文"的政策。"书同文"是第一次以官方的力量统一文字，是我国文字发展史上的一次重大历史变革，小篆就是秦统一六国后的官方字体。许慎《说文解字·叙》："秦始皇帝初兼天下，丞相李斯乃奏同之，罢其不与秦文合者。斯作《仓颉篇》，中车府令赵高作《爰历篇》，太史令胡毋敬作《博学篇》，皆取史籀大篆，或颇省改，所谓小篆者也。"前人认为小篆是李斯等少数人创造的一种字体，与事实并不相符，早在战国末年，小篆就已经基本定型，如出土的《秦杜虎符》就是比较成熟的小篆。

目前所见较完整的小篆文献是《泰山石刻》、许慎《说文解字》，就其形体结构特点来看，小篆字形比甲骨文、金文更加整齐匀称，形象性减弱，符号性增强。小篆用圆匀的曲线和直线构成规整划一的形体，同时淘汰废除了繁复的异体字，形体结构固定。在汉字结构上，小篆形声字大量增加，在甲骨文中，形声字只占百分之二十左右；而在《说文解字》中，则增至百分之八十。不少原来的象形字、会意字，通过添加形符或声符，变成了形声字，如"鸡""凤""趾"等。总之，小篆与甲骨文、金文比较，在形体结构方面并没有产生本质的变化，仍然属于表意体系的文字，因而被称作古文字。

近年出土的文献中，书体为小篆的医学文献，著名的有长沙马王堆汉墓出土的医学帛书《足臂十一脉灸经》《阴阳十一脉灸经》甲本、《脉法》甲本、《阴阳脉死候》及《五十二病方》等。这批医书的抄录年代，至少在汉初或秦代。至于其成书年代，由于其作为珍品殉葬之物，可推知当为先秦之时。这些帛书小篆医学著作，书写规整，伸展秀美，弥足珍贵。东汉以后，小篆逐步为隶书代替。后世所见医籍中，偶有用小篆书写者，多见于撰人或序跋人、鉴赏人、藏书家之名章、饰物等，另有题词或题名间或用之，皆作为书法艺术体使用，而非通用字体。

四、隶书与"隶变"

隶书及以后的汉字形体被称为今文字。隶书起源于战国晚期，到汉代趋于成熟。关于隶书的起源，《说文解字·叙》认为："是时秦烧灭经书，涤除旧典，大发隶卒，兴役戍，官狱职务繁，初有隶书以趣约易，而古文由此绝矣。"《汉书·艺文志》也指出"是时始造隶书矣，起于官狱多事，苟趋省易，施之于徒隶也。"这种说法对错参半，隶书确实是因为官狱事务繁多、需要提高书写速度而产生的，但并非起源于秦朝统一之后。早在战国时期的秦系文字里，隶书就已经出现。当时秦国的正统文字是小篆，笔道圆转回环，某些笔顺不符合手写的自然习惯，严重影响了书写的速度。社会事务的日益繁杂，对快速书写的需求越来越迫切，于是书写者为了更简便快捷，往往将篆文的圆转笔画改为方折笔画，有时还略加省改，在当时形成了一种俗写体，也就是隶书。《晋书·卫恒传》所引卫恒《四体书势》："隶书者，篆之捷也。"不仅指出了隶书与篆书的渊源关系，也指出了隶书的特点，是较小篆简便易于书写的一种字体。

秦时的隶书一般称为秦隶或古隶，它是古文字发展为今文字的过渡时期，特点是把古文字圆匀的线条简化为平直方折的笔画，但在形体上，还接近于小篆。徐锴《说文系传》："程邈隶书，即今之隶书，而无点画俯仰之势，故曰古隶。"西汉中期开始出现的有波势与挑法的隶书称为汉隶。汉隶又称为"八分"，关于八分，历来有不同的说法：一种说法认为，这种字体的长宽是"字方八分"，是字体大小的标准。一说则认为这种字体字形较扁，笔画向两边伸展像"八"字，所以叫"八分"。《古今书法苑》引蔡文姬："臣父（蔡邕）造八分，割程隶八分取二分，割李篆二分取八分，所以称之为八分。"然而今传主要由蔡邕书写的东汉熹平石经,属于有波势与挑法的今隶,并无八分小篆的意味。

古隶是古今文字的分水岭,汉隶是今文字的开始,从篆书到隶书的转变,是汉字史上的一大飞跃,自此汉字完全失去了古文字阶段的象形意味,摆脱了古文字弯曲线条的束缚,开始步入今文字阶段。隶书对汉字的改造是革命性的,因为它改变了汉字表意体系的性质,使汉字符号性加强。隶书对古文字形体结构的改变称之为"隶变",隶变主要表现在以下几个方面:

第一,隶变把古文字的笔意变为了笔势。笔意是指造字时候的点画意义,这种意义通常是可以通过形体表现出来。在隶书之前,古文字都是以曲线为主,以象形字为基础,通过分析汉字构字部件,一般情况下能清楚地明白汉字字形所表达的意义。笔势是指隶书的点、横、竖、直、撇、捺、挑、钩等组成的笔画态势,也就是说,到了汉隶,汉字的书写单位基本上可以概括为:一、丨、丿、丶、乀、乙等几种类型,使汉字的符号性增强,失去了构形理据。

隶书这种用书写符号代替描述符号的演变,对汉字的发展来说,无疑是一场大革命。隶变使汉字的象形程度降低,使得汉字的书写难度降低、书写速度提高,但是也使汉字由形而知义的难度提高,如:

	甲骨文	金文	篆书	隶书
马				馬
鸟				鳥
鱼				魚

"马"字为象形字,原本是横着写,因为汉字的书写习惯是竖行从上往下书写,为了整齐划一,也为了节省书写材料,描摹物体的象形字如马、鸟等字形都竖立起来了。甲骨文像有眼的马头、马身、马尾以及两脚,右边又像马鬃。金文用线条表示马的身体,但还能看出马头、马身、马脚和马鬃。篆文"马"字,能看出有眼的马头、马脚、马身和马尾等,稍失其形,但不影响其义,但是到了隶书,马的尾巴变成"灬",就不易由形而识其义了,已经成为由笔画构成的符号。

"鸟"字为象形字,在甲骨文、金文中都像"鸟"形,仅是繁简不同而已,而篆文则以线条表现鸟形,到了隶书阶段,把象形的小鸟的爪变成"灬",已经很难由形而识其义了。

"鱼"字甲骨文能很明显识别鱼头、鱼身、鱼鳞、鱼尾以及两侧的鱼鳍,是典型的象形字。金文、篆文依然能隐约识别鱼头,鱼身、鱼鳞,鱼尾等,但是字经隶书形变了之后鱼尾也变成"灬",基本上是成为笔画构成的符号。

第二,构件的分化。同一部件的字演变为不同的构件,如:

	甲骨文	金文	篆书	隶书
火				火
光				光
赤				赤
尉				尉

"火"字为典型的象形字，甲骨文像火焰上升的样子，经过篆文到隶书的演变，已经看不出它本来所象之形了。

"光"，象人头上有火，明亮之义，经过隶变之后，所从部件"火"隶变为丶丨丿一组书写符号。

"赤"为会意字，从大、从火，隶变后其下所从部件"火"变为类似四点。

"尉"，会意字，手拿热物熨热身体，作为构字部件的"火"隶变后字形类似"小"字。

第三，构件的混同。原本所从部件不同的字，在演变的过程中，所从部件变得相同。如：

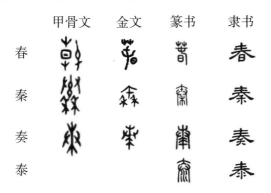

"春"字甲骨文从艸、屯声。"屯"像艸木初生，增"日"，则又强调植物春生。到隶书阶段，其上部不再像"艸"形，而是隶变作"夫"。

"秦"字甲骨文像双手持杵捣禾以取谷粟之形，隶变后字形作"夫"。

"奏"字甲骨文字形从廾，其字形像双手拿着道具，演奏歌舞以献神明的样子，隶变后上部作"夫"。

"泰"字为形声字，始见于篆文，其字形从廾、从水，大声，像水在手中下灌，隶变后其所从部件廾、大讹变作"夫"。

隶变使古文字形体和结构发生了变异、合并、讹变，使古文字象形性降低，使部分汉字成了所谓"不象形的象形字"，而后人据讹变后的隶书来分析汉字的形体结构，导致诸多的误解和臆说。如：

《说文·鱼部》："鲧，鲧鱼也。从鱼，系声。"徐铉曰："系非声，疑从孙省。"段玉裁注曰："此未详为何鱼，系声读古本切，亦未详所以，恐古音不同今读也。"徐、段二人之说皆误，是据隶变后的字形来说解的缘故。"鲧"字本从鱼，玄声。古文"玄"与"系"形近易讹，《说文》据小篆误写作从"系"，故段玉裁不明为何从系声而又读为 gǔn。王引之《经义述闻》："经典之文，往往形近而讹。……不通篆隶之体，不可得而更正也。"

在中医古籍中，以项背强急、口噤、四肢抽搐、角弓反张为主证的病，或写作"痓"，或写作"痉"。《太素·经筋》："病在此者主痫瘛及痓"，杨上善注："痓，擎井反，身强急也。"萧延平曰："'痓'《灵枢》作'痉'。"《说文·疒部》："痓，强急也。从疒，坙声。"张舜徽注："痓之为言颈也，其训强急，谓颈项强急也。颈项强急，医家目为太阳病。"《伤寒论·辨痓湿暍脉证》"伤寒所致太阳痓湿暍此三种"，成无己注："痓，当作痉，传写之误也。"实际上，两字为同一字，系因"坙""至"形近讹变而致。

第四，偏旁的分化。隶变对汉字形体的改革，还有一个突出的特点，就是改变了部分偏旁的写法。在古文字中，一个偏旁无论是在左边、右边还是下部，其写法都是相同的，但是隶变之后，则把同一个偏旁改为不同的写法，例如：

手　扡、打（在左）；拳、掌（在下）；看（在上）

示　祖、福（在左）；祭（在下）

犬　狗、狩（在左）；獒（在下）；猷（在右）

火　炮、烧（在左）；然、焚（在下）；光（在上）

水　河、海（在左）；浆、荥（在下）

心　忻、恨（在左）；恭、志（在下）

肉　脾、肺（在左）；肯、胬（在下）；胡（在右）

隶变对古文字形体的分化、合并、讹变，使古文字象形的基本特征丧失殆尽，清代学者王念孙在《重刻说文解字序》中说："（汉字）自隶一变之，楷再变之，而字体莫之辨识矣。"所以隶书及其以后的汉字形体，基本上变成了由笔势构成的符号，据隶书及其后的形体分析汉字的结构，许多情况是不得其解的。如：

布，小篆从巾父声。

唐，小篆从口庚声。

书，从聿者声。

春，从艸从日，屯声。

犀，从牛尾声。

表，从衣毛声。

医学文献中用隶书者，有长沙马王堆汉墓出土的简书《十问》《合阴阳》《杂禁方》《天下至道谈》等。据整理人研究，此简书的抄录时间，当早于墓主人，应在秦代或秦汉之间。甘肃武威出土的汉代医简，今整理本定名为《武威汉代医简》，其抄录时间则晚于马王堆汉墓医书。

汉代隶书真迹的书法艺术，不仅有极高的文献价值，也得到书法家的高度评价，如甘肃武威西汉墓出土《仪礼》简 469 枚，九篇共计 27298 字，用汉代通行的隶书写成，字体已摆脱了篆书框架，笔势流畅，工整秀丽。同期出土的医药简牍书法，乍看似不如《仪礼》简和王杖等简那样精熟，但它颇有西北地区民间艺术中的粗犷雄强之风。貌似幼稚，而恰恰就在这稚拙纯朴之中，表现出武威古代的书法艺术风貌。

用今隶书写的医籍，尚未见出土较完整的文献。中华书局印罗振玉、王国维编《流沙坠简》方技类收 11 简。观其字形，亦系汉代遗物，因简文不多，尚难详断，有待今后进一步挖掘。后人用隶书者，多在序跋或题写书名时，偶或用之，非通行文字。如日本江户医学影北宋本《备急千金要方》，扉页书名用今隶题写。

五、楷　书

楷书，又叫正书、真书。它是由汉隶逐渐演变而来，结构与隶书基本相同，是隶书的定型化，把隶书的波势与挑法变得更加平稳，形体方正，笔画平直，可作楷模，故称楷书。古代图书都是由抄手抄写，《汉书·艺文志》记载汉武帝时期"建藏书之策，置写书之官"，"写书"官就是抄录图书的官员。古代也曾把用楷书抄写文献的官员叫楷书，《新唐书·百官志二》记中书省史馆"有令史二人，楷书十二人，写国史楷书十八人，楷书手二十五人，典书二人，亭长二人，掌固四人，熟纸匠六人。"

楷书萌芽于东汉，成熟于魏晋，从而成为正式的字体，至今盛行不衰。如果按照时期划分，可以分为魏碑和唐楷。魏碑是指魏晋南北朝时期的书体，是隶书到楷书的过渡，有学者称："魏碑书法，上可窥汉秦旧范，下能察隋唐习风。"无名氏《宣和书谱》："西汉之末，隶字刻石间杂正书。"

降及三国，钟繇乃有《贺剋捷表》，备尽法度，为正书之祖。东晋王羲之作《乐毅论》《黄庭经》，一出于世，遂为今世不赀之宝。"魏碑还有汉隶的笔意，楷书发展到唐代而臻于至善，其代表人物有初唐的欧阳询、虞世南、褚遂良、薛稷，中唐的颜真卿，晚唐的柳公权。我们常说的楷书四大家"颜柳欧赵"，前三家就在唐朝。

　　楷书、行书、草书以及宋代以后雕版印刷通行的字体，在结构上与隶书没有根本的不同，已不属文字学研究的重点，但是从文献学的角度看，北宋以前图书文献基本上是手写，雕版印刷广泛运用之后，因为刻版需要姚及梨枣，不仅板料费，书写与雕版也不是一般人能负担得起，大量的图书还是以抄本的形式流传。所以整理古籍，特别是整理写本、抄本文献，对不同时期流行的字体特征熟悉，仍然是非常需要的。

　　现存南北朝时期楷书写本文献，较完整者为日本龙谷大学图书馆藏梁·陶弘景《本草经集注》卷一。此卷子的来源，据该馆说明系 1912 年 2 月 6 日橘瑞超去敦煌莫高窟时自看守该洞的王道士手中购买者。罗振玉曾以为系唐开元写本，日本小川琢治根据实物研究，发现此书原本并不是开元写本，而是六朝的写本。范行准先生亦同意此说。

　　唐人楷书写本，在敦煌卷子医书中保留较多。就其书法而论，多受当时书法名家欧阳询、柳公权、颜真卿等人的影响。另如今存完本有钟绍京（659～746）《灵飞经》拓片。钟绍京，字可大，唐代兴国清德乡人，系三国魏国太傅、著名书法家钟繇的第 17 代世孙。官至中书令，越国公。《新唐书》："钟绍京，虔州赣人。初为司农录事，以善书直凤阁。武后时署诸宫殿、明堂及铭九鼎，皆其笔也。"其书法盛极当时，宫殿中的门榜、牌匾、楹联等，尽是他的墨宝手迹。

　　自宋代印刷技术盛行后，特别是雕版印刷的书籍，需要先以楷书或者行书写，故多或聘请名写家书写，或由写工书写。个别内容如序跋等，亦或采用作者手稿。对写工的书写而言，不仅要求在行款、排列、字形结构方面要具有一定的艺术水平，而且应具有一定的书法水平。因此，写工们多摹仿历代名书法家的书法风格，其中效法唐代欧阳询、颜真卿、柳公权及元代赵孟頫者为多。如《医说》今存宋刻本，字体结构匀称，字体疏朗，重心内收、撇捺伸展，横平竖直，气象端庄。就其笔势风韵而论，颇具颜柳之余韵，可作小字范本使用，堪称版刻真书佳作。

　　《脉经》元广勤书堂刻本，就其书写风格及笔势而论，笔画柔和，柔中含刚，横画有诸多明显逆入露锋之处，个别部分带行书写法，如三点水旁之中点及下挑，常连笔书，颇具赵体笔意。《黄帝内经素问》明顾从德翻刻宋本，字形结体严紧，横平竖直，笔画方正，刚劲有力，横画稍清瘦，竖画略粗壮，具有欧体的某些风韵。

　　在古医籍正文中，将魏碑作为通用文字者较少，而楷书中带有魏碑余韵者则有之。如成化三年熊氏种德书堂刊熊宗立编集《名方类证医书大全》，其正文，特别是吴尚志序、熊宗立自序的字体，颇具魏碑圆笔书法的韵味。在医籍中，还可见于序跋，或书名中。

六、草书与行书

　　草书最初是隶书的快写。张怀瓘《书断》："章草者，汉黄门令史游所作也，卫恒、李诞并云，汉初而有草法，不知其谁。萧子良云：'章草者，汉齐相杜操始变藁法，非也。'王愔云：'汉元帝时史游作《急就章》，解散隶体粗书之，汉俗简堕，渐以行之是也。此乃存字之梗概，损隶之规矩，纵任奔逸，赴俗急就，因草创之义，谓之草书。'"《说文解字·叙》："汉兴有草书。"长沙马王堆出土的帛书和简牍，有些字已经有连笔现象，略带草意。汉武帝中期以来的木简，通体为草书者已不罕见，但是笔法尚未娴熟。西汉末年到东汉初年，草书书写的文献大为丰富，用笔流畅洗练，已经达到完全成熟的阶段。汉武帝时期曾派人出张掖构筑居延塞，大量移民并实行屯田，1930 年在这一带的烽燧遗址中发现了大批汉简，1973 年到 1976 年间，我国考古工作者在这里又发掘出两万多枚汉简。这些汉简多为中下层士吏或士卒用简省草率的草书所写，没有统一的规范。东汉建武以后，由隶书草写而在民间流行的草书，经过文人、书法家加工整理之后，逐渐形成较为规范的形体，后人称为"章草"。"章"有章程、法式的意思，其得名的原因，与经过加工、规范的隶书曾被称为"楷法""八分"一样。南朝书法家王僧虔《采古来能书人名启》："二曰章程书，传秘书，教小学者也。"《汉书·高帝纪下》："张苍定章程。"唐代颜师古注："程，法式也。"章草，即规范草写的隶书。章草在书写的时候还保持隶书的笔意，笔画之间不像今草那样牵连不断，只是比隶书简易，有些点画有所省略。

与"章草"相对的是"今草"，今草已无隶意，而是在笔势上带有真书化的草书。元·张绅《书法通释》："自杜度妙于章草，崔瑗、崔寔父子继能，罗晖、赵袭亦法此艺，与张芝相善，因而变之，以成今草字之体势。一笔而成，偶有不连，血脉不断，及其连者，气候通其隔行。惟王子敬明其深旨，故行首之字，往往继前行之末，世称一笔书者，自张伯英也。"今草的最大特点是没有章草那种八分隶书的波折，而具有真书的笔势，上下字牵连不断，一字之内点画也多相连，一气呵成。今草是章草的发展，也是楷书的快写体，到了唐代，发展为具有更大随意性的狂草，以张旭、怀素等人为代表，任意增减笔画，恣意连写，成为一种叫狂草的字体，世称"颠张狂素"。张旭草书散见于历代集帖，怀素草书传世者有《自叙》《苦笋》《千字文》等帖。

草书本是一种书写方便的字体，其草创之初具有很大的价值，对后来汉字的简化也有积极的影响，今天所用的简化字中"为""长""书""东""专"等，即由草书楷化而成。但是狂草过分追求诡奇与急速，在一定程度上破坏了汉字的结构体系，失去了汉字作为交际工具的实际意义，仅具有书法艺术价值，成为供人欣赏的艺术品。草书体在古籍中较少使用，惟个别序言有用草书的情况。

行书，是介于真书与草书之间的一种书体。《书断》："行书非草非真，在乎季孟之间，兼真者谓之真行，带草者谓之草行。"后人称真行也叫行楷，草行也叫行草。行书的特点是书写速度比真书快，但又不像草书那样难以辨识，它是在真书的基础上适当加入草书的特点而形成。行书起源于东汉，形成于魏晋。《晋书·谢安传》："（谢安）及总角，神识沉敏，风宇条畅，善行书。"《书断》也指出："行书者，后汉颍川刘德昇所造也。行书即正书之小讹。务从简易，相间流行，故谓之行书。王愔云：晋世以来，工书者多以行书著名，钟元常善行，押书是也。尔后王羲之、献之并造其极焉。"行书就其气势而论，具有行走、行动、流行之义，亦即予人以动态之感。行书亦称"行押"。宋·曾慥《类说》卷五十八引《书法苑》："钟繇有三体：一曰名石，谓正书；二曰章程，谓八分书；三曰行押，谓行书。"王羲之的《兰亭序帖》为行书的楷模，其真迹已失传，现通行的均为传刻本。

行书在古籍中应用的情况，一是书籍的序言或跋文，如明·张介宾《类经》与《类经图翼》的自序系行书体，兼具私章，显系张氏手迹。此序书体流畅俊美，显示了张景岳在书法方面颇有造诣。一是古籍稿本，如明·许元《脉镜》原系稿本，现收入《中国医学大成续编》第三册，字体以楷、行相兼。一是题写书名或题词，此类情况较多，意在显示其书法艺术，非通行字体。

七、宋　体

宋体字，是为适应印刷术而出现的一种字体。笔画有粗细变化，一般是横细竖粗的方廓形。宋代文化兴盛，印刷业有了巨大发展，从南宋时期，在临安等地的印刷作坊里就开始出现了类似印刷体的字体，后世称之为仿宋体。明朝正德、嘉靖年间，文人追捧宋刻本书籍，于是刻匠们加粗仿宋体的竖线和笔画的端点以抵抗刻版磨损，却依旧称之为"宋体"。因其出于书工匠人之手，故称"匠体"。又因其始于明代，故又称"明匠体"。毛春翔《古书版本常谈》："自正德、嘉靖以降，黑口本绝无仅有，一般都是白口，而字体亦一变而为方体字，僵硬呆滞，劣者犹如枯柴，很不美观。万历以后，字体又一变而为横轻直重，颇似颜体字，其气魄与嘉靖本全不相似。天启、崇祯，字体又一变而为狭长的横轻直重的字样，气魄更小。"严佐之《古籍版本学概论》："明洪武至正德，刻本字体基本保留元末遗风，自嘉靖起，变化成一种横平竖直，横细竖粗，撇捺直挺，整齐严谨的长方形字体……清康熙刻本字体又在明代仿宋体的基础上，从字形、笔画间变幻出'肥宋''瘦宋''小宋''扁宋'等多种风采不一的字体。"这说明了宋体字的起始、形成和演变情况。

对宋体字的评价，前人从书法艺术的角度评论，贬者较多。宋体字缺乏流利生动的感觉，不能体现书法艺术的美感，但由于它便于书写与刀刻，有利于提高刊版写版的效率，故对后来雕版用字影响很大，最终形成了印刷字体。宋体字的特点主要是笔画横轻竖重，横细竖粗，以方笔为主，横画末端呈三角形肩峰，竖画则末锐，亦呈三角形，撇、捺较直，整体结构紧凑方整等。

第二节　古书的用字

汉字的历史已有三千余年，在长期的发展演变过程中，字和词之间的关系错综复杂，或同字而异词，或同词而异字。本节从用字的角度，对古今字、异体字、繁简字等用字现象进行简要介绍。

一、古　今　字

在汉字的早期阶段，文字的数量远比要表达的概念少，因此每个汉字除了表示本义之外，还要兼表别的意义，为了分担原字所表示的一部分概念，后来就另造新字，本字和新字之间就构成了古今字的关系。古今字这一术语，最早见于东汉经师对儒家经典的注释，《礼记·曲礼下》"予一人"郑玄注："余、予，古今字。"

同一个词在古书中先后用不同的字表示，这就形成了古今字。段玉裁在《说文解字注》"余"下指出："凡读经传，不可不知古今字。古今无定时，周为古则汉为今，汉为古则晋宋为今，随时异用者谓之古今字，非如今人所言古文、籀文为古字，小篆、隶书为今字也。"段玉裁重点强调了古今字是指一个词在不同的年代书写的符号不一样，早者为古，晚造者为今，并不是甲骨文、金文为古字，小篆、隶书为今字。因此，古今字就是指古今分化字，分化前的字为"古字"，分化后的字称为"今字"。这种情况下，今字和古字在形体上多有相承关系。有少数的古今字，虽然没有形体上的联系，但是它们之间在时间上具有历时性、词义上具有同源性，而且读音又相同或相近，也称之为古今字。

古今字产生的原因，大致有两类：一是词义的引申。《黄侃论学杂著·说文略说》："文字孳乳。大氐义有小变，为制一文。"比如"支"，本义为竹支，因其为长形，引申为树枝、人的肢体义，后来别造"枝""肢"以区别。《素问·金匮真言论》："秋气者病在肩背，冬气者病在四支。""四支"即"四肢"。一是汉字的假借。由于语言的本质是以音载义，不仅本无其字的词可以借音同音近的词记录，就是本有其字的词，在经传中也常用音同音近之字书写。一个字由于假借的原因，其承载的义项逐渐增多，为了区别其中的某一个意义，后来就别造字以承担其中的一个意义，这样就形成了古今字关系。比如，"其"的本义是簸箕，后来由于假借等原因意义增多，别造"箕"以承担其本义，其、箕构成了古今字。《说文·肉部》："要，身中也。"即"腰"的古字。《史记·扁鹊仓公列传》："建故有要脊痛。"要、腰构成古今字。

就古今字中今字产生的方式来分类，主要有以下几种形式：

1. 增加偏旁

取—娶　《说文·又部》："取，捕取也。《周礼》：获者取左耳。""取"字本义是用手夺取、割取之义，可能是在夺婚时期有强取女性的现象，后来加"女"旁，另造"娶"字表示"娶妻"之义。

莫—暮　《说文·茻部》："莫，日且冥也，从日在茻中。""莫"的本义是天色昏暗的样子，但"莫"还兼有别的意义；后人为了区别，加"日"旁另造"暮"字来表示其本义。

须—鬚　《说文·页部》："须，面毛也。"段玉裁注："俗假须为需，别制鬓鬚字。"假借"须"表示需要之"需"，遂在"须"的基础上加表意符号"髟"作"鬚"表示本义胡须，二字互为古今字，汉字简化后恢复了古字。

然—燃　《说文·火部》："然，烧也。"徐铉曰："今俗别作燃，盖后人增加。""然"字从"火"，假借用来表示然否之"然"，还可以表示语气词，后人为了区别其假借义，就又加表意符号"火"，另造"燃"字来表示其本义。

昏—婚　《说文·日部》："昏，日冥也，一曰：民声。""昏"的本义是黄昏。因为古人的婚礼大多在黄昏举行，引申出婚姻、结婚之义。先秦古籍结婚的"婚"一般写作"昏"，后加女旁专作"婚"字，表示其引申义婚姻、结婚。

差—瘥　《说文·左部》："差，贰也，差不相值也。"其本义为失当，差错的意思。也有病愈之义。《方言》卷三："差，愈也。南楚病愈者谓之差。"《伤寒论·阴阳易差病》："大病差后劳复者，枳实栀子汤主之。"《三国志·华佗传》："佗遂下手，所患寻差，十年竟死。""差"的痊愈之义，后来别造"瘥"，差、瘥构成古今字。

孰—熟　《说文·丮部》："孰，食饪也。《易》曰：孰饪。""孰"的本义表示食物生熟，后来借用作表示疑问的代词，后人在"孰"的基础上加形符"火"作"熟"，记录其本义。

益—溢　《说文·皿部》："益，饶也。从水、皿，皿益之意也。""益"甲骨文像水溢出器皿，本义是水满溢出。《说文》"益"训"饶也"，为其引申义。"益"又可引申为增加、利益、好处等。由于引申义较多而本义不显，于是为它的本义增加意符"水"作"溢"字，以区别于引申义。

2. 改换偏旁

说—悦　《说文·言部》："说，说解。""说"除了有解释、说明、劝说之义，还可以表示喜悦，如《论语·学而》："学而时习之，不亦说乎？""说"表示喜悦之义与人的内心情感有关，后来就在"说"字的基础上，改易形符"言"为"心"作"悦"字来分担其喜悦义。

没—殁　《说文·水部》："没，沉水。"段玉裁注："没者全入于水，故引申之义训尽。"古人用沉没水中来比喻死亡。《小尔雅·广言》："没，终也。"后为其终老、死亡义别造新字"殁"。

赴—讣　《说文·走部》："赴，趋也。"段玉裁注："古文讣告字祇作赴者，取急疾之意。今文从言，急疾意转隐矣。"古文有"赴"字而无"讣"字。"赴"的本义是急走，后来引申为"报丧"之义，从"言"作"讣"。

敛—殓　《说文·攴部》："敛，收也。""敛"字本为收集、聚集的意思，后引申为给死者收殓入棺，《释名·释丧制》："衣尸棺曰敛。"《玉篇·歹部》："殓，殡殓也。入棺也。"从"歺（歹）"部的字大多与死亡有关，"敛"的死亡入殓义别造"殓"以表示。

3. 另造新字

身—娠　《说文》："身，象人之身。""身"字甲骨文像女子怀孕之形，《后汉书·华佗传》："伤身而胎不去。"《三国志·华佗传》作"伤娠而胎不去。"由于后多用作身体义，遂造形声字"娠"字表示女子怀孕之义。

亦—腋　《说文·亦部》："亦，人之臂亦也。从大，象两亦之形。""亦"字甲骨文像一个人伸开两臂，而腋下的两点，则是指示性符号，指出"腋"所在的人体部位。"亦"后来多用作虚词，遂另造"腋"字来表示"亦"本义。"亦"字为指事字，而"腋"为形声字，二字为古今字。

二、异 体 字

由于汉字不是一人一时一地创造出来的，所以汉字在发展演变的过程中，就会产生读音和意义相同而形体不同的一组字，这样的一组字称之为异体字。互为异体的两个或两个以上的字，在任何情况下都可以互相代替。根据异体字的构造方式不同，可以分为以下几类：

1. 形符不同

用了两个在意义上可以互相替换的形符，从而形成异体字。

髃—膈　《说文·骨部》："髃，肩前也。"段玉裁注："《士丧礼》：即床而奠，当膈。注曰：'膈，肩头也。''膈'即'髃'字。""髃"指肩前骨、肩头，改换表意部件又作"膈"。

硬—鞕　《玉篇·石部》："硬，五更切。坚硬。亦作鞕。"从"石"与从"革"在表示坚硬义上没有本质的区别，故或体作"鞕"。《伤寒论·辨太阳病脉证并治》："按之石鞕者，大陷胸汤主之。"

2. 声符不同

用读音相同或相近，可以相互替代的两个声符，从而造成异体字。

晻—暗　《说文·日部》："晻，不明也。"《说文·日部》："暗，日无光也。"《荀子·不苟篇》："是奸人将以盗名晻世者也。"杨倞注："'晻'与'暗'同。""晻"字指不明，改换表音部件又作"暗"。《汉书·艺文志·方技略》："今其技术晻昧，故论其书，以序方技为四种。"

睫—睞　《说文·目部》："睞，目旁毛也。"《释名·释形体》："睫，插也，接也，插于眼匡而相接也。""睫"字指眼睛边上的细毛，改换表音部件又作"睞"。《史记·扁鹊仓公列传》："流涕长潸，忽忽承睞，悲不能自止。"

3. 形符、声符的位置不同

构字部件相同，位置不同，从而形成异体字。

胁—脅　煑—煮《史记·扁鹊仓公列传》："以八减之齐和煑之，以更熨两脅下。"

胸—胷　《三国志·华佗传》："凡医咸言背及胷藏之间不可妄针，针之不过四分。"

眥—眦　《太素·经脉连环》："膀胱足太阳之脉，起于目内眥，上额交颠上。"

这种情况不能类推，如"怠"与"怡"，形符、声符都相同，只是位置不同，古书中偶尔可以通用，如《周易·杂卦》："谦轻，而豫怠也。"唐·陆德明《经典释文》："（汉）虞（翻）作怡。"但是在大多数情况下，"怡"是喜悦义，"怠"是懈怠义，二者并不相同。杲《说文·木部》："杲，明也。"《说文·本部》："杳，冥也。"冥，即幽暗、昏暗义。二字都在木部，上下不同，但是意义并不一样。

4. 造字方式不同

育—毓　《说文·云部》："育，养子使作善也。《虞书》曰：教育子。毓，育或从每。""育"字从云，肉声，为形声字。"毓"字甲骨文像人产子之形。"毓"从每（女）从㐬（倒逆子）为会意字。

泪—淚　《玉篇·水部》："淚，涕泪也。""淚"字为形声字，从水，表示与水相关，戾，表示读音。《字汇·水部》:"泪,与涙同,目液也。""泪"字为会意字。

　　艳—豔　《说文·丰部》:"艳,好而长也。从丰,丰,大也。盍声。""艳"为形声字,从丰,"丰"表示大的意思,其引申义为华美;"盍"音 hé,隶变作"盍",从盍,表示读音。《玉篇·丰部》:"艳,俗作豔。""豔"为会意字,合并"丰""色"两个部件表示华美漂亮。

三、繁　简　字

　　汉字作为表意体系的文字,从产生之初,经历了从甲骨文到小篆,从小篆到隶书,从隶书到楷书这样漫长的过程,演变的基本规律是由繁趋简。中华人民共和国成立以前,虽然通行的汉字都是繁体字,但是,为了书写的便利性,民间大量通行简写字,这些被称为"俗字"的简写字,在历代抄本中大量出现,新中国成立后在中央人民政府的领导下,开展了文字规范与简化工作,1966 年 1 月国务院公布《汉字简化方案》,把 546 个繁体字简化为 515 个简化字,并规定了 54 个简体偏旁。1986 年 10 月国家语言文字工作委员会报经国务院批准,发布《简化字总表》,2001 年施行《中华人民共和国通用语言文字法》,以法律的形式确定了简化规范汉字为国家通用汉字。简化字又称简体字,包括《简化字总表》中的全部简化字,繁体字指被简化字替代的汉字,也指汉字简化之前的整个汉字楷书、隶书书写系统。

1. 局部省写

聲—声　麼—幺　飛—飞　燭—烛

陽—阳　獨—独　靁—雷　奮—奋

2. 形体简写

简化形符:龋—龋　絡—络　駕—驾　飲—饮

简化声符:療—疗　蘋—苹　腎—肾　職—职

形符、声符同时简化:驗—验　頸—颈　顧—顾　嘁—哕

3. 同音替代

後—后　穀—谷　聽—听　薑—姜　鬱—郁

4. 草书楷化

當—当　書—书　興—兴　東—东　搏—抟

5. 恢复古字

雲—云　氣—气　衆—众　從—从　誇—夸

6. 另造新字或选用古俗异体

齊—齐　傑—杰　驚—惊　塵—尘　曆、歷—历

　　读音相同,而意义完全不同的两个或两个以上的字,在简化的过程中采用笔画简单的那个字作为简化字。对于这种因为同音替代而形成的一组简化字,在阅读古籍的过程中,如果简单地用其简化字的意义去解释古书,往往会发生误解。如:

　　餘—余　《左传·成公十年》:"杀余孙,不义。余得请于帝矣。"这里"余"字是第一人称代词,指"我"。表示"剩餘"的"餘"字简化字也作"余",二字同形,然而在古籍中的意义完全不同。

　　薑(䕞)—姜　《说文·女部》:"姜,神农居姜水,以为姓。"《说文·艸部》:"薑(䕞),御湿之菜也。"姜,用于姓氏,繁体不能写作"薑(䕞)";而作为草本植物的"薑(䕞)"可以简化作"姜"。

臘—腊　《说文·日部》："昔（昝），干肉也。从残肉，日以晞之，与俎同意。"段玉裁注："今隶作腊，专用诸脯腊。""昔（昝）"本义为干肉，隶变后作"腊"。《说文·肉部》："臘，冬至后三戌，臘祭百神。从肉，巤声。""臘"音là，为岁终时合祭祀众神之称，又阴历十二月称之为臘月。今"臘"简化作"腊"，与"腊"为干肉之名，二字同形。

裏—里　《说文·里部》："里，居也。""里"指人所居住的地方，也作为古代户籍管理的一级组织，一里有二十五家、五十家、七十二家、八十家、百家和一百一十家之说。《说文·衣部》："裏，衣内也。""裏"指衣服的内层，与衣服的外面相对，二字意义不同。

術—术　《说文·行部》："術，邑中道也。"指国中的道路，泛指街道、道路；引申作技术。"术"音zhú，为中医"白术""苍术"用字时，不能繁化作"術"。

癢—痒　《尔雅·释诂上》："痒，病也。"邢昺疏："痒者。舍人云：心忧惫之病也。""痒"的意思是忧思成病，还有痈疮之义。《说文·疒部》："癢，疡也。"《释名·释疾病》："癢，扬也，其气在皮中，欲得发扬，使人搔发之而扬出也。""痒"指皮肤受到刺激欲搔，又引申作想展现技艺，简化字可写作"痒"。"痒"指忧思成病或痈疮时，繁体字不能写作"癢"。

徵—征　"徵"音zhēng，《说文·壬部》："徵，召也。""徵"表示征求、征召，又有验证、征兆、征求之义。《说文·辵部》："征，正行也。""征"本义为远行，特指在外服兵役、征伐、征税。"征""徵"在表示征赋、征税时可以换用，其余皆不通用。"徵"又音zhǐ，表示五音宫商角徵羽之一，不能简化作"征"。

後—后　《说文·彳部》："後，迟也。"《说文·后部》："后，继体君也。""後"的本义是行走落在后面，引申表示后来、最后、以后的意思，汉字简化用"后"替代。"后"的本义是"君主""皇后"，繁体字不能把"後"写作"后"。

歷、曆—历　《说文·止部》："歷，过也。""歷"的本义是经过。"曆"指推算日月星辰和季节时令的方法，"歷""曆"都简化作"历"，但是在古籍中不通用。

複、復—复　《说文·彳部》："復，往来也。"《说文·衣部》："複，重衣也。""復"本义为行走往来反复，"複"指有夹里的衣服。表示"反复""重复"义时繁体字"複""復"可以换用，但是表示"复数"的意思时，不能写作"復数"；表示"复兴"之义时，繁体字不能写作"複兴"。

四、俗　体　字

从广义的角度，在民间流行，异于通用字体的字都叫俗字，也是广义的异体字。俗字是古代文献在文字方面存在的一种普遍现象。它与正字字形有不同程度的差别，有的是个别笔画的改变，有的是某一部分或者偏旁的改变，有的是某一历史时期手写体的简写，从而形成了一字多形。熟悉不同历史时期的俗字，对于整理与研究抄本文献具有十分重要的意义，但是，由于这些字体一般不为现代字库收纳，不便于印刷出版，因而一般文献学著作罕有论述。张灿玾《中医古籍文献学》以专节论中医古籍的俗字与书刊匠字，在中医文献学界有开创之功，这里采用其中的有关论述。

俗字，亦称俗体，是指在民间流行而字形不规范的汉字，与正字相对而言。正字，是按约定俗成的法则所用的字，即结构和笔画正确，符合标准的字。区别正、俗的标准，往往因时代而异。如《说文》以"躬"为"躳"的俗字，而《干禄字书》则将二字并列，均作正字。

俗字的使用，古今皆有，但以南北朝时期为最甚。南北朝时期，中国处于较长时期的分裂状态，文字使用缺乏统一的规范，故用字较为混乱。北齐·颜之推《颜氏家训·杂艺》："晋、宋以来，多能书者，故其时俗，递相染尚，所有部帙，楷正可观，不无俗字，非为大损，至梁天监之间，斯风未变；大同之末，讹替滋生。萧子云改易字体，邵陵王颇行伪字，朝野翕然，以为楷式，画虎不成，多所伤败。至为一字，唯见数点，或妄见斟酌，遂便转移。尔后坟籍，略不可看。北朝丧乱之余，书迹鄙陋，加以专辄造字，猥拙甚于江南，乃以百念为忧，言反为变，不用为罢，追来为归，更生为苏，先人为老，如此非一，遍满经传。唯有姚元标工于楷隶，留心小学，后生师之者众。洎于齐末，秘书缮写，贤于往日多矣。"

从颜氏所记来看，俗字古已有之，然而在南北朝时期，中国处于较长时期的分裂状态，对汉字的使用，缺乏统一的规范化，社会上用字尤为混乱。一是民间在使用文字的时候，标新立异，随意造字；二是由官方颁布一些新造之字，对此等习气推波助澜，使这两种新造之字，逐渐在民间流行，遂致正字、俗字互相混用，形体不一，所以历代使用俗体字的情况，尤其以南北朝时期为严重。而且有些俗字，一直流行于后世，隋唐以至宋代的文献，仍保留了诸多前朝流传下来的俗字。中医文献也不例外，丁光迪整理的隋·巢元方《诸病源候论》，鉴于元刻本受六朝以至唐五代时期俗字盛行的情况，书中异体俗写字多达六百余字，有的一字有多种异写，遂作《元刻本异体字表》于书后，对于了解古书中的俗体字大有裨益。

有关俗字的特点和使用情况，唐·颜元孙撰《干禄字书》："所谓俗者，例皆浅近，唯籍帐、文案、卷契、药方，非涉雅言，用亦无爽，倘能改革，善不可加。所谓通者，相承久远，可以施表奏、笺启、尺牍、判状，固免诋诃。所谓正者，并有凭据，可以施著述、文章、对策、碑碣，将为允当。"说明俗字的特点，多出于民间或时人之手，没有古文字书为证。俗字的使用，多在民间，书写的内容多是籍帐、文案、卷契、药方等，一般不涉及儒家经典。

由于俗字的书写比较简便，故能流传于后世。在隋唐以至宋代文献，特别是各种古籍的写本中，仍保留有诸多前朝流传下来的俗字。宋代雕版印书业兴盛，但宋人所用祖本，多为六朝写本，刊书写版，因袭相仍。宋以后雕版，又沿用宋版，依样施行，故在诸古籍中仍保留有相当多的六朝俗字。当然，其中也有一部分为隋唐以后所造俗字。在中医古籍中，特别是宋以前医著及古注中，俗字亦屡见不鲜。

俗字的形成，除了一部分官方或民间新造之字外，亦有在正字基础上演变而来者。今以《干禄字书》所举正俗字为例，简要说明如下：

（1）简化，将正字笔画繁多者加以简略。如：醫——醫，宽——宽。

（2）缺笔，将正字中的一笔或几笔缺省。如：原——原，流——流。

（3）置换，将正字中的某一部分如偏旁或声符予以置换。如：堤——隄，怜——憐，烟——煙。

（4）易位，笔画的多少未变，只是将正字的两个部分进行位置的调换。如：蘇——蘇，凡——凡。

（5）形变，将正字中某一部分的形态加以改变。如：雄——雄，燥——燥，開——關，囙——因。

（6）画变，将正字中的某一笔的笔画加以缩短、延伸或贯穿等改变。如：看——看，典——典，劝——功。

（7）省略，将正字中的某一部分省略。如：圖——圖，虫——蟲。

（8）繁化，对正字增加笔画或部件，较原字尤为繁杂。如：俞——俞，菓——果，韮——韭，拔——拔。

从上述诸例可以看出，俗字虽对正字字形有所变化，但除少数外，多未变化其形符或义符之形。只要掌握了俗字的演变的规律，则不难辨识。

第三节　中医文献的通假字

一、"通假"产生的原因

从本质上讲，任何文字都是记录语言的符号。早期汉字的表意特性，是因为先民在造字阶段，还未能认识到文字的符号性质，因而通过具有表意特性的构件或者构件组合来表达词的意义。训诂学上因形求义的方法就是在此基础上，通过对汉字构字部件的分析，由形而知义。但是，语言随着时代的发展而不断变化，而词汇又是语言三要素中随着社会的变化而变化最快的要素，新的词汇不断产生，旧有的词汇逐渐成为历史词汇，那么，记录语言的文字就需要根据新词的产生而不断扩展增加。拼音文字的办法是每一个新词的产生，就拼造出一个记录该词的"字"，从理论上讲，随着新词的不断产生字会无限地多下去，就需要无限地造。汉字是表意体系的文字，为了忠实地记录语言，其解决办法不外两种：一是像拼音文字那样不断造字以适应社会发展的需要；二是借用已有的同音字记录新出现的词。中国传统语言学"六书"理论中的形声造字法，是用一个提示意义类属的偏旁加一个标音声符的办法造字，理论上可以造出所有的新词用字，是十分能产、便捷的造字法，但是睿智的汉民族祖先，在经过了一个阶段的形声造字阶段以后，逐渐抛弃了不断造新字以记录新词的方法，因为随着社会的发展，新词会越来越多，这就意味需要造越来越多字，而庞大的新字新词，会为学习历史文化遗产带来巨大的负担，所以，除了少数词如新的化学元素钾钠钙等用形声的方法造字，在大多数情况下就不再造字以记新词，而是由两个旧有的字的组合产生新词，或者采用旧有的同音字记录新的单音节。比如"棒"的本义是棍棒，现代汉语词汇产生了新词"真bàng"，形容词"bàng"是好、给力之类的意义，借用已有的同音字记录而不为其造专用的字，这就是所谓"本无其字"的假借。本无其字的假借在古今都广泛地使用，特别是在方言区有一定数量的词没有专门的文字记录，都是采用同音替代的方法。由于文字是记录语言的符号，词语的意义由音节承载，因而就是本有其字的词，也会出现在书写过程中因种种原因而不写本字而采用音同音近之字，比如今天非正规的网络语言中就有较多的有本字不用而用同音字的现象。语言是约定俗成的，用得多了习惯了就会被广泛采纳，这就是所谓本有其字的"通假"。

清代小学家对汉字的这种现象有非常深入地研究，王引之在《经义述闻·通说下》中"经文假借"篇指出："盖无本字而后假借他字，此谓造作文字之始也。至于经典古字，声近而通，则有不限于无字之假借者。往往本字见存，而古本则不用本字而用同声之字，学者改本字读之，则怡然理顺，依借字解之，则以文害辞。"王引之说"假借"有两种，一种是本无其字的假借，造字时就假借他字代替，也就是许慎"六书"中"本无其字，依声托事"的假借；另一种本有其字的假借，是本来有表示某个意思的专用字，但是由于种种原因，古人却不用它，而是借用与它读音相同或者相近的字来代替。段玉裁把这两者都称作假借，《说文解字注》："大抵假借之始，始于本无其字；及其后也，既有其字矣，而多为假借；又其后也，且至后代，讹字亦得自冒于假借。博古综今，有此三变。"但是段玉裁把假借的类型分为三类：一是造字之始本无其字的假借；二是后世有其字而多假借；三是错讹字冒于假借。清·许印林在吴玉搢所辑的《别雅》卷一的一条按语中说："本无其字，依声托事，假借之正也；既有其字，同声相代，假借之变也；要皆是假借，其理全系乎音。"许氏分"本无其字，依声托事"为假借之正；"既有其字，同声相代"为假借之变。清·侯康《说文假借释例》："何谓本？制字之假借也；何谓末？用字之假借也，二者相似而实不同：制字之假借，无其字而依托一字之声或事以当之，以一字为二字者也。用字之假借，是既有此字复有彼字，音义略同，因而通假，合二字为一字者也。"侯康不仅把假借分为造字之假借与用字之假借，还认为造字之假借为本，用字之假借为末。后代为了强调这两种假借的不同，把本无其字的假借仍叫假借，把有其字的假借叫通假。所以，假借字与通假字的根本区别在于，前者是本无其字，而后者是本有其字。但是，两者的共同之处，都是借用音同或音近的字来表示，即甲词借用了乙词的书写符号。

二、假　　借

许慎《说文解字·叙》："假借者，本无其字，依声托事。"当语言中产生新词，为了不增加太多的新字，就没有选择为该词造专用的字，而是在已有的文字中，选取声音相同或相近的字去记录，这就是"本无其字，依声托事"，这种字就叫假借字。假借是以不造字来表达新词的一种方法，借字和被借字之间没有意义上的联系，假借产生的主要条件是声音相同或相近，因此被借字只起标音符号的作用。孙诒让《与王子壮论假借书》："天下之事无穷，造字之初，苟无假借一例，则逐事而为之字，而字有不可胜造之数，以必穷之数也。古依声而托以事焉，视之不必是其字，而言之则其声也，闻之足以相喻，用之可以不尽，是假借可救造字之穷而通其变。"孙诒让高度评价了假借之法对记录语言的重要意义，指出天下之事无穷无尽，社会还在不断地发展，如果没有假借这种用字的方法，每一事物都为它造一个字去记录，那么，时间久了天下的文字则数不胜数。古人依声托事而有假借之法，借一个同音的字去记录新出现的词和义，初看上去不一定是那个字，但是在语言中是那个声音，人们听到之后完全明白，这种方法不造新字而用之不尽。假借以声音为纽带，"可救造字之穷而通其变"，所以称为不造字的造字法。假借字是在一定的语言环境中，以读音相同或相近为条件的临时性借用，有些字假借义时间久了约定成俗，成为该字的常用义，而其本义反而晦而不现，例如：

无：甲骨文像手持舞具舞蹈之形，是"舞"的本字，《说文》训"亡"，是它的假借义。

它：《说文·它部》："它，虫也。"甲骨文像蝮蛇之形，是"蛇"的本字，后假借作指示代词。

其：甲骨文像簸箕的形状，是"簸箕"之"箕"的初文，后假借作虚词。

耳：甲骨文像人左耳外廓的样子，后假借作语气词。

而：《说文》："而，颊毛也。象毛之形。"甲骨文像人的下巴上长有胡须，本义是颊毛，后假借作转折连词。

我：《说文·我部》："我，施身自谓也。"甲骨文像兵器之形，后假借为第一人称代词。

女：《说文·女部》："女，妇人也。"甲骨文像女子跽跪之形，后假借表示第二人称代词"女（汝）"。

三、通假与通假字的考证

由于文字是记录语言的符号，从原理上讲，只要用人们约定俗成的符号把语言记录下来，能够达到交流的目的，作为符号的任务就完成了。因此，古今用同音替代的现象就非常普遍，特别是早期的文献，无论是本无其字的假借还是本有其字的通假现象，都相当普遍。今天的网络语言，除了标新立异的因素用同音替代，根本的原因还是用读音相同的文字替代习用之字，在特定的语言环境下同样能达到记录语言的目的。古代典籍虽然大多经过了前人的订正勘误，但文字假借仍然是今天研读的特有障碍，杨树达在《积微居小学述林·拟整理古籍计划草案》中指出："我国经籍，经汉唐宋清各代儒先之注释考证以至今日，读之文从字顺者固多，而扞格难通之处仍复不少，此无可讳饰之事也。推求其故，一由于文字之扞格，二由于制度文物之不明。……经籍文字之扞格有二事：一曰文字之通假，二曰误字。明通假赖乎小学，订讹误赖乎校勘。"

　　对古籍中通假字研究贡献最大的当属清代高邮王氏父子。王念孙用三十年时间著《广雅疏证》，虽然是一部古代词汇学方面的著名著作，但书中有大量的通假字材料。其子王引之所著《经义述闻》，对古书中的通假字做了大量和详细的考证。朱骏声《说文通训定声》也列举了大量的通假字材料，还有俞樾《古书疑义举例》，马瑞辰《毛诗传笺通释》，都对通假字的研究有不同程度的贡献。

　　王引之《经义述闻·序》："诂训之指，存乎声音。字之声同声近者，经传往往假借。学者以声求义，破其假借之字而读以本字，则涣然冰释；如其假借之字而强为之解，则诘鞫为病矣。"也就是说，如果古人用了假借字而不能读为本字，以字面的意思勉强去解释，就会牵强附会。比如《素问·五脏生成篇》："徇蒙招尤，目冥耳聋"，"徇蒙"也写作"眴蒙"，指眼睛昏花视物不清。"招尤"一词，王冰注："招，谓掉也，摇掉不定也。尤，甚也。目疾不明，首掉尤甚，谓暴病也。"王冰按照字面解释，释"招尤"为头掉的尤其厉害，这样解释明显迂曲不通。其实，"尤"是"摇"的通假字，也写作"招摇"，形容走路摇摇晃晃的样子。意思是，由于头晕眼花，走路摇摆不定。

　　那么，考证古书中的通假字，遵循什么原则，运用什么方法呢？我们以王念孙父子的考证方法为例：

　　王引之《经义述闻》卷五"有纪有堂"条：

　　《终南篇》："终南何有？有纪有堂。"毛传曰："纪，基也。堂，毕道平如堂也。"引之谨案："终南何有"，设问山所有之物耳。山基与毕道仍是山，非山之所有也。今以全诗之例考之，如"山有榛"，"山有扶苏"，"山有枢"，"山有苞栎"，"山有嘉卉，侯栗侯梅"，"山有蕨薇"，"南山有台"，"北山有莱"，凡云山有某物者，皆指山中之草木而言。……凡首章言草木者，二章、三章、四章、五章亦皆言草木，此不易之例也。今首章言木而二章乃言山，则既与首章不合，又与全诗之例不符矣。

　　今案："纪"读为"杞"，"堂"读为"棠"。条、梅、杞、棠皆木名也。纪、堂，假借字耳。……《左氏春秋桓二年》："杞侯来朝"，《公羊》《谷梁》并作"纪侯"。《广韵》"堂"字注引《风俗通》曰："堂，五邑大夫五尚为之，其后氏焉。"即昭二十年棠君尚也。"堂"字注曰："吴王阖闾弟夫溉奔楚，为棠谿氏。"《定公四年左传》作"堂谿"。《楚辞·九歌》："执棠谿以制蓬兮"。王注曰："棠谿，利剑也。"《广雅》作"堂谿"。《史记·齐世家》索隐引《管子》"棠巫"，今《管子·小称篇》作"堂巫"。是杞、纪，棠、堂，古字并通也。凡毛诗之字，类多假借。

　　考《白帖·终南山类》引《诗》正作"有杞有棠"。唐时齐、鲁诗皆亡，唯《韩诗》尚存，则所引盖《韩诗》也。

　　柳宗元《终南山祠堂碑》曰："其物产之厚，器用之出，则璆琳琅玕，《夏书》载焉，纪堂条梅，《秦风》咏焉。"宗元以"纪堂"为终南之物产，则是读"纪"为"杞"，读"堂"为"棠"，盖亦本《韩诗》也。

　　《终南山》："终南何有？有纪有堂。"战国时期的毛亨传："纪，基也；堂，毕道平如堂也。"《终南山》中这句诗问：终南山上有些什么东西呢？按照毛亨的注，则是终南山上有山基，还有平直如堂之处。王引之指出："终南何有"是设问终南山上有什么物产，而山基和山上平直之处仍然是山，并不是山上的物产。因此，王引之认为按照毛亨的注于理不通，经过反复辨别，认为这句诗中的"纪"是"杞"的通假字，"堂"是"棠"的通假字，杞、棠都是树木的名字。他用了四方面的材料来论证他的观点。

　　第一，《诗经》的通例。在《诗经》中，凡是说山上有什么东西，都是指山上的草木。比如《终南山》这首诗，前面的章节讲到"终南何有？有条有梅。"终南山上有什么？有山楸和杏梅。而这句诗突然讲山上有山基，山上有平直之处，明显与全诗的体例不合，所以，他认为应该读"纪"为"杞"，读"堂"为"棠"，那么本章所说的山上之物，条、梅、杞、棠，都是山上之木。

第二，王引之引用大量的异文材料，说明"纪""堂"是"杞"和"棠"借字，二者在古书中常常通用。

第三，他考《白帖·终南山类》引这首诗正作"有杞有棠"，这是最直接的证据。

第四，唐代柳宗元《终南山祠堂碑》说：终南山上物产丰富，《夏书》载有璆琳这些美玉，《秦风》咏唱的有"纪堂条梅"。王引之指出，柳宗元把"纪堂"和"条梅"放一块看作终南山所产之物，说明柳宗元读"纪"为杞，读"堂"为棠。

从王引之的考证方法中，我们可以总结出考证通假字的基本原则和方法：第一，如果按照古书原文字面去解释，则违背常理，句子不通，那么，这个字要么是错讹字，要么是通假字。如果文字不错，则基本上可以判断为通假字。第二，假借字和本字之间读音要相同或者相近。第三，要有通假的例证。如果找不到第二个例证，那么，这个通假字就不可靠。古书中多通假字，但是也不能滥用通假。第四，释读为通假字不仅意思符合这个句子，还需要符合上下文的文例，最好还要有其他文献引证的例子，王引之的考证，就用了《白帖》以及柳宗元的《终南山祠堂碑》，所以，王引之对通假字的考证方法，是非常严谨科学的，直到今天，还是我们必须遵守的考证方法。

王筑民在《中医古籍训诂概论》中对中医经典著作中通假字的考证，也足资借鉴，如：

《素问·六节藏象论》："肝者，罢极之本，魂之居也。""罢极"一语当如何理解？"极"应与《素问·上古天真论》中谓男子"七八……形体皆极"之"极"同义，可释作"衰竭"。至于"罢"，若按通常义释作"停止""免职"等，文义皆不可通。因此，可以考虑此处"罢"字是否属于"通假字"。假定它是一个借字，根据句义、依靠上古声韵知识来探求它的本字，可以找到一个"疲"字。"罢""疲"均属上古并纽歌韵，双声且兼叠韵，故具备通借条件。原文"罢"字处改以"疲"字去解释，语义也十分通畅。至此，便可再从其他古代文献资料中寻找佐证：《左传·成公十六年》"疲民以逞"句，唐人陆德明的《经典释文》曰："疲，本亦作罢"；《汉书·李广传》："汉军罢，弗能追。"唐人颜师古注曰："罢读曰疲。"可见，在先秦两汉时期，借用"罢"来替代"疲"的情况是常有的。因此，把"罢极之本"的"罢"看作"疲"的借字，这一假定也就得到了证明。

王筑民在考证中，首先指出"罢极之本"之"罢"字，按照正常的本义、引申义去解释的话，句意不通，于是怀疑这个字是否是通假字；然后依据音韵学知识，并根据上下文义，探求借字所替代的本字；最后引用其他文献资料佐证借字和本字有通假的例证，把借字替为本字之后，原句文从字顺，也就是王引之所谓"破其假借之字而读以本字，则涣然冰释。"

四、中医古籍通假字举例

通假字在古籍中尤其是在出土古籍中比较多，而传世文献中通假字相对减少，这是因为现在通行的先秦著作中的文字大多经过汉代人根据汉代通行的文字进行改写，原著中有些通假字被改为规范字了。我们看新中国成立后出土的中医古籍，这个特点非常明显。

长沙马王堆汉墓出土医书，计有帛书 14 种之多，其文字含有大量古今字、异体字及通假字，其中通假字尤多。裘锡圭主编《长沙马王堆汉墓帛书集成·阴阳十一脉灸经甲本》阳明脉循行及是动病、所生病：

陽明（明）脈（脉）：毄（繫）於骭骨外廉，循骭而上，穿膑（膑-髕），出魚股【之廉】，上穿【乳】，穿頰，【出目外】廉，環【顏】。是勤（動）則病：洒=（洒洒）病寒，喜龍，婁（數）吹（欠），顑（顏）【黑，病瘇（腫）】，病（至則惡人與火，聞）木音則傷<惕>然驚，心腸（惕），欲獨閉戶牖而處，病甚則欲【乘高而歌，棄】衣【而走，此爲】骭蹷（蹙-厥），是陽明（明）脈（脉）主治。

其所產病：顏（顏）痛（痛），鼻肌（衄），頜（頷）【頸痛，乳痛】，心與肱痛（痛），腹外種（腫），陽（腸）痛（痛），卻（膝）跳，付（跗）【上踝〈踝〉】，爲十病。

《灵枢·经脉》："胃足阳明之脉，起于鼻之交頞中，旁纳太阳之脉，下循鼻外，入上齿中，还出挟口环唇，下交承浆，却循颐后下廉，出大迎，循颊车，上耳前，过客主人，循发际，至额颅；其支者，从大迎前下人迎，循喉咙，入缺盆，下膈属胃络脾；其直者，从缺盆下乳内廉，下挟脐，入气街中；其支者，起于胃口，下循腹里，下至气街中而合，以下髀关，抵伏兔，下膝膑中，下循胫外廉，下足跗，入中指内间；其支者，下廉三寸而别，下入中指外间；其支者，别跗上，入大指间，出其端。是动则病洒洒振寒，善呻数欠颜黑，病至则恶人与火，闻木声则惕然而惊，心欲动，独闭户塞牖而处，甚则欲上高而歌，弃衣而走，贲响腹胀，是为骭厥。是主血所生病者，狂疟温淫汗出，衄衃，口喎唇胗，颈肿喉痹，大腹水肿，膝膑肿痛，循膺、乳、气街、股、伏兔、骭外廉、足跗上皆痛，中指不用。"

马王堆帛书《阴阳十一脉灸经甲本》释文中括号内的文字是释读者释读的正字或者通假字，下面一段是今本《灵枢·经脉》文，经过简单的比较就可以看出，埋藏于西汉初期的阴阳十一脉灸经，其胃足阳明经的走向及是动病、所生病，较今本《灵枢》简略很多，说明了今本《黄帝内经》是经过逐渐完善丰富之后的本子。其次，帛书本文字多假借，如婁-數、吹-欠、種-腫、脈-脈等，传世著作经过不断抄写，通假字、异体字、讹误字大为减少。但是现存古籍及出土的古医学文献中，仍有不同程度的假借字，为我们阅读和研究带来很多麻烦，林亿《新校备急千金要方例》指出："凡诸卷中用字，文多假借，如乾字作干、屎字作矢、锐字作兑，其类非一，今则各仍旧文，更不普加改定，亦从古之意也。"所以破读古医籍中的通假字，仍是我们古籍整理与研究的重要内容。

《素问·痹论》："肝痹者，夜卧则惊，多饮数小便，上为引如怀。"王冰注："上引少腹如怀妊之状也。"

患肝痹的人在夜晚休息的时候容易惊醒，喜欢多喝水，小便次数多，还有一个症状是"上为引如怀"。对于"上为引如怀"，历代的解释分歧很大，甚至迂曲不通。王冰注的意思是，肝痹向上牵引小腹疼痛，腹部胀满如女人怀孕的样子。问题是，肝气郁闭不舒畅，多小便，还不至于发展到小腹部胀满像女人怀孕的样子。清代医家张志聪注曰："肝气痹闭则木火郁火，故在上则多饮，在下则便数，上饮于中，而有如怀妊之状也。"张志聪把"上为引如怀"中"上引"改成了"上饮"，意思是上面的嘴多喝水，下面的肚子就像女人怀孕的样子。但是，对于我们读不懂的字词，是不能随便改的，不然古书不是被改的不像样子了吗？

《黄帝内经》中的一些疑难文字问题，经过历代学者的努力，基本上被解决了，剩下的都是非常复杂，不易辨识的综合性问题，不仅仅有通假字，还可能在历代传抄中有错误。该句之所以无法准确地释读，不能识别其中的通假字是一个方面，还有其他方面的错误。首先，此句需要校勘。《太素·阴阳杂说》作"上为演坏"，比《素问》少了个"如"字。通过比较该句的上下文文例，这段文章后面讲到：脾痹者，上为大塞；胞痹者，上为清涕。句式一样而没有"如"字，说明"如"字是衍文，是后人不知道"引怀"如何释读而误增的。其次，是判断"上为引怀"还是"上为演坏"正确的问题。根据识别通假字的原则与办法，当以"上为引怀"为是。《太素》中的"演"是"引"的通假字，二字古音同；"坏"是"怀"的通假字，古音也同。这两个字本字与借字之间，不仅读音同，在古书中还有通假的例证。如蚯蚓，又写作蚯螾等。"坏"与"怀"古音皆在微部匣纽，可通用。《马王堆汉墓帛书》五《十大经·成法》："无坏我高祖寡命。"于省吾《新证》："坏即怀。晚周坏、怀通用。"

经过以上的校勘考证，这个句子应该作"上为引怀"，意思是肝痹在身体上还表现为敛怀，也就是因为气郁结不通，小腹疼痛，直不起腰的样子。"引"的本义是拉开弓，所谓引而不发，在中医经典著作中还有"收敛"的意思。《素问·五脏别论》："西方者，金玉之域，沙石之处，天地之所收引也。"王冰注："引，谓牵引使收敛也。"《五常政大论》王冰注曰："引，敛也。"

《素问·阴阳应象大论》："天有八纪，地有五里。"王冰注："阳为天降精气以施化，阴为地布和气以成形；五行为生育之井里，八风为变化之纲纪。八纪谓八节之纪，五里谓五行生化之里。"

王冰用串讲并释词的方式指出：天为阳，以八风之气以施化；地为阴，以五行里邑之地以成形。释"五"为五行，"里"为井里，乡里。实际上，该句是言天阳有六气以施化，地阴有五行以成形，六气、五行各有其理，所以下文言"治不法天之纪，不用地之理，则灾害至矣"。王冰望文生训，释"里"为井里，是不识通假字。"里"通"理"，"理"从"里"得声，古音同。《银雀山汉墓竹简·孙子兵法·九地》："九地之法，人请（情）之里也。"宋本《孙子》作"人情之理。"《太素·阴阳大论》正作"天有八纪，地有五理"，杨上善注："天有八风之纪，纪生万物；地有五行之理，理成万物。"俞樾《读书余录》也指出："按里当为理。《诗·朴椷篇》郑笺云：理之为纪。《白虎通·三纲六纪篇》：纪者，理也。是纪与理同义。天言纪，地言理，其实一也。《礼记·月令篇》：无绝地之理，无乱人之纪，亦以理与纪对言。下文云：故治不法天之纪，不用地之理，则灾害至矣。以后证前，知此文本作地有五理也。王注曰：五行为生育之井里，以井里说里字，迂曲甚矣。"

《素问·生气通天论》："阴者，藏精而起亟也；阳者，卫外而为固也。"王冰注："亟，数也。"

"亟"字读音有二：一读 jí，义为急速、急迫。《广雅·释诂》："亟，疾也。""亟，速也。"一读 qì，《玉篇·二部》："亟，数也。"为副词，屡次，一再义。王冰释为副词"屡次""频繁"之义，则"阴藏精而起数"于理不通。究其原因，是不识假借，望文生训造成的错误。"亟"通"极"，四肢之义。"极"从"亟"得声，根据同谐声必同部的原理，古音亟、极音同，可以通假。《易·说卦》："坎为亟心。"唐·陆德明《经典释文》："亟，荀作极。"朱琦《说文假借义证·木部》："极，假借为亟。"《荀子·赋》："出入甚极，莫知其门。"杨倞注："读为亟，急也。"《太素·调阴阳》"亟"字作"极"也是佐证。

"极"训为四肢，在中医古籍中不乏其例。《素问·汤液醪醴论》"此四极急而动中"王冰注："四极，言四末，则四支也。"下文"微动四极，温衣"王冰注："微动四极，谓微动四支，令阳气渐以宣行，故又曰温衣也。""起极"即使四末的功能正常。"起"为使动用法，如"起死回生"。阴性的五脏藏精不泻，则能使四肢功能正常。从医理来说，五脏取象于地，属性为阴，功能是成一身之形。六腑取象于天，属性为阳，功能是化气。五脏能成形的根本原因是出营血，血液在经脉里周流不休，以长成一身之形，所谓手得血而能握，足得血而能步。阴者五脏，五脏藏精，是指五脏的属性按阴阳来划分为阴，就五脏的功能来说，脾生化水谷为血液，肝储藏血，肾生成骨髓液等，心主管一身经脉，肺鼓动经脉内的血液由内而外，再由外而内，达到长养身体的目的。"阴者藏精而起极"指属性为阴的五脏，储藏以营血为主的阴气，运行于经络之内流布全身，以使四肢具有能握、能步的功能。六腑为阳，生阳卫之气行经络之外，荣养肌肤腠理，抵御病邪，所谓"卫外而能固"。观该句历代医家的注释，因不懂古音，不识通假，就字的形体而强为之解，多牵强迂曲。

《素问·宝命全形论》："夫盐之味咸者，其气令器津泄；弦绝者，其音嘶败；木敷者，其叶发；病深者，其声哕。"王冰注："敷，布也，言木气散布，外荣于所部者，其病当发于肺叶之中也。何者？以木气发散故也。"

盐的味咸，这个功能让盛放它的陶罐渗透出盐结晶；琴有断弦的话弹拨出的声音就破哑不正；王冰对"木敷者，其叶发"的注不符合逻辑。这一段是讲司外揣内，也就是如何诊断。人体内产生了疾病，一定会在体外显现出相应的症状，中医的诊断就是通过显现于体外的脉、色等异常症状，来推测体内的病因、病机，这就好像盐具有咸这个特点能让陶罐渗出结晶，琴有断弦弹出的音就破哑不正，人体内有疾病会出现呕哕一样。而王冰注"敷"为敷布、扩散义，谓肝木之气外达，会荣养其所主的筋血等，病会发生在肺叶之中。这个解释迂曲且不符合上文的逻辑关系。王冰之注错误的原因是不识句中有通假字，而是就字以注，不能打破汉字形体的束缚因声以求义。实际上，句子中"敷"是"痡"的借字。《尔雅·释诂》："痡，病也。""木敷者，其叶发"即生长的树木生病了，它的叶子就会废落。"发"通"废"。发，废二字古音皆在月部，多通用，如《诸病源候论·湿䘌候》"行坐不发"，《太平圣惠方》作"行坐不废"。其他古籍中发、废相通的例子很多。敷、痡古音同，皆在旁纽鱼部，从"甫"得声的字古多通用。《尚书·禹贡》"敷土"，《荀子·成相》作"薄土"，《史记·夏本纪》作"傅土"。

《素问·移精变气论》："往古人居禽兽之间，动作以避寒，阴居以避暑，内无眷慕之累，外无伸官之形，此恬憺之世，邪不能深入也。"张介宾注："伸，屈伸之情；宦，名利之累。"

"伸官"一词，历代注家不能确解，盖因不能突破形体的局限，因声以求义，破其借字而读以本字。张介宾的注也是因文生训，缺乏根据。按："伸官"《太素·知祝由》作"申宦"。考"宦"字乃"官"的形讹，二字篆隶形近易讹，可参考《隶辨·元韵》所引碑文。"伸"古籍中多写作"申"。《荀子·解蔽》："故口可劫而使墨云，形可劫而使诎申。""申"为"司"的借字，司，为"伺"的古字，训窥视，追求。《韩非子·外储说左上》："其无欲见，人司之。"陈奇猷集释："司，古伺字，窥察也。""申官"即"司官"。"外无申官之形"即在外部没有追逐名利的表现。申，古音在眞部；司，古音在之部，之、眞二部阴阳对转而通。《汉书·张陈王周传》："项梁使张良求韩成，立为韩王，以良为韩司徒。"《史记·留侯世家》作"以良为申徒"。《庄子·大宗师》中申徒狄即司徒狄。前人由于不明白其中的讹误通借，辗转为说，多迂曲不通。

《素问·脉要精微论》："心脉搏坚而长，当病舌卷不能言；其耎而散者，当消环自已。"王冰注："搏，谓搏击于手也。"

有些字在长期的辗转抄写、刻印过程中，不断讹变，字与字之间究竟是什么关系，一直没能讲清楚，甚至日久讹而成俗。比如"脉搏"一词，大家都习惯它表示寸口脉跳动的意思，问题是，《内经》那个年代"搏"有跳动的意思吗？唐代王冰的注谓"搏"为指下寸口脉跳动搏击于手。可是，我们凭常识都知道，脉的跳动无论怎样快，都不可能如搏击，遑论正常的脉象，所以，王冰的注释也是错误的。还如《素问·阴阳别论》："阴搏阳别，谓之有子。"王冰注："阴，谓尺中也。搏，谓搏触于手也。尺脉搏击，与寸口殊别，阳气挺然，则为有妊之兆。"寸口脉诊，尺脉跳动有力，与寸脉不同，说明是妇女怀孕了，但用"搏击于手"形容妇女怀孕的脉象，则是因讹字而误解。

首先，用"搏"的基本意义搏击、攫取等来解释，造成该句语义不通，逻辑不通。从常识可知，寸口的脉动并不是一直在搏击或者击打的，也不符合这段话的文意。该句义谓：诊脉的时候，诊得心脉的跳动"坚而长"的话，应当病舌头卷缩，说话不利；如果诊得心脉的跳动"软而散"的话，当病消渴，很快会自愈。坚、长、软、散都是心脉出现的脉象，这些脉象都不是跳动的很厉害，更不会搏击应手。其次，更关键的是，"搏"字在《黄帝内经》的早期传本：隋代杨上善的《黄帝内经太素》，晋代皇甫谧的《甲乙经》、王叔和《脉经》中都写作"揣"。实际上，只有《素问》写作"脉搏"，《内经》的其他传本都作"脉揣"，仅仅是因为《素问》流传广泛，而使"脉搏"成为通用词。三国曹魏时期学者张揖《广雅·释诂》："揣，动也。"《太素·五脏脉诊》杨上善注："揣，动也。"说明汉魏时期的辞书收纳了"揣"跳动的义项是有语言根据的，隋代的医家也认为"脉揣"就是脉跳动，不是脉搏击于手的意思。"揣"的跳动义，是唐以前的古语古义。从医经的原文之义和医理来看，应该是《太素》《脉经》《甲乙经》作"脉揣"正确。为什么"脉揣"又写作"脉搏"呢？从训诂上讲，"搏"是"搏"的讹字，"搏"通"揣"。"搏"和"搏"在雕版印刷以前传抄过程中很容易讹误，而"搏"和"揣"古音同韵可以通假。简单地说，揣，训动，是古语。在古书中，揣和搏古音相近而通，在抄写过程中特别是行楷流行的时期搏、搏容易混同，《素问》讹"搏"为"搏"，因王冰本《黄帝内经素问》为后世通行本，遂以"脉搏"为脉跳动的通用词，正如荀子所说："名无固宜，约之以俗，约定俗成谓之宜。"

现在一般人不谙古音，在阅读古籍的时候，通过正常考察一个词的本义、引申义仍于义未安，推断可能是通假字的时候，可以借助古音方面的工具书。检查汉字古音的常用工具书有《汉语大字典》、郭锡良《汉字古音手册》、唐作藩《上古音手册》、丁声树《古今字音对照手册》等。

第四节 避 讳 字

避讳是中国古代社会特有的一种现象，指对君主和尊长之名，在讲话时不直接说出，在文章里不直接写出，而采用一定的方法进行回避。避讳给阅读中医古籍造成了一定的影响，但又有助于版本的鉴定和文献的考证，因此，了解避讳的相关知识，对于中医文献的整理与研究，具有十分重要的意义。

一、避讳的产生

关于避讳的产生，一般认为源于周代，《左传·桓公六年》："周人以讳事神，名，终将讳之。"《礼记·檀弓下》："卒哭而讳，生事毕而鬼事始已。"是说人去世之后，被当作神来对待，所以要避免直呼其名，后来发展到连活着的君主、尊长的名也要避了。避讳源于周，定于秦汉，盛于唐宋，极于有清，在两千多年的发展中，形成了完备而严苛的避讳制度。

（一）避讳的对象

《公羊传·闵公元年》："《春秋》为尊者讳，为亲者讳，为贤者讳。"概括了避讳的几类对象：

一是帝王。对本朝历代皇帝及其父、祖的名字，进行避讳，称为"国讳"或"公讳"。如东汉光武帝名刘秀，于是"秀才"被改为"茂才"；隋文帝名杨坚，于是"坚"被改为"鞭""牢"；唐太宗名李世民，于是"观世音"被改为"观音"，"民部"被改为"人部"；唐高宗名李治，于是"治"被改为"理"；宋太祖名赵匡胤，于是宋太宗赵匡义改名为"赵光义"，赵氏先祖名赵玄朗，于是"玄武汤"被改为"真武汤"。黄瓜本名胡瓜，《本草纲目》云："藏器曰：北人避石勒讳，改呼黄瓜，至今因之。时珍曰：张骞使西域得种，故名胡瓜。按杜宝《拾遗录》云：隋大业四年避讳，改胡瓜为黄瓜。与陈氏之说微异。"陈藏器与杜宝说法不一，但都认可胡瓜改名黄瓜是因为避讳。

二是长官。下属对长官本人及其父、祖的名字，进行避讳。如陆游《老学庵笔记》中记载：一个叫田登的州官为人专制蛮横，不许下属及本地百姓说或写与"登"字同音的字，只能用其他字来代替。正月十五那天，照例要点花灯三天。写布告的官员不敢写上"灯"字，只好改为"火"字，这样，布告就变成了"本州依例放火三日"。由此产生了"只许州官放火，不许百姓点灯"的笑话。

三是圣贤。对圣贤的名字，进行避讳。既有朝廷规定的，也有民间人们自发的为圣贤避讳。各朝规定的圣贤避讳对象略有不同，一般有孔子、孟子、老子、黄帝、周公等。孔子名丘，北宋规定，读书遇到"丘"字，应读为"某"字，同时用红笔将"丘"字圈起来。又将瑕丘县改为瑕县，龚丘县改为龚县等。清朝规定，凡是姓"丘"的，都要改成"邱"字。民间自发对圣贤避讳的，如唐朝鄞州有亭名浩然亭，源于王维所画诗人孟浩然的画像，咸通中，刺史郑诚认为贤者名不可斥，于是把浩然亭改为孟亭。

四是长辈，对家中父母及祖父母之名，进行避讳，称为"家讳"或"私讳"。这种避讳不是法律规定的，更多表达的是子孙对长辈的一种尊敬。如西汉史学家司马迁的父亲名"谈"，《史记》中的"张孟谈"被改为"张孟同"，"赵谈"被改为"赵同"。唐朝诗人杜甫的父亲名"闲"，母亲名"海棠"，杜甫作诗从不用"闲"字，也从未写过海棠诗。

随着避讳制度的日趋严苛，围绕着避讳和犯讳，发生了一些荒诞有趣的事，《世说新语》中记载了不少这样的故事，如王忱去看望桓玄，桓玄置酒相待，王忱因为刚服用过五石散，忌饮冷酒，便告诉左右，"令温酒来"。谁知桓玄听后竟流涕呜咽，原来他的父亲名桓温，王忱触犯了他的家讳，才导致他如此姿态。又如卢志在集会时，傲慢地问陆机、陆云兄弟："陆逊、陆抗是君何物？"陆机愤然答道："如卿于卢毓、卢珽。"陆逊、陆抗是陆机、陆云的祖、父，卢毓、卢珽为卢志的祖、父。卢志、陆机二人通过互犯家讳进行论争。再如晋文帝司马昭和陈骞、陈泰同乘一车，路过钟会家时，喊钟会坐车，却没有等他。钟会赶上后，晋文帝嘲笑他说："与人期行，何以迟迟？望卿遥遥不至。"钟会答道："矫然懿实，何必同群？"晋文帝又问："皋繇何如人？"钟会答曰："上不及尧舜，下不逮周孔，亦一时之懿士。"钟会的父亲名繇，"繇"与"遥"同音，所以晋文帝用触犯其家讳来戏弄他；晋文帝的父亲是司马懿，陈骞的父亲名矫，陈泰的父亲名群，祖父名寔，与"实"同音，因此钟会连犯三人家讳来进行反击。

（二）避讳的原则

《礼记》将避讳作为人际交往中的基本礼仪，对于避讳的原则，进行了详细的说明："礼，不讳嫌名。二名不偏讳。逮事父母，则讳王父母，不逮事父母，则不讳王父母。君所无私讳，大夫之所有公讳。诗书不讳。临文不讳。庙中不讳。夫人之讳，虽质君之前，臣不讳也。妇讳不出门。大功小功不讳。入境而问禁，入国而问俗，入门而问讳。"

1. 不讳嫌名

嫌名，指声音相同或相近的字，如"禹""雨"音同，若父亲名"禹"，则其子需要避"禹"字，而不需要避"雨"字。

2. 二名不偏讳

是指名字除了姓之外，还有两个字时，避讳时只避其一，不需要两个字都避。如孔子的母亲名征在，他说"征"时不说"在"，说"在"时不说"征"。

3. 逮事父母，则讳王父母，不逮事父母，则不讳王父母

王父母就是祖父母。如果父母在世，则需要避讳祖父母之名；如果父母不在世，就不用避讳祖父母之名。

4. 君所无私讳，大夫之所有公讳

指臣子在君主面前不能避自己的家讳，而在大夫面前要避所有的国讳。

5. 诗书不讳。临文不讳。庙中不讳

指在阅读和抄写《诗经》《尚书》时，不用避讳。写文章时，不用避讳。在宗庙中祭祀时，不要避讳。

6. 夫人之讳，虽质君之前，臣不讳也

指臣子在和国君说话时，不用避国君夫人的讳。

7. 妇讳不出门

指妇人的名字，只在家中避讳，出了家门就不用避讳了。

8. 大功小功不讳

对大功、小功之类的亲属，不必避讳。大功、小功，是古代祭祀仪式上穿的丧服，按照亲疏关系，丧服依次是：斩衰、齐衰、大功、小功、缌麻。斩衰、齐衰是与死者关系近的人穿，大功以下则是和死者关系较疏远的人穿，所以大功以下就不用避讳了。

9. 入境而问禁，入国而问俗，入门而问讳

指到了别的国家，要了解当地的禁忌和风俗，到别人家里去，要先了解这家主人的家讳。

虽然《礼记》中对不需要避讳的情况作了规定，但在实际生活中，避讳仍然在严格执行着。尤其是唐朝以后，避讳之风盛行，《礼记》中不避讳的情况，都被严格避讳。如避嫌名者很多。唐朝杨上善的《黄帝内经太素》中，为了避李渊之父李昞的讳，将"丙"改为"景"，就是避嫌名。到了宋朝，避皇帝嫌名，有的多达53字。又如二名偏讳者，多如牛毛，南齐时已然，南齐人薛渊本名薛道渊，为避太祖萧道成名讳，改为薛渊，即是二名偏讳。唐朝时，虽然朝廷曾下令如果"世民"二字不连用，不算犯讳，但人们仍然对二字都避讳，至唐高宗时，已形成了规则。《太素》中，世、民二字皆避讳。再如临文讳者，更是数不胜数，我们现在所知的避讳，都是通过古人的文章记录下来的。

二、避讳的方法

随着避讳制度的不断强化，古代社会中人们采用了多种方法进行避讳。

（一）改字法

将需要避讳的字，改成其他字，称为改字法。

1. 改字原则

（1）用同义字或近义字

如秦始皇名政，秦朝讳"正"字，以"端"代"正"，因此，"正月"被称为"端月"，"正直"被称为"端直"。汉高祖名邦，以"国"代"邦"，因此"邦家"被称为"国家"，并一直沿用到今天。清朝道光皇帝名旻宁，以"安"代"宁"。北宋《证类本草》中，称唐朝药学家苏敬为"苏恭"，这是避宋太祖赵匡胤的祖父赵敬的讳。

（2）用同音字或近音字

如《后汉书》的作者范晔，其父名范泰，因此，《后汉书》里改"郭泰"为"郭太"，改"郑泰"为"郑太"。苏轼的祖父名"序"，苏轼遇到"序"字时，以"叙"字代替。南北朝医家陶弘景，唐朝和清朝都改为陶宏景，用同音字"宏"代替"弘"，唐朝是避高宗太子李弘的讳，清朝是避乾隆皇帝弘历的讳。清朝康熙皇帝名玄烨，用近音字"元"代替"玄"，"玄孙"改称"元孙"，"玄参"改称"元参"。

2. 改字类例

（1）改姓氏

东汉明帝名庄，班固撰《汉书》，将先秦学者庄子改为"严子"，西汉学者庄忌、庄助改为"严忌""严助"。北宋宰相文彦博，祖上本姓敬，后晋时避晋高祖石敬瑭讳，改姓"文"，至后汉，复姓"敬"，入宋，因避宋太祖赵匡胤的祖父赵敬之讳，又改姓"文"。《外台秘要方》的宋刊本、北宋的《太平广记》中，东晋荆州刺史殷仲堪，被称为商仲堪，避宋太祖赵匡胤之父赵弘殷讳而改。

（2）改名号

西汉武帝名刘彻，于是西汉初人蒯彻被改为"蒯通"。西汉末年，孔莽为避王莽之讳，改名孔均。唐朝医家昝殷，宋朝时为避太祖赵匡胤之父赵弘殷讳而被改名为"昝商"。《龙树眼论》一书，乃隋唐间人托名龙树菩萨所撰，北宋刘昉《幼幼新书》引书有《龙木论》，即《龙树眼论》，为避宋英宗赵曙嫌名而将"龙树"改名为"龙木"。注释《黄帝内经素问》的唐朝人王冰，号"启玄子"，宋朝为避赵玄朗讳，改为"启元子"。

（3）改官名

隋文帝杨坚之父名忠，隋朝将与"忠"同音的官名一一改过，如"侍中"改"纳言"，"中书"改"内史"等。唐朝为避太宗李世民讳，将中央六部之一的"民部"改称"户部"。为避高宗李治讳，将"治书侍御史"改称"御史中丞"。北宋置"勾当公事"，南宋避高宗赵构之讳改称"干办公事"。

（4）改地名

西汉为避汉文帝刘恒的讳，改恒山郡为常山郡。三国吴孙皓即位后，为避其父孙和之讳，改禾兴县为"嘉兴"。西晋愍帝司马邺即位后，为避讳，改"建邺"为"建康"。北宋《重修政和经史政类本草》记载柴胡时，称其"生洪农"，洪农，本作"弘农"，为避太祖赵匡胤之父弘殷讳而改。

（5）改年号

前朝年号犯本朝君主之讳时，需要改年号以避讳。宋仁宗名祯，宋朝人修《新唐书》时，将唐太宗年号"贞观"改为"真观"或"正观"。唐德宗贞元十二年御纂《贞元集要广利方》，宋朝时作《正元集要广利方》，宋朝《重修政和经史证类备用本草》中，将"贞元"称为"正元"。

（6）改干支

唐高祖李渊之父名昞，唐追尊为元皇帝。唐朝人修《晋书》《梁书》《陈书》《北齐书》《周书》《隋书》《南史》《北史》"八史"时，将"丙"字都改作"景"，如"丙辰"作"景辰"，"丙子"作"景子"等。唐朝孙思邈《千金要方》中的"丙丁"，宋刊本中改作"景丁"。

（7）改物名

西汉时，为避高后吕雉之讳，将"雉"改称野鸡。罗勒，《本草纲目》云："禹锡曰：北人避石勒讳，呼罗勒为兰香。时珍曰：按《邺中记》云：石虎讳言勒，改罗勒为香菜。"无论称为"兰香"还是"香菜"，都是因为避石勒的讳而改。山药原名"薯蓣"，唐朝时为避代宗李豫之讳，改"薯蓣"为"薯药"，至北宋英宗赵曙时，又为避讳，改称"山药"。宋钦宗名赵桓，"桓"与"丸"音近，所以当时"药丸"改称"药圆"。唐高祖名李渊，为避其讳，太渊穴、渊腋穴等，在唐朝时被改称"太泉穴""泉腋穴"。

（8）改书名

辽僧行均撰《龙龛手镜》，宋朝时避太祖赵匡胤之祖赵敬之讳而改称《龙龛手鉴》。《唐书·艺文志》著录"王超《仙人水镜图诀》一卷"，宋朝《崇文总目辑释》作《仙人水鉴图诀》，亦是避赵敬讳而改。旧题唐王冰《玄珠秘语》、金刘完素《素问玄机原病式》、明戴元礼《金匮钩玄》及李中梓《本草通玄》等，清朝时因避康熙皇帝玄烨之讳，统统将"玄"改为"元"。

（二）空字法

遇到需要避讳的字时，或留出空格，或用"某""讳"以及空围"囗"来代替，或直接删掉，称为空字法。如唐朝修《隋书》时，为避唐高祖李渊的祖父李虎的讳，将隋朝大将韩擒虎写作"韩擒囗"，"虎"字空而不写；为避唐太宗李世民的讳，将王世充写作"王囗充"，"世"字空而不写。后人不解避讳之意，直接写为"韩擒""王充"。

《史记·孝文本纪》记载有司上书请立刘启为太子，为避其讳而云："子某最长，纯厚慈仁，请建以为太子。"用"某"代指"启"字。

东汉许慎著《说文解字》时，"秀""庄""炟"等字都空而不列，注"上讳"二字，这是避汉光武帝刘秀、明帝刘庄、章帝刘炟的讳。今本《说文解字》已将空字补上。南宋张杲在《医说·太素之妙》中称："予伯祖讳，字子充，歙人也。"其中的"讳"代指"扩"字，避宋宁宗赵扩的讳。南朝梁沈约修《宋书》时，为避梁武帝刘裕的讳，称刘裕为"刘讳"或刘口。

唐朝《新修本草》又名《英公本草》，英公原名徐世勣，赐姓李，又避唐太宗李世民的讳而删去"世"字，称李勣。《新修本草》中提到陶弘景时称"陶景"，这是避唐高宗太子李弘的讳而删去"弘"字。

（三）缺笔法

改字法和空字法都使古籍原文发生了变化，造成文字记录的缺憾，容易使后人不了解原字为何。在这种情况下，缺笔法就成了一个比较好的方法。《唐会要》载唐显庆五年正月一日诏称："孔宣设教，正名为首；戴圣贻范，嫌名不讳。比见抄写古典，至于朕名，或缺其点画，或随便改换，恐六籍雅言，会意多爽，九流通义，指事全违，诚非立书之本。自今以后，缮写旧典文字，并宜使成，不须随义改易。"可知，唐朝已用缺笔法。这种避讳方法，最大程度地保留了古籍原字。

以在原字基础上缺省笔画的方式来避讳，称为缺笔法。如为避孔子讳，将"丘"写成"𠀉"；为避唐太宗李世民的讳，将"世"写成"丗"或"卋"；为避宋太祖赵匡胤的讳，将"胤"写成"𦙫"或"𦙍"；为避清圣祖玄烨的讳，将"玄"写成"𤣥"。

缺笔之后的结果有两种，一种是缺笔之后仍然成字，如为避司马师之讳而把"师"改为"帅"，虽然二字在意义上相去甚远，但"帅"仍然成字；一种是缺笔之后不成字，如上举数例。

为减少避讳带来的麻烦，古人在命名时做了相应的变通。《左传·桓公六年》记载取名的原则："不以国，不以官，不以山川，不以隐疾，不以畜牲，不以器币。"因为"以国则废名，以官则废职，以山川则废主，以畜牲则废祀，以器币则废礼"。同时，古代统治者还采用了单字为名和生僻字为名的取名方法，即东汉何休《春秋公羊经传解诂定公第十一》概括所称："一字为名，今难言而易讳。"这两种取名方法在一定程度上减少了犯讳。

1. 采用单名

君主的名用一个字，而少用两个字。从西汉至东晋（前206～420）626年的时间，54位君主中，用单字为名者约占94%，用二字为名者仅有4人（汉昭帝刘弗陵、晋孝武帝司马昌明、晋安帝司马德宗、晋恭帝司马德文）。采用单名，大大减少了需要避讳的字。

2. 采用生僻字

君主以不常用的字为名。如汉元帝刘奭、汉成帝刘骜、汉平帝刘衎、汉章帝刘炟、汉安帝刘祜、汉质帝刘缵、魏明帝曹叡、魏高贵乡公曹髦、唐懿宗李漼、唐僖宗李儇、唐昭宣帝李柷、宋孝宗赵昚、宋光宗赵惇、宋理宗赵昀、宋度宗赵禥、宋恭帝赵㬎、宋端宗赵昰、宋卫王赵昺等，都是用生僻字为名，这就极大地减少了犯讳的情况。

三、避讳的影响范围

避讳制度对古代社会和后人研读古籍造成了深远的影响，这些影响有利有弊，不能一概而论。

（一）避讳从文化上暴露了封建专制的残暴

1. 犯讳要受到相应的惩罚

《唐律疏议》规定："诸上书若奏事，误犯宗庙讳者，杖八十；口误及余文书误犯者，笞五十。

即为名字触犯者，徒三年。"大臣上书奏事，笔误或者口误，触犯了皇帝的名讳，就要受到杖责、鞭笞等惩罚；如果起名犯讳，惩罚更为严重，要被流放三年。满清入关时，顺治皇帝福临曾说，不能因为自己名中有"福"字而使天下人无福，表示不必避讳"福"字，但后来《大清律例》对犯讳的规定与惩罚，并不比唐朝少。尤其是有清一代的文字狱，多与犯讳有关。乾隆年间，举人王锡侯因为《康熙字典》收字太多，不便查检，重编作《字贯》，其中为便于学子应考时知所避讳，列举了孔子和清帝的名讳，结果因直书御名而获罪，判处斩刑，多名亲属连坐，封疆大吏也因失察革职治罪。

2. 避讳影响官员的任职

《唐律疏议》规定："诸府号、官称犯父祖名，而冒荣居之……免所居官。""府号者，谓省、台、府、寺之类。官称者，谓尚书、将军、卿、监之类。假有人父、祖名'常'，不得任太常之官；父、祖名'卿'，亦不合任卿职。若有受此任者，是为'冒荣居之'。选司唯责三代官名，若犯高祖名者，非。"如果所任官职名犯了家讳，那就不能做官。如果本人不提出更改而接受了官职，一经查出，削去官职，并判一年的刑罚。

3. 避讳阻碍人才的选拔

唐朝规定，参加科举考试的人如果触犯了主考官的名讳，只能放弃考试。唐朝诗人李贺之父名晋肃，因"晋"与"进"同音，为避嫌名，李贺一生都不能参加进士考试。金朝医学家张元素二十七岁时参加经义进士考试，因为试卷中用字"犯庙讳"而落第。

（二）避讳为后人研读古籍提供了助益

避讳造成了文字上的混乱，给后人研读古籍带来诸多不便。尤其是姓名、官名、地名、书名、年号之类，因避讳而改字，搅乱了历史事实。如唐朝医药学家许胤宗，宋朝时因避宋太祖赵匡胤的讳，被改为许嗣宗，清朝时因避雍正皇帝胤禛的讳，又被改为许引宗、许裔宗。一个人的名字如此多变，给后人的阅读造成了混乱。

但是，避讳也是可以利用的。陈垣《史讳举例·序》云："其流弊足以淆乱古文书。然反而利用之，则可以解释古文书之疑滞，辨别古文书之真伪及时代，识者便焉。盖讳字各朝不同，不啻为时代之标志，前乎此或后乎此，均不能有是……研究避讳而能应用之于校勘学及考古学者，谓之避讳学。避讳学亦史学中一辅助科学也。"由于每个朝代的避讳不同，具有鲜明的时代特征，因此，避讳在考证古籍版本年代、人物年代以及成书时间等方面，具有一定的实用价值。

1. 考证版本年代

查避讳是考证古籍版本刊刻时间的一个重要方式，可以为确定刊刻下限提供一定的参考。宋朝刻书基本都避讳，其中浙本避讳最严格，四川、福建刻书比浙本稍显宽松。元朝没有汉字专名，不讲究避讳，所以刻书也不避讳，但元朝人覆刻宋版书，有时候会沿用宋本的避讳而不改。明朝刻书基本不避讳，但明朝最后三位皇帝泰昌（朱常洛）、天启（朱由校）、崇祯（朱由检）则避讳。清朝自康熙皇帝开始均避讳。

台北故宫博物院辑《沈氏研易楼善本图录》，其中的《文中子》卷一至卷五题"监本音注文中子"，卷六至卷十题"纂图音注文中子"，为什么名称会出现这样的差别呢？《图录》考证云：前五卷"宋讳匡、征、桓、慎等字缺笔，或易之以谐音之字"，后五卷"宋讳匡、征、沟、慎、敦等字缺笔，避讳止于光宗，当较前五卷晚出"。前五卷避北宋太祖赵匡胤、仁宗赵祯、钦宗赵桓、南宋孝宗赵昚的讳，后五卷避北宋太祖赵匡胤、仁宗赵祯、南宋高宗赵构、孝宗赵昚、光宗赵惇的讳，可以推测出前五卷刻于南宋孝宗时，后五卷刻于南宋光宗时。

北京师范大学藏明朝叶秉敬所撰《明谥考》一书，前人定为清抄本。从避讳字来看，曆作歷，弘作宏，琰字不避讳，避乾隆皇帝弘历的讳，不避嘉庆皇帝嘉庆颙琰的讳，因此可进一步推定为乾隆年间抄本。这就将原定"清抄本"的时间范围大大缩小了，精确到乾隆年间。

清朝藏书家陆心源在《皕宋楼藏书志》中著录"《外台秘要方》四十卷，北宋刊印本"，称该本"卷末或题'右从事郎两浙东路提举茶盐司干办公事赵子孟校勘'，或题'右迪功郎充两浙东路提举茶盐司干办公事张寔校勘'"。"干办公事"为北宋所置官职，原称"勾当公事"，南宋为避高宗赵构的讳，改为"干办公事"。可知陆心源所定"北宋刊印本"不确，应是南宋刊本。

2. 考证作者及成书年代

《黄帝内经太素》一书，撰注人为杨上善，但正史中没有记载杨上善的生平。今存日本仁和寺本《太素》称"通直郎守太子文学臣杨上善奉敕撰注"，宋校正医书局林亿等《重广补注黄帝内经素问·序》云"及隋杨上善，纂而为《太素》"。清杨守敬《日本访书志》著录《太素》称："杨上善爵里时代，古书无征。据其每卷首题'通直郎守太子文学臣杨上善奉敕撰注'，据《唐六典》'魏置太子文学，晋之后不置，至后周建德三年置太子文学十人，后废，皇朝显庆中始置。'是隋代并无太子文学之官，则上善为唐显庆以后人。又据此书残卷中'丙主左手之阳明'注云'景丁属阳明者，景为五月'云云，唐人避太祖讳，丙为景，则上善为唐人审矣。"杨守敬根据对职衔的考证，同时结合书中的避讳字，否定了林亿等人的说法，而确认杨上善为唐朝人。后人进一步根据该书的避讳判断《黄帝内经太素》的成书年代是在唐朝。书中对隋朝皇帝文帝杨坚、炀帝杨广的名讳，无论经文、注文，统统不避，而对唐朝皇帝高祖李渊及其父李昞、太宗李世民、高宗李治的名讳，则一概回避，如"丙"讳作"景"，"渊"讳作"泉"，"世"讳作"代"，"民"讳作"人"，"治"讳作"理"或"疗"等。尤其典型的是在《黄帝内经太素·四时脉诊》中称"脱血而脉不实不坚，难疗也"一句中，不避隋讳"坚"，而避唐讳"治"，可以更加确凿地证明《太素》成书于唐朝，且在唐高宗之后。

四、常用避讳字举例

（一）秦讳

秦始皇名嬴政，"正"改为"端"或"真"，如"正月"改称"端月"。仁和寺本《太素·四时脉形》"真脏"，杨上善注："古本有作'正脏'，当是秦皇名正，故改为真耳，'真''正'义同也。"明顾从德翻宋刻《素问·离合真邪论》："以邪为真。"《医统正脉全书》本《甲乙经》卷十第二"真"作"正"。

（二）汉讳

汉高祖名刘邦，"邦"改为"国"。
汉高后名吕雉，"雉"改为"野鸡"。
汉文帝名刘恒，"恒娥"改为"嫦娥"，"恒山"改为"常山"。
汉武帝名刘彻，"彻"改为"通"。
汉宣帝名刘询，"荀子"改为"孙子"。
汉光武帝名刘秀，"秀才"改为"茂才"。
汉明帝名刘庄，"庄子"改为"严子"。

（三）魏晋讳

魏武帝名曹操，"操刀"改为"捉刀"，"操琴"改为"散琴"。曹操小字阿瞒，"阿瞒"讳作"某甲"。《三国志·崔琰传》裴松之注引《魏略》曰：许攸"自恃勋劳，时与太祖相戏，每在席，不自限齐，至呼太祖小字曰：'某甲，卿不得我，不得冀州也。'"

魏齐王名曹芳，"芳林园"改为"华林园"。

吴武烈帝名孙坚，"坚"改为"牢"。

吴桓王名孙策，"策曰"改为"诏曰"，"智无遗策"改为"智无遗计"。

吴大帝名孙权，"权"改为"柄""势""枢"，"弄权"改称"弄势"。

吴景帝名孙休，"休阳"改为"海阳"。

吴末帝表字元宗，"孟宗"改为"孟仁"。

晋文帝名司马昭，"王昭君"改为"明妃"。

晋简文帝皇后名郑阿春，"春秋"改为"阳秋"，"富春"改为"富阳"。

（四）唐讳

唐高祖李渊之父名李昞，"丙"改为"景"。《灵枢·阴阳系日月》："丙主右手之阳明。"《太素·阴阳合》"丙"作"景"。

唐高祖名李渊，"渊"改为"泉"。《素问·气府论》"掖下三寸"，《太素·气府》日本仁和寺本杨上善注："掖下左右三寸间，泉掖、辄筋、天池三穴。""泉掖"即"渊掖"。

唐太宗名李世民，"世"改为"代"。《太素·知祝由》："今世治病"，杨上善注："今代之人，苦于针药。""泄"改为"洩"。《素问》《灵枢》中的"泄"字，《太素》均作"洩"。"民"改为"人"，"民部"改称"人部"，"观世音"改称"观音"。《太素·顺养》"治民与治身"，杨上善注："人之与己。"避讳"民"改为"人"。

唐高宗名李治，"治"改为"理"或"疗"。《太素》经文中，凡治疗之"治"，杨上善注均改为"疗"，凡治理之"治"，杨上善注均作"理"。

唐代宗名李豫，"薯蓣"改称"薯药"。

（五）宋讳

宋太祖赵匡胤始祖名赵玄朗，"玄""眩""絃""弦"字皆缺笔避讳。《素问·水热穴论》："所谓玄府者，汗孔也"。"玄"字缺末笔。《素问·六元正纪大论》："甚则耳鸣眩转。""眩"字缺末笔。《素问·阴阳别论》："鼓阳胜急曰絃。""絃"字缺末笔。《素问·玉机真脏论》："黄帝问曰：春脉如弦，何如而弦？"二"弦"字均缺末笔。

宋太祖赵匡胤之祖名赵敬，"竟"字缺笔避讳。《素问·风论》新校正云："按孙思邈云：新房室竟。""竟"字缺末笔。

宋太祖名赵匡胤，其弟赵匡义改为"赵光义"。或"匡"字缺笔避讳，《素问·玉机真脏论》："目匡陷。""匡"字缺末笔。"恇"字缺笔避讳，《素问·通评虚实论》"行步恇然"，《灵枢·九针十二原》"取三脉者恇"，"恇"字缺末笔。

宋仁宗名赵祯，"蒸"改为"炊"。

宋英宗名赵曙，"薯药"改称"山药"。

宋钦宗名赵桓，"齐桓公"改称"齐威公"。

（六）明讳

明成祖名朱棣，"无棣县"改称"海丰县"。

明熹宗名朱由校，"校"改为"较"。

（七）清讳

清圣祖康熙名玄烨，"玄"字缺笔或改为"元"。

清世宗雍正名胤禛，"胤"字缺笔或改为"允"，"禛"改为"祯"。

清高宗乾隆名弘历，"弘"字缺笔或改为"宏"。

清宣宗道光名旻宁，"宁"改为"安"。

 思维导图

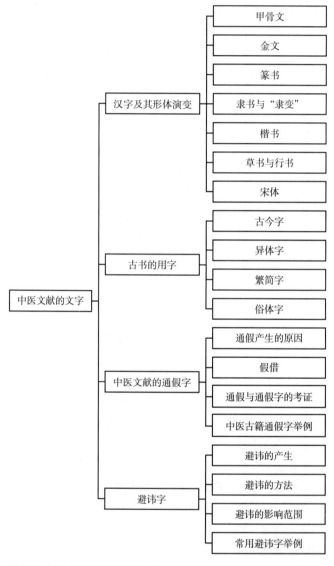

 思考题

1. 简述隶变对汉字表意性质的改变。
2. 古书通假的原因是什么？考证通假字需要遵循哪些原则？
3. 避讳的方法有哪些？
4. 避讳的影响有哪些方面？

第三章 中医文献的目录

第一节 概　　述

一、目录与目录学

（一）目录

1. 目录

目录是目和录的合称。

"目"的本义是眼睛，眼睛是复数，所以人们便用它来标志复数的事物。用于书籍，则"目"原指篇名，又称小名、细名、小题；后来也指书名，又称大名、总名、大题。将诸多的篇名或书名汇集起来，遍举其名，就叫做目。

"录"原指刻木时发出的声音，引申为记录的意思。又有详叙或着重说明之意。用于书籍，"录"就是对"目"的说明和编次，即逐一介绍某书或某篇之内容旨趣，并按一定的次序加以编排。它也可以作为包括目和书录在内的概称。

把一批书名或篇名与其说明依次编列在一起就是目录。目录发展到今天，成为简介图书内容和形式，反映出版、收藏等情况，指导阅读和检索图书等文献资料的工具。"目录"一词最早见于《七略》中的"《尚书》有青丝编目录"，这是指《尚书》一书的目录；班固在《汉书·叙传》中说："刘向司籍，九流以别，爰著目录，略序洪烈，述《艺文志》第十。"这是指群书目录。西汉刘向校书时的从"条其篇目""撮其指意""录而奏之"到"别集众录，谓之《别录》"是指从编次一书目录到群书目录的全部过程。

2. 一书目录和群书目录

早期的目录有一书目录和群书目录两种。一书目录的出现早于群书目录，但真正具备完整意义的目录却指群书目录。

把一部书的篇名汇集起来，编次并加以说明，就称为一书目录。一书目录原置于全书之末，南北朝以后才移于全书之首。

记载群书的书名和说明，并按一定的逻辑次序，主要是按学术分类加以排列，称为群书目录。群书目录是目录学研究的主要对象。

在历史上，群书目录名称繁多：有的称"录"，如刘向的《别录》；有的称"略"，如刘歆的《七略》；有的称"志"，如南朝齐王俭《七志》；有的称"簿"，如魏郑默《中经簿》；有的称"目"，如宋《崇文总目》；有的称"书目"，如晋李充《晋元帝四部书目》；有的称"书录"，如唐毋煚的《古今书录》；有的称"考"，如元马端临《文献通考》；有的称"记"，如清钱曾的《读书敏求记》等。

（二）目录学

目录学是研究目录的形成和发展，探讨目录工作一般规律的科学，它是目录实践活动的理论概括和总结。

公元前 1 世纪后期，即西汉成帝、哀帝时，大学者刘向及其子刘歆等在校理国家图书馆丰富藏书的过程中，总结概括前人的经验和当时的成果，编制成综合性的群书目录《别录》和《七略》，为中国古代目录学的发展奠定了基础。故历来学者多以为目录之学启自西汉。但是，目录学这个专门名称的出现却晚在 10 世纪的北宋初年。据宋人苏象先笔记《苏魏公谭训》卷四记载：苏象先的祖父苏颂"谒王原叔（宋初王洙，字原叔），因论政事。仲至（王洙之子王钦臣，字仲至）侍侧，原叔令检书史。指之曰：此儿有目录之学"。可见北宋时已有"目录之学"的提法。到了清代，目录学尤其受到重视而几乎成为一时之"显学"，这一名称被广泛使用。

姚名达《中国目录学史·叙论篇》界定"目录学"之名义说："目录学者，将群书部次甲乙，条别异同，推阐大义，疏通伦类，将以辨章学术、考镜源流，欲人即类求书、因书究学之专门学术也。"即目录学是编次群书目录，介绍图书主旨，说明学术源流，指导求书治学的专门学术，突出了古代目录学的学术性和实用价值。

我国目录学的内容极其丰富，概括起来，大致有以下三个方面。

1. 关于目录学基本理论的研究

如目录学的定义、术语及其规范化，目录学研究对象、任务、内容范围，目录学的学科性质，目录学与其他学科的关系，书目种类的划分等。

2. 目录学史

主要研究各个历史时期目录学的发展与贡献，包括对目录学家、目录学理论、目录学方法、主要目录学著作等的分析与评价。

3. 目录学的方法

研究查寻、鉴别、著录、部次图书的基本方法；宣传报导图书的各种方式；目录、索引的种类与功用；目录、索引的编制原则和方法；查考利用图书的方法；目录、索引等工具的组织与宣传；目录工作的组织等。

二、目录的起源与发展

我国的目录学，历史悠久，源远流长，早在殷商时期，目录工作的意识就产生了萌芽。如从甲骨文的储存来看，说明殷人已经懂得对文献进行分类、著录了。虽然这是极为原始地、简单地分类，但确实已经包含着目录工作的意识。

《周礼·春官宗伯》记载：大宗伯的属官有大史、小史、内史、外史、御史五官，他们分司文化典籍。这虽然是后来的儒家学者为周代描述的理想王国里的一部分，但却可以证实周代有大量的文献，并有专人负责保管。既有管理工作，那么编制目录也是势在必行。

春秋末年，孔子开创了私人讲学和私人撰述的局面，他讲学主要是讲授上古流传下来的古文献，这些古文献损失严重，从此，他一边讲学，一边开始了中国历史上第一次大规模地文献整理工作。孔子在进行文献整理的时候，已经自觉或不自觉地运用了目录学的方法。

战国时期，诸子蜂起，百家争鸣，诸子百家不但阐述古代的文献，而且纷纷著书立说，来阐明自己的学术论点。他们把孔子整理六经时创作的大序和小序的形式接受下来，改变成为阐述和宣传自己著作的自序。无论大、小序，还是自序，在当时都已经起到了内容提要的作用，实为目录的一项重要内容，是目录学形成过程中的一种重要过渡形式。对目录的产生起着很积极的促进作用。

古代目录学，萌芽于先秦。如古今不少目录学家都认为《易传》之《序卦》篇，就是早期的一书目录。但目录学的正式兴起则在西汉时期。

西汉时期，随着国家经济、政治实力的增强，文化教育的发展，当时的统治者也相当重视图书、目录事业。汉初以来，便接受秦朝焚书灭典的教训，"大收篇籍，广开献书之路"，使散失的图书得以适时的聚集和收藏，并且开始整理兵书。汉武帝时因感于"书缺简脱，礼崩乐坏"，"于是建藏书之策，置写书之官，下及诸子传说，皆充秘府"。而且由军政杨仆"捃摭遗逸，纪奏《兵录》"，成为见于记载的古代第一部兵书专科目录。西汉末年成帝之时，图书颇有散亡，于是使谒者陈农求遗书于天下，又命著名学者刘向等进行大规模的图书整理与目录编制工作，由刘向总司其事。刘向对所校各书，都要校定新本，编写篇次，撰写一篇撮述全书大意的叙录，然后奏上。刘向所写的各书叙录是一项开创性的工作，树立了叙录体目录的典型。他又把所校各书的叙录汇集成编，称为《别录》。刘向去世后，汉哀帝任命刘向之子刘歆继承这项宏伟的事业。刘歆在已有成果的基础上，只用了大约两年的时间，就完成了我国古代最早的综合性国家图书分类目录《七略》。范文澜《中国通史》说："刘向创始，刘歆完成的《七略》"和《史记》一样，是两部有辉煌成就的大著作，《七略》"不只是目录学、校勘学的开端，更重要的还在于它是一部极可珍贵的古代文化史"。

《别录》和《七略》亡于唐末五代之乱，但《汉书·艺文志》是在《七略》基础上编撰的，从《汉书·艺文志》和《别录》《七略》的佚文来看，刘向、刘歆父子的功绩是巨大的：他们在校勘整理文化典籍的基础上，创立了撰写叙录、总序、大序、小序的方法，编辑综合性的分类目录，进行大量的学术研究，开创了我国古代的目录学。对整个封建社会的图书、目录事业的发展产生了重大的影响。

东汉一代，朝廷十分重视图书的收藏整理工作。汉光武帝建立东汉政权，把西汉朝廷的图书馆和文献档案都从长安搬到洛阳。著名学者班固、傅毅、贾逵、蔡邕等都掌管或参与过校书的工作。这些校书工作为目录事业的发展提供了良好的条件，却没有编制目录的记载。东汉目录事业的成就，集中表现在班固依《七略》而编撰的《汉书·艺文志》上，由此而开创了根据官修目录编制正史"艺文志"的先例，后世的史学家在修史之时，大都设立"艺文志"或"经籍志"，以记录本朝的藏书之盛或一朝人的著作，形成了"史书目录"这一大系列。

魏晋南北朝时期，目录学事业继续发展。官修目录，仅《隋书·经籍志》就著录有十余种，如魏郑默所编《中经》、西晋荀勖《中经新簿》、东晋李充《元帝四部书目》等，都是这一时期重要的官修书目。而南朝刘宋王俭的《七志》和梁阮孝绪的《七录》这两部综合性目录，则成为当时最有影响的目录著作，也标志着私家目录的出现。专科目录，如荀勖撰文学专科目录《文章叙录》，裴松之撰史籍专科目录《史目》，释道安通录古今佛经的《综理众经目录》、陆修静编撰的《三洞经书目录》等宗教目录等，都先后出现。一些目录学家还编制了引用书目，如阮孝绪《七录》所附的《古今书最》。《七录》及后来唐人编的《隋书·经籍志》均设有"簿录"类，著录汉魏以来的目录书，也反映了这一时期目录学的发展和功用为更多人所认识的状况。

唐、宋两代，目录学事业蓬勃发达。其特点不仅表现在官修目录质量的提高、史志目录的发展、"国史艺文志"的兴修、私家目录的勃兴，而且还开展了对目录学理论的研究探讨。《隋书·经籍志》《旧唐书·经籍志》《新唐书·艺文志》《古今书录》《崇文总目》《郡斋读书志》《直斋书录解题》《通志·艺文略》等，都是这一时期问世的目录名著。

元代目录事业发展缓慢。脱脱等所编《宋史·艺文志》主要是依据宋代原有的国史艺文志汇合纂成，专史目录有马端临的《文献通考·经籍考》。

明、清两朝，是我国古代目录学发展的繁盛时期，各种官、私目录著作纷纷问世。明代官修目录和史志目录成就不算很高，但《文渊阁书目》《内阁藏书目录》及焦竑所撰《国史经籍志》，都是很著名的。明代私家目录较为兴盛，大体上以藏书目录及专科目录为主，如高儒《百川书志》、周弘祖《古今书刻》、吕天成《曲品》等都是著名之作。

有清一代，目录书的数量几乎等同于此前各朝的总和，仅《清史稿·艺文志》目录类就著录了一百多种。清代目录著作不仅数量众多，而且从图书收录、编制体例、目录形式和内容价值各方面看，都显示了一种总结前代、开启后来的成就与特色。目录学的功用价值及其学术研究，也得到了充分的认识和长足的发展。《四库全书总目》成为我国古代目录学史上一部集大成的巨著。周中孚的《郑堂读书记》，章学诚的《史籍考》，姚振宗的《后汉艺文志》《隋书经籍志考证》，以及张之洞的《书目答问》等，都是不同类型的目录名著。在目录学研究方面，章学诚等人也颇有成就。

三、目录分类的沿革

我们的祖先很早就已经形成了对客观事物进行分类的认识方法，如《周易·系辞传》就有"方以类聚，物以群分"的名言。将分类的观点应用于图书的管理和目录的编制上特别的重要。面对众多杂乱无章的书籍，人们会感到无从下手，使用困难。应用分类的方法，首先，可以把汗牛充栋的典籍，按照不同的层次有机地组织起来，编成目录，以揭示与报道图书内容；其次，按着一定的分类方法，把图书放置地井井有条，便于寻检。

在进行图书分类时，需要有一定的依据，这就是图书分类法和图书分类规则。无论是编制目录还是使用目录，都必须先熟悉目录中图书分类的方法。我国古代目录学家都十分重视图书的分类，提出并采用了各种不同的分类方法。我国古代目录比较成熟的分类，有两大系统：一是《七略》创始的"六分法"系统，一是西晋《中经新簿》开创的"四分法"系统。

（一）六分法

1. 起源及类目划分

"六分法"是我国最早的图书分类法，它创始于《七略》。据《汉书》记载，刘向等进行大规模校书工作时，一开始其分工就按学术性质分为六类，由各种专门人才分工负责校理各类图书。其中，刘向校经传、诸子、诗赋三类，步兵校尉任宏校兵书类，太史令尹咸校数术类，侍医李柱国校方技类。

《七略》列有辑略、六艺略、诸子略、诗赋略、兵书略、术数略、方技略。其中"辑略"是综述学术源流的绪论，而不是图书分类，所以实际上只有"六略"六类，与当时校书分工的门类相同。《七略》采用的二级分类方法，略下分种，种下分家，据《汉书·艺文志》所载，列其类目如下：

（1）六艺略（分为9种）

易、书、诗、礼、乐、春秋、论语、孝经、小学。

（2）诸子略（分为10种）

儒家、道家、阴阳家、法家、名家、墨家、纵横家、杂家、农家、小说家。

（3）诗赋略（分为5种）

屈原赋之属、陆贾赋之属、孙卿赋之属、杂赋、歌诗。

（4）兵书略（分为4种）

兵权谋、兵形势、阴阳、兵技巧。

（5）数术略（分为 6 种）

天文、历谱、五行、蓍龟、杂占、形法。

（6）方技略（分为 4 种）

医经、经方、房中、神仙。

上述六略即六类，共计 38 种，著录图书 596 家，13269 卷，分门别类，条理清晰，井然有序，这样系统的图书分类法，竟出现在西汉，实属难能可贵。

2. 类目解析

《七略》分类以六艺略为首，"六艺"即儒家的"六经"（易、书、诗、礼、乐、春秋），《论语》《孝经》、小学是学习六经的基础读物，是经学入门之书，所以也列在六艺类。自汉武帝时"罢黜百家，独尊儒术"，将儒家经典奉为最上，故将六艺略列于首位。

刘歆等认为诸子百家学说是"六经之支与流裔"，故诸子略居六艺略之后而列为第二大类，而儒家又列为诸子略之首。诸子略包括先秦以来古代哲学、政治、经济、法律等方面的著作。

赋是汉代特别发达的文学样式，汉武帝以来朝廷又设立乐府官署以采集和制作歌诗，诗赋书籍很多，所以单列一略，次于诸子之下，也大致表现了汉代文学发展的主要成就。

汉代战争频繁，汉武帝崇尚武功，重视军事，曾命军政杨仆次著《兵录》，故汉代兵书很多，将兵书单列一略，排于第四。

数术略收录了自然科学与应用科学方面的书籍，方技略收录了医药、养生方面的书籍。相比六艺、诸子、诗赋所谓的"道"，这些关乎应用的学问只作为"器"，故列于后。

六艺略中的春秋为史书，春秋类中附录史传之书。未将史书单列一大类，是由于当时史书较少，不足以立类。

由上可见，《七略》将图书分为六大类，是根据学科内容划分的；编排六大类的次序，是由政治需要决定的；立类与不立类，是按图书数量的多寡为标准的。六大类之下的小类划分标准，是视各大类的标准而定的。即：有的以专书作为分类标准，如六艺略下分易、书、诗、礼、乐等；有的以学术流派作为分类标准，如诸子略下分儒、道、法等家；有的以图书体裁结合作者为分类标准，如诗赋略下分赋与诗，赋下又按作者分类；有的以学科作为分类标准，如数术略中分天文、历谱等。

通过《七略》的分类，可以看出当时学术的概况和发展流变，显示了中国古典目录学"辨章学术，考镜源流"的特点，也开启了我国古代图书分类的先河。

（二）四分法

1. 起源与沿革

六分法是我国最早出现的图书分类法，它反映了当时学术和图书状况的实际。随着学术和图书状况的进一步发展变化，图书的分类法也必然会重加调整或改革。

从《七略》到魏晋时期的二百多年间，文学创作日益增多，史学著作也有很大发展，而子书、兵书却相对减少。这就使《七略》的六分法不再适用，因此四部分类法就在魏晋时期应运而生了，它是适应魏晋以来学术思想的发展和文献典籍与日俱增的状况而产生的。自四部分类法产生以来，即成为中国古代图书分类法的主流，占统治地位一千多年。而且经过历代目录学家的不断修正与补充，日趋完善，对后世目录分类产生了深远的影响。

西晋初，学者荀勖、张华根据《魏中经簿》，结合西晋国家藏书，编制出《中经新簿》，把六略分类改为四部分类，从此开创了四分法之先例，其分类方法如下：

一曰甲部：纪六艺及小学等书；

二曰乙部：纪古诸子家、近世子家、兵书、兵家、术数；

三曰丙部：纪史记、旧事、皇览簿、杂事；

四曰丁部：纪诗赋、图赞、汲冢书。

从各部所收的图书来看，荀勖的甲、乙、丙、丁四部，实际上就是后世所称的经、子、史、集，这便是四部分类法的创始与开端，也使得图书分类由六分法进入了四分法的重要发展阶段。

东晋初年，大著作郎李充编制《晋元帝四部书目》，依然用四部分类法，但是调整了四部收录内容的次序，换其乙、丙之书，使甲、乙、丙、丁四部，成为五经、史记、诸子、诗赋的顺序。这种四部分类排列的次序，成为后世四部分类法的永制。

至唐初魏征等修《隋书·经籍志》，继承发展荀勖、李充以甲、乙、丙、丁为序的四部分类，正式确立了经、史、子、集四部类目名称，概括各部类书籍的性质内容。《隋书·经籍志》分经部10类：易、书、诗、礼、乐、春秋、孝经、论语、纬书、小学；史部13类：正史、古史、杂史、霸史、起居注、旧事、职官、仪注、刑法、杂传、地理、谱系、簿录；子部14类：儒、道、法、名、墨、纵横、杂、农、小说、兵、天文、历数、五行、医方；集部3类：楚辞、别集、总集。从而形成了一个四部40类，加上道经、佛经两个附录15类共55类的图书分类体系。其后，后晋刘昫等人撰修《旧唐书·经籍志》的时候，将佛、道二录归入子部，四部分类法才真正地确定下来。清代乾隆年间，纪昀等编制了《四库全书总目》，在划分部类子目方面，参考了历代各种图书分类目录，斟酌取舍，建立了一套比较完整地具有部、类、属三级分类的四部分类体系。使四部分类法更能适用于著录一切古籍以及当时兴起的一些新书，达到了更为切合实用、更为完善的境地。

2. 经史子集四部解析

（1）经部

经部所著录的是儒家的书籍和后世儒生解说经书的著作，以及与学习经书有关的读物如"小学"类书籍。列于四部之首。

儒家的经书，最初只有《诗》《书》《礼》《乐》《易》《春秋》"六经"。后来《乐》亡佚，只剩下"五经"。东汉时又增《孝经》和《论语》，合为"七经"。唐代时，在这个基础上，又分《礼》为《仪礼》《周礼》《礼记》，名"九经"；后又将《春秋》分为《春秋左传》《春秋公羊传》《春秋谷梁传》，再加上《尔雅》，共为"十二经"。宋代理学家把《孟子》的地位抬高，就成了宋代的"十三经"，此后相沿不改。

经学在我国封建社会中占据着思想文化的统治地位，为历代统治者所重视。经学书籍一直占有古籍四大部类中的一大部，并居于四部之首。就其数量来说，也可谓汗牛充栋。《四库全书总目》著录经部书籍就多达1773部，20427卷。

（2）史部

史部著录历史类书籍，在图书四部分类中居第二位。

凡是记载和说明国家、地方、人物、事件等的变迁与始终过程的文献，都称之为"史"。《汉书·艺文志》中未设史籍类，史书附于"六艺略"中的"春秋"类，这表明当时的史学书还不很发达。晋荀勖《中经新簿》及李充《晋元帝四部书目》开始为史籍设立部类，正式确立"史部"名目的则是《隋书·经籍志》。

唐玄宗时目录学家毋煚撰《古今书录》，其史部也采用了《隋书·经籍志》十三种细类，并对每一细类加以解释："乙部为史，其类十有三：一曰正史，以纪纪传表志；二曰古史，以纪编年系事；三曰杂史，以纪异体杂记；四曰霸史，以纪伪朝国史；五曰起居注，以纪人君言动；六曰旧事，以纪朝廷政令；七曰职官，以纪班序品秩；八曰仪注，以纪吉凶行事；九曰刑法，以纪律令格式；

十曰杂传，以纪先圣人物；十一曰地理，以纪山川郡国；十二曰谱系，以纪世族继序；十三曰略录，以纪史策条目。"

此后的国家目录和史志目录的史部种类基本上沿用《隋书·经籍志》，而略有增减变更。如将"古史"更名为"编年"，将"簿录"改称为"目录"，《宋史·艺文志》增设"史钞"，《四库总目》增设"纪事本末""别史""时令""史评"，《清史稿·艺文志》增设"金石"类等。这些种类的增设，反映了历史学术的发展和史籍增多等新情况。

（3）子部

子部著录的图书内容经历的变化最大。

秦汉之人称先秦诸学派为"先秦诸子"或"诸子百家"，由于这些学派代表人物都著书立说阐述自己的学术观点，后人为他们的著作命名时亦多以尊称代之，如《老子》《庄子》《列子》《荀子》等。西汉中期，司马谈撰《论六家要旨》一书，将先秦诸子归纳为六家，即：阴阳、儒、墨、名、法、道，这是按学术思想的特点命名之始。

刘向父子对图书进行分类时，设"诸子略"一大类，在司马谈的"六家"之外，又加上了纵横、杂、农、小说四家，共十家，史称"十家九流"。此时的"诸子略"包含的内容都是社会科学方面的书籍。

此后，在以四分法分类图书的目录中，子部的内容逐渐扩大。《隋书·经籍志》子部中除保留了《七略·诸子略》中的"十家"外，又将原兵书略、术数略、方技略的著录内容统统归入了"子部"。《崇文总目》和《旧唐书·经籍志》《新唐书·艺文志》将佛、道二家并入"子部"。这样，所谓"三教九流"都归入到"子部"之中了。此时的"子部"又包含了自然科学和宗教类的书籍。到了明清时期，除了经、史、集三部以外，其他内容的图书统统被"子部"包容了进去，著录了包括哲学、军事、农业、医药、天文、数学、艺术、手工、饮食、动植物以及阴阳五行、风水占卜和类书等方面的著作，其中小说类还包括文学著作。

（4）集部

"集"指诗文集。所以称为"集"，意指将众多诗文汇于一集。

"集部"著录的是文学作品。在《七略》中，文学作品被分在"诗赋略"中。《七志》设"文翰志"，《七录》称为"文集录"，《隋书·经籍志》则直接称为"集部"，下分楚辞（《楚辞》及研究和注释《楚辞》的著作）、别集（个人的诗文集）、总集（汇编众人作品集）三类。后世集部大多沿袭这一体例而增设"文史"（即诗文评）类，《四库全书总目》集部又增"词曲类"，共为五类。有些"集"与医学有一定的关系，因为其中保存了部分医学资料，如嵇康的《养生论》。

在经、史、子、集四部中经部历代沿袭，变化很少；史部基本上只收历史类书籍，专科性较强；集部主要收录诗文集及诗文评著作，特点也比较明显；只有子部内容比较庞杂，其他三部不能归属的，全都统归子部。掌握了这些特点，用四部分类法去寻书就比较方便。

（三）七分法

历史上采用七分法且较有影响的目录主要是南朝王俭的《七志》与阮孝绪的《七录》。

王俭在刘宋作秘书监丞时，即主持编成《宋元徽元年四部书目》，后来不满于这种以甲、乙、丙、丁部次群书的四分类法，于是又依《七略》之体别撰《七志》。据《隋书·经籍志·序》所载，《七志》的分类如下：

（1）经典志（纪六艺、小学、史记、杂传）

（2）诸子志（纪古今诸子）

（3）文翰志（纪诗赋）

（4）军书志（纪兵书）

（5）阴阳志（纪阴阳图纬）

（6）术艺志（纪方技）

（7）图谱志（纪地域及图书）

附：道经、佛经

由上可知《七志》实分为九类，前六志均本《七略》，只是对类名作了改变。但"图谱志"和道、佛二录，则是新增的。反映了当时的图书变革情况。

梁阮孝绪所撰《七录》是根据《七略》，参照《七志》，又结合当时文献的具体情况，创立新的"七分法"而成。

《七录》计十二卷，分内外二篇。内篇五录：经典录（纪六艺），记传录（纪史传），子兵录（纪子书、兵书），文集录（纪诗赋），术技录（纪数术）；外篇二录：佛法录，仙道录。阮孝绪把史传从六艺经典中别出而为"记传录"，将兵书归入诸子类合为"子兵录"，在七录之下又分为55类，这对此后的图书分类编目的发展很有影响。

（四）其他分类方法

六分法与四分法是我国古代图书分类的两大体系，自汉至南北朝，六分法占统治地位，自隋至清，四分法占统治地位。但是，即使在四分法盛行的长时期内，也有学者不守成规，另创新分类法的。

北宋李淑《邯郸图书志》载其家藏图书五十七类，在经、史、子、集四志外，又有艺术志、道书志、书志、画志，合为八志。

南宋郑寅撰私藏目录《郑氏书目》，于经、史、子、文四录外，加上艺录、方技录、类录，也是七类。

南宋目录学家郑樵的《通志·艺文略》将图书分为十二类，经类以外，别立礼、乐、小学三类；诸子类外，别立天文、五行、艺术、医方、类书五类；加上史类、文类而为十二类。

清代学者孙星衍《孙氏祠堂书目》，虽在《四库全书总目》编成以后不久编纂，也突破了权威性的四分法，而将图书分为十二类：经学、小学、诸子、天文、地理、医律、史学、金石、类书、词赋、书画、说部（即小说）。

清代张之洞的《书目答问》，则采用了以"丛书"和经、史、子、集四部并列的"五分法"。张之洞认为丛书"其中经史子集皆有，势难隶于四部，故别为类"。这种"五分法"后来被实际运用在近代和现代的古籍编目工作中。

总之，以上分类方法虽然在历史上并未形成体系，但对目录学的发展起到了一定的推动作用。经史子集四部分类法虽是古代图书分类的主流，但也并非一成不变。此后，各种新的图书分类法不断问世，进一步突破了四部分类法的传统。图书分类法逐步进入了现代时期。

第二节　目录的作用

图书是人类知识的宝库，目录学就是打开这座宝库大门的金钥匙。我国历史悠久，文献众多，仅现存中医古籍就有万余种，新增文献更是数不胜数。面对这巨大的文山书海，人们怎么才能很好的利用它呢？目录学，就是将这庞大的知识宝库和使用者沟通起来的一座桥梁。无论过去还是现在，对于掌握文献的基本状况、深入研究某门学术、读书学习等，目录学都是必不可少的知识，它的作用是多方面的。

一、读书治学的入门向导

清代史学家王鸣盛在《十七史商榷》中说到："目录之学，学中第一紧要事，必从此问途，方能得其门而入。"中国历代文献典籍浩如烟海，要想找到一条合适的治学之路，单凭兴之所至地涉猎翻阅或师友的口耳传授，是远远不够的。我们必须借助目录学的知识，以获得读书治学的门径，收到事半功倍的效果。

在读书治学方面，目录学有以下指导作用：

（一）分类图书，便于寻检

目录工作者将众多的图书进行整理，编制成目录。读者通过目录，可以清晰地看到各科各类图书，编排地井井有条。读者可根据自己的需要，"因类索书，因书究学"，使读书治学更有针对性，极大地提高效率。

（二）考镜源流，学有所承

古代的一些目录学家认为，目录学应该具有"辨章学术，考镜源流"的作用，他们在编制目录时，运用书序的形式，对于某一部类古籍和某一流派的学术起源、发展、转变，都进行简要介绍，这类目录兼有学术史的性质。

目录所著录之图书，还能反映出各个时代某种学术发展水平。例如：《汉书·艺文志》著录的图书主要是经部与子部的书，而不立史书之类目，将《春秋》附于经书中，反映出先秦至汉代，经学占统治地位，同时诸子蜂起，百家争鸣，各自著书立说，所以子部之书数量最多。《隋书·经籍志》著录了《婆罗门天文经》《婆罗门算经》《婆罗门药方》等书，反映了魏晋南北朝以后，中国与印度进行文化交流的情况。

（三）提要钩玄，学有侧重

古今文献数量庞大，即便是研究某一专类图书，再有精力的人也不可能全部掌握。因此，学习时就要选择性地读书。一些提要性目录、推荐目录，可以起到指导作用。这类目录向读者介绍哪些书学术价值高，应该精读，哪些书适合粗读，哪些书应该通读，哪些书可以选读，哪些书不必读。

二、科学研究的指南

科学研究的特点是有一定的连续性和继承性，科研工作有一个共同点，就是必须建立在对前人研究成果的学习、继承的基础上，不能凭空臆造。前人的科研成果，每一门科学的过去和现状，都会用文献的形式保留下来。因此，阅读文献，占有资料，是科学研究的基础。掌握目录学这一工具，对科研工作有以下帮助：

（一）掌握科学动态

信息时代，每天都有大量新的图书、论文等问世，这些新文献，被编入目录、索引中，科研工作者可以利用新书目和期刊索引、文摘来及时掌握科学研究的动态，取得赶超世界先进水平的主动权。

（二）制定科研规划

利用目录能够全面掌握某一学科的历史、现状与发展趋势，了解前人在某一领域做了哪些工作，取得了什么成绩，哪些问题亟待进一步解决，为制定科研规划提供重要依据，为选择课题提供可贵借鉴。

（三）开拓视野，活跃思维

每一学科都有其特定的内容，同时又都有其相近学科，科研工作者不仅必须掌握本门学科的知识，而且要涉猎许多相近学科的知识。运用目录学这一入门向导，可以广泛学习与掌握大量知识，开拓视野，活跃思维，在遇到问题时能触类旁通，对科研大有裨益。

（四）搜集与利用资料

文献资料数量非常大，如果不具备目录学常识，查寻起来漫无边际，既浪费时间，又查不完全。利用目录学知识，选择书目、索引等工具，从中查找资料线索，按图索骥，就可以全面、准确、迅速地获得自己所需要的资料。节省了查阅资料的时间，就等于延长了科研活动的有效时间。

辛辛苦苦搜集了一大堆资料，若不按一定的分类方法科学组织起来，就象一堆废纸，毫无用处。利用目录学的分类方法，将这些资料进行科学分类，排列组织成一个系统，各方面各类资料井然有序，检取自如，就大大提高了工作效率。

三、目录在文献研究中的作用

（一）考存佚

通过目录可以考查古籍之存佚，为发现、判定新浮现之书，或访求、研究著录亡佚之书，提供依据。

如 2013 年成都老官山 3 号墓出土的 9 部医书，其中经初步整理暂定名为《敝昔医论》的古医书格外引人注意，专家认为：" '敝昔'二字为'扁鹊'的通假字，《敝昔医论》极有可能为扁鹊学派已经失佚的经典书籍。"《汉书·艺文志》中载有"医经七家"，其中即有《扁鹊内经》《扁鹊外经》的著录，但早已不传于世。此次考古的重要发现，其考证依据之一便是目录的记载。

（二）辨真伪

通过目录可以核验医籍传承之源流，进而分析真伪，寻找佐证之资。若某一种书不见于前代史志或书目，而突然出现，或在较晚的书目中始有记载，一般多为伪书。

如《银海精微》原题唐·孙思邈撰，此说未足为信。此书先后为明清书目著录，最早者为明万历间赵琦美《脉望馆书目》，其曰："银海精微二本。"此书若真为唐代孙思邈所著，则当为其后唐宋诸书目以及明代其他稍早书目如《万卷堂书目》等著录，然实则未见著录，故此说益见其伪。

（三）归部类

通过目录分类可以考订古书分类，通过对图书进行科学分类来实践"辨章学术，考镜源流"，使读者能即类求书、因书究学。

根据目录分类可以将一部书籍准确地划归为某类，从而有利于书籍的检索和利用。如北宋刻本《六甲天元气运钤》，历代史志书目著录甚罕。元脱脱等撰《宋史·艺文志》载：赵从古《六甲天元气运钤》，归入医书类。宋郑樵《通志·艺文略》著录：《六甲天元气运钤》二卷，归入医方类/脉经类。明焦竑《国史·经籍志》著录：《六甲天元气运钤》二卷，归入医家类/经论类。最后此书入藏国家图书馆，但因近代著录者不解书中奥义，未查古代书目著录分类，以致误入他类，无从取舍。

（四）定卷次

通过目录可以审订古书之卷次分合，为厘定卷次传承体系，辑复亡佚篇目，提供可据之资。

古籍流传中往往因编订或辑校者的整理出现卷次排列和组合的差异，通过书目著录可以追溯卷次变化，为校勘古籍提供依据。

此外，根据目录的款目信息可以判断古籍的卷数以及流传中的缺佚情况。如清丁其誉编《寿世秘典》，现存清康熙十二年维扬丁氏颐吉堂自刻本，中国中医科学院图书馆藏本存九卷，甘肃中医药大学图书馆藏本存十四卷，均非全本。《四库全书总目提要》云："《寿世秘典》十八卷……是书专为养生而作，凡分十二门，曰月览，曰调摄，曰类物，曰集方，曰嗣育，曰种德，曰训纪，曰法鉴，曰佚考，曰典略，曰清赏，曰琐缀……其法鉴、典略二门有录无书，注云嗣刻，则未成之本也。"可见本书存目十八卷，实际刊刻仅十五卷，未刻之法鉴一卷、典略二卷后世亦未再刊行，据此，可将现存两个藏本合璧以成完帙。

（五）补史料

通过目录可以因书究学，因学识人，为增订正史不载之史料，提供补充。正如余嘉锡先生《目录学发微》所云：目录之学，实兼学术之史。

如清曹禾撰《医学读书志》以历代名医为序，将史志所载及所见书目罗列于各医家名下，且注明出处。每家书名之后，附以撰者简述，提要钩玄，以考订源流，如："宋孙氏兆，《明史·艺文志》：《素问注释考误》十二卷。上书一种，宋殿中丞孙兆撰。兆父用和，昭陵时官尚药奉御、太医令，《宋志》有孙氏传，《家秘宝方》五卷，自言为思邈之后，父子皆以医名。兆弟宰为河东漕属，吕惠卿为并帅，从宰得其书序而刻之。与兆同校书之国子博士高保衡，字若讷。《宋史·艺文志》有《素问误文阙义》一卷，《伤寒类要》四卷，与孙氏之书世皆不传。"对研究医学发展史和考证医学文献，具有参考价值。

（六）别版本

整理古籍的最基本方法之一就是校勘，这就需要搜集多种版本。通过目录可以查寻某一部书成于何时，著者姓名，最早由何人在何时何地刊行，后世流传多少种版本。搜集到多种版本之后，又需要辨别优劣，选择善本作为底本或主校本。

通过目录还可以辨版本之优劣，考版本之源流。古书流传中辗转翻刻，初刻、重刻，初印、重印，重修、增修、增补等情况，不一而足，因此造成一书的不同版本之时代早晚难于判断，这就需要翻阅前人的目录著作，看看前人经眼著录的情况，借以索取相关信息，为版本鉴定提供证据。

（七）品得失

通过目录可以了解古书篇目、内容、价值，甚至在学科史中的地位，为启迪后学，增广见闻，提升学养，提供助益。

此外，通过目录，还可以求索医籍撰述要旨，明晰学术传承和发展脉络，了解医家师承授受源流，划分医学流派等，从而提升中医文献研究的水平和成效。

第三节　目录的类型

目录依照其编制目的和收录范围，可分为综合目录、专科目录、特种目录三个大类。综合目录包容总括各部类的书籍，专科目录专门收录某一特定学科的文献，特种目录则是按照特定的目的或用途编成的目录。

一、综 合 目 录

综合目录以一时、一地、一单位或某一类型的所有图书为目录编制对象，而不受某一学科或某一特定目的的限制，如国家图书目录、史志目录、私家目录、地方文献目录、丛书目录等。

（一）国家图书目录

国家图书目录，即所谓"朝廷官簿"，又称官修目录，主要指政府指派官员对国家藏书进行整理后所编制的图书目录。我国官修目录始于西汉刘向的《别录》，其后几乎历朝都有纂修。据汪辟疆先生《目录学研究·汉唐以来目录统表·官书目录表》统计，从西汉至明末产生的官修目录有 32 种。其中清乾隆时修撰的《四库全书总目》是这类目录书中最突出的代表作。历代所编国家图书目录主要者如：

（1）汉《七略》，西汉刘向、刘歆撰，残。

（2）魏《中经》，魏郑默撰，佚。

（3）晋《中经新簿》，西晋荀勖撰，佚。

（4）晋《元帝四部书目》，东晋李充撰，佚。

（5）南朝宋《元嘉八年四部目录》，宋谢灵运撰，佚。

（6）南朝宋《宋元徽元年四部目录》，宋王俭撰，佚。

（7）南朝齐《永明元年四部目录》，齐王亮、谢朏撰，佚。

（8）南朝梁《文德殿四部目录》，梁刘孝标撰，佚。

（9）南朝陈《德教殿四部目录》，佚名，佚。

（10）隋《开皇四年四部目录》，隋牛弘撰，佚。

（11）隋《大业正御书目录》，隋柳顾言撰，佚。

（12）唐《开元群书四部录》，唐殷践猷撰，佚。

（13）唐《古今书录》，唐毋煚撰，佚。

（14）宋《崇文总目》，宋王尧臣撰，并在"史部"立"目录"类，佚。清钱东垣等有《辑释》5 卷，《补遗》1 卷。

（15）宋《中兴馆阁书目》，南宋陈骙撰，佚。赵士炜有《辑考》5 卷。

（16）宋《中兴馆阁续书目》，南宋张攀撰，佚。赵士炜有《辑考》1 卷。

（17）明《文渊阁书目》，明杨士奇撰，著录文献 7256 种，42600 余册，今存。

（18）明《永乐大典目录》，明解缙等撰，著录文献 22877 卷，今存。

（19）清《四库全书总目》，清纪昀等撰。著录文献 3461 种，79309 卷；又存目 6793 种，93551 卷，今存。

（20）清《天禄琳琅书目》正、续编，乾、嘉时于敏中等奉敕撰，著录善本书 288 部，今存。

明代以前的官修目录大都亡佚，残存的有宋《崇文总目》，南宋《中兴馆阁书目》和《中兴馆阁续书目》两书尚存辑本，完整保存的只有明《永乐大典目录》《文渊阁书目》。此外，《汉书·艺文志》据刘歆《七略》编成，《旧唐书·经籍志》据毋煚《古今书录》编成，从两志中还可以见到《七略》《古今书录》这两种官修目录的概貌。

封建国家财力、物力雄厚，权力高度集中，能运用政府的力量搜访购求保存图书，所以国家藏书能较准确地反映一个时期图书文献保存的全面状况，这种目录往往规模大，录书多，内容丰富，代表着当时国家藏书的实际水平。如刘歆《七略》，即著录汉代宫廷藏书"大凡三万三千九十卷"，唐毋煚《古今书录》著录开元中集贤院藏书"大凡五万八千五十二卷"，规模都十分庞大。国家又能集中全国的优秀学者从事图书整理编目工作，所以官修书目往往分类较为合理，著录较为详尽，多有叙录和解题，编纂质量很高，代表着当时学术发展的水平。

官修目录有许多优点，所以普遍为学者所重视。即使残缺不全的《崇文总目》，著录简略的《文渊阁书目》，后人辑录的《中兴馆阁书目》等也可以为我们提供重要的文献信息。如《四库全书总目》，在清代乾嘉朴学之风大盛的学术氛围中修成，又集中了当时最优秀的学者撰写提要，可谓中国数千年学术文化的总结性成果，尤为人们所推重，视为"读书之门径，学者舍此，莫由问津"。

（二）史志目录

史志目录，指史籍中含有的目录。我国古代史学家著书，力图全面反映一朝一代的历史面貌，所以书中有记录文化学术的内容，其中记录图书情况的称作"志"。自班固首撰《汉书·艺文志》以来，历代多有撰著。史志目录主要有正史目录、国史目录、专史目录三种类型。

1. 正史目录

今存正史目录有《汉书·艺文志》《隋书·经籍志》《旧唐书·经籍志》《新唐书·艺文志》《宋史·艺文志》《明史·艺文志》《清史稿·艺文志》等 7 种。前朝正史由后一朝代组织人力编写，其中书目往往根据前朝国家藏书目录及有关文献资料撰成，所以规模很大，内容全面，资料丰富，且有辨章学术、考镜源流的优良传统，加之它保存较为完整，所以更受学者重视。但因为它系后人所修，所以不像官修目录那样能确切反映当代国家藏书的实际情况。

《汉书·艺文志》据刘歆《七略》撰成，录书 13269 卷，全面反映了西汉以前学术文化和文献典籍的状况。《隋书·经籍志》由魏征等修成，收录梁、陈、齐、周、隋五代官私书目中所载的典籍，共计 6518 部，56881 卷，规模庞大，反映了隋代和六朝图书典籍的状况。《旧唐书·经籍志》据唐代毋煚所编《古今书录》编成，收书 53915 卷，但所反映的只是开元时集贤院图书状况，没有著录开元中后期以后的图书，很不完整。《新唐书·艺文志》在《旧唐书·经籍志》的基础上进行了增订，补入其他唐人著作 27127 卷，完整地反映了唐人著述的全貌。《宋史·艺文志》主要以吕夷简等所撰四部《国史艺文志》为基础，补充当时史馆所存书籍编成，录书 9819 部，119972 卷，但编辑较草率，多有重复。以上五部目录兼收古今之书，即收录当时存在的该朝人及前代的著作。只有《明史·艺文志》《清史稿·艺文志》仅"纪一朝之著述"，分别著录了明、清两代的著述，而不及前人的著作。

清代以来，许多学者以正史目录阙甚为憾，纷纷为作补志，他们经过考证、补订、汇编、补辑、撰修出原来正史中未修的艺文志，使各正史都有了艺文志。原无史志完全补作的主要有清侯康《补后汉书艺文志》《补三国艺文志》、清黄逢元《补晋书艺文志》、聂崇岐《补宋书艺文志》、陈述《补宋书艺文志》、徐崇《补南北史艺文志》、清宋祖骏《补五代史艺文志》、清王仁俊《西夏艺文志》、缪荃孙《辽艺文志》、清龚显曾《金艺文志补录》、清钱大昕《元史艺文志》等。对原有史志书目进行补充的主要有清姚振宗《汉书艺文志拾补》、清张鹏一《隋书经籍志补》、武作成《清史稿艺文志补编》等。它们大多已收入中华书局出版的《二十五史补编》一书中。

2. 国史目录

正史一般是后一朝撰前朝之历史，若修本朝的历史称为"国史"。

宋朝开始，在编撰国史时，也根据馆阁藏书目录来编修《艺文志》，按所涉及朝代命名。

宋代修过七次国史，其中四部有艺文志。

《三朝国史·艺文志》，著录宋太祖、太宗、真宗三朝典籍。

《两朝国史·艺文志》，著录宋仁宗、英宗两朝典籍。

《四朝国史·艺文志》，著录宋神宗、哲宗、徽宗、钦宗四朝典籍。

《中兴四朝国史·艺文志》，著录宋高宗、孝宗、光宗、宁宗四朝典籍。

这四种国史艺文志均已亡佚，只有明代学者焦竑于万历年间编修的《国史经籍志》六卷保存了下来。

以上国史目录，是在正史目录体例启发下产生的，同时又为正史目录的编撰提供了依据。

3. 专史目录

专史目录主要是指某些政书中的目录而言。如宋郑樵《通志·艺文略》、清嵇璜《续通志·艺文略》《清朝通志·艺文略》、元马端临《文献通考·经籍考》、清乾隆十二年敕编《续文献通考·经籍考》《清朝文献通考·经籍考》、清刘锦藻《清朝续文献通考·经籍考》等七部，这七种目录均收录进浙江古籍出版社出版的《十通》中。

此外，地方志中的《艺文志》也有许多书目，如《山东通志·艺文志》《湖北通志·艺文志》《安徽通志稿·艺文考》等。利用它们可以了解一地文献书籍的状况，查找某人的著作。

自《汉书·艺文志》开始，史志书目都有辨章学术、考镜源流的优良传统。由于规模较大，每部书的著录事项较简明，但从全书而言，却能按学术分类对书籍作适当的归类，从《隋书》开始，都是采用四部分类法。全书有序，类或小类之后往往各有小序，以明得失源流，作者、书名、卷数之下或有小注，就作者、书的存佚情况等作若干补充，这都有益于读者。

（三）私家目录

即私人藏书目录。私家目录是相对于官修目录而言的，它包括两种类型：一种是私家藏书目录，所著录的只是私人所藏的图书；另一种虽然也是私人撰写，但所著录的图书既不全是私人藏书，也不仅限于政府藏书，而是官私藏书都在其中的。这一种书目以南朝宋王俭《七志》发其端，南朝梁阮孝绪《七录》承其绪。私人藏书起源很早，私人编制书目则始见于六朝，但唐以前的私家目录都已不传，传世者以宋晁公武《郡斋读书志》、尤袤《遂初堂书目》、陈振孙《直斋书录解题》为较早。明代有陈第《世善堂藏书目》、高儒《百川书志》、赵琦美《脉望馆书目》、钱谦益《绛云楼书目》、黄虞稷《千顷堂书目》等。

清代私家藏书风气很盛，私人藏书目录多，如钱曾的《述古堂书目》《也是园藏书目》《读书敏求记》、徐乾学《传是楼书目》，清中叶吴寿旸《拜经楼藏书题跋记》、黄丕烈《百宋一廛书录》《荛圃藏书题识》、孙星衍《孙氏祠堂书目》《平津馆鉴藏书籍记》，清后期瞿镛《铁琴铜剑楼藏书目录》、杨绍和《海源阁藏书目》、陆心源《皕宋楼藏书志》、丁丙《善本书室藏书志》、缪荃孙《艺风堂藏书记》等，都是著名的私家目录。

　　私家目录为藏书家编撰，藏书家往往也是学问家，所以私家目录除了少数几种仅著录作者、书名、卷数外，大多数都有提要、跋语或题识，往往详细记载了书的序跋、钤印、牌记、行款、字体、纸墨、避讳等，叙述书的流传经过，为其他目录中少见。而且所记多经目验，非道听途说者可比。因此，私家目录虽不如官修目录之宏富，但其学术价值并不因此而降低。

二、专科目录

　　专科目录是将某一专门学科的书籍汇编而成的书目，学科范围或大或小，大的可以是经、史、子、集四部中的一部，小的可以是一类著作（如年谱、诗话）、一部书（如《史记》《说文解字》《杜甫诗集》）的书目。

（一）经学目录

　　东汉末年郑玄著《三礼目录》，可算是最早的经学目录。最重要的经学目录为清朱彝尊的《经义考》三百卷。每书注存、佚、阙、未见。全录原书序跋，以及有关各书的评述文献，并附按语。"上下二千年间，元元本本，使传经原委，一一可稽，亦可以云详赡矣。"（《四库全书总目》卷八五）。

　　向来被视作经学附庸的小学，即语言文字之学，也形成了一个专科书目系列，重要的有清谢启昆《小学考》、胡云玉《雅学考》、黎经诰《许学考》、崔骥《方言考》等。

（二）史学目录

　　现存最早的史学目录是宋高似孙的《史略》，现代学者谢国桢有《晚明史籍考》《清开国史料考》；专书目录有贺次君的《史记书录》、杨殿珣的《中国历代年谱总录》、谢巍的《中国历代人物年谱考录》、朱士嘉的《中国地方志综录》、北京天文台编的《中国地方志联合目录》、容媛的《金石书录目》等。清章学诚编撰、经众多学者增订的史学书目巨著《史籍考》，不幸毁于火灾，仅从尚存的章氏《论修史籍考要略》《史籍考释例》《史籍考总目》中得知梗概。

（三）子部目录

　　综录诸子书的有宋高似孙《子略》、清王仁俊《周秦诸子序录》、胡韫玉《周秦诸子书目》、陈钟凡《诸子书目》；专录某类子书的有张伟仁主编的《中国法制史书目》、陆达节的《历代兵书目录》、王毓瑚的《中国农学书录》、丁福保的《历代医学书目提要》、薛清录主编的《全国中医图书联合目录》、中央音乐学院中国音乐研究所编的《中国古代音乐书目》、余绍宋的《书画书录解题》；专录一部子书书目的有王重民的《老子考》等。

（四）集部目录

　　断代的集部目录，如明张溥《汉魏六朝百三名家集题辞》、万曼《唐集叙录》、张舜徽《清人文集别录》、袁行云《清人诗集叙录》等；专录一种文体的目录，如姜亮夫《楚辞书目五种》、洪湛侯主编《楚辞要籍解题》、元钟嗣成《录鬼簿》、王国维《曲录》、黄文旸《曲海目》、孙楷第《中国通俗小说书目》、袁行霈、侯忠义《中国文言小说书目》、饶宗颐《词集考》等；一部书的目录，如周采泉《杜集书录》、郑庆笃、焦裕银等合编的《杜集书目提要》、马蹄疾《水浒书录》、一粟《红楼梦书录》等。

三、特 种 目 录

特种目录是依据特定目的或用途而编成的目录，与专科目录专收某种专门学科的书籍不同，它可以为同一目的把不同学科的文献都组织在一起，下面择要举出几种。

（一）推荐目录

又称举要目录或导读目录，是根据一定目的、针对一定的对象、选择有关书籍向读者推荐的一种目录。如清张之洞的《书目答问》，收书 2200 多种，处处体现实用性的原则，在著录书籍的选择上，其《略例》云："凡无用者、空疏者、偏僻者、淆杂者不录，古书为今书所包括者不录，注释浅陋者、妄人删改者、编刻讹谬者不录。古人书已无传本，今人书尚未刊行者不录。旧椠、旧钞偶一有之，无从购求者不录。经部举学有家法、实事求是者，史部举义例雅饬、考证详核者，子部举近古及有实用者，集部举最著者。"

编者尤其重视新的研究成果，多列清人研究著作。在版本著录上，《略例》说："多传本者举善本，未见精本者举通行本，未见近刻者举今日现存明本。"在分类上，此书于四部之外，别立丛书一部，成为五部，并附《别录》，分群书读本、考订初学各书、童蒙幼学各书，使本书成为一部完整的推荐目录。

（二）鬻贩目录

鬻贩目录是为推销图书而编制的一种目录，多为书商或出版发行单位所编。最著名者，如孙殿起《贩书偶记》和《贩书偶记续编》，系作者在北京开设通学斋书店数十年手经目睹之书籍记录而成。两书共收古籍单刻本 15000 余种，著录书名、卷数、作者姓名、籍贯、刊刻年代等，凡见于丛书中的只收初刊单行本或抽印本，凡见于《四库全书》中的书只收卷数不同的异本，基本上是一部清代以来的著述总目，其作用相当于《四库全书总目》的续编，所录多稀有罕见的书，可从中了解许多书籍的存佚情况。

（三）版本目录

版本目录是着重注明版本、辨明不同版本并进行版本考证的目录。最早在目录中著录版本事项的是南宋尤袤的《遂初堂书目》。清代学者十分重视版本，往往在书目中特别标明版本，如钱曾《述古堂书目》、黄丕烈《荛圃藏书题识》《士礼居藏书题跋记》、莫友芝《郘亭知见传本书目》等。断代版本目录有四川大学古籍研究所编《现存宋人别集版本目录》、李致忠《宋版书叙录》等。善本书目也是一种版本目录，有《中国古籍善本书目》《北京图书馆善本书目》《上海图书馆善本书目》等。

（四）禁毁目录

禁毁目录是著录被统治者禁止或销毁的书籍的目录。历史上大规模的焚书起自秦朝，《宋史·艺文志》载"《禁书目录》一卷"，注云"学士院、司天监同定"，这是我国禁毁目录见于记载之始。清代文字狱盛行，禁书目录也最多。如 1782 年刊发的《销毁抽毁书目》列入 300 多种书，主要是明人著作，1788 年的《禁书总目》所列达 1500 余种。现在比较易见的禁毁目录，有中华书局版《四库全书总目》所附录的《四库撤毁书提要》，商务印务馆 1957 年版姚觐元编、孙殿起辑《清代禁毁书目（附补遗）·清代禁书知见录》等。这是了解某个时代政治文化政策的重要资料之一。

此外，特种目录还有伪书目录、阙佚目录、经眼目录、引用书目录、个人著作目录、目录之目录等。

第四节　目录的基本结构

现代一部完整的目录书，往往由前言（或称说明、凡例、序言、编例等）、目次、正文等部分构成。前言简要说明该目录书的编制目的，文献收录范围，目录的性质、用途、特点、读者对象、使用方法等；目次相当于一部书的目录部分，是该目录书内容结构及其体例的大纲；正文部分是目录书的主体，它由书名著录和提要组成。如《中国中医古籍总目》一书，就主要由前言、目次和正文构成。

古代目录书的结构则有所不同，余嘉锡《目录学发微》卷二说：目录之体制，"大要有三：一曰篇目，所以考一书之源流；二曰叙录，所以考一人之源流；三曰小序，所以考一家之源流。"一部体制完备的古代目录，其基本结构主要包含篇目、提要（叙录）、类序三项。

一、篇　　目

篇目是任何目录要著录的第一项内容，标注图书的基本内容和形式特点，包括书名、篇卷数、作者三方面，反映图书的外部特征。例如：

《昌黎集》四十卷、《外集》十卷（唐吏部侍郎南阳韩愈退之撰）

早期的古书大都没有篇名和书名，现有的篇名、书名是在文献整理过程中产生或确定的。如章学诚《文史通义·繁称》篇所说："古人著书，往往不标篇名，后人校雠，即以篇首字句名篇；不标书名，后世校雠，即以其人名书。"以篇首字句名篇的，如《论语》"学而""为政"等篇名，《孟子》"梁惠王""公孙丑"等篇名均是。以其人名书的，如《汉书·艺文志》所著录的《列子》《墨子》等。

篇卷是古代计算书籍起讫的单位。最初，凡文字的载体用竹简者，称为"篇"。到了后来，多用缣帛作为载体，以"卷"命之。自文字载体用纸以后，雕版印书，装订成册，于是，代表书籍物质上起讫的单位，又有了"册"。从物质上的起讫单位论，"篇"最短，"卷"较篇长，"册"又可容纳许多卷。

篇目除了著录书名、篇卷之外，还著录编撰者姓名。《别录》中《子思》《贾谊》《屈原赋》等，都是追加的书名而非作者。《汉书·艺文志》表现不同，著录的刘向、许商、扬雄、杜林等人著作，将著者著录于注释之中，开始有了著者的著录。

篇目包括书的名称、篇卷数、撰述者（有时还标上版本和收藏者）等，反映了书籍的基本特征。

二、提　　要

又称"解题""叙录""书录""志""考"等。列于篇目之后，用以揭示图书的内容主旨、价值得失，介绍作者生平事迹、学术源流，以及该书的版本、校勘、流传情况等。提要是古代目录书中最重要的部分，是古代目录学具有学术性和指示读书治学作用的具体表现之一。

西汉刘向首开为群书分类撰写提要之例，其《别录》对后世目录学的发展影响深远。南宋陈振孙《直斋书录解题》第一次以解题为书名，《四库全书总目》在对该书所作的提要中，也阐述了解题的内容和作用："其例以历代典籍分为五十三类，各详其卷帙多少，撰人名氏而品题其得失，故曰解题。"又说："古书之不传于今者，得藉是以求其崖略；其传于今者，得藉是以辨其真伪，核其异同，亦考证之所必资。"对宋代《崇文总目》所作提要中说："宋人官私书目存于今者四家：晁氏（南宋晁公武，著《郡斋读书志》，也为解题目录）、陈氏二目，诸家藉为考证之资，而尤袤《遂初堂书目》及此书则若存若亡，几希湮灭，是亦有说无说之明效矣。"正是因为有提要，使晁公武和陈振孙的目录比其他目录书更被后人所看重，成为后世考辨典籍真伪的重要依据。

提要为读者了解书籍提供了方便，较一般书目更受读者欢迎，历代沿袭此体例的目录书不少。《四库全书总目提要》也采用这种形式，不仅审订篇次，还推论作者生平，考辨其得失，进行了较为客观全面的评价，使该书成为了一部富有学术价值的目录学经典著作。由于取材内容和撰写方法不同，可将提要分为三种类型：

（一）叙录体提要

这种提要是刘向在孔子的大、小序和诸子百家的书序基础上创立的。刘向在校理政府藏书时，给所校各书撰写出叙录，其内容构成包括概述校勘工作流程，简述作者生平，叙述书籍的学术源流和价值。后世历代文献提要虽然在内容取材、撰写方法上有所变动或改进，但总的来说都在这个框架之中。

以《列子》提要为例，其内容大体可以概括为六个部分：

1. 说明书籍的流传情况

提要中记述了当时见到的《列子》有五种传本，如"秘中书""太常书""太史书""向书""参书"。提要云："孝景皇帝时，贵黄老之术，此书颇行于世，及后遗落，散在民间，未有传者。"就是对《列子》一书流传情况总的说明。

2. 介绍书籍的文字增删与篇帙分合

提要中介绍书籍文字的情况，如有的本子"字误，以尽为进，以贤为形"。同时也介绍了各种本子篇帙的不同，有六篇、五篇、四篇不等，于是删除重复的十二篇，定为八篇。

3. 叙述作者的生平和时代

提要说："列子者，郑人也。与郑缪公同时，盖有道者也。其学本于黄帝、老子，号曰道家。"对作者的名氏、出生地、时代、学行都作了简要的交待，可藉此了解作者的时代与学术背景。

4. 探究学术源流

《列子》提要曰："其学本于黄帝、老子，号曰道家。道家者，秉要执本，清虚无为，及其持身接物，务崇不竞，合于《六经》。"是对该书学术源流的探讨，指出列子及其著作师承黄帝一派学术，并对道家的学术要旨作了简明的评介。

5. 分析书籍的内容

《列子》提要从对《穆王》《汤问》《力命》《杨朱》等四篇文章的内容分析入手，指出前两篇内容"迂诞恢诡，非君子之言"，而《力命》《杨朱》二篇，又其义相悖，"不似一家之书"。

6. 对书籍的评价

提要指出《列子》中某些篇章的不足后，对全书做了一个总的评价，认为"然各有所明，亦有可观者"。

以上是叙录体提要的基本内容，这种类型的目录比较有代表性的是《郡斋读书志》《直斋书录解题》《四库全书总目提要》等。叙录体提要既注重阐述图书内容，又注重叙述作者著书之旨意，属于提要中最为完备的一种体例。

（二）传录体提要

传录体提要是比叙录体内容简略的一种体例，始创于王俭的《七志》。这种提要在著录图书之后，不述作者之意，只在书名之后，立一作者小传，介绍作者的生平事迹。对其书的内容及评述不予置论，可能寓有"知人明书"之意，了解其人，亦可推知其著述之一斑，并可因人以求书了。这种目录书为数最少，今人郭霭春主编之《中国分省医籍考》即属此类。

这类提要由于未能全面揭示图书内容及其价值得失，常常不受目录学家推崇。其实为每书作者立传，对了解图书内容也是有意义的。

（三）辑录体提要

是广泛收集与作者及该书相关的资料，诸如官修目录、史志目录和私家目录的著录，还有传记、原书序跋、笔记、语录、诗话、文集内的议论以及各家之评述等，间或附以编者之按语，来揭示图书内容和评价图书的一种体例。对其书的来历、流传情况与学术价值，均有所论及。它的特点是不由提要撰写者自己直接介绍评述，而是广泛汇集已有的相关资料，类似一种"集注"。这种体例，萌芽于佛经目录《出三藏记集》的"总经序"，而以元马端临《文献通考·经籍考》为代表。马端临所写各书叙录，除以晁公武、陈振孙二书的提要为依据外，还辑录了《汉书·艺文志》《隋书·经籍志》《新唐书·艺文志》、宋代各朝《国史艺文志》及史传、文集、杂说、诗话等书籍中的有关资料，这对于专家学者很有价值。辑录体提要对于研究专门学问尤为方便，许多专科目录都仿此体例，较著名的有清朱彝尊的《经义考》、谢启昆的《小学考》、日本丹波元胤的《医籍考》、章学诚的《史籍通考》等。

辑录体提要在中国目录学史上有一定的影响。这种提要搜集资料丰富，揭示内容全面，有助于读者通晓各家之说，以利考证。然而，辑录体不如叙录体直截了当，难以适应水平较低的读者和综合性书目，况且辑录的一些书的序跋，多为著者本人或亲友、学生所写，难免赞誉之辞多而批评之语少，往往影响读者对书作出正确认识和客观评价。

古代这三种不同形式的提要，各有其长处和局限性。《四库全书总目》在每一书的提要中，既论述作者之意及学术源流，又记作者之爵里，述版本之沿革，考文字之增删，篇帙之分合，评学术之得失。实是将三种提要形式熔于一炉，使提要形式更加完备。

三、类　序

序是伴随目录书开始编纂就出现的一种体例。序有总序、大序、小序之分。

总序：它是目录书全书的纲领，类似一般书籍的"前言"。各种古籍目录书大致都有，其总叙古今学术发展的大概线索，古今书籍流传存亡的大概情况，以及作者编撰这部目录书的原由、目的、体例等。

大序：它是目录书中各大部类的纲领，对大部类中各种类、各家、各派的学术源流、优劣得失作一个综合的论述，对于掌握这个大部类的学术状况，起到鸟瞰全局的作用。

小序：小序的作用是为了"辨章学术，考镜源流"，它对各类书籍的学术渊源、流派、演变、流传和得失特点加以论述。

各家目录书称大类之序为"大序"或"总序"，称小类之序为"小序"，如《四库全书总目·凡例》云："四部之首，各冠以总序，撮述其源流正变，以挈纲领。四十三类之首，亦各冠以小序，详述其分并改隶，以析条目。"也有不区别大类之序和小类之序而合称为"小序"的，相当含混不清，这里姑且统称为"类序"，包括各大类（略、部）之序和小类（种、类）之序两种。

类序是古代目录书中介绍某一部类图书的学术流变、特点、得失的说明性文字，具有很重要的学术价值。它与提要一起，体现了古代目录学"辨章学术，考镜源流"的优良传统。

类序之体起源于《七略》中的《辑略》。班固作《汉书》，根据《七略》，删取其要以为《艺文志》，把《辑略》散载各类之后，以便观览。这就是类序体制的开端，由此形成了我国古典目录学的一个优良传统。总的来说，现在的古籍目录中，全面具备类序这种体例的，只有《汉书·艺文志》《隋书·经籍志》《文献通考·经籍考》和《四库全书总目》这几部。

类序的功用主要有以下几点：

（一）考辨学术源流

类序的主要功能是为了"辨章学术，考镜源流"，可从以下两个方面体现出来：

1. 对某一部类图书的学术流派、演变和特点加以论述

《隋书·经籍志·子部·儒家》小序中云："儒者，所以助人君明教化者也。圣人之教，非家至而户说，故有儒者宣而明之。其大抵本于仁义及五常之道，黄帝、尧、舜、禹、汤、文、武，咸由此则。《周官》太宰以九两系邦国人，其四曰儒，是也。其后陵夷衰乱，儒道废阙。仲尼祖述前代，修正六经，三千之徒，并受其义。至于战国，孟轲、子思、荀卿之流，宗而师之，各有著述，发明其指。所谓中庸之教，百王不易者也。"这段文字将儒学的学术特点即"中庸之道"指明，又说出儒教能够"助人君明教化"，是百王不易之学，是统治者用以治国的法则。文中还说明儒学的产生源自三皇五帝，昌盛于孔子，又由三千弟子及孟子、子思等继承和发扬，儒学的核心是五常之道。短短数语，将儒家学派的产生、发展及学说核心内容一一阐明。

2. 说明图书分类的沿革及类目变更

书目的类序对某一部类图书的分类沿革及类目变更、设置及缘由等进行说明，对于掌握和了解这一类图书能起到提纲挈领、鸟瞰全局的作用。

《隋书·经籍志·子部》的部序云："……《汉书》有诸子、兵书、数术、方技之略，今合而叙之，为十四种，谓之子部。"指出了《隋书·经籍志》以四部分类，将《汉志》中的四略，归入子部。这属于类目变更。

《隋书·经籍志·史部》的部序云："……班固以《史记》附《春秋》，今开其事类，凡十三种，别为史部。"由此可知，刘歆编《七略》，将《春秋》列于"六艺略"，这是因为史书仅《春秋》而已。班固编《汉书·艺文志》将《史记》附于《春秋》，是因袭《七略》之制。《隋志》认为这种分类已经不能适应史书众多的形势需要，因而别立史部，下分十三个类目。这属于新设置类目的说明。

（二）阐明编目者的思想观点

类序也能直接反映编目者的思想观点和编制目的。

《隋书·经籍志·经部》序云："古之君子，多识而不穷，畜疑以待问，学不喻等，教不陵节，言约而易晓，师逸而功倍，且耕且养，三年而成一艺。自孔子没而微言绝，七十子丧而大义乖，学者离群索居，各为异说。至于战国，典文遗弃，六经之儒，不能究其宗旨，多立小数，一经至数百

万言。致令学者难晓，虚诵问答，唇腐齿落而不知益。……至后汉好图谶，晋世重玄言，穿凿妄作，日以滋生。先王正典，杂之以妖妄，大雅之论，汩之以放诞。陵夷至于近代，去正转疏，无复师资之法。学不心解，专以浮华相尚，……此学者之蔽也。"这段文字说明了《隋志》作者崇尚古之君子的治学方法，感叹后世儒者不学经之本旨，各立异说，忽弃其本，崇饰其末，致令"微言绝""大义乖"，斥责"后汉好图谶，晋世重玄言"使先王正典的大雅之论，掺杂了妖妄放诞之说等。最后指出"此学者之蔽也"。这便直接宣传了编目者的思想观点。

上述篇目、提要、类序三项，是古代目录的基本结构。但实际上，古代目录，有的三项俱全，有的则只有一项或两项。综而言之，有三种情形：一是三项俱全的，如《郡斋读书志》《直斋书录解题》《四库全书总目》等；二是只具有两项，即有类序而无提要的，如《汉书·艺文志》《隋书·经籍志》；三是只著录篇目的，如《新唐书》《宋史》《明史》《清史稿》等的艺文志。这三种不同体制的目录，具有不同的特点，也发挥着不同的作用。

第五节　综合性目录简介

学习研究中医药学必然涉及到很多其他学科文献，而且，综合性目录里一般也都载有不少中医书目，因此，熟悉了解一些综合性目录，对于中医学子也是不可或缺的。下面择要介绍一些综合性目录。

一、国家图书目录

国家图书目录是一个国家全部出版物的现况与历史记录，反映一个国家一定历史时期内的政治、经济、文化发展状况。自古至今，国家图书目录惟有明代《文渊阁书目》和清代的《四库全书总目》《天禄琳琅书目》保存完整。

（一）《崇文总目》

66卷。宋王尧臣、王洙、欧阳修等撰。共著录图书30669卷，分四部45类。

经部9类：易、书、诗、礼、乐、春秋、孝经、论语、小学。

史部13类：正史、编年、实录、杂史、伪史、职官、仪注、刑法、地理、氏族、岁时、传记、目录。

子部20类：儒家、道家、法家、名家、墨家、纵横家、杂家、农家、小说家、兵家、类书、算术、艺术、医书、卜筮、天文占书、历数、五行、道书、释书。

集部3类：总集、别集、文史。

《崇文总目》对各子目（小类）著录的图书的部数、卷数，都有详明的统计，既可对各子目收书之多少一目了然，又可为统计该目录收录图书总数提供方便；其书四部有部序，各子目皆有小序，介绍学术源流；每一书都撰写了提要（释），提要遵叙录体之传统，综合介绍各书的作者、图书篇卷、内容等情况，做到了简明实际。这使提要的形式能更进一步有效地揭示图书的内容。

此外，《崇文总目》还记述了图书的各种必要的物质条件，如书本的沿革、残缺的情况、篇卷的存佚、撰者姓名的考订等。是一部著录丰富、体例完备的大型官修目录。对宋代以后的目录学产生很大的影响，《四库全书总目》说："数千年著作之目总汇于斯，百世而下，藉以验存佚，辨真赝，核同异。固不失为册府之骊渊，艺林之玉圃也。"晁公武《郡斋读书志》、陈振孙《直斋书录解题》，都取法于《崇文总目》。

《崇文总目》到南宋末至元初，原本已经散佚。明清之际，只剩下简目。但其中资料，被《玉海》《文献通考》《永乐大典》等书广泛征引。因此，得以保留部分内容，目前有两种辑佚本存世：《永乐大典》辑本和钱辑本，以后者为上。

（二）《文渊阁书目》

4卷。明杨士奇等编。共著录图书7256部，42600余册。是明初国家藏书的第一部书目，也是现存最早的一部完整官修目录。

编成于明正统六年（1441），为明宫廷藏书楼文渊阁中存记册籍之总录。清学者钱大昕曾识其末云："《文渊书目》，编号凡二十，每号分数橱贮之，凡7256部。首部制实录，次六经、性理、经济，次史家，次子家，次诗文集，次类书、韵书、姓氏、法帖、图画，次政、刑、兵、法、算术、阴阳、医、方、农圃，次道书、佛书，而以古今地志终焉。"其特点是：以千字文结合橱号排序，分类奇特；著录项目不够完整，且非常简单，仅记书名及册数，间附"阙""残缺""完全"等以记存佚，既无大、小序，又无提要；收录的图书十分丰富，其中刻本占十分之三，余为抄本，许多古书至清已亡佚，赖此书目以窥一斑。

《文渊阁书目》以千字文排序，是官修目录之始，也对明清一些私人目录产生了一定的影响，如赵琦美的《脉望馆书目》、毛晋的《汲古阁藏书目》等，都采用了这种排序法。另外，许多明清目录学家，也都效仿《文渊阁书目》，抛开传统的四部分类法，另创一些新的分类法。

（三）《四库全书总目提要》

200卷，清纪昀等编纂。全书著录收入《四库全书》的古籍3461种，未收入《四库全书》的存目书6793种。

《总目》卷首发凡起例；以四部分类法分四大部，大部下分类，每类之下又分若干属，为三级分类法；每部之前有大序，每类之前有小序，每书之后有提要。该目录的特点为：

1. 著录图书丰富

《四库全书总目》著录图书10254种，基本囊括了乾隆以前中国历代主要著作，还收录了16世纪以后传入我国的记载自然科学知识的图书。

2. 创分别"编录"与"存目"之体例

《总目》创新体例，分别著录"编录"与"存目"两大部分。"存目"部分的图书或是其书有谬误，不予收录，仅在存目中著录，或是其书无咎无誉，流传已久，由于《四库全书》篇幅所限，不能全部收录。存目的图书约为编录图书的二倍多。

3. 完善了四部分类法

首先，《总目》采用了四部分类法，下设四十四大类，类下又设属，形成了一个条理分明的三级分类体系。

其次，《总目》根据学科发展与图书变化情况和新的需要，在传统四分法的基础上，对类目进行了必要的增损和调整。

（1）合并旧类目

旧目录中子部设"名家""墨家""纵横家"，但这三类书籍都很少，各不过一、二种，《总目》认为没有必要单独立类，就仿《千顷堂书目》将三类合并入"杂家"。

（2）增设新类目

《总目》为了著录新兴学科逐渐增多的图书，增设了一些新类目。如唐杜佑撰《通典》，是一部专门研究典章制度的著作。《新唐书·艺文志》将其著录于子部类书类，《总目》增设"政书类"，将《通典》及相同性质的图书收入此类。

（3）调整类目细目

《总目》对旧有目录中的细目也作了必要的调整，如"诏令"与"奏议"两个细目，旧目录有的列入集部，有的附于"故事"，而《总目》设"诏令奏议类"，将其归入史部。

（4）改变类目名称

旧书目中设"霸史""伪史"以收录中央政权以外的分封割据政权的史书。《总目》认为，后人追记史籍，不应以"霸""伪"相称，故改为"载记"。

（5）调整类目次序

历代目录学家多轻视农、医，将这两类置于子部之末。《总目》编撰者纪昀认为农、医均系"民命之所关"，因此，将农家和医家排次于儒、兵、法家之后，居第四、五位。

《总目》通过对类目的增损、调整，使类目清晰，繁简得体。既便于学者因类求书，又可因书究学，起到"辨章学术，考镜源流"的作用。

4. 体例较为完备

《总目》前有目次（门目），再有前言（凡例）以说明该目录编撰目的、宗旨及分类方法、设类指导思想和理由、对资料进行技术处理的各种情况等。然后是正文，正文有各部的总序、各类的类序，各书的著录款项、内容提要和按语等，体例较完备。

5. 详加考定图书分类，匡前人之错谬

《总目》对图书进行著录与归类时，都"考校原书，详为厘定"，纠正了不少前人的错误。如《笔阵图》过去入"小学类"，《总目》发现该书不是论述"六书"而是讲书法的内容，就将其改入"艺术类"；《穆天子传》旧入"起居注类"，《山海经》旧入"地理类"，《武帝内传》《飞燕外传》旧入"传记类"，《总目》审查原书后，将上述均改入"小说类"；《太元经》旧入"儒家类"，《总目》将其改入"术数类"，这种例子不胜枚举。

综上所述，《四库全书总目》是古典书目的集大成之作，其不仅以著录图书数量多、体例完善、分类合理等优点闻名于世，而且在编撰过程中，集中了众多著名学者，继承了校雠学、史学、经学、目录学、考据学等多学科的经验与方法，综合运用于编目工作，对中国的学术进行了一次大总结，具有划时代的意义，是中国传统文化史上一个重要的里程碑。自从《总目》问世后，对国家、私家目录的编制，都产生了深远的影响，成为古籍目录的典范。

当然，《四库全书总目》是"钦定"的，所以书中一些学术观点都打上了阶级的烙印，评判是非以对清王朝的统治有无违碍为标准，存在着一定的局限性，不能完全反映当时学术发展的真实水平。此外，由于《总目》工程浩大，人手众多，水平不一，虽经纪昀修改，但由于成书仓促，时间紧迫，难免出些纰漏，如著录失误和提要的错谬。

《四库全书总目提要》卷帙浩繁，使用不便，而且存目太多，与四库藏书实际情况不符。因此，乾隆又命四库馆另编《四库全书简明目录》。其特点是：删去存目部分；著录书籍3470种，比《总目》略多；每书提要从简，使用起来比《总目》方便。

此外，还有许多补充、订正《总目》的书目，如清邵懿辰撰、邵章续录的《增订四库简明目录标注》，清阮元的《四库未收书目提要》，清周中孚《郑堂读书记》，今人余嘉锡的《四库提要辨证》等，都是重要的参考书。

（四）《续修四库全书提要》

13 册，王云五主持编撰。

本书是 1931 年 7 月至 1945 年 7 月间，由我国经学、史学、文学、文字学、目录学等各方面专家学者合作撰写的，专收《四库全书》未收录的图书、新发现古籍、乾隆后的著作和辑佚书、《四库》虽收但后发现珍贵版本之书等，后因战争未能按计划全部完成，撰写提要 3 万余篇。全书体例仍以四部分类，增加"外国史、西方格致"等若干小类。共著录古籍 10070 种，不列存目。此书为1972 年台湾商务印书馆据日本京都大学人文科学研究所藏打印稿印行，该打印稿错漏较多，所收提要数量仅及稿本的三分之一。1996 年齐鲁书社将中国科学院图书馆所藏稿本全部影印出版。

本书特点：一是参加撰写提要的 71 人，基本上都是海内各科著名学者；二是提要撰写比较统一、规范，大体上包括作者、内容提要、附录及述评等，各条目大都附有提要撰写者姓名；三是兼收海外藏书，包括大英博物馆、巴黎博物馆及日本内阁文库之馆藏；四是所采图书均附有版本记载。

本书对于了解、考证《四库全书总目》以外的古籍，具有一定的学术参考价值。

（五）《民国时期总书目》

20 册。北京图书馆主编。

该目录以北京图书馆、上海图书馆、重庆图书馆的藏书为基础，收录 1911 年至 1949 年 9 月我国出版的中文图书（包括 1911 年以前印行、以后连续出版的多卷本图书）约 12.4 万种，其中医药类 3863 种。除线装书、期刊、少数民族文字图书、外国驻华使馆等机构印行的图书未予收录外，基本上反映了这一时期全国中文出版物概貌。每书著录流水号、书名、著者、出版、形态、丛书、提要附注与馆藏标记 8 项内容。全书按学科分 20 册；哲学、宗教、社会、政治、法律、军事、经济、文化教育、语言文字、文学、艺术、史地、理、医、农、工、总类等，每一学科正文后附有书名索引。

该书目对绝大多数图书均撰有内容提要和必要说明，故对读者查阅图书有较大帮助，是检索民国时期图书出版情况的重要工具。1986～1997 年书目文献出版社出版。

二、史 志 目 录

现存史志目录中，正史目录以《汉书·艺文志》《隋书·经籍志》最重要，明焦竑《国史经籍志》为仅存的国史目录，专史目录则以宋郑樵《通志·艺文略》为代表。

（一）《汉书·艺文志》1 卷

班固在《汉书·艺文志》中，删除《七略》的辑略，保留其内容，把辑略中的总序列于六略之前，大序置于各略之后，小序列于每一小类之后，保留了《七略》中将图书分为六类三十八种的分类体系，删去《七略》的叙录而改用加注语的形式，各类著录的图书也基本保留了《七略》的原貌。总计收书 596 部、13269 卷。其中医书皆收于"方技略"中，并分为医经、经方、房中、神仙四种。此外，也有部分医学内容的书，误置于其他类中，如"诸子略"的"阴阳家"中所收的《黄帝泰素》二十篇，马继兴氏考证认为是传世《黄帝内经太素》一书的祖本。

《汉书·艺文志》的贡献有几个方面：保留了《七略》的部分内容，是研究汉代以前图书著述情况的宝贵资料；开创了史志目录体例之先河，使目录成为正史中的一个组成部分；为后世学术研究保存了宝贵资料。

有关此书的研究著作有宋王应麟《汉书艺文志考证》10 卷，清姚振宗《汉书艺文志条理》8 卷，王先谦《汉书艺文志补注》，姚明辉《汉书艺文志注释》7 卷，顾实《汉书艺文志讲疏》，张舜徽《汉书艺文志释例》等。

（二）《隋书·经籍志》4 卷

唐魏征等撰。是我国现存第二部史志目录。

该书利用隋代遗书，以《隋大业正御书目录》为底本，删去重复，共分经、史、子、集四部四十类，后附佛、道二录（合共六部五十五类）。著录图书 6518 部、56881 卷。是历史上第一部以经、史、子、集名称分类图书的史志目录，对后世目录书分类体系有很大影响。

《隋志》的子部，是将《汉书》的"诸子""兵书""数术""方技"四略合并为十四种（儒、道、法、名、墨、纵横、杂、农、小说、兵、天文、历数、五行、医方），录书 853 部，6437 卷。其中"医方"类专录医书 256 部，4510 卷。书有总序、大序、小序，简要说明诸家学术源流及其演变。类下著录书名及卷数，又常附以简要的注释，指明著者，记其时代官职，间或注明书的内容真伪及存亡残缺，如称"宋有""梁有或亡"，并以夹注附入亡佚书目。这样，既反映了隋朝一代的藏书，又记载了六朝时期图书的演变情况。可借以考辨唐以前的古籍文献情况，是中医文献研究的重要参考书目。

后人对《隋书·经籍志》的研究著作主要有：明焦竑《隋经籍志纠谬》，清章宗源《隋书经籍志考证》13 卷，清姚振宗《隋书经籍志考证》52 卷，张鹏一《隋书经籍志补》等。

（三）《国史经籍志》5 卷

现存的国史目录只有一部，是明代焦竑编撰的《国史经籍志》。

焦竑广泛参阅了历代目录，著录了万种图书。全书分为五类，由于为国史编志，故在卷首加"制书"一大类，内分御制、中宫御制、敕修、记注时政 4 小类；经类，内分易、书、诗、春秋、礼、乐、孝经、论语、孟子、经总解、小学 11 小类；史类，内分正史、编年、霸史、杂史、起居注、故事、职官、时令、食货、仪注、法令、传记、地理、谱牒、簿录 15 小类；子类，内分儒、道、释、墨、法、名、纵横、杂、农、小说、兵、天文（附历数）、五行、医、艺术、类书 16 小类；集类，内分制诏、表奏、赋颂、别集、总集、诗文评 6 小类，每一小类之下，又分许多子目。每一小类加一序言叙述该类学术源流。书末附一卷"纠谬"，主要是条举汉、隋、唐、宋各志及唐《四库书目》、宋《崇文总目》《郡斋读书志》《文献通考·经籍考》诸家分类上的谬误，并一一纠正。

《国史经籍志》志在网罗古今，因此著录图书量大，在分类上下了一番功夫，尤其是在三级类目的设置上，有较大的贡献，并且匡正了历代书目在分类上的错误。该书也存在一些不足之处：一是只据若干种前代目加以编录，未能一一考核原书，二是著录遗漏甚多。

（四）《通志·艺文略》8 卷

《通志·艺文略》著录了从先秦至宋代的图书 10192 部，11 万卷，将图书划分为 12 个大类 82 小类 442 种，在著录每一部图书时，先列书名，再记卷数、作者时代、官职、姓名，个别需要说明的问题加注语。

根据"通录图书之有无""广古今而无遗"的指导思想，《艺文略》著录图书大大超过了当时个人所能收集到的图书数量。其图书分类，亦不因袭旧法，创立经、礼、乐、小学、史、诸子、天文、五行、艺术、医方、类书、文 12 类的分类体系，自成一家，为世所称。

《通志·艺文略》在中国目录学史上占有很重要的地位，其贡献在于：

1. 创新的图书分类体系

（1）创图书十二分法

郑樵突破传统，调整各级类目归属，把礼、乐、小学、天文、五行、艺术、医方、类书等二级类目，提升为一级类目，创立了十二分法。这种大的分类，既突出反映了郑樵反对空谈理学、主张务实、重视自然科学的观点，又适应了《通志·艺文略》"通著古今"、通过类书以考辨学术源流的目的。

（2）创三级类目分类体系

前代书目多是二级分类，自郑樵开始，创立了三级类目分类体系，即一级类目有 12 类，二级类目 82 家，三级类目 442 种，类目的扩充，使图书分类体系更加完善，图书的归属更接近合理。这在我国目录学史上是一个大的突破，后世目录学家在类分图书上吸取了他的优点。

2. 著录图书众多

郑樵在著录图书时，不分存佚，通录古今，兼记有无，本末全备。本书著录数量超过了前代任何书目。

3. 注重新兴学科

郑樵在《通志》中设了"金石略"和"图谱略"，同时在"艺文略"中著录了这两门新兴学科中有价值的著作。

4. 发展了目录学理论

郑樵在目录学上的最大贡献，在于他对目录学的理论有所创新：

（1）总结出"求书八法"

即"一曰即类以求，二曰旁类以求，三曰因地以求，四曰因家以求，五曰求之公，六曰求之私，七曰因人以求，八曰因代以求"。对图书编目的第一步工作——访求图书，有极大帮助。

（2）提出"编次必谨类例"的观点

郑氏十分重视图书分类的作用，他把图书分类提到了有关学术分科的一个新高度来认识。既然图书分类这么重要，编次目录就必须谨守类例，他创立的三级分类体系在当时是绝无仅有的。

（3）主张图书著录要通著古今，不遗亡佚

他专门论述了著录要"纪亡书"的观点，《通志·艺文略》保存了大量亡佚图书之名称，又通过类例辨析图书性质，对后世考察图书大有裨益。

（4）提出了"以书类人"的观点

郑氏主张在著录时以书名为主要著录而附注作者，对图书按内容性质进行分类，同一作者不同性质的著作分别入各类。

（5）主张解题的有无应视具体情况而定，即"泛释无义"

郑氏认为，书有应释者，有不应释者，不可执一概之论，要视具体情况而定。

后世对郑樵的作法和见解毁誉不一，但郑樵的目录学成就是世所公认的。《通志·艺文略》创专史目录之体例，为后世所仿效。

三、私 家 目 录

私家目录一般是个人的藏书编目。由于个人收藏有局限，不足以反映学术文献全貌。但它对于研究古代文献的存佚、真伪、流传等情况，仍具有参考价值。

最早编写私家目录的为南朝梁任昉，隋唐继有所作，但大都亡佚，宋代私家目录有了显著发展，而清代私家目录最多，现存重要者如：

（一）《郡斋读书志》

南宋晁公武撰，因其世居汴京昭德坊，故人称"昭德先生"，家中藏书甚富，又受他人所赠，达 2 万余卷，据以撰成《郡斋读书志》。原刻 4 卷，另有《后志》2 卷、《附志》1 卷、《考异》1 卷。

全书包括《附志》在内，共著录图书 1468 部。每部前有总序，称总论。每类中形式上无序，实际上每类第一部书的提要中，多半叙述学术源流。每书有提要，或述作者略历，或论书要旨，或明学派渊源，或列不同学说，并加以考证辨伪，并附入不少遗闻佚事。医籍列入子部第十四"医书类"，共收书 50 种，其中 23 种为宋人著作。下举一例：

《铜人针灸图经》三卷。右为皇朝王惟德撰。仁宗尝诏惟德考次针灸之法，铸铜人为式，分藏府十二经，旁注俞穴所会，刻题其名，并为图法并主疗之术，刻板传于世，夏竦为序。明堂者，谓雷公问道，黄帝授之，故名云。

本书是我国第一部有解题的私人书目，对后世解题目录的发展有较大的影响，因此历来为目录学家所推重。

（二）《直斋书录解题》

南宋陈振孙撰。陈氏曾在浙、赣、闽一带任地方官 20 余年，后任国子监司业、宝章阁待制，藏书颇丰。他仿晁公武《郡斋读书志》体例，撰成是书。原书 56 卷，已佚，现在流传的 22 卷本是清代修《四库全书》时从《永乐大典》中辑出的。

该书体例及分类基本仿晁氏《读书志》，但又有所增益。全书分经、史、子、集四录五十三类，其中经部十类、史部十六类、子部二十六类、集部七类，而别集类又分上、中、下，诗集类分上、下，共五十六。著录图书 3096 种，《解题》没有总序和大序，只有九类有小序，说明增设类目的内容范围和类目演变情况。每书有简单提要，对书之卷帙多少、撰人之官职名氏以及学术渊源或版本类别，都有所论述。医书入子部第十七类，共计 90 种，其中宋人著作有 69 种。提要举例如下：

《金匮要略》三卷。张仲景撰，王叔和集，林亿等校正。此书王洙于馆阁蠹简中得之，曰《金匮玉函要略方》。上卷论伤寒，中论杂病，下载其方，并疗妇人，乃录而传之。今书以逐方次于证候之下，以便检用。所论伤寒，文多节略，故但取杂病以下止服食禁忌二十五篇，二百六十二方，而仍其旧名。

是书较全面地反映了南宋以前的图书情况，《四库全书总目》称其"古书之不传于今者，得藉是以求其崖略；其传于今者，得藉是以辨其真伪，核其异同，亦考证之所必资，不可废也"。应当说这个评价是中肯的。

（三）《读书敏求记》

清钱曾撰。钱氏收藏大量宋元刻本和其他珍贵图书，选择其中最珍贵的图书，撰成此书。

《读书敏求记》4 卷，共著录图书 634 种，专记宋元精刻，是钱氏 4000 余种藏书中的精华。该书按四部排列，每书均有提要，注重该书的版本源流和评述，对每一书的次第完阙、古今异同，并加以详细考订，兼及作者、作品之评论。书中提出从版式、行款、字体、刀刻和纸墨的颜色来鉴定雕版印刷的年代，从祖本、子本、原版、修版来确定版本的价值，反映了其版本目录学方面的造诣，对后世影响颇大。其提要举例如下：

> 罗知悌《心印绀珠》一卷。知悌字子敬，号太无先生。集六散、三丸、十六汤，以总持万病。意在康济斯民，甚盛心也。是册缮写精楷，乃名手所书，宜珍秘之。

（四）《铁琴铜剑楼藏书目录》

清瞿镛撰。收录瞿氏家藏宋、元、明旧抄本及旧刻本共 1300 多种，按四部分类法编排，每书之下详记版本年代，注明版本形式、残缺情况、版本来源，其提要特点是：

1. 简述作者姓名、爵里、生平

如《巢氏诸病源候总论》提要："隋太医博士巢元方等奉诏撰。"《伤寒补亡论》提要："题河南郭雍撰，案：雍，字子和，隐居峡州，号白云先生，乾道中征召不起，赐号白云先生。"

2. 扼要介绍书之内容、价值

如《瑞竹堂经验方》提要："全书分十五门。卷一诸风门，卷二心气痛门，卷三小儿疝气门，……"《伤寒补亡论》提要："是编述诸家论仲景伤寒治法，以补旧论所未及，故曰'补亡'。"

3. 辨析学术源流及师承关系

如《卫生宝鉴》提要："元罗天益撰。案：天益字谦甫，藁城人，学医于东垣李氏，源流于易水张氏，以两家之言集录诠次而成书。"

4. 考辨图书流传

如《刘涓子鬼遗方》提要："齐龚庆宣编。案：《唐志》有龚庆宣《刘涓子男方》十卷；《书录解题》有《刘涓子神仙遗论》十卷。东蜀刺史李颐录当别一书也。此本有永明元年自序，其述涓子得书之由。……每半页十三行，行廿三字，板心但一'鬼'字，字体肃穆，纸质坚韧异常。全书无宋讳字，疑出五代、宋初所刻。"

5. 记录版本行款、藏书印识和讳字等

如《卫生家宝产科备要》提要："每半页九行，行十五字，书中遇'辕''悬'字俱减笔，'丸'皆作'圆'。《敏求记》所谓楮墨精好可爱者，今又历二百余载，依然如故，故可宝也。卷中有孟洪西涧草堂、孙世禹九家藏诸朱记。"

6. 说明书中优劣情况及校勘情况

《铁琴铜剑楼藏书目录》对版本的著录详细确凿，是考证古籍版本的重要参考书目之一。

（五）《中国善本书提要》

王重民撰。本书是目录版本学方面一部规模较大、学术价值较高的专著。1939 年在美国逗留期间，王氏鉴定美国国会图书馆藏中国古善本书时，撰写了提要 1600 余篇，回国后，又继续写北京图书馆和北京大学图书馆馆藏善本书提要，综合国内外善本书提要共有 4400 余篇。除记述各书的版刻特征外，更撰著了内容丰富的提要，考校版本源流，介绍作者情况，评述各书的研究价值。

全书以四部分类法进行分类，其特点是：收录善本数量多，著录款目完备，每书著录书名、卷数、册数、藏书处、版本刊行时代及行款、版框大小，对版本行款及版框的描述，使读者能够更具体地了解版本的外部特征。

《中国善本书提要》撰写提要时有一个标准，即：凡是《四库全书总目》已经撰有提要者，本书不再撰写。惟缺略者补充之，谬误者厘定之。提要具体内容如下：

1. 注明原作者、增补者、编辑者、校订者姓名

如《葛仙翁肘后备急方》8 卷下注：晋葛洪撰、梁陶宏景、金杨用道增修。

2. 注明成书年代、重刊年代、版本残阙

如《大德重校圣济总录》下注："宋徽宗敕撰。按是书成于政和，重刊于金之大定、元之大德；此就大德本重录者。乾隆五十年汪氏燕远堂刊本，有"重校"二字，盖亦从大德本出也。汪本尚阙卷第百九十五、百九十九及二百三卷；此本存卷二至四、六十三至六十四、一百六十七至一百六十八、一百九十一、一百九十六。"

3. 考书之真伪

如《孙真人海上仙方》提要："全书凡为诗一百二十三首，末首云：'备急仙方妙又玄，真人海上古今传，家藏一本宜常服，有病方知得保全。'当是后人从孙思邈书中钞出。邵懿辰《标注》称乾隆二十六年刻孙思邈《千金宝要》，后附《海上方》等二种，余未见，疑所附即是书也。"

4. 考版本之流传

如《外台秘要方》的著录为：残，存二卷，二册（北图），宋刻本［十三行二十四字（20×13.6）］。提要曰："原题：'朝散大夫守光禄卿直秘阁判登闻检院上护军臣林亿等上进。'卷一后书题以前，题'朝奉郎提举药局兼太医令医学博士臣裴宗元校正'，后书题以后题'右从事郎充两浙东路提举茶盐司干办公事赵子孟校勘'，卷二题'右迪功郎充两浙东路提举茶盐司干办公事张寔校勘'，宋两浙东路茶盐司校刻本也。此仅存卷一、卷二。清代惟黄丕烈有残本，陆心源有全本，详《仪顾堂题跋》卷七。陆本孙兆序后有林亿等衔名三行，富弼等衔名八行，因知此本乃宋熙宁间校刻者。"

5. 条列书中诸序跋

有时，还全文或摘录序跋原文。

6. 注明藏书家印记

如《兰室秘藏》元刻本提要曰："卷内有'明善堂览书画印记''安乐堂藏书记''伯寅藏书'等印记。"

7. 记校者、刻印主人、刻工姓名

可以说，《中国善本书提要》是中国古籍善本目录的集大成之作，有极其重要的参考价值，是考查版本的必读之书。

除此以外，具有参考价值的私家目录还有明高儒《百川书志》、祁承㸁《澹生堂藏书目》、钱谦益《绛云楼书目》、清黄虞稷《千顷堂书目》、孙星衍《孙氏祠堂书目》、陆心源《皕宋楼藏书志》、丁丙《善本书室藏书志》等。

第六节　中医专科目录

一、中医文献分类沿革

（一）综合性目录对医书的分类

1.《七略》分 4 类

我国最早的一部综合性目录《七略》，在"方技略"中著录医药卫生图书，并把这些图书分为 4 类，即：医经、经方、房中、神仙。

2.《旧唐书·经籍志》分 7 类

是既知较早对医书进行详细分类的书目，其按照图书的内容，将医书分为 7 个大类，即：明堂经脉、医术本草、养生、病源及单方、食经、杂经方、类聚方。

3.《通志·艺文略》分 26 类

书中第十类为"医方"，下又细分 26 种（小类），分别为：脉经、明堂针灸、本草、本草音、本草图、本草用药、采药、炮炙、方书、单方、胡方、寒食散、病源、五脏、伤寒、脚气、岭南方、杂病、疮肿、眼药、口齿、妇人、小儿、食经、香薰、粉泽。

4.《国史经籍志》分 17 类

将医书分为 17 类，分别是：经论、明堂针灸、本草、种采炮炙、方书、单方、夷方、寒食散、伤寒、脚气、杂病、疮肿、眼疾、口齿、妇人、小儿、岭南方。

5.《中国丛书综录》分 22 类

《中国丛书综录》子部医家类包括内经、难经、伤寒、金匮、总论、内科、外科、伤科、五官科、妇产科、儿科、痘疹、针灸、按摩导引、养生、诊法、藏象、本草、方剂、医案、医话、杂著 22 类。

6.《中国古籍总目》分 10 类

《中国古籍总目》子部医家类分为丛编、综论、医经、本草、藏象、诊法、方论、针灸推拿、医案医话、养生 10 类。

（二）中医专科目录对医书的分类

1.《医藏目录》分 20 函 13 类

按照《如来法藏》对经书分类的名称对医书进行分类，共分为 20 函，如"无上函"载内难经类，"正法函"载伤寒和临证综合类，"化生函"载妇产类，"慈保函"载儿科类等。这种分类过于牵强，后世无仿之者。

2.《医籍考》分 9 类

日本丹波元胤将医书划分为 9 个类目：医经、本草、食治、藏象、诊法、明堂经脉、方论、史传、运气。

3.《跻寿馆医籍备考》分 17 类

日本高岛久也、冈田元矩合撰《跻寿馆医籍备考》7 卷，刊于 1877 年，该书在《医籍考》9 大类的基础上进行了增广，将医书分为 17 类：经解（内、难、伤寒、金匮）、本草、诊法、明堂经脉、伤寒证治、众病证治、眼目口齿证治、外科证治、妇人证治、小儿证治、痘疹证治、丛书、养生、祝由、史传、杂说、运气。

4.《宋以前医籍考》分 23 类

日本冈西为人分医书为 23 类：内经、运气、难经、脉经、五脏、针灸、女科、幼科、外科、口齿、眼目、养生、月令、按摩导引、房中、祝由、兽医、医史医制、仲景方论、医经、经方、本草、食经。

5.《四部总录医药编》分 8 类

丁福保、周云清将医书分为经脉之属、专科之属、杂病之属、药学之属、方剂之属、医案之属、养生之属、杂录之属，共 8 大类。

6.《全国中医图书联合目录》分 12 类

薛清录将医书分为 12 大类：医经、基础理论、伤寒金匮、诊法、针灸按摩、本草、方书、临证各科、养生、医案医话医论、医史、综合性著作。大类之下又分成若干小类，有的还进一步展开形成 3 级类目。

7.《中国医籍大辞典》分 23 类

裘沛然主编的《中国医籍大辞典》共分 23 个学科类别，包括内难经类、基础理论类、伤寒金匮类、诊法类、本草类、方书类、临证综合类、温病类、内科类、妇科类、儿科类、外科类、伤科类、眼科类、耳鼻咽喉口齿类、针灸类、推拿类、养生类、医案医话类、医史类、综合性著作、中西医结合等其他类、亡佚类。

二、古代中医专科目录

医书之有专科目录，有人认为始自南宋《秘书省续编到四库阙书目》中所载的《医经目录》2卷和《大宋本草目》3卷，由于原书亡佚，无从考证。此后，明黄虞稷《千顷堂书目》载有《李嵩渚医书目录》4卷，但该书已佚。另据有关文献，清代曾出现几种医籍专科目录，如王宏翰的《古今医籍考》、余鸿业的《医林书目》、董恂的《古今医籍备考》、邹澍的《医经书目》、改师立的《医林大观书目》，但都未能传世。以下择要介绍古今中医专科目录。

（一）《医藏书目》

明殷仲春撰。本书刊行于明万历四十六年（1618），是我国现存最早的一部医学专科书目。全书按所采录的医书内容分为 20 函（类），每函仿照佛经《如来法藏》的名称取名，并冠以小序，介绍该函收录图书的大体内容和源流，共载医书 449 部（包括重出）。各函书目仅著录书名、卷数、作者，无提要，较为简单。

本书所录之书，均经撰者目验，不臆录转录，比较可靠，对于了解明代医籍的流传情况具有一定的参考价值。1955 年上海群联出版社有影印本。

（二）《中国医籍考》

日本丹波元胤撰，成书于清道光六年（1826）。该书收辑我国自秦汉至清道光年间历代医书 2876种（包括存、佚、未见）。全书分为医经、本草、食治、藏象、诊法、经脉、方论、史传、运气等 9大类。大类之下再分小类，每小类所列医书以时代先后为序。每书之下，注明其出处、卷数、存佚，并详列该书序跋、著者传略、诸家述评、历史考证等资料，有的还附有编者按语，按语大多是论述古医籍版本方面的问题。

《中国医籍考》是现存的古代中医专科书目中最有价值的一部，其著录医书多，分类较合理，体例比较完备，资料十分丰富。该书的编写因受历史条件限制，虽有不少遗漏和存佚不确之处，但对研究与查考中医古籍仍是一部具有较高实用价值的工具书。1956 年人民卫生出版社据《皇汉医学丛书》本重印出版。学苑出版社 2007 年出版整理并加标点本。

（三）《医学读书志》

清曹禾撰。该书分上、下 2 卷，并有《附志》1 卷。此书涉及书目 487 部，分为两大部分：第一部分为署有伏羲、神农、黄帝之名者，称为"三坟书"，以及历代帝王如唐高宗、玄宗、宋太祖、徽宗、清高宗等下令编纂的医籍，包括《内经》《新修本草》《太平圣惠方》《医宗金鉴》等，计 71种；另一部分为历代名医的著述，计 416 种，按时代排列。自上古的岐伯起，至清代的邹澍、陈念祖、沈金鳌止，共 97 家，每家先列姓名，次列书名（书名中凡有史志目录可据者，则冠以史志之名），最后有一篇总结性的论述，以介绍作者，提示内容，兼评得失。书目的编次虽不甚科学，但亦别出心裁。书中有些观点虽有可商榷之处，但对研究中医文献仍有参考价值。1981 年中医古籍出版社整理出版。

三、近现代中医专科目录

（一）《宋以前医籍考》

日本冈西为人编，约成书于 1930 年。

该书收集我国宋代以前已佚和现存的医书 1873 种（据学苑版），按内容分为：内经、运气、难经、脉经、五脏、针灸、女科、幼科、外科、口齿、眼科、养生等 23 类。每一书下辑录其出典、考证、序跋、版本等情况，可供全面查考某一中医古籍的出处、卷数、存佚、作者、内容等情况。该书资料主要辑自历代医书、文史、书目、地志、博物、笔记杂录等，不少内容比《中国医籍考》更全面详细，其中版本一项，尤为突出。书后附有参考书志、书目 400 多种。

该书是研究我国宋以前中医古籍的一部很有参考价值的专科目录，对于研究宋以前医学文献的流传情况和医学发展史具有十分重要的意义。1958 年人民卫生出版社出版铅印本，2010 年学苑出版社出版整理并加标点本。

（二）《四部总录·医药编》

丁福保、周云青编。

该书是《四部总录》一书中有关医药书目部分的单行本。分两大部分：基本书目和附录。基本书目收录有提要的现存中医书 450 余种（其书虽存，但无提要者不收），分为经脉、专科（伤寒、内科、外科、儿科、妇科、眼科、喉科、针灸、兽医）、杂病、药学、方剂、医案、养生、杂录 8类。同一类书按年代先后排序，每一书著录其书名、版本、著者、提要，提要广泛引录自《郡斋读书志》至 1929 年以前出版的各种书目中医书的序与跋，以说明该书的作者生平、成书年代、著述旨意、学术思想等。附录部分包括"现存医学书目总目""现存医学丛书总目"《中国医学大辞典》著录医学书目"、王重民的《善本医籍经眼录》等。附录的 4 种书目共收书 1000 余种，除《善本医籍经眼录》外，均无提要。

该书辑录历代公私诸家书目及清代各种补志中的丰富资料，是一本资料搜集较全面的辑录体医学书目，对查阅医书、考查学术源流、鉴定版本、研究文献有很大的帮助。1955 年商务印书馆出版。

（三）《中国分省医籍考》

上、下册。郭霭春主编。

该书以全国各省地方志所载为据，收录医籍 8000 余种，按省区为单位分类编排。上册包括河北、河南、山东、江苏、浙江、江西 6 省（其中北京、天津隶属河北，上海隶属江苏），下册包括其他省和自治区。在每省中，首列该省医学文献综述，简要论述该省医史、名医、著作等历史源流，其次分述医经（附运气、藏象）、伤寒（附金匮、温病）、诊法、本草（附食疗）、针灸（附按摩、推拿）、方论（分内、外、妇、儿、眼、喉等科）、医史、医话医案、养生、法医、兽医、杂录等类，每类文献依历史朝代及作者生卒年代为序编列，上始先秦，下至清末。每种书目不仅著录了书名、卷数、朝代、作者、出处等，而且对作者生平及学术思想也有论及。

通过该书可以了解历史上各地区医学发展的状况，为研究地方医学和编写地方医学史创造条件，为采访发掘我国各地中医世家之秘籍、稿本提供线索。同时由于其内容取材于各地方志，多为其他书目所不载，又可以补充其他书目的不足。是一部很有价值的传录体目录书。1984、1987 年天津科学技术出版社出版。

（四）《中国医籍提要》

上、下册。该书编写组编。

该书上册共著录 504 部医籍，主要是清代以前的著作，兼采日本、朝鲜几部比较著名的中医著作。下册著录 402 部，主要是清代至 1960 年以前的中医著作。上、下册均分基础理论（包括医经、藏象、骨度、病源、诊断、本草，方书，伤寒，金匮，温病），临床各科（包括内科、妇科、儿科、外科、眼科、伤科、针灸、按摩及外治法），综合（包括综合性医书，医案，医话，医论，全书、丛书、类书），以及医史、法医、养生 4 大类。对每部医书，分述其书名、成书年代、作者生平、内容提要和版本。丛书则在内容提要后分列子目。每书提要按原著卷目、章节、内容要点、学术成就、学术思想、学术源流及对后世的影响、作者生平传略等，分段阐述。写的简明扼要、通俗易懂。可作为初学中医者的入门工具书。吉林人民出版社 1984 年、1988 年出版。

（五）《中国针灸荟萃·现存针灸医籍》

郭霭春主编。

该书是《中国针灸荟萃》丛书的第 2 分册，是一部针灸专科的辑录体书目。修订本收录上自先秦、下至 1989 年的针灸医籍共计 355 种。所录文献分为两类：一为"针灸专科医籍"，即全书内容均为针灸的或以针灸为主兼及相关学科的；二为有针灸内容的"综合性医籍"。每类之下，按其成书年代先后编排，每书先介绍书名、成书年代、作者；再详录该书序跋、目录（指该书篇目）、提要评介、现存主要版本。

该书著录详悉，资料丰富，序跋、目次全文照录，为针灸医疗、科研、教学人员提供专题资料，具有一定的学术价值。1985 年湖南科学技术出版社出版第 1 版，1993 年出版修订本。

（六）《历代中药文献精华》

尚志钧、林乾良、郑金生等编著。

该书共分上、中、下 3 编。上编为"本草概要"，概述我国药学文献发展历史，分为酝酿萌芽期（先秦）、草创雏型期（秦汉魏晋六朝）、搜辑充实期（隋唐五代）、校刊汇纂期（宋）、药理研究期（金、元）、整理集成期（明）、整理普及期（清）及近现代等 8 个阶段。中编为"本草要籍"，重点介绍《神农本草经》《桐君采药录》《雷公药对》《李当之本草》下迄《植物名实图考》《本草思辨录》等 77 种名著，分述其命名、作者、成书、卷数、流传、存佚、版本及内容提要与评价等。下编为"本草大系"，广泛搜集自南北朝以前下迄清代见诸各种著录的本草学文献，一般均有简要的介绍，总数达 700 余种。是学习、研究我国药物学的重要工具书。1989 年科学技术文献出版社出版。

（七）《中国医籍通考》

4 卷，索引 1 卷。严世芸主编。

该书体例与《中国医籍考》相仿，均采用辑录体形式。所载上溯出土文物，下迄清末，旁及日本、朝鲜的中医古籍，凡见载于文献者，皆竭力搜罗，共收书 9000 余种。第 1 卷为医经、伤寒、金匮、藏象、诊法、本草、运气、养生；第 2 卷为温病、针灸、推拿、方论一至四；第 3 卷为方论四（续）至六；第 4 卷为方论七至九、医案医话、丛书、全书、史传、书目、法医、房中、祝由、补编。方论为临床著作（包括方书），按综合、妇科、儿科、外科、伤科、五官科顺序编排。每书大体按书名、作者、卷帙、存佚、序跋、作者传略、载录资料、现存版本等项著录，部分书还附有编者所作考证的按语。

该书是一部内容丰富，有广度、有深度的中医专科目录，对研究中国医学的发展概况、考查古医籍源流有很高的参考价值。但在整体编制上尚有不足之处，如缺少编写体例和目录总纲，书后未附引用书目，旁及非书目文献不够等。1990～1994 年上海中医学院出版社出版。

（八）《全国中医图书联合目录》

薛清录主编。

该书是一部全国性的中医图书联合目录，收录了全国 113 家图书馆所藏 1949 年前出版的中医药图书 12124 种。该书采用分类编年的方法编排，在目录的整体结构上能够反映出中医学术发展的历史源流。根据现存中医古籍的实际状况，以学科分类为主，兼顾到中医古籍的体裁特征，将医书分为医经、基础理论、伤寒金匮、诊法、针灸按摩、本草、方书、临证各科、养生、医案医话医论、医史、综合性著作 12 大类。大类之下又分成若干小类，有的还进一步展开形成 3 级类目。各书的著录顺序依次为总序号、书名（包括卷数、异名、附录）、成书年代、著者（包括朝代、姓名、字、号、别名、著作方式）、版本（出版时间、地点、出版者、版本类别）、馆代号等。

该联目基本上反映了 1949 年前出版的中医图书的现存状况，对检索中医古籍、研究医史文献、交流中医学术、共享文献资源发挥了积极作用。1991 年中医古籍出版社出版。

（九）《中医古籍珍本提要》

余瀛鳌、傅景华主编。

该书对 1080 种中医珍本古籍以提要形式予以概述。图书按四部分列，首为经典著作（含内经难经、伤寒金匮、温病）；次为诊法、本草、方书；然后为针灸推拿、临证各科、养生、综合性医书；最后为医案医话医论、医史、丛书、工具书等，共 14 类，每类之下以成书年代为序。每书按"作者简介""内容提要"和"主要版本"分别阐述。

由于该书目所著录的图书以珍本为主，或是罕见之书，或是稀有版本，故该书目具有其他书目所不具备的特色。是一部较好的版本目录，且又有提要。1992 年中医古籍出版社出版。

（十）《历代史志书目著录医籍汇考》

李茂如等编著。

该书是考溯历代医籍流传存佚的工具书，汇采历代史志、公私书目以及诸家文集、札记、论说等文献 183 种，按其类属析为"史志""书目""广录"3 篇。各篇所载文献，按时代先后排列。其有后出之辑佚、补编、续编或考证、注释等书，则一律附于初目之后。各篇所举文献，均先述著作时代、作者生平、书旨大要、篇目卷次，以及其中有关医书之著录概况，间附按语说明；次则辑录其中有关医学诸书之著录原文。本书辑录医书原文，间亦广采法家、农家、谱录诸门中有关法医、兽医、食养诸书。

由于该书的资料排列以所属时代先后为序，故对我们从总体上考察历代医籍的流传演变情况有较大帮助。但该书未编制书名索引与作者索引，查检起来颇有不便。1994 年人民卫生出版社出版。

（十一）《中国医籍大辞典》

上、下册。裘沛然主编。

这是一部全面反映我国历代中医药文献概况的中医书目辞典，收录上自先秦、下迄 20 世纪末存世或公开出版的历代医药书籍词目 17600 余条，亡佚医籍词目 4700 余条。所有词目按照中医药学科分类编年法排列，同一学科的词目，根据成书或初刊年代排列；成书年代不详者，或据作者卒年，或据刊本年代入编；无从考证者，按照古代文献排列于民国初年前、近代文献排列于 1949 年末的原则入编；"亡佚类"收录的词目，按照书名首字笔画笔形顺序编排。每条词目，扼要介绍卷册数、著作者、成书或刊行年代、流传沿革、内容提要、学术特点或价值、出版单位、版本、存佚情况、藏书单位等项。

该书收录时限长，对古今中医图书均有介绍，内容全面丰富，分类清晰，检索方便，其提要对于了解某部图书的内容、价值、版本等均有参考价值。2002 年上海科学技术出版社出版。

（十二）《中国中医古籍总目》

薛清录主编。

该书是对《全国中医图书联合目录》的增订，收录了国内 150 家图书馆馆藏的中医书目 13455 种，是迄今为止收录现存中医古籍范围最广、种类最多的书目，其中实际新增品种较之《联目》达 2263 种。其收录重点是 1911 年以前历代刊行的中医古籍，及其在民国期间的重刻本、影印本、复制本。该书吸纳了中医文献学、目录学的最新研究成果，订正了 1991 版《联目》在学科划分、著作人的判断、成书年代的确认、版本源流的梳理等方面存在的错讹不足之处。2007 年上海辞书出版社出版。

（十三）《新中国六十年中医图书总目》

裘俭等主编。

共收录 1949～2008 年全国各地出版的中医图书 37572 种，是迄今为止收录数量最大、收集范围最广的一部中医图书目录。收集的图书内容涉及中医药学的各个领域，书中特别设立了少数民族医学类目，专门收录用汉语言文字和少数民族语言文字著述的民族医药书籍。

该书著录项目包括正书名、其他书名信息、责任者朝代、国别、责任者、版次以及 ISBN、价格等十余项。以《医学专业分类表》为分类标准，增设类目多达 30 余类。全书内容丰富翔实，数据准确可靠，著录严谨明晰，具有较高的学术研究价值和检索实用价值。2010 年人民卫生出版社出版。

（十四）《中国医籍续考》《中国医籍补考》

刘时觉编著。

《中国医籍续考》为丹波元胤《中国医籍考》的续作，收载自清道光元年至宣统末年 90 余年间的中医古籍，分医经、本草、食治、养生、藏象、病机、诊法、明堂经脉、伤寒、温病、金匮、临床综合、方书、内科、外科、伤骨科、妇产科、儿科、喉科、眼科、医论医话、医案、法医、丛书全书、史传书目、运气、其他共 27 个门类，凡 8068 种。《中国医籍补考》为补《医籍考》未备而作，大体与其同步，收载自远古至清嘉庆二十五年的中医古籍，分类与《续考》基本相同，收书 3608

种，较《医籍考》新增 2506 种，本书并载《续考补编》408 种。

二书体例相仿，各门类下以书为单位，考证了每一种医籍的书名、卷帙、存佚情况，撰作、出版或校勘的年份，作者的籍贯、姓名字号和编著责任，丛书的子目。摘录了医籍的序、跋、题辞、凡例，原作者的传记、墓志铭，各书目关于该书的提要、按语，兼及史传、地方志、家族宗谱中有关该医籍的记载。大多数书末有作者按语。

二书资料丰富，内容精专，考证周密，立论严谨，为中医学术研究提供了可靠的资料，具有较高的文献价值，是研究中医学术渊源和医术发展脉络的重要专著。人民卫生出版社 2011 年、2017 年出版。

第七节　类书与丛书

类书与丛书是书籍的两种特殊形式，对原有文献存在不同程度的再次加工。其内容与编排形式，与一般的书籍相比，有其特殊性，故将其内容列入本章介绍。

一、类 书 概 说

（一）类书的起源

类书，是我国古代一种大型的资料性书籍，通过辑录书中的材料，按门类、字韵等编排，以备查检、便于征引的一种工具书。类书是因分类汇编内容而得名，故亦称"类事"，取其"分类隶事"之义。

类书的编撰，起源于三国时期。我国第一部类书为三国魏文帝时编撰的《皇览》。该书由王象等人奉魏文帝曹丕之命，辑录经传文献中的有关资料，历时数年类编而成。全书分为 40 余部，1000余篇，800 余万字。惜已亡佚。

魏以后，历代多有效仿，类书不断问世。除已亡佚者外，现存比较有名的类书有：隋代的《北堂书钞》，唐朝的《艺文类聚》《初学记》，宋朝的《太平御览》《册府元龟》《玉海》，明朝的《永乐大典》，清朝的《渊鉴类函》《骈字类编》《古今图书集成》《佩文韵府》等。

（二）类书的特点

类书是辑录群书内容，类编而成。其特点可以概括为以下几个方面：

（1）取材范围广泛

类书取材范围的大小，与其类书的性质有关。某一门类或专科的类书，其取材范围多限于该门类或专科的书籍；综合性的类书，则其取材范围很广，可以经、史、子、集无所不包，天文、地理、人文、哲学、社会、自然等学科无所不及。

（2）摘录原书文句形式多样

类书辑录的内容，多是直接引自原书。但其选取内容的多少，则依类书的体例而有别。或是大段录用，或是仅取其中的某一文句或词语。

（3）分类编排便于检索

类书作为书籍的特殊形式，其目的在于为读者检索资料提供方便。因此，在类书编纂时，要将辑录的群书内容，或按字、或按韵、或按事类，分门别类进行编排，以方便读者检阅。

（三）类书的作用

类书的主要作用有以下几个方面：

（1）查找各种资料，可作索引之用

类书在编撰时多将其所收资料分门别类排列，且标记资料来源。利用者可据其条目检索，按其文献来源查阅原始资料，从而提高工作效率。

（2）考证史事，了解事物的原委与出典

类书中保存了许多有关历史、地理、典章制度、文学艺术、风俗民情及各种专门知识的资料。大量的史事和各种典故，在利用一般工具书查不到时，应想到借助于类书来检索。

（3）校勘与辑佚古籍

类书中辑录的大量古籍原文，对于校勘与辑佚古籍有重要作用。用类书引文校勘古籍，始自清代学者。如王念孙父子、刘文典等人，均利用类书校勘过不少古籍。在中医古籍的校勘方面，亦有较多用例。如丁光迪主编的《诸病源候论校注》，曾以《外台秘要》《医心方》等作校本。用类书辑佚古籍，始自南宋。王应麟曾利用类书辑佚《诗考》《周易注》等书。清代编修四库全书时，从《永乐大典》中辑出了历代佚书388种。

（四）常见类书类目

古代类书，主要分为天、地、人、事、物五大部分。五大类之下，再设许多小类；小类之下，复有许多子目，形成了比较系统的类目。按所讲内容的性质，重大的在前，细小的在后；先分大类，后分小类。现将常见类书类目列表3-1如下。

表3-1　主要类书的类目列表

书名	天、地	人、事	物
北堂书钞	天部、岁时部、地部	帝王部、后妃部、政术部、刑法部、封爵部、设官部、礼仪部、艺文部、乐部、武功部	衣冠部、仪饰部、服饰部、舟部、车部、酒食部
艺文类聚	天部、岁时部、地部、州部、郡部、山部、水部	帝王部、后妃部、储宫、人部、礼部、乐部、职官部、封爵部、治政部、刑法部、杂文部、武部、巧艺部、方术部、内典部、灵异部、祥瑞部、灾异部、产业部、居处部	军品部、衣冠部、饰仪部、服饰部、舟车部、食物部、火部、药香草部、宝玉部、百谷部、布帛部、果部、木部、鸟部、兽部、鳞介部、虫豸部
太平御览	天部、岁时部、地部	皇王部、偏霸部、皇亲部、州郡部、居处部、封建部、职官部、兵部、人事部、逸民部、宗亲部、礼仪部、乐部、文部、学部、治道部、刑法部、释部、道部、仪式部、方术部、疾病部、工艺部、奉使部、四夷部、休征部、咎征部、神鬼部、妖异部、资产部	服章部、服用部、器物部、杂物部、舟部、车部、珍宝部、布帛部、百谷部、饮食部、火部、兽部、羽族部、鳞介部、虫豸部、木部、竹部、菜茹部、香部、药部、百卉部
图书集成	历象汇编（乾象典、岁功典、历法典、庶征典） 方舆汇编（坤舆典、职方典、山川典、边裔典）	明伦汇编（皇极典、宫闱典、官常典、家范典、交谊典、氏族典、人事典、闺媛典） 博物汇编（艺术典、神异典） 理学汇编（经籍典、学行典、文学典、字学典） 经济汇编（选举典、铨衡典、食货典、礼仪典、乐律典、戎政典、祥刑典）	博物汇编（禽虫典、草木典） 经济汇编（考工典）

（五）主要类书选介

1.《北堂书钞》

《北堂书钞》是我国现存最早的一部类书，由虞世南在隋末任秘书郎期间编撰而成，属私人编撰的综合性类书。全书的卷数，历代书目著录不一。《北堂书钞》的卷数，《隋志》载174卷，《唐志》载173卷，《崇文总目》载173卷，《中兴馆阁书目》载160卷。该书共分19部，851类。

全书内容，主要是汇集古籍中可供吟诗作文之用的典故、词语及一些诗文的摘句，分类编排而成。该书征引古籍十分丰富，据孔广陶统计，除集部外，约征引古籍800余种。每种古籍的引用次数，多者达千余条。所引之书，皆隋以前的古籍，今已亡其十之八九。因此，《北堂书钞》中所保存的诸古籍之内容，对后世校勘、辑佚和研究隋以前的文献典籍，具有重要的学术价值。如王念孙撰《广雅书证》、严可均辑《全上古三代秦汉三国六朝文》等，均曾多次引用过此书的资料。

该书问世后，一直以抄本形式流传。至明万历二十八年（1600年）始由陈禹谟删改续补刻版印行，但已非原书面目。至清代孙星衍、严可均等人据影宋本校注，始得复原，但未刊印。清光绪十四年（1888年），南海孔广陶在孙星衍等诸家校注的基础上，详加校勘，刊行于世。后人称之为"孔广陶校刻本"，是目前的通行本。

2.《艺文类聚》

《艺文类聚》是我国现存最早的一部完整的官修类书，由唐·欧阳询等人奉敕编撰。

全书100卷，分46部，727小类。其编排体例为，先设大的部类，部类之下再设小的类目。每一类目之下，事实居前，诗文列后。事的内容，取自经、史、子诸书中的有关史料。文的内容，取自有关诗文，包括诗、赋、论、述、赞、序、表、颂、令、箴、铭、诔、碑、书、启、文、教等。

该书内容，录自1430余种古籍，涉及社会科学、自然科学、文艺作品等各个方面。所征引古籍，现大多散佚，唯赖此书保存了不少的珍贵资料。医学的内容，分别散见于各部中。如人体部位名称见于"人部"，疾病多见于"方术部"，中药内容多见于"药香草部""百谷部""果部""木部""鸟部""兽部"等。

《艺文类聚》的特点，可归纳为两个方面：

①事文并重，取材广泛。欧阳询等人在编修《艺文类聚》时，本着"事文兼备"的原则，广泛取材，使类书在内容上，趋于全面。

②大段引录，并标注出处，保存了古籍的原文。《艺文类聚》在征引古书时，先标明书名，次录原文，且为大段抄录，不加己见。引录内容按时代先后排序。《四库全书总目》赞曰："于诸类书中，体例最善。"因此，该书对研究和整理古代文献重要的参考价值。

3.《太平御览》

《太平御览》是宋代官修的大型综合性类书，由李昉等14人奉宋太宗之命而成之后，初名《太平总类》。宋太宗读毕，改称《太平御览》，简称《御览》。

全书1000卷，分55部，5426小类（包括63个附类）。编排体例是，先设大的部类，部类之下再设小的类目。每一类目之下，先记书名、次录原文，原文内容按古籍的年代先后排序。

该书内容，录自1690种古籍。上至先秦，下至唐代，可谓无所不包。其中汉人传记100余种，旧地志200余种，皆为今所不传之书。有关医学部分，分散于相应的部类中，如"人事部"记载了人的身体各部位与行动，"方术部"记载了养生却病方面的内容，"疾病部"辑录了各种疾病有关的内容，"兽部""香部""药部""百卉部"等，收录了与药物有关的内容。

4.《册府元龟》

《册府元龟》是宋代官修的一部大型专门性类书，以记录史事为主。由王钦若、杨亿等人奉敕编撰。原名《历代君臣事迹》，宋真宗诏题书名为《册府元龟》。义指书中所蕴藏的宝贵资料，可供君臣行事借鉴。

全书1000卷，分31部，1104门，共900多万字，内容比《太平御览》多一倍。

编排体例是，先设大类为31部，部下再分若干门。每部之下有总序，评述该部所记事迹的历史沿革；各门之下有小序，论述本门内容的旨要；小序之后，罗列历代人物事迹、诏令、奏议等文。

《册府元龟》征引的古籍，以正经、正史为主，兼收唐、五代的实录、诏令、奏议等原始史料，及一些重要的子书，如《吕氏春秋》《淮南子》等。但对小说、杂书所载，则一概不收。收录的内容，仅以历代君臣的政治史实为主。对原书资料，原样收录，不妄加删改。保存了隋唐五代史料本来面目，对于考证史事，校勘史籍有很高的文献价值。但本书征引古籍，不标注书名出处，是一大缺陷。

5.《玉海》

《玉海》是南宋有名的私修综合性类书，南宋王应麟编纂。全书200卷，分21门，240余目。编排体例是，在大的门类之下，再设若干小的类目。辑录内容，按其原书的年代先后排列。该书是专门为当时知识分子应付"博学宏词科"而编纂的一部大型工具书。其征引史事完整，特别是有关宋代史事，都录自《实录》《日历》，为后来史志所未详，对研究宋史具有重要的参考价值。本书还收载图书目录，这是王氏的一大创新。《玉海·艺文》以收载图书目录内容为主，又夹入一些与图书目录有关的历史文献资料，既丰富了目录内容，又有助于读者理解与考辨原书。

6.《古今图书集成》

《古今图书集成》是清代康熙年间官修的一部大型综合性类书。原名《古今图书汇编》。由陈梦雷原编，蒋廷锡增补而成。

全书正文10000卷，总目40卷，约一亿六千万字。该书集古书之大成，内容包括政治、经济、军事、文化、教育、文学、艺术、哲学、宗教、历史、地理、天文、气象、地质、矿产、农业、牧业、渔业、手工业、工程技术、数学、医学等各个方面。是我国现存最大且比较完整的一部类书。有关医学的内容，收载于"艺术典"的"医部全录"内。

该书内容繁富，出典详明，体例完备，条理详晰，完整地保存了许多古代文献资料，且详明出典，为后世校勘、辑佚古书，以及研究古代文献，都提供了重要的资料。

（六）中医类书

中医类书，是指专门收录各种古籍中有关中医药内容，按一定的方法分类编排的图书。属专门性类书。

下面介绍几部常用的中医类书。

1.《外台秘要》

《外台秘要》，唐王焘撰。是一部实用性极强的大型综合性方书。成书于公元752年。全书40卷，1070门，内容涉及内、外、妇、儿、五官等各科。门类有：

伤寒 33 门（卷 1—2）

天行 21 门（卷 3）

温病、黄疸 20 门（卷 4）

疟病 15 门（卷 5）

霍乱呕吐门（卷 6）

心痛心腹痛寒疝 32 门（卷 7）

痰饮胃反噎鲠等 30 门（卷 8）

咳嗽 23 门（卷 9）

肺痿肺气上气咳嗽 28 门（卷 10）

消渴消中 18 门（卷 11）

癖及痃气积聚癥瘕胸痹奔豚 38 门（卷 12）

骨蒸传尸鬼疰鬼魅 26 门（卷 13）

中风 21 门（卷 14）

风狂及诸风 24 门（卷 15）

虚劳 78 门（卷 16、17）

脚气 38 门（卷 18、19）

水病 26 门（卷 20）

眼疾 24 门（卷 21）

耳鼻牙齿唇口舌咽喉病 56 门（卷 22）

瘿瘤咽喉病瘘 28 门（卷 23）

痈疽发背 9 门（卷 24）

痢 33 门（卷 25）

痔病阴病九虫等 35 门（卷 26）

淋并大小便难病 27 门（卷 27）

中恶蛊注自缢喝死 18 门（卷 28）

坠堕金疮等 47 门（卷 29）

恶疾大风癞疮等 23 门（卷 30）

采药时节所出土地诸家丸散酒煎解诸毒等 23 门（卷 31）

面部面脂药头膏发鬓衣香澡豆等 34 门（卷 32）

妇人 85 门（卷 33、34）

小儿诸疾 86 门（卷 35、36）

乳石论 37 门（卷 37、38）

明堂灸法 7 门（卷 39）

虫畜伤触人及六畜疾 32 门（卷 40）

编排体例可概括为：第一，以卷分科立病，以门别症列方。第二，每门之下罗列群书资料，一般先引议论，后列方药。议论主要讨论某一疾病的病因、病机、证候等，内容引自《内经》、仲景、华佗、《病源》等书。方药部分，则上自先秦，下至唐世，古今医籍，如《仲景方》《肘后》《千金》等，无不采撷。第三，每书的征引，一般是先记书名，后载内容。若同书有数方，则首方出书名，余者以"又方"表示。

《外台秘要》作为一部大型综合性方书，共收载方剂 6900 余首，是唐以前方剂的一次大汇编，是一部体例较为完备的典范性著作。

王氏参照《千金要方》的编写体例，但改其内科杂病按脏腑分类的旧例，而是把内科疾病按病证归类，与其他各科疾病首属划一，更便于翻检。以卷分科立病，其大体分科情况为：

卷 1—6 为外感热病为主的内科疾病

卷 7—20 为内伤杂病为主的内科疾病

卷 21—22 是五官科的诸病

卷 23—24 是以瘿瘤痈疽为主的外科病

卷 25—27 是前后二阴范围的内外诸病

卷 28 是以猝死为主和救急范畴的疾病

卷 29 是以跌打金疮作科为主的外科疾病

卷 30 是以癫癣等皮肤病为主的外科疾病

卷 31 是采药时节产地、丸散膏煎汤及解诸毒方

卷 32 是以头面部为主的外科疾病及美容方

卷 33—34 是妇产科疾病

卷 35—36 为小儿科疾病

卷 37—38 为服石及解石诸方

卷 39 为明堂灸法

卷 40 为虫兽伤及畜疾

《外台》引书，均标注出处。书中保留的大量古代医籍的佚文，对我们今天研究六朝方书、探讨古代医学史料，对存世医书的校勘，对亡佚医书的辑佚，都具有很高的文献学价值。

2.《医心方》

《医心方》日本丹波康赖撰著，成书于公元 984 年。

全书 30 卷。辑录了我国唐以前的多种医书，内容包括医学基础理论及临床各科。其中卷 1 为治病大法及服药、合药之法；卷 2 为针灸孔穴；卷 3—14 为内科杂病及六淫时行诸病；卷 15—17 为痈疽疔肿等外科病；卷 18 为汤、火、金、木、虫兽所伤；卷 19—20 为服石；卷 21—24 为妇产科诸病；卷 25 为小儿诸病；卷 26—27 为养生；卷 28 为房中术；卷 29 为饮食禁忌；卷 30 为食疗本草。

其编排体例，与《外台》大致相同。以科别分卷，以病症列方。每一病症名之下，首载群书对该病症的议论，包括病因病机、诊断、治则、用药大法等，次列诸家方书所载的有效方剂。该书征引资料丰富，辑录了我国唐以前的古医籍，且标注出处，保存了大量的古文献资料。这对后世借以校勘和辑佚古医籍十分有益。

3.《重修政和经史证类本草》

该书是经多人多次撰著、增补、修改而成的本草著作。

原作者唐慎微，字审元，宋蜀州晋原人（今四川崇庆）。他以《嘉祐本草》为基础，并入《本草图经》及宋以前医籍、经史子集诸书所载有关资料，于元丰五年（1082 年）撰成《经史证类备急本草》，简称《证类本草》。

宋大观二年（1108 年），医官艾晟等人对其进行修订，补入《本草别说》的内容，改名为《经史证类大观本草》，正式刊行。又简称为《大观本草》。宋政和六年（公元 1116 年），医官曹孝忠对其重加校订，改名为《政和新修证类备用本草》，简称《政和本草》。宋淳祐九年（1249 年），张存惠又对其增订，将寇宗奭的《本草衍义》散入该书，改名为《重修政和经史证类备用本草》。至此，经唐慎微、艾晟、曹孝忠、张存惠等人的撰著、增补、修改，终成定本。

全书 30 卷，载药 1746 种。卷 1—2 为序例，卷 3—30 收载药物。

书较系统地辑录了宋以前的主要医药方书及经史诸书有关本草学的资料。征引书籍达 240 余种，其中方书 80 余种。几乎囊括了北宋以前本草著作的精华，可谓是对宋以前历代本草文献的一次大总结。

4.《幼幼新书》

宋·刘昉编，成书于 1132 年，是我国最早的一部大型儿科类书。

全书 40 卷，分 667 门，每一门为一种病症。内容包括儿科总论、小儿调理、用药及诊法、初生儿保育、诊治，以及先天疾病、儿科杂病、斑疹麻痘、五官、痈疽、疮疥、外伤、儿科歌赋和附方等。

书中征引的古代文献，不仅有宋以前的方书、宋代方书，而且包括了一些士大夫家藏方书，如《张氏家传》《孔氏家传》《吴氏家传》《赵氏家传》《朱氏家传》《安师所传方》等。除少数存世者，多已亡佚。因而，书中所存资料，对研究儿科学，考查古代文献都具有重要意义。

5.《普济方》

明·朱橚、滕硕等编撰，是辑录了明以前各家方书资料的大型方书。

全书 168 卷，1960 论，2175 类，778 法，61739 方，239 图，共 950 万字。该书广泛辑录了明代以前各家方书资料，并收其他传记、杂说以及道藏佛经书等有关记载，内容丰富，涉及临床各科。

该书内容丰富，层次明晰，博集明以前诸家方书内容。对研究古代方剂，指导临床各科，均有较高的价值。此外，书中保存了今已散佚的古代方书资料，如《仁存方》《德生堂方》《如宜方》《医

《方妙选》等，因此，又具有较高的文献学价值。

6.《医方类聚》

朝鲜·金礼蒙等编撰。成书年代不详，但据其引用文献的下限推测，大约成书于明初。

全书 266 卷，92 门，收方 5 万余首，约 950 万字。其门类名称，如：总论、五脏门、诸风门、诸寒门、诸暑门、诸湿门、伤寒门、眼门、齿门、咽喉门、口舌门、耳门、鼻门、头面门等。该书虽名医方类聚，实则属大型综合性医书，内容涉及临床各科，既有方又有论。

该书集中收录了我国明代永乐年间以前的古医籍，及其他传记、杂著、释藏、道藏中有关医学的资料约 150 余种，内容丰富，体例严谨，有论有方。书中保存的大量医籍文献资料，也成为校勘和辑佚古医籍的重要资料，具有文献学价值。

7.《医学纲目》

明·楼英撰。刊于明嘉靖四十四年（1565 年）。

全书 40 卷，包括：总论、阴阳脏腑部 9 卷、肝胆部 6 卷、心小肠部 5 卷、脾胃部 5 卷、脾肺部 1 卷、肺大肠部 1 卷、肾膀胱部 2 卷、伤寒部 4 卷、妇人部 2 卷、小儿部 4 卷、运气部 1 卷，共分 11 部。每部以病证分门类别，列举不同病证的证候、治法及方药。全书以阴阳脏腑为纲，博采《内经》及历代名家之论，阐释各病证的病因、病机和治疗原则，语出有据。书中收录历代名方、验方颇多，选方严谨，讲求实效。全书主次兼顾，纲目分明，故近代曹炳章称赞本书"实为医学类书中之最有法度者。"

该书采集资料丰富，对总结继承明以前的各家学说，指导临床辨证施治，颇有参考价值。其不足之处是，其引文内容不十分准确。故用于校勘时应慎重。

8.《古今图书集成·医部全录》

《医部全录》作为清代大型官修综合性类书《古今图书集成》的一部分，收载于"博物汇编·艺术典"下。全书 520 卷，约 950 万字。分医经注释、诊法、脏腑身形、诸疾、外科、妇科、儿科、总论 8 大部分，内容涉及医经理论及临床各科。

该书辑录了自《内经》至清初的文献 120 余种，征引文献均注明出处，便于查找原始资料。该书有论有法，有方有案，使用方便，对从事教学、科研、临床工作者均有帮助，是一部常用的中医工具书。

二、丛 书 概 说

（一）丛书的起源

丛书，是指汇集多种单独著作而冠以总名的书。又称"丛刊""丛刻""汇刻书"。

中国的丛书，起源很早。最早见于著录的丛书是《隋书·经籍志》著录、陆澄编辑的《地理志》。该书包括了《山海经》等 160 种有关地理方面的著作，属专科性的丛书。

最早的综合性丛书，始自南宋。俞鼎孙、俞经的《儒学警悟》，是我国最早的一部综合性丛书，被公认为我国的"丛书之祖"，惜其流传不广。其后于南宋咸淳九年（1273 年）刊行的《百川学海》，也是一部综合性丛书，流传较广。

明代以后，丛书的发展很快，出现了许多专科性丛书。谢国桢《刊刻丛书源流考》云："自左氏《百川学海》流传而后，明代屡经传刻，刊刻丛书之风，接踵而起。"这一时期，特别是明中叶，相继出现了一些水平较高的丛书。综合性丛书和专科性丛书，都出现了新的类型。有个人丛书、地方丛书、断代丛书，还有分类更细的小学类丛书、小说类丛书、医学类丛书、戏曲类丛书等，为清代丛书的发展奠定了基础。

清代是我国丛书发展的黄金时期。这一时期，考据之学大兴，古籍的校勘整理刊印数量剧增，丛书的刊印数量也急剧增加，清代辑刻的丛书约占我国古籍丛书的一半以上。其中综合性丛书约有700余种。丛书的种类和质量也有了较大提高，丛书的编辑者多为学者兼校勘家，他们每刻一书，力求首尾完备、序跋不遗，并精校精勘。

辛亥革命以后，丛书又有了新的发展，印刷更为精美。其分类有了更加科学的分类方法，不再拘泥于四部分类法。比较有影响有大型综合性丛书有《四部丛刊》《四部备要》《丛书集成》。

（二）丛书的特点

丛书，与一般的书籍及类书有所不同，其特点可归纳为以下几点：

①丛书是多种书籍的汇合，必须包含两种或两种以上单行的书。收书的多少，可因书而异，少则两种，多可达数千种。如《史汉评林》仅收《史记评林》《汉书评林》两书，而《丛书集成》收书则多达4107种。

②丛书必须有一总名。如果几种书名汇编在一起，而无统括群书的总名，则只能算是附刻，而不是丛书。如冯承熙刻的黄元御《素问悬解》，书后有胡澍的《素问校义》，此二书虽然刊在一起，但不是丛书。

③丛书内各书相对独立，内容完整。丛书与类书不同，其原书内容不能打乱，皆以全书入编，丛书的子目一般为原书的书名。

（三）丛书的类型

丛书的种类，大体上可分为两大类，即综合性丛书和专科性丛书。

综合性丛书，又称汇编类丛书，是将内容不同、性质不同的多种部类的书汇编在一起的丛书。其内容可以涉及经、史、子、集四个部类，或其中两三个部类。

专科性丛书，又称专门性丛书或类编，是将一个门类、一个学科的多种著作汇编在一起的丛书。它能集中而有系统地将同学科、同类的书籍汇编于一处，更便于读者使用。

（四）主要丛书选介

1.《儒学警悟》

南宋·俞鼎孙、俞经合编，成书于嘉泰元年（1201年）。

全书41卷，收录了6种书籍，即《石林燕语辩》《演繁露》《嫩真子录》《考古编》《扪虱新话》《萤雪丛说》。其内容多为记载宋朝的典章制度、人物掌故、琐事遗闻及经史考辨等，对于研究经史和当时的社会具有一定的价值。从内容上看，它包括了史部政书和子部杂学两个部类。从体例上看，其收书完备，序跋皆入，是一部比较规范的丛书。

该书作为我国最早的刻本综合性丛书，首创了综合性丛书的体例，被公认为我国的丛书之祖。

2.《百川学海》

南宋·左圭辑，成书于咸淳九年（1273年）。

全书173卷，收书100种，以天干为序，分为10集。主要内容为唐宋人的笔记、野史、杂谈、谱录、诗话，及少量六朝人的短篇小品等。内容类别，涉及经部小学类，史部杂史类、传记类、目录类，子部杂家类、小说家类、艺术类、谱录类，集部诗文类等多个方面，成为我国最早的涵盖经史子集四部的综合性丛书。

3.《说郛》

元·陶宗仪辑，为现在唯一的元代综合性丛书。

全书 100 卷，收书 600 余种。选辑了汉魏至宋元的各种笔记，内容取材广泛，经史百家、笔记杂录、典章制度、小说诗话、志怪传奇、山川风物、天文地理、医药养生、琴棋书画、茶酒笔砚、花鸟虫鱼、百工技艺等无所不收。但《说郛》收书不是很规范，很多书被删节割裂，往往仅存片段，或略存梗概。但并不能因此而忽视，该书中保存了许多珍贵的世无传本，具有很高的文献价值和学术价值。

4.《百陵学山》

明·王文禄辑。全书 112 卷，收书 100 种。体例效仿《百川学海》，但入编书籍多为明人之作。内容包括经学、理学、诗文评论、小说短语，及农学、医学、文字学等许多方面。其中收录的医书有：《医先》1 卷，《胎息经疏略》1 卷。

5.《夷门广牍》

明·周履靖辑。全书 158 卷，收书 107 种。共分 13 类，即：艺苑、博雅、尊生、书法、画薮、食品、娱志、杂占、禽兽、草木、招隐、闲适、觞咏等。内容包括了养生、药品、疾病、蔬菜、果品、衣服、文具、游戏等生活常识，实用价值较高。其中收录的医书有：导引气功类的《胎息经》1 卷、《赤凤髓》3 卷；养生类的《修真演义》1 卷、《既济真经》1 卷、《唐宋卫生歌》1 卷、《益龄单》1 卷；虫蛊类的《金笥玄玄》1 卷；医案类的《怪疴单》1 卷。

6.《格致丛书》

明·胡文焕辑。当时陆续付刻，成书种数已无从稽考。据《中国丛书综录》记载，其收书 168 种，多数为明人著述。所收内容包括文学、艺术、医药、名物、训诂等。其中医书有：养生类的《寿亲养老书》1 卷、《养生类纂》2 卷、《养生月览》2 卷、《摄生集览》1 卷、《摄生要义》1 卷；按摩类的《保生心鉴》1 卷、《锦身机要指源篇》1 卷；本草类的《食物本草》2 卷、《食鉴本草》2 卷。

7.《居家必备》

明代无名氏辑。全书共收书 87 种，分家仪、懿训、治生、奉养、趋避、饮馔、艺学 7 大类。其中医书有：养生类的《保生要录》《遵生宝训》《四时摄生消息论》《服食方》《摄生要录》《医先》；按摩类的《治万病坐功诀》；外科类的《解百毒方》等。

此外，还有汇辑丛残类丛书沈节甫的《纪录汇编》，搜奇集异类丛书吴琯《古今逸史》，断代类综合性丛书钟人杰的《唐宋丛书》，我国第一部地方性丛书樊维城的《盐邑志林》等。

8.《四库全书》

清代乾隆年间编修的一部大型综合性丛书。全书 79309 卷，收书 3461 种。分经、史、子、集四大部，每部又分许多类。医书 97 种，被收在子部医家类。其中《博济方》《颅囟经》《苏沈良方》《全生指迷方》《伤寒微旨》《卫生十全方》《产育保庆集》《济生方》《集验背疽方》《急救仙方》等10 余种医书，都是从《永乐大典》辑出的。

《四库全书》是我国历史上最大的一部官修综合性丛书，在整理和保存我国古代文化典籍方面做出了巨大贡献。但应该指出的是，由于清政府大兴文字狱，销毁了许多有价值的书，对收入《四库全书》的书籍也多有删改，采用的版本也未能尽善。

9.《丛书集成》

近人张元济辑。此乃丛书之丛书，共收丛书 100 种。书收录了宋代丛书 3 种、元代丛书 1 种、明代丛书 25 种、清代丛书 71 种，均是有代表性的丛书。共收书 4100 余种，2 万余卷。成为我国收书种数最多的一种古籍大型丛书。其收书原则为"实用和罕见为主，前者为适应需要，后者为流传孤本。"

《丛书集成》在分类方法上有新的开创，它既没有沿用传统的四部分类法，也不是简单地按各丛书拼合排列，而是根据新学科分类进行编排。全书分为 10 大类，即：总类、哲学类、宗教类、社会科学类、语文学类、自然科学类、应用科学类、艺术类、文学类、史地类。各大类之下，又分为许多小类。该丛书内收录医书 75 种，其中包括《黄帝内经太素》《神农本草经》等比较重要的医学典籍。

（五）中医丛书

中医丛书，属于专门性丛书。《中国丛书综录》将其列入"子部医家类"。根据医书所含内容的科别种类不同，又可将中医丛书分为：综合性中医丛书、专科性中医丛书。

综合性中医丛书，有三种类型：①汇刻丛书，即一部丛书中包括历代、各家的著作。如《济生拔粹》《古今医统正脉全书》；②一家丛书，其所收书籍为祖孙、父子、兄弟、学派的著作。如《张氏医通》。③个人丛书，只收录一个医家的著作。如明·王肯堂《证治准绳》。

专科性中医丛书，又有内、外、妇、儿等科别的分属。如儿科丛书，有《许氏幼科七种》《幼科三种》等。

在此选要介绍几种如下：

1.《济生拔粹》

元·杜思敬辑，成书于 1315 年。全书收录医书 19 种。包括：《针经节要》《云歧子论经络迎随补泻》《窦太师流注指要赋》《针经摘英集》《云歧子七表八里九道脉诀论并治法》《洁古老人珍珠囊》《洁古家珍》《医学发明》《脾胃论》《此事难知》《医垒元戎》《阴证略例》《云歧子保命集论类要》《海藏癍论萃英》《田氏保婴集》《兰室秘藏》《活法机要》《卫生宝鉴》《杂类名方》。所辑诸书，皆为节录本。其内容涉及方剂、针灸、脉法、养生、保健等，有较高的实用价值。

2.《东垣十书》

又名《医学全书》。辑者不详，属汇刻性丛书。收录了金·李杲《脾胃论》《内外伤辨惑论》《兰室秘藏》；元·王好古《东垣先生此事难知集》《汤液本草》《医垒元戎》《海藏癍论萃英》；元·朱震亨《格致余论》《局方发挥》；崔嘉彦的《脉诀》；齐德之《外科精义》；王履的《医经溯洄集》。内容涉及中医基础理论、内科、外科、方剂、本草等多个方面。

3.《万密斋医学全书》

明·万全撰。刊于 1549 年。书中收载了《保命歌括》《伤寒摘锦》《养生四要》《内科要诀》《幼科发挥》《片玉心书》《育婴秘诀》《痘疹心法》《广嗣纪要》等 10 种书。该丛书汇集了万氏祖传及其本人的临证诊治经验，尤其是儿科方面的实际经验，尤为珍贵，对后世儿科医家影响较大。

4.《古今医统正脉全书》

明·王肯堂辑，吴勉学校刻。是一部流传很广，影响很大的汇刻型中医丛书。书中收辑了自《内经》至明代的重要医学著作 44 种。如《素问》《灵枢》《针灸甲乙经》《注解伤寒论》《汤液本草》等。所收各书多经校勘，版本精良。

5.《陈修园医书十六种》

清·陈念祖撰，后人辑。又名《南雅堂医书全集》《公余十六种》。该丛书收录了陈修园撰写的

《灵素节要浅注》《伤寒论浅注》《金匮要略浅注》等医书16种。内容涉及中医基础理论到临床各科。陈氏的医著注解，浅显易懂，切于实用，对研读古医籍者帮助较大。

6.《黄氏医书八种》

清·黄元御撰。属个人丛书。收录了黄元御的《四圣心源》《四圣悬枢》《玉楸药解》《金匮悬解》《伤寒悬解》《长沙药解》《伤寒说意》《素灵微蕴》等8种书，较全面地反映了黄元御的学术思想。

7.《三三医书》

民国时期裘庆元辑。全书3集，收录医书99种。所收之书，以篇幅较小而切于实用的明清医家著作为主，兼收宋元医书，及少量日本医家的著作。内容涵盖较广，理论、临床、本草、方剂、针灸、医案、医话、医论等，皆有所及。裘氏另撰"三三医书书目提要"，对99种医书逐一介绍其卷帙、著者、内容、版本等情况。

8.《珍本医书集成》

裘庆元辑，1936年上海世界书局印行。全书分12类，收书90种，包括医经类5种、本草类5种、脉学类3种、伤寒类4种、通治类8种、内科类12种、外科类3种、妇科类4种、儿科类2种、方书类17种、医案类15种、杂著类（医话、医论）12种。所收之书，乃是裘庆元从其所搜集的3千多种历代医籍中精选出来的，所用版本多是精刻本、精钞本、精校本、手稿本、孤本、稀见本等。因此，具有很高的版本学价值。值得注意的是，丛书中收录了一些《永乐大典》《四库全书》《古今图书集成》都未曾收录的书，这对保存中医药文献，尤为可贵。

9.《中国医学大成》

曹炳章辑，1936年上海大东书局出版。全书分13类，收书128种。曹炳章为近代著名医家，应大东书局之邀，主编丛书《中国医学大成》。原计划精选历代医籍365种，其所选各书，大都内容精粹，各具特色，为学习研究中医理论、方药与各科临证之要籍。惜因遭遇世变，因抗日战争爆发未能出齐，实际出版了136种。该丛书收录了历来重要的医籍，及日本医家的部分著作。全书13类，有：医经、诊断、药物、方剂、通治、外感病、内科、针灸、外科、妇科、儿科、杂著等。每类医书，以作者时代先后为序排列。陈绍武称此书有三大特点，即："一是它的科学性，分门别类，便于研究。二是它的实用性，不仅有理论，且更注重实用。三是它的资料性。本书汇集的各种珍本、孤本、钞本，都是医界人士难于看到的，也难于齐备的。"有六方面的作用，"一是整理保存了中医的精华；二是建立了中医的科学系统；三是打破了秘方不传外人的陋规；四是批判了保守的门户之见；五是方便了后学步入中医宫殿的门径；六是提供了图书收藏的便利。"

1992年湖南岳麓书社将曹氏原列医书全部刊行，名为《中国医学大成续编》《中国医学大成三编》。其所选各书，除手抄本外，多遴选善本，影印以存原貌。

思 维 导 图

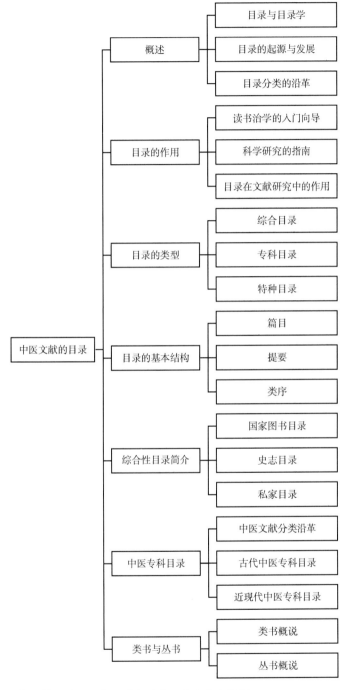

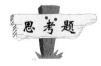

1. 什么是目录？一书目录和群书目录有什么区别？

2. 简述我国目录学的内容。

3. 简述目录学的起源和历代代表性成果。

4. 我国古代图书分类主要有几种方法？各自的代表著作是什么？

5. 简述四部分类法的起源和沿革，并举出各阶段代表性目录。

6. 古代经史子集四部中各包含哪些种类的图书?

7. 目录的作用有哪些?

8. 综合目录、专科目录、特种目录有什么区别?

9. 史志目录具有什么特点? 一般有几类?

10. 古代目录和现代目录的结构有哪些不同?

11. 古代目录的提要分成哪几种? 各有什么特点?

12. 类序"辨章学术,考镜源流"的功能从哪些方面体现出来?

13. 简述《四库全书总目提要》的特点。

14. 私家目录有什么特殊价值?

15. 医学专科目录中提要为辑录体、传录体、叙录体的各有哪些?

第四章　中医文献的版本

我国的古代文献，经过了以甲骨、金石、竹简、木牍、帛素、纸为文字载体的过程。在没有雕版印刷之前，文化的传布与普及受到很大影响，雕版印刷术的发明，是中国文化与科技史上的一个伟大的里程碑，对文化的发展有十分重要的作用。同时，随着雕版印刷术的发展，也逐渐形成了关于版本的学问。

考察中医文献的版本，是为了了解形成古代医书的物质基础，其中包括古籍形态沿革与版本制度，古医书的版本种类，医书写本与版刻的变迁，鉴定版本的方法与意义等。

第一节　概　　述

一、版本与版本学

（一）版本

在印刷术发明之前，版本二字多是单独称谓的。版，原指用以书写的木片。《说文解字·片部》："版，片也。从片，反声。""牍，书版也。"《论衡·知量》："断木为椠，析之为版。刀加削刮，乃成奏牍。"将木材剖为木片，再用刀来刮削，使之可以作书，这就叫做版。后因地域不同，就地取材，版又包含了木片、竹片、玉石片等意义。如长沙多为竹简，北方的陕西、甘肃多为木简，而新疆各地发现的简均为木质，乃取材于当地生长的胡杨、红柳等树木。《黄帝内经》更有"著之玉版"之说。

本的原意是树木之根。《说文解字》："木下曰本。"古代缣帛或简策形式的书，其长者多以轴卷贮存，其轴部外露部分称"本"，它相当于线装书的书根并以此计数。另外，古时又称书为"本"。《文选·魏都赋》李善注引应劭《风俗通》讲汉代刘向校书时："雠校……一人持本，一人读书，若怨家相对。"这里所持的"本"，就是汉时通行的竹简和帛书。其后的一段时间则主要指书的写本。

"版本"一词，始见于北宋，最初仅指雕版印本，是雕版印刷术发展的结果。沈括《梦溪笔谈》卷十八："版印书籍，唐人尚未盛为之，自冯瀛王始印《五经》，已后典籍皆为版本。"《宋史》卷431《邢昺传》："景德二年，上（宋真宗）幸国子监阅库书，问昺经本几何？昺曰：国初不及四千，今十余万……，版本大备。"自从雕版印刷术发明以来，人们习惯用"版本"二字作为印本的代称，使版本一词，成为当时区别于写本的特称。近代，版本的内涵日渐广泛，泛指雕版印刷以前的简策、帛和纸的写本，以及雕版印刷以后的拓本、石印本、影印本、活字本等一切形式的图书。《辞海》对"版本"一词的定义是："一书经过传写或印刷而形成的各种不同的本子。"

（二）版本学

版本学是研究书籍的版本特征和差别，比较其异同，鉴别其真伪优劣，并从中总结工作规律和方法，指导版本利用的一门科学。其研究内容包括古籍版本源流、版本的类型、版本鉴定的方法以及版本学发展的历史等。版本学通过研究书籍的各种写本、历代刊本、传抄本、批校本、稿本，包括纸张墨色、字体、刀法、版式行款、藏书印记、装潢式样等内容，进而探讨书籍的发展历史或一书的传抄、雕版源流，对版本的优劣进行比较和鉴别，指导古籍的阅读和利用。

二、学习版本学知识的意义

整理发掘我国的医药学遗产，首先要对大量的古代医学文献进行考察。因而，必然涉及古代医学文献的来源、真伪、完整程度以及是否进行过修改、补充等有关问题。这些问题，都与版本有关。同一部古籍，由于版本不同，从中获得的信息往往有很大差别，对工作质量的影响是不言而喻的。

（一）读书治学的需要

选择真本、善本、全书或精校精注本，读之方可得窥其全貌。清代学者张之洞在《书目答问·略例》中说："读书不知要领，劳而无功；知某书宜读而不得精校精注本，事倍功半。"如果阅读的书错讹较多，内容不完整，得到的信息可能是错误的，不但影响对书中内容的理解和应用，有时甚至会成为笑柄。而好的版本，文字经过了专家的精心校勘，错讹较少，内容完整，能最大限度地提高学习的效率。《太平惠民和剂局方》是宋代著名的官修方书之一，书中搜集了诸多名家医方，并由许多医官参校，宋元时期盛行全国。但此书在流传过程中，出现了许多良莠不齐的翻刻本，其中出现了不少错误。如"牛黄清心丸"一方，现在的通行本（人民卫生出版社，1985）达29味药之多。然而，早在南宋时，就有人根据不同版本对此方进行了考证，认为药应为8味，其余21味药，乃是将山芋丸混入其中所致。丹波元胤在《中国医籍考》中，著录有《增广校正和剂局方》一书，是在日本发现一种南宋刊本，书中记录了当时通行本中的一些错讹。其中牛黄清心丸"前八味，为牛黄、金箔、麝香、犀角、雄黄、龙脑、羚羊角、蒲黄，后二十一味，与大山芋圆同。但有黄芩，无熟干地黄。"丹波元胤还说："先子（丹波元简）尝以此八味，疗中风及惊痫，殊有神验。此等关系匪轻。"这是结合临床应用的经验，指出阅读医书时选择版本的重要性。

选择版本是我们顺利阅读古籍的重要条件。如朱肱《类证活人书》22卷，被明代王肯堂辑入《古今医统正脉全书》中。清代朱文震重刻《古今医统正脉全书》时，因《类证活人书》一书脱遗，为补成足本，将清人林开遂《活人录汇编》14卷掺入。以至光绪三十三年京师医局、民国间北京中医学社相继重刊，沿承其误。若使用了朱文震刊医统本来研究朱肱《类证活人书》，则不能真正认识朱肱原著的面貌。

（二）古籍整理与研究的需要

聚众本、定底本、选校本、辨真伪，需要版本学知识。运用版本学知识，可以鉴别版本的真伪优劣，篇目的分合，内容的残缺全佚等情况，为古籍的整理、研究与阅读提供可靠的依据。例如唐代王冰整理《素问》，将全元起注本8卷析为24卷，将原来亡佚的"阴阳大论"补以"运气七篇"的内容。他在整理过程中用了"文字昭晰，义理环周"的"先师张公秘本"及"旧藏之卷"加以补充校勘，从而整理成了一部较为完整的医学典籍。到了宋代，校正医书局高保衡、林亿等，又对王冰《重广补注黄帝内经素问》再次进行整理，根据当时所传《素问》《灵枢》《针灸甲乙经》等，对王冰的一些错误与欠妥之处，复行订正，成为一个更为完善的版本。

选择古籍版本可以充分发挥善本书在古籍整理中的作用。如《针灸甲乙经》通行本是医统本，书中有七种医书名称，存在着注文与正文混同的情形。而明代正统抄本虽是残卷，但无混同现象。又有一种明抄本，虽错字较多，但经北宋校正医书局整理，而未经吴勉学之手，保留了宋代《针灸

《甲乙经》一种传本的面貌。通过诸版本比勘，选择善本，可以更好地为整理和阅读服务。

（三）图书收藏、收购的需要

辨真伪、别优劣、出善本、是决定图书收购、收藏的先决条件。我国历代都有收藏图书的传统，除了国家典藏外，更涌现出无数对保存文化典籍卓有贡献的藏书家。尤其是宋代刻书发达以后，收藏家更是不惜重金，追求善本、珍本。早在明清之际，宋版书已不可多得，当时常熟藏书家曾以页计价征购宋代刊本。近现代，不但宋版书如凤毛麟角，就是元明刊本也日渐稀少，借助于版本知识，可以鉴定古代书籍刊印的年代，确定不同版本的价值，以利于保护、收藏和收购。

古籍在刻印过程中，由于具体条件的不同，内容有增删修改，写刻、印工、校勘等各有优劣，自然出现了千差万别的版本。有的由于传抄校勘不精，脱文讹字、缺行脱页甚至成为伪作；有的妄改书名卷数，以假乱真，乃至影响识别版本；有的刻书者任意删改、挖改版刻牌记，不易辨别真假；有的书坊粗制滥造，任意增删，以残冒全；历代封建统治者任意禁毁、删改图书，造成大批古籍版本错乱，难于鉴定。因此，进行文献研究，固然应该了解版本，重视版本，选择版本；在图书的管理、编目、收藏与流通方面，版本学知识也有着同样重要的作用。

第二节　载体与版本

在没有发明文字之前，一切生产、生活的事实、经验和思想的记录、积累、传播和继承，都依靠口耳相传的方式。《说文解字》："古，故也，从十口，识前言者也。"十口相传为古。故而，在远古时期，传说成了人们接受知识的主要方法。尽管这种方式传下来的内容或零碎不全，或与原始事实相去甚远，但我们对远古社会的认识主要通过传说获得。

文字的产生，使人们的知识、思想、经验有了切实可靠的传播和记录的手段。记事的文字必须通过某种工具记录在一定的物质材料之上，才能保存和流传。因而，又出现了记录文字的工具与载体，进而产生了不同物质材料的文献。

文献载体是指用来记录文献的物质材料。从出土文献及传世古文献记载考察，我国古代文献的载体，随着时代的变迁、社会的发展，大体经历了从写刻范铸在甲骨、金石上，到用笔写在简牍、缣帛和纸上，最后发展到雕版印刷的过程。

目前所知，我国发现的最早文字是刻在新石器时代的陶器上。但现存文字数量太少，难于考释。殷商时期，人们在龟甲兽骨上镌刻简要的文字、符号，来记录某些重要的史料、事件，甲骨就是那个时期的文献载体。商周时期，青铜冶炼已达到很高的工艺水平，人们在铸造青铜器物时，将文字刻铸在器物上，于是青铜器就成为那个时代的文献载体。自春秋至两汉，人们主要用竹简、木简、缣帛作为载体来记录各种文献，世称简策、帛书。东汉以后，随着纸的发明和推广应用，纸成了主要的文献载体，又逐渐形成卷轴。唐代以降，由于雕版印刷术的发明，各种文献逐渐由手抄改为刻印，并由卷轴形式演进为册叶，进而装订成册，成为线装书籍。古代中医药文献的载体也是如此。

一、以甲骨为载体的中医文献

甲骨文是我国发现的最古老的成体系的文字，其名称是以载体类型命名。

（一）甲骨文献

甲骨即龟甲兽骨，是殷商时期的文献载体。当时，帝王及贵族遇有重大事件常使用龟的腹甲或

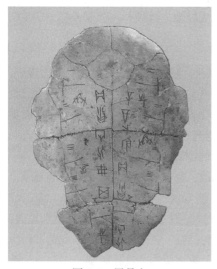

图 4-1 甲骨文

背甲、牛骨（通常用肩胛骨，偶用肢骨或兽角）进行占卜以预测吉凶祸福，如征伐、祭祀、出巡、田猎、农事、疾病等。在占卜时，先在甲骨一面钻一些小凹坑，再用烧热的器物插入凹坑灼烧片刻，甲骨的另一面就会出现灼烧的裂纹，称为兆，然后根据裂纹的形态和走向来判断事件吉凶，从而帮助决定如何行动。《史记·龟策列传》有"灼龟观兆"的记载。占卜后，就将占卜者的姓名、日期、事项、原由及结果刻写在龟甲和牛骨上，并保存起来。这种刻在甲骨上的文字就称为甲骨文（图 4-1）。由于甲骨文使用的时代较早，在漫长的历史发展过程中，受战争、朝代更替等因素的影响，它在相当长的时间在人们的视野中消失，直到清末才被发现和重新认识。

因为甲骨上记载文字多数与占卜有关，故又称甲骨文为"甲骨卜辞"。因所用材料以龟甲为主，故也称"龟甲文字"。又因为出土于殷代都城旧址，还有学者称其为"殷墟卜辞"或"殷墟书契"。这些文献，为我们研究殷商时期的社会政治经济生活、思想信仰、帝王世系及疾病，提供了大量珍贵资料。

（二）甲骨文献中的医学内容

甲骨文发现 100 多年来，先后出土甲骨十余万片。经考释发现，其内容始于武丁，止于帝辛，距今已 3500 多年，上及天文，下至地理，中涉人事，对研究中华文明史有着极为重大的意义。《甲骨文合集》是一项集大成性的研究工程，至 20 世纪 80 年代中期完成。该书共选录甲骨文拓片 41956 片，其中与医药卫生有关的有 1000 余片，约 3500 条。主要涉及以下几方面的内容：

1. 医政制度

甲骨文中记载了称为"小疒（nè）臣"的官员，即掌管医师政令的官员，主要负责记录帝王及贵族的医疗过程及安排巫医进行祈祷、诊治。当时帝王、贵族患病时，祈祷、占卜、祭祀是主要的形式。

2. 人体解剖概念

甲骨文记载了人体解剖部位名称 25 个，计有首、天、面、目、鼻、耳、口、舌、齿、颈、项、腋、腹、男根、女阴、手、肱、臀、腿、足、趾等大体部位。并有心、骨、血等关于内部构造的概念。认识虽然质朴，但却是人类认识自身的开端。

3. 各科病名

1942 年，胡厚宣先生作《殷人疾病考》考证了卜辞中记载的殷人疾病有 16 种，涉及今之内、外、妇、儿、五官、泌尿、传染、牙、脑等 9 科。当代学者对更多的甲骨文献中进行统计，结果表明，卜辞中载有各种疾病约 40 种。内科疾病有：疾首、疾天（颠）、腹不安、腹痛、癥瘕、疾身、疾软、眩、疾心、祸风（伤风）。外科疾病有：颈背痛肿、乳痛、疾臀、疾趾等。妇产科疾病涉及妊娠病、产后病、难产、乳汁不通等。此外，尚有儿科病（子病、不乳）、骨伤科病（疾骨、疾肘）、眼科病（疾目、丧明）、耳鼻喉科病[耳疛、疾耳、耳鸣、疾自（鼻）、疾言]、口腔科病（疾口、疾舌、疾齿、龋齿）、传染性疾病（疾疫）、寄生虫病（疾蛔、蛊、疟疾）等。

4. 治疗方法

在记载疾病的卜辞中，记录了用酒、砭石、熨、灸、按摩、叩击进行治疗以及整骨治伤、拔牙止疼等多种方法。特别是对针砭、按摩、灸治等治法，有较多记载。如"艾""灸""熨""殷""摩"等。"殷"，甲骨文作"🦅"，意为人腹内有疾，用针具进行治疗。这些古老的文字，传递着远古的医疗信息，说明在 3000 多年前，针灸、按摩已成为常用的治病方法。

5. 药物使用

初步统计，甲骨文献中记录了 30 多种可入药的动、植物名，还有"药"字的记载，并有用枣、鱼治病的卜辞。1973 年，河北藁城台西村殷商遗址发掘出作为药物使用的桃仁、杏仁、郁李仁，印证了甲骨医药文献有关药物的记载，说明 3000 多年前的殷人不仅知道这些药物的药用价值，而且大量加工储存以备医疗之用。

6. 卫生保健

对卜辞的研究和分析说明，当时人们已有通过挖渠排水、房屋构筑以避风御寒、防暑除湿丰富知识。考古研究发现，商代城市已建有完整的排水系统。在个人卫生方面，殷人已有扫地、洗手、洗头、洗脚、洗浴等习惯。

二、以金石为载体的中医文献

在我国古代，为了长久保存重要的文献记录，便通过范铸在铜器和雕刻在石头上的方式加以保存，这类文献统称为金石文献。作为文献载体的"金"，特指青铜器，"金文"即指刻或铸在铜器上的文字；"石"则指刻石，大至摩崖，中至碑碣，小至玉版、玉佩。

（一）金文文献

早在夏代，青铜器的铸造技术已经成熟。商周时期，青铜器的冶炼制造技术达到顶峰。这一时期出土的青铜器种类很多。一些青铜器上刻或铸有文字。部分器物上的文字较少，多为拥有这些器物的帝王或贵族刻铸的族徽符号或姓名。另外一部分器物上文字较多，是帝王或贵族遇到重大的有纪念意义的事件，或有重要文献需长期保存，或为说明器物的铸造原因、用途等时铸于青铜器物上。这两类文字总称"铭文"。在青铜器上铸字以记事的风气，始盛于殷商，秦以前为多，且一直延续到汉代。在青铜器中，乐器以钟最多，礼器以鼎最多。刻铸在青铜器上的文字称为"钟鼎文"，也称"金文"。

青铜器铭文的内容涉及当时社会政治、经济、军事等多方面的情况，是研究殷商、两周历史极为重要的古代文献。

对青铜文献的研究直到宋代才系统地展开，并出现了一批专门研究著作，如北宋欧阳修《集古录》、南宋赵明诚《金石录》。此后，对青铜文献的研究一直没有中断。清代学者阮元著《积古斋钟鼎彝器款识》，罗振玉著《三代吉金文存》，将青铜文献研究推向深入。郭沫若撰《两周金文辞大系图录考释》及《青铜时代》，也是研究青铜文献的代表作。目前所见铭文的内容，大多属于祭典、政事、军事、刑法、赏赐、土地交换等方面，医药学内容较为少见。历史上有两件与医药有关的铜器：一件是汉代的医工铜盆，1968 年河北满城汉墓出土，是熬、蒸加工药物的用具，盆上铸有"医工"二字铭文。另一件是北宋王惟一铸造的针灸铜人，体表上铸有穴位名称。但这两件有字铜器只能算作医学文物，金文医学文献尚有待于今后新的发现。

（二）石刻文献

相对于在铜器上铸刻文字，刻石要容易得多。早在旧石器时代，人类就在石块上刻写图画符号。由于在石上刻字比在金属器物上铸字简捷容易，并同样可以达到长期保存的目的。至秦汉时期，刻石盛行。南宋郑樵《通志·金石略》说："三代而上，惟勒鼎彝，秦人始大其制而用石鼓。始皇欲详其文而用丰碑。自秦迄今，惟用石刻。"《墨子·兼爱下》说古者圣王"以其所书于竹帛，镂于金石，琢于盘盂，传遗后世子孙者知之"。刻石成为记载保存文献的一种重要形式。

　　唐贞观年间，在天兴县（今陕西宝鸡市）发现的 10 个秦国石鼓，上刻 10 首四言组诗，字体为大篆，内容为歌颂秦王的游猎活动，故称"猎碣"，后世又称为石鼓文。这是已知年代最早的石刻文献。秦始皇统一中国后，巡行天下，命李斯撰文书写，在峄山、泰山、之罘、琅琊台等许多地方刻石纪功。现仅存琅琊台刻石的残石，藏中国历史博物馆。司马迁撰《史记》时，便将秦始皇巡游天下颂扬功德的刻石文辞，收入《秦始皇本纪》，首次将石刻文字作为史料使用。

　　两汉时期石刻盛行。此后历代官方多次组织的大规模文献刻石，将儒家经典刻于石上，以广其传，世称"石经"。东汉灵帝熹平四年（175 年），官方将《易》《书》《诗》《仪礼》《春秋》《论语》等以隶书（今文）刻于石上，立于国学门前，作为标准读本，此即著名的"熹平石经"。此后，尚有三国魏"正始石经"、唐"开成石经"、五代"孟蜀石经"、北宋"嘉祐石经"、南宋"绍兴御书石经"、清"十三经石碑"等。

　　也有用玉片（玉版）、玉石做文献载体，其优点是精致小巧，易于保藏。如《素问》有篇名为《玉版论要》，就是说这些内容至关重要，应当以玉版载录之。《素问·玉机真脏论》云："著之玉版，藏之藏府，每旦读之，名曰玉机。"1965 年在山西侯马市晋国遗址出土的"侯马盟书"，即是 2400 余年前用笔写在玉简上的盟约。

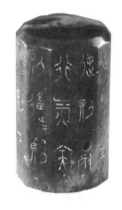

图 4-2　《行气铭》

《行气铭》：现存最早的石刻医学文献。《行气铭》刻于一件 12 面体小型玉器上（图 4-2），高约 5 厘米、径约 4 厘米左右。它下端有孔上通，但顶端未透，原先可能是套于木柄上。一般认为是战国前期的作品。郭沫若称之为"玉佩"。柱上每面刻 3 个篆体铭文，另有 9 字重文（用重文符号"="表示），共 45 字。据郭沫若、于省吾等人对铭文的考释，其内容为古代的"导引"，即"行气"之方。主要讲述呼吸吐纳之道，故称此件为"行气玉佩"，称其文字为"行气玉佩铭"。也有学者认为，这段文字是描述行气时作深呼吸的一个回合、过程。

《龙门药方》：现存最早的石刻药方，在中医石刻文献中占有重要地位。龙门石窟之"药方洞"，洞窟门首两侧石壁上镌有药方。日本丹波康赖撰成于公元 982 年的《医心方》中，曾引录部分内容。在我国直至明末清初才有一些考据学家、金石家注意研究，"龙门方"拓本被收录于多种金石专著中。如王昶将其收入《金石萃编》卷 35，题为"道兴造象记并治疾方"，载 90 余方。1941 年日本水野清一等著《河南洛阳龙门石窟之研究》，从《医心方》中转录"龙门方"96 首。贾志宏、任邦定以石窟原刻为蓝本，以《金石萃编》等为对校本，又以北齐前后的传世医书为校订增补的依据，辑成《龙门石窟药方》。张瑞贤等著有《龙门药方释疑》。

　　《龙门药方》有药方 118 首，针方 1 首，灸方 1 首，药物 122 种。涉及现代内、外、传染、泌尿、神经、皮肤等科病 37 种，所治疾病皆为民间多发病、常见病，所载治法有内服、外洗、外敷、针刺、温灸、导尿等，给药法分口服、噙含、漱、闻气、灌注、浸渍、冲洗、敷、盖等，具有简便易行的特点，可以说是现存最早的单方验方汇编。

《褚氏遗书》：旧题南齐褚澄撰。褚澄，字彦道，南齐时河南阳翟人，官至左民尚书、右军将军，精通医术，知名于时。事迹见于《南齐书》本传。著有《杂药方》十二卷，已佚。《褚氏遗书》一卷，凡十篇：受形、本气、平脉、津润、分体、精血、除疾、审微、辨书、问子。主要内容是发挥人身气血阴阳之奥义，包括了其医疗经验、理论与心得。受形、精血、问子三篇，是关于房室养生保健的。《四库全书总目提要》论云："其书于《素问》《灵枢》之理颇有发明，李时珍、王肯堂俱采用之。其论寡妇僧尼必有异乎妻妾之疗，发前人所未发，而论吐血、便血，饮寒凉百不一生，尤千古之龟鉴。"

据原书序跋，本书的问世颇多奇异之处。唐末黄巢起义时，有人盗掘褚澄之墓，发现褚澄所撰医书刻石 18 片。后刻石为萧广（字叔常）所得。丁介在跋中称此书"初得萧氏父子护其石而其书始全；继得僧义堪笔之纸而其书始存；今得刘义先镂之木而其书始传"。但《四库全书总目提要》对该书传世经过颇有疑问，"疑宋时精医理者所著，而伪托澄以传。其序跋当亦后人所附会。然其言可采，虽赝托不可废也。"

《铜人腧穴针灸图经》：宋仁宗大圣初年（1023 年），诏令尚药奉御王惟一铸针灸铜人。天圣四年（1026 年）又撰《铜人腧穴针灸图经》，次年刊印。后又以大字刻石，以便后人学习参考。另辑《穴腧都数》一卷附之。其碑原置于汴京（开封）相国寺。元世祖至元初年（1264 年）将刻石移置于北京。元成宗元贞初年（1295 年）在北京明照坊建三皇庙，将刻石放置于庙东神机堂。时隔 400 年，至明英宗正统 8 年（1443 年），因"石刻漫灭而不完"，诏命太医院重加雕刻。明英宗朱祁镇还亲作序文，说明重刻原委。1965～1971 年间，在拆除北京明城墙时，发掘出此书残石五方。1983 年北京朝阳门雅宝路东口又发现此书残石两块，有人认为这些剩残刻石即北宋天圣原刻。现藏北京石刻艺术博物馆。本书以十四经为纲，以 354 穴为目，每穴下详列部位主治和针刺浅深，艾灸壮数，体例严谨，总结了宋以前针灸治疗的丰富经验，首次使中医针灸的经络及穴位名称定位规范化，对后世有很大影响。

《千金宝要》：南宋宣和六年（1124 年），郭思选取《千金方》中部分医方石刻成《千金宝要》，置于华州公署。郭思字得之，宋代河南温县人，著名画家郭熙之子，元丰年间进士，工于画，曾官至秦凤路经略安抚使等职。他最推崇唐孙思邈《千金要方》一书，故选其精要者集为《千金宝要》8 卷，并将全文刻于碑石。自序中称："取《千金方》中绪论，逐件条而出之以告人，使人知防之于未然之前；又将《千金方》中诸单方，逐件列而出之以示人，使人知治之于已病之后。其思家与知识家经用神验者，亦附之于中。……买巨石刊之，以广其传。"

此外，还有很多石刻医学文献。有的已亡佚，如宋仁宗庆历八年（1048 年），校正医书局奉命编成《庆历善救方》1 卷，颁发南方各地刻石，已经亡佚。有的散在于其他书中，如唐代崔知悌《崔丞相灸劳法》，属经脉、灸法专书刻石。据《苏沈良方》卷 1 载，此书刻石原物至北宋时尚存。后佚，部分佚文尚保留在唐代王焘的《外台秘要》和宋代刘昉的《幼幼新书》中。

三、以简牍为载体的中医文献

记录在甲骨、青铜器上的古代文字资料的作用主要以占卜、纪事等为主，主要服务于统治者的特定需求，还不能认为是正式书籍。石经虽是正式的书籍，但在它们产生前正式的书籍已经出现。中国古代最早的正式书籍，当属以竹木为载体而写出的文字材料——简牍。

据文献记载，殷商之际即有所谓"典册"。甲骨文中"册"（冊）字像简牍编连状，"典"（ ）字像册以手托举或置于案几上。东汉许慎的《说文解字》引庄都说："典，大册也。"今人认为象以手捧册置于架上。从甲骨文还知道，商代已把史官称为"作册"，所以早期文献《尚书》中，有"王命作册""命作册度"等语。《尚书·多士》篇还说："惟殷先人，有册有典。"这都是商代已使用简册的证明。文献记载周代已使用版牍。《周礼·司书》说："掌邦人之版"；《司民》说："掌民之数，自生齿以上皆书于版"等。

（一）简牍文献的基本形制

古人用以书写的狭长竹片或木片叫"简"，也叫"策"。郑玄《仪礼注》说："简，策也。""牍"是比简更宽大的木片，也叫做"方"。《礼记·中庸》："文武之道，布在方策。"古人说"方策"，就如同我们说"书籍"一样。简的长短不一，有3尺、2尺4寸、2尺、1尺半、8寸、5寸（汉制）等。更小的简称为"笺"，做读书笔记时用。牍的大小亦不相同，大者长2尺4寸，小者长、宽各一尺，称为"方"。一般说来，文字多的文章写在简策上，文字少的文章写在版牍上。木牍主要是作为通信和写短文使用。古人的来往书信，常用一尺的木牍，故称书信为"尺牍"。

简是组成整部书的基本单位，简用编绳串连起来就成为"简策"，也写作"简册"。《仪礼·聘礼》云："编连为策，不编为简。"简策的编绳通常用麻绳，也有用丝绳或牛皮绳的，称作"丝编"或"韦编"。《史记·孔子世家》云："（孔子）晚喜《易》，读《易》，韦编三绝。"所谓"韦编三绝"，即是指编连经书的牛皮绳因翻阅太多而一次次断掉。

简、策、方，面积大小不一，能记录文字的多寡亦不同，可以根据需要选择。晋代杜预《春秋序》孔颖达疏："简之所用，一行字耳。牍乃方版，广于简，可以并容数行。凡书字一行可尽者，书之于简；数行可尽者，书之于方；方所不容者，乃书之于策。"《仪礼·聘礼》："百名以上书于策，不及百名书于方。"所谓"名"即字。即百字以内的书于木牍上，超过百字的，便要写在竹简上，以便编连起来，记载更多内容。

从出土实物看，简、牍的制作多就地取材。北方多树（松树、杨树），故常用木牍；南方产竹，故竹简为多。因青竹多水分，容易腐朽生虫，不易长久保存，故凡制竹简，必须放在火上烘烤，去除水分，即所谓"杀青"。西汉刘向《别录》："杀青者，直治竹作简书之耳。新竹有汁，善朽蠹。凡作简者皆于火上炙干之。……以火炙简令汗去其青。……谓之杀青，亦曰汗简。"后世将这个加工过程称为"杀青去汗"。著作完成叫做"杀青"，典籍、史册称为"汗青""青史"，均是从此引申出来的。

简牍的书写法，一般认为有两种：一为刀刻，一为笔写（用漆或墨）。一枚竹简一般只写一行，少数写二三行。每行字数从1~2字到30~40字不等。木牍较宽，可写3行以上。

简策的编连方法是以双股绳子交错，依次将单枚竹简逐个编连，通常编2~3道，也有编4~5道的。最后将简册卷起，用绳子捆扎成一束。从出土简牍实物看，简策有的"先编后写"，有的"先写后编"。有的简牍编绳处有空白无文字，这显然是先编后写；有的编绳处无空白有文字，这便是先写后编。

（二）中医简牍文献

近百年来，古代简牍多次成批出土，其中有不少中医药文献。

流沙坠简：1907年英人马尔克·奥莱尔·斯坦因（Marc Aurel Stein）（1862~1943年）在新疆及敦煌西北汉代长城烽燧遗址内掘得两汉至西晋木简数百枚，盗运至伦敦。1911年罗振玉依据533枚木简照片，与王国维一起考释，按简牍文书的内容、性质进行分类，著成《流沙坠简》一书，1914年在日本出版。其中方技类有治疗人、马、牛的医方残简11枚（《流沙坠简·方技类·小学》），药物残简4枚（《流沙坠简·屯戍丛残·器物类》）。

居延汉简：居延为西汉县名，在今甘肃北部、内蒙古额尔济纳旗东南。1930年瑞典人贝格曼

（F·Bergman）在今内蒙古额尔济纳河流域的汉代烽隧遗址中，掘得两汉木简 1 万余枚。木简先运抵北京，抗日战争爆发后，再辗转经天津、青岛迁移至香港大学图书馆。1941 年再转运至美国国会图书馆。二战结束后，在胡适交涉下，居延汉简得以归还，现藏于台北"中央研究院历史语言研究所"。有《居延汉简甲乙编》等研究著作。20 世纪 70 年代，甘肃省文物部门又在此地清理出 2 万余枚简牍。在发现的居延汉简中，关于中医药的残简有七八十枚，记录了上百名患者的病案，大都是边防士卒的病案，内容包括姓名、职务、疾病证候、服药情况、针灸、诊治日期等，方案简练，涉及古病名、治法、方药和兽医等多方面的内容，为研究古医方历史提供了重要线索。

睡虎地秦简：1975 年 12 月，在湖北省云梦县睡虎地发掘 12 座战国末期至秦代墓葬，出土 1155 枚秦简。简文为毛笔墨书的秦隶，内容以法律文书为主，少量涉及医政与法医方面的内容，反映了战国至秦始皇时的政治、经济、文化、法律等方面的情况。如《封诊式》是世界现存最早的法医鉴定书，秦简中数处提到"疠迁所"，应是最早关于麻风病迁居隔离的记载。

武威汉代医简：甘肃武威是汉代丝绸之路上的重镇，地下文物颇为丰富。1972 年武威县旱滩坡汉墓，出土简牍 92 枚，计木简 78 枚，木牍 14 方。简质为松、杨木，与西北地区其他出土汉简相同。长度为 22.7～23.9 厘米，折合汉尺 1 尺左右，属于"尺籍""尺牍"之制。原有三道编绳联缀，属于先编后写。简文单行墨书，每行 20～40 字不等，字体多为隶书，间有章草。尾简书"右治百病方"5 字书名。另有木牍 14 方，长尺许，正反两面墨书，每面 2～6 行，字体同木简。简牍的内容相当丰富，包括了临床医学、药物学、针灸学等方面的内容，经有关专家整理成《武威汉代医简》（文物出版社，1975 年）。

《武威汉代医简》共载录较完整的医方 30 余首，方中所用药物近百种（植物药 63 种，矿物药 16 种，动物药 12 种，其他药 9 种），并记述了药物的炮制、剂型及用药方法等，反映了当时人们对古代经验方的继承与发展。

简牍中关于针灸的内容虽然不多，但也载录了穴位（三里、肺俞、泉水等）、灸刺的禁忌与年龄的关系等。有 4 块木牍约 700 字记录了专门治疗男科疾病的内容。其中还有关于当时药价的记录，为研究汉代药价提供了不可多得的资料，对研究汉代的经济史也具有一定的参考价值。

马王堆汉墓医简：《十问》《合阴阳》《天下至道谈》为竹简，以房中为主要内容，是现存最早的性医学文献。《杂禁方》为木简，内容是禁祝方术，属古代祝由科内容。

《十问》篇幅最长。全书假托上古帝王、诸侯与方家术士互相质疑问难，探讨顺应阴阳四时，注意饮食起居，操练气功导引，注重房中养生等问题，体现了"节欲保精"的基本思想。《合阴阳》属古代方技类书中的房中文献，集中讨论了男女房中保健问题，皆属性医学、性保健的内容。《天下至道谈》主要讨论房中养生之道，即性保健的问题，内容十分丰富。

《素问·阴阳应象大论》曾提到的"七损八益"，后世注家各以意阐发，众说纷纭，千百年来莫衷一是。《天下至道谈》中，对"七损八益"进行了详细论述，是指男女性生活过程中 7 种对人体有害和 8 种对人体有益的做法，是秦汉之际盛行的房中术的基本内容。这一考古发现使中医学史上千古疑案焕然冰释。

《杂禁方》记载了诸如用符咒法来防治婴儿啼哭、多恶梦、犬善吠等内容，是古代应用祝由禁咒疗法的反映。

阜阳汉简：1977 年 7～8 月，安徽阜阳县双古堆 1 号汉墓出土一批竹、木简及木牍，大多残破，经精心整理，得 10 多种珍贵古籍。其中有医药学著作两部：《万物》为药物学著作，《行气》为气功类著作。据考证，《万物》撰写年代在战国，早于《神农本草经》，是迄今所发现的最早的药物学著作。《万物》残简共 133 枚，叙事记物一句为一段，每段之间用墨点隔开，文义不相连贯，以文字可辨认者统计，载药物 70 多种，包括有植物药、矿物药和动物药。主治疾病 30 多种，涉及今之内、外、五官、神经科疾病。

张家山汉简：包括《脉书》《引书》两部古医籍。《脉书》的内容较为庞杂，马继兴教授将其分为 5 种医书，并分别命名为《病候》《阴阳十一脉灸经》《阴阳脉死候》《六痛》《脉法》。其中《阴阳十一脉灸经》《阴阳脉死候》《脉法》3 书与马王堆出土的 3 种同名医学帛书的内容基本相同。帛书的缺字，由于竹简的出现，基本能够补足。这是一种医书在同一时代存在不同传写本的现象。以《脉书》与《内经》比较，可以发现《脉书》应是《灵枢·经脉》所引据的诸多古医书之一。《引书》共 113 枚竹简，内容可分三部分，第一部分阐述四季养生之道，第二部分载录 35 个导引术式的名称、动作要领及功用，第三部分讲述了导引养生防治疾病的方法，是现存最早的一部导引专著。

四、以缣帛为载体的中医文献

简牍作为文献载体，较之金石有着取材容易、便于写作的优点。故自有简牍作为文献载体以来，著作数量大量增加。我国文化奠基时期的著作，大都是写在简牍上的。但简牍也有分量重、体积大的缺陷，阅读、收藏、携带都极为不便，一旦散乱不易清理。据《史记》所载，秦始皇每天批阅简牍文书重达 120 斤；东方朔写一篇奏文上呈汉武帝，竟需两名武士抬进宫中。随着文化的繁荣和纺织技术的发展，在竹简木牍流行的同时，出现了另一种文献载体——缣帛。

（一）缣帛文献的基本形制

缣是指细密的绢。《释名·释采帛》云："缣，兼也。其丝细致，数兼于绢。"帛为丝织品的总称，包括缟、素、绡、绢、缣等。丝织品质地柔软轻薄，书写容易着色，又可按文章长短任意裁剪，舒卷自如，便于翻阅，易于携带和收藏。因此缣帛成为书写绘画的上佳材料。《灵枢·病传》也说："生神之理，著之竹帛"。缣帛作为文献的载体，较之简牍有显著的优点，但其价格高昂，数量有限，难以广泛使用，因而仅作为贵族的专用品而存在。其主要用途是记载王室贵族的言行、功德，或用于绘画、祭祀鬼神，或记录重要文献资料。据文献记载，西汉刘向为汉成帝校书 20 年，皆先书于竹简，改易定稿后方正式抄录于素帛。写上文字的缣帛称为帛书。帛书根据文章的长短而剪裁之后，或折叠，或由左向右卷成一束收藏，称为卷。短文有几篇合为一卷的，而大部分的情况在简策中编成一篇的，相当于帛书的一卷。至今人们仍习惯用"卷"来指全书的一部分，一部书可以分为若干卷，每卷的文字自成起讫。可以卷起来的古抄本，通常称为"卷子"。据《汉书·食货志》载，当时缣帛的标准长度为"广二尺二寸为幅，长四丈为正"。其宽、长与简策相类，这样便于转抄，原写于竹简上的一篇，转书于帛时通常截为一卷，而短篇则合若干篇为一卷。

（二）中医缣帛文献

帛书应用的历史虽长，但保存至今的实物十分罕见。1942 年湖南长沙子弹库战国墓出土一件楚国帛书，是现已发现的年代最早的帛书，原件借存于美国华盛顿赛克勒美术馆。李零《中国方术考》认为该帛书是一种古代"日书"，即按岁月日时排列吉凶宜忌以便查阅的书。

1973 年湖南长沙马王堆 3 号汉墓出土大批帛书，总计 28 种古籍，2 幅地图，1 幅导引图，12 万余字。内容以古代哲学、历史为主，其中医学书籍 11 种，约 3 万字，经马王堆帛书整理小组整理后，分别厘定名称：《足臂十一脉灸经》《阴阳十一脉灸经》（甲、乙本）《脉法》《阴阳脉死候》《五十二病方》《却谷食气》《养生方》《杂疗方》《胎产方》和《导引图》。这批帛书多数抄录于战国末至秦代（用小篆和六国古文），少数抄于西汉初年（用隶书）。其成书年代要早于《黄帝内经》，是研究早期中医药学发展的重要资料。

《足臂十一脉灸经》《阴阳十一脉灸经》：我国现存医学文献中，《灵枢·经脉》首次使用了"经脉"这一名称，并且完整地提出了依次联接、构成"如环无端""周而复始"的十二经脉。但由于过去缺乏先秦的资料，《黄帝内经》之前经脉学说的演变过程，一直很不清楚。帛书《足臂十一脉灸经》和《阴阳十一脉灸经》，列举了人体 11 条经脉的循行走向，所主治疾病与灸法，是现存最早的有关经络学说和灸治法的文献，填补了早期医学史的一大空白，对研究早期经脉学说的起源和发展弥足珍贵。

《足臂十一脉灸经》（以下简称《足臂》）共 34 行，在帛书上端空白处，写"足""臂"两个篇目。足部录有下肢的 6 条脉：足泰阳脉、足少阳脉、足阳明脉、足少阴脉、足泰阴脉、足（厥）阴脉。臂部记有上肢的 5 条脉：臂泰阴脉、臂泰阳脉、臂少阴脉、臂少阳脉、臂阳明脉。在每一条脉下都叙述该脉的循行部位、所主病候及灸治法。其特点为：①与《灵枢·经脉》所述 12 经脉相比，缺臂（手）厥阴一脉。②11 脉的循行方向全部都是向心的。③治疗全用灸法，且只提灸××脉。④病候描述简单、原始。⑤足厥阴脉有病候的生死预后。⑥诸脉均无理论与治则上的阐述。

《阴阳十一脉灸经》（以下简称《阴阳》）分甲、乙两本。与《足臂》相比较，《阴阳》有以下特点：①脉的总数 11 条，亦缺臂厥阴一脉。但手三阳脉名称分别作"肩脉""耳脉""齿脉"，保留原始名称。②排列以阴阳为序，阳脉在先，阴脉在后。③脉的循行方向出现远心循环。④所主病候从《足臂》的 78 病增至 147 病，几乎增加一倍。⑤出现"是动病""所产（生）病"的名称。⑥足少阴脉后附调摄法。

《足臂》《阴阳》与《灵枢·经脉》作对照分析，即可发现它们的基本内容和编写体例有许多相似之处，但从三者的文字、内容来看，有着由简到繁、从不完善到逐渐周密完善的趋势，清楚地显示了由《足臂》到《阴阳》，再到《灵枢·经脉》的演变痕迹，代表了经脉学说早期形成过程中的三个不同发展阶段。可以认为《足臂》《阴阳》是《灵枢·经脉》的祖本。

《五十二病方》：《五十二病方》是迄今为止我国已发现的最早的医方专著。原件无标题，因卷首列有 52 种病证目录，故整理者仿《汉书·艺文志·方技略》经方类之书名，命名为《五十二病方》。全书记载 52 类（今实存 45 类）疾病，具体包括内、外、妇、儿、五官等各科病名 108 种。现存医方 280 个（估计原数在 300 个以上），用药达 247 种，真实地反映了我国西汉以前的临床医学及方药发展水平。

医方反映的药物学成就十分突出。所用药物 247 种，其中近一半为《神农本草经》《名医别录》所未载。同一药物有各种异名，有的使用荆楚俗名。方后常有"令"（即灵验之意）、"已验""尝试"等字样，可见它是广泛采自民间经验累积之验方。值得注意的是有些药物主治功效已相当准确，如乌喙、续断止痛，石韦、葵子利尿，芒硝溶液清创消毒，水银制剂疗疥疮等。在记载完整的 189 方中，用单味药的 110 方，2 味药的 45 方，3 味药的 21 方，4 味药 4 方，5 味药 4 方，6 味药 3 方等等。由 1～2 味药组成的方子共 155 个，占总数的 80%，另外，也出现了针对不同病调整各味药物比例的记载。

《五十二病方》外科（含伤科、皮肤科）疾病及方治所占比例最大，其成就也最为突出。如关于痔疮的割治疗法与脱肛复位法的记载，就令人称叹。书中治法丰富，除内服外，还运用多种外治法，如药浴、熏法、熨法、砭法、灸法、芥末发泡法（即"冷灸""天灸"）、按摩、角法等等。药物剂型，有丸、散、膏、汤（"煮之饮其汁"）。药物用量，除斤、斗、合之外，大多为模糊估计量。可以说，《五十二病方》是方剂形成阶段的产物。

《导引图》：我国古代的导引，据《庄子·刻意》李颐注，就是"导气令合""引体令柔"，可以说是呼吸运动和躯体运动相结合的一种医疗体育方法。《导引图》的出土，使我们能够形象地了解古代"导引"的有关动作和具体细节。

《导引图》是一幅绘有各种运动姿态的彩绘帛画。图前没有总名，每个图象侧旁都有题字。从运动姿态和所标文字推定为古代的《导引图》。帛画复原后，长约100厘米，高约50厘米，绘有44人，分列4排，有男有女，有老有少。从文字看，一类是描述运动的姿态，有伸展、屈膝、体侧、跳跃等运动，有呼吸运动，有器械运动等。第二类是说明运动是模仿哪种动物动态，如"熊经""鸟伸"之类。第三类则是说明运动方法所针对的病症。

五、以纸为载体的中医文献

缣帛虽然轻便，但过于昂贵；简牍虽然易得，又过于笨重。人们在使用简策与缣帛作为书写的载体的同时，也一直在寻找更加简便而廉价的文献载体。纸的发明，是中华民族对人类文明的一大贡献，同时也使文献载体发生了巨大的变革。因其工艺简单，价格低廉，使文献的传播与保存更加便利，成为推动社会文明发展的重要力量。

（一）纸的产生和广泛使用

纸的本义，是在竹帘上漂洗丝絮时的一种副产品。古人在漂洗丝绵时，将积淀在竹帘上的丝絮摊平晾干，揭下以后便成为纸。考古发现，西汉时期（前206～前8年），我国已经有了麻质纤维纸，但质地粗糙，且数量少，成本高，尚不普及。公元105年，蔡伦总结前人经验，改进了造纸术，大大提高了纸的质量和生产效率，扩大了纸的原料来源，降低了纸的成本，为纸张取代竹帛创造了条件，为文化的传播作出了巨大贡献。《后汉书·蔡伦传》："自古书契，多编以竹简，其用缣帛者谓之纸。缣贵而简重，并不便于人。伦乃造意用树肤、麻头及敝布、鱼网以为纸。元兴元年奏上之，帝善其能，自是莫不从用焉，故天下咸称蔡候纸。"

（二）早期纸质文献的基本形制

纸推广使用后，纸质文献逐渐增多。若记录的文字不多，用一张纸即可；如果需要记录的文字较多，古人便将若干张纸粘连起来，成为一条长的横幅，末端用一细木棒做成轴心，将横幅从左至右绕轴卷成一束，称"卷"或"书卷"，中心木棒则称"轴"或"书轴"。这就是纸发明以后，盛行于六朝、隋唐时期的主要书籍形式——卷轴。

卷轴用纸，往往以中药黄柏汁染成黄色，以防止虫蛀，有利于长期保存。为了保护纸卷不致断裂，常在纸的背面衬上一两层纸张，称为"褾"或"装背"。另外，卷子的左端被卷在内层，而其右端露于外层，容易磨损，因而人们在右端再多粘接一段纸，用来在卷起时保护正文，免遭损坏，这段纸沿用帛书书首的称呼，称作"褾"或"首"，又称"包头"。也有用绫绢等丝织品做褾的，更显得华丽宝贵。褾首再连以丝带，以便在全轴卷好后缚扎。一部书若分写成若干卷，则将其集中用布或帛制的套子（称为"帙"）包裹起来，一般5～10卷包为一帙。帙通常以麻布为里，外层裱以丝织品；也有以细竹丝为纬，以绢丝为经，交织而成，再裱以绢帛。帙只包套卷身，每卷的轴头仍然外露。在轴头上附缀一块小牌子，上写书名、卷次，便于识别查检，称之"签"，相当于现代的书标。卷轴用帙包好后横放在架子上，需要阅览时将其抽出，阅毕卷好插入原处，称作"插架"。上述卷、轴、褾（首）、带、签、帙都是卷轴的组成部分，而插架则是卷轴的存放方式。在古代宫廷藏书中，有些卷轴的装潢十分考究。如《隋书·经籍志》载："炀帝即位，秘阁之书限写五十副本，分为三品：上品红琉璃轴，中品绀琉璃轴，下品漆轴。"《唐六典》记唐玄宗时集贤院的藏书：

"其经库书钿白牙轴，黄带，红牙签；史库书钿青牙轴，缥带，绿牙签；子库书雕紫檀轴，紫带，碧牙签；集库书钿绿牙轴，朱带，白牙签。"可谓精美之至。

（三）卷轴类纸质中医文献

现存与医学有关的古纸，如新疆蒲昌海（今罗布泊）北出土的数片医方残纸（载录于《流沙坠简·小学术数方技书考释》）、新疆于阗（今和田县）出土的《黄帝明堂经》残卷（约南北朝时写本）、1972 年甘肃武威出土的西夏时期药方残纸（上有西夏文写的药名病名）、1959～1977 年新疆吐鲁番先后出土唐代涉医古纸约数十片（内容有药方、针灸法和兽医方）等，但因为残存文字甚少，难以知其全貌，但是作为医学史料仍然是弥足珍贵的。

现存与中医药学有关的古代卷轴，主要有敦煌卷子和日本卷子两大类。

1. 敦煌卷子

敦煌位于河西走廊最西端，是汉武帝所设河西四郡之一，为当时丝绸之路通往中亚之要道，是汉唐时代东西方文明荟萃的枢纽。汉魏之际，西域受印度佛教文化的影响很深，敦煌也成为我国最早的佛教中心之一。自东晋时佛教信徒开始在此凿窟造像，一直延续到宋初，前后达 700 余年。大约公元 11 世纪大量经卷、文书、绘画、法器被集中在一个洞窟的复室里封存起来，然后在外面重新绘上壁画。

清光绪二十六年（1900 年），莫高窟道士王圆箓在清理第 17 号石窟（藏经洞）甬道积沙时，偶然发现了这个秘密的洞窟。洞中藏有一层层的经卷和抄本书籍，还有画着佛像的绢幡、织物、法器，总数约 5 万件。藏经洞遗书多数为手写本，不少写本是书法精品，也有少量稀世罕见的雕版印本。内容以佛经居多，另有不少道家、儒家经典，以及天文、地理、历史、医药、占卜、信札、帐册、户籍、契约等文献。这是人类文化史上的一次重要发现。

从 1906 年起，这些珍贵文献，先后被英国斯坦因、法国伯希和、俄国鄂登堡及日本橘瑞超等人盗劫，大量流入国外。其中英国所藏敦煌汉文卷子约 12000 卷，古藏文卷子和其他中亚古民族文字卷子约 3000 卷，总数在 15000 卷以上。伯希和盗劫的敦煌遗书约 6000 余件。由于伯希和是欧洲著名汉学家，其所劫卷子是其中的精华部分。日本橘瑞超掠去约 3000 件卷子，今分藏于日本龙谷大学等地。鄂登堡搜购发掘的卷子，现藏俄罗斯科学院东方研究所圣彼得堡分所，总数已达 18000 余件。

《敦煌古医籍考释》将敦煌卷子分为 11 类：①医经类；②五脏论类；③诊法类；④伤寒论类；⑤医术类；⑥医方类；⑦本草类；⑧针灸类；⑨辟谷、服石、杂禁方类；⑩佛家道家医方；⑪医史资料类。其中第 1～8 类均为专门医学著作，第 9 类是有关古代养生、祝由的文献，第 10 类是佛经、道经中的医学内容，第 11 类是有关医学史的各种资料。

《敦煌中医药全书》将敦煌医药文献分为 9 类：①敦煌医理类著作；②敦煌古藏医药类著作；③敦煌针灸类著作；④敦煌诊法类著作；⑤敦煌本草类著作；⑥敦煌医方类著作；⑦敦煌遗书中的道医资料；⑧敦煌遗书中的佛医资料；⑨敦煌遗书中医事杂论类著作。

在已知出土的古代医学文献中，敦煌卷子的数量最为丰富，其学术价值是：

一是弥补了隋唐时期医学文献大量散佚的缺憾。魏晋至唐末五代时期的出现过种类繁多的医药著作，仅隋唐史志有记载的就不下二三百种。如《隋书·经籍志》记录 256 部，4510 卷；《旧唐书·经籍志》记录 136 部，3962 卷；《新唐书·艺文志》记录 155 部，4277 卷。这些医药文献绝大部分已经散佚，保存至今的屈指可数，如《肘后备急方》《诸病源候论》《备急千金要方》《千金翼方》《外台秘要方》《经效产宝》《刘涓子鬼遗方》等。敦煌卷子的发现，极大地丰富了这一时期医学著作的种类和数量。敦煌卷子史志大多未予著录，这说明史志医学书目的局限性和民间医药书籍的广泛性。

二是保存了古卷子原始面貌，文物价值极高。大部分敦煌卷子医书是雕版印刷发明以前的古人手迹，展现了古代卷子的形制、用纸、用墨、字体、书法。如本草类著作中的"朱墨间书"及各种标识符号，保存了古代本草文献的原貌，这在后世宋、元刻本医书极为少见。

三是古医籍校勘、辑佚的重要资料。敦煌卷子写成于公元 10 世纪以前，早于所有现存古医籍刊印年代，保存了古书原貌，是多种传世古医籍校勘的早期依据。如卷子本《三部九候论》，"世""治"均有缺笔，避唐太宗李世民、高宗李治讳，而现代通行本《内经》写成于唐宝应元年（762 年），比卷子本晚 60 年，可以据此纠正今本《内经》中的谬误。S202 卷子本《伤寒论》甲本避隋文帝杨坚讳，是隋以前抄本，而今传《伤寒论》系宋代林亿等校正本，两本相校，有两条条文不见于今本《伤寒论》。《黄帝内经素问卷六》（残卷）可作校勘《素问·玉机真脏论》的参校本；《平脉略例》甲本、《平脉略例》乙本及《玄感脉经》等，可供校勘传世本《脉经》。敦煌卷子中还保留了大量失传古医书的佚文，这些佚文为辑佚古医书提供了重要的原始资料。如唐初官修药典《新修本草》，宋以后失传，仅有部分佚文散见于历代本草著作及其他文献中。而敦煌卷子医书中就有《新修本草》残卷 4 种，是《新修本草》早期不同的传写本，均可供辑佚该书使用。

四是研究六朝隋唐时期医学成就的重要资料。敦煌卷子医书内容广泛，是我国六朝隋唐以前的医学成就的集中体现。在医学理论研究方面，卷子医书对人体生理、病理、经络的论述，对《内经》等古代医学理论有不少发挥和补充，某些理论未见于其他古医籍。如《玄感脉经》："九脏者，形脏四：头角、耳目、口齿、胸中也……（头角者），精识之主，日月光明，（上）部之天以候之。"头角即额头，头角是人的"精识之主"，最早提出具有精神意识作用。又如《明堂五脏论》解释"明堂"是指有生命活力的人的躯体而言，对理解后世针灸著作、图谱用"明堂"有很大帮助。敦煌卷子中有诊法方面的专著多种，既有王叔和《脉经》辑录本，也有不少与《脉经》内容不同的脉学著作，如《平脉略例》中有 19 种脉象主病未见于传世医书，《玄感脉经》中有 23 种脉象主病及 6 种死脉也与传世医书不同，是研究脉诊的重要参考资料。在本草学方面，敦煌卷子医书保存了唐以前 4 种重要本草著作的早期传本，如《本草经集注》《亡名氏本草序例》《新修本草》《食疗本草》等四种著作的残卷，具有很高的学术价值。在方剂学方面，敦煌卷子医书中保存医方 1024 首，大都是六朝、隋唐时期医家通过长期临床实践总结的验方、效方，涉及内、外、妇、儿、五官等科，还有许多外用方、解金石中毒方、祝由法、纳息（气功）法、辟谷法等。唐人写本《备急单验药方》（一卷），是一部保存完好的民间备急单验方专书，唐以前从未见诸目录。在敦煌医收中还首次发现了已佚的古经方书及古经方汤 16 个，填补了《汉书·艺文志》经方十一家的空白。方书中的面脂、面膏、乌发、洗发、香衣等方剂，丰富了中医药美容学的内容。在针灸学方面，《灸法图》《新集备急灸经》等著作中保存了最古老的针灸图。图谱中将病证与穴位用线连接，按症取穴，图文并茂。此外，在养生、佛道医学以及藏医学等方面，也有许多有重要意义的发现。

五是有助于医学史和文献学疑难问题的解决。由于敦煌卷子医书的抄写年代下限不晚于五代末期，故可据以解决医学史和文献学中长期争议未决的问题。如《王叔和脉诀》是流传较广的传世古医籍，虽题为魏晋医家王叔和著，但其内容、体例均与王叔和编撰的《脉经》迥异，故历代皆认为此书是后人托名之作。但在其撰年问题上有多种观点。通过考察敦煌卷子医书《七表八里三部脉》《青乌子脉诀》中的七言歌诀的体裁和文字，发现与传世本《王叔和脉诀》相同，说明《王叔和脉诀》的成书年代应在五代以前。

2. 日本卷子

西晋时期，中国的古文献就开始传入日本。到隋唐时期，日本的遣隋使、遣唐使纷至沓来，学习中国文化。从宗教、儒学、医学、建筑，到书法、绘画、音乐，均在学习之列。他们回国时，将大量的中国文化典籍（包括医药书籍）带回本国。据公元 9 世纪末（895 年左右）日本藤原佐世《日本国见在书目录》记载，当时日本有汉籍 1579 部，16790 卷，相当于当时唐代藏书的 1/2。其中"医方家"录有医药古籍 160 部。这 160 部古医籍当为六朝、隋唐时的卷子本。这些从 4 世纪至 11 世纪先后传入日本的卷子医书，由于年代久远，大部分已亡佚，只有少数原书残卷及重抄本因私人家传或密藏于古寺而保存至今。已知现存日本卷子医书有以下 10 种：

《黄帝内经太素》：19 世纪初在日本仁和寺发现丹波氏抄本残卷，后又发现和气氏抄本残卷，此后中日两国均有据此抄本的刻本及影印本，但只存 23 卷。

《黄帝内经明堂》：日本文永元年医家和气朝臣抄录，存序及第 1 卷。日本前田育德会尊经阁文库秘藏。1992 年日本北里研究所出版原色影印本。

《黄帝内经明堂类成》：19 世纪初在仁和寺发现，日本永仁年间医家丹波长高等抄录，仅存 1 卷。

《黄帝虾蟆经》：为汉代医著，撰人不详，1 卷。16 世纪医家和气奕世家藏旧卷子。1796 年丹波元简抄录。

《伤寒论》（康治本）：原为唐贞元乙酉（805 年）写本，不分卷。日本康治 2 年（1143 年）日僧了纯重抄。19 世纪中期后有影印本和刻本。

《伤寒论》（康平本）：日本康平 3 年（1603 年）医家丹波雅忠据家传卷子抄录，日本贞和 2 年（1346 年）医家和气朝臣重抄。20 世纪 30 年代从日本私人藏书中发现。有 1937 年大家敬节校注本。

《千金要方》：日本正和 4 年医家和气嗣成抄录，19 世纪中期有影刻本，仅存 1 卷。

《新修本草》：日本天平 3 年医家田边史抄录，13 世纪末有影抄本，19 世纪中叶在日本仁和寺发现，仅存 10 卷。此后中日两国有多种影印本及影刻本。

《小品方》：公元 16 世纪中叶日本收藏家前田利常家藏，其后人建前田育德会尊经阁文库秘藏。1992 年日本北里研究所出版原色影印本，仅存 1 卷（包括序、12 卷总目录、卷 1 本文）。

《医心方》：30 卷。日本针博士丹波康赖编撰，成书于公元 982 年。此书为日本现在最早的一部医书。现存延庆本（残卷）、仁和寺本（残卷）、御本及半井家本（30 卷，配补本）等多种抄本。另有日本安政年间医家丹波元坚等人的影刻本，乃据仁和寺本、延庆本及丹波氏家藏旧抄零本汇校影刻，使此书得成完帙。20 世纪日本又据安政本多次重印。1955 年人民卫生出版社据日本浅仓书屋所藏安政本缩印出版。

（四）其他非印刷类纸质中医文献

除卷轴类文献外，其他非印刷类纸质中医文献还包括有金石拓本及写本等。

1. 稿本

稿本是指作者的原稿。稿本是图书版本的最初形态。作者亲笔书写的原稿称为"手稿"，如清代赵学敏《本草纲目拾遗》一书手稿尚存。经过清理誊抄后的书稿，称为"清稿"。按写稿时间，又有初稿本、修改稿、定稿本、原稿本等名；按著述形式，而有著述稿、笺注稿、编纂稿等名；按刊行情况，则有已刻稿、未刻稿等名。

2. 抄本

抄本又称"写本"，凡手工抄写的书，除稿本外，统称抄本。印刷术发明以前的书籍都是抄写的。即使在雕版印刷发明之后，抄本仍是保存和传播书籍的重要形式。习惯上，人们把唐以前抄写的书籍称为"写本""卷子本"，唐以后抄写的书籍称为"抄本"，按时代而有宋抄、元抄、明抄、清抄之不同。有许多藏书家所藏抄本，大都是依据当时的善本或珍本抄成，用专门的抄书纸，在版口刻有斋、堂、阁、室等名称，并印有界格，很为后人推重。明代的《永乐大典》，清代的《四库全书》，都是以抄本的形式保存的规模宏大的典籍。

3. 金石拓本

古代有些重要文献记录，为了传之久远，铸于铜器、刻于石碑之上，后世用摹拓的方法，将其文字保留下来，称为拓本。凡用墨色拓印的称为墨拓，朱色拓印的，称为朱拓本。最初的拓印称为初拓本。如原题为"北齐龙门治疾方明拓本"的龙门药方拓本，有褚德彝、范行准、丁福保、宋大仁等题跋，曾经在医史文献界引起轰动，现藏广州中医药大学。另外，在故宫博物院、中国医史文献博物馆等地还藏有龙门药方的多种拓本。又如宋·王唯一《铜人腧穴针灸图经》撰成后，官府刊刻印行之外，且刻石立于相国寺仁济殿内。医书的拓本在当时作为一种重要的文献载体，推动了针灸与医方的传布。

（五）印刷类纸质中医文献

印刷类纸质中医文献的种类比较复杂。由于刻写的时代不同，地区不同，刻者不同，以及抄写方式与刻印方式的不同，自然形成了各式各样的版本。

1. 木刻本

木刻本是雕版印刷的主要形式。现存中医古籍大多为木刻本。

（1）按刊印时代分类

按照时代的不同，有唐刻本、五代刻本、宋刻本、金刻本、元刻本、明刻本和清刻本之别。

最早的刻版印书，始于唐代中晚期。1999 年 10 月，我国敦煌学者从新近出版的《俄藏敦煌文献》第 10 册中发现一件公元 834 年的雕版印刷品，这件内容为历书的雕版印刷品出自敦煌藏经洞，比此前发现的我国最早的雕版印刷品《金刚经》还要早 34 年。医籍也是如此。据现藏法国巴黎图书馆的敦煌残卷《新集备急灸经》卷首有"京中李家于东市印"及卷末有"咸通二年（公元 861 年）岁次辛巳十二月二十五日衙前通引并通事舍人范子盈阴阳氾景询二人写讫"等字，可知系据当时京都长安东市李氏的印本所抄写的。医书之有刻印本，也应始于这一时期。

宋刻包括两部分，1127 年以前的为北宋刊本，以后的称南宋刻本。北宋刻本多白口，四周单边，其行格疏密决定于刻书家的财力而定，字体特点有早欧（阳询）、中颜（真卿）、晚柳（公权）之说。四川宗颜，福建宗柳，江浙宗欧，江南二者皆有。纸张多为皮纸和竹纸。南宋刻本，以白口为主，有些为小黑口。左右双边，上下单边。其字体多用柳体，刚劲挺拔。

宋代编校刊印了大量医学书籍。开宝六年（973 年）刊行了国子监镂版的卢多逊撰修《（开宝）新详定本草》20 卷，开宝七年（974 年）刊行了王怀隐等编修的《太平圣惠方》100 卷。天圣年间，宋政府又陆续刊刻了晁宗悫等人校刊的《黄帝内经素问》《难经集注》《诸病源候论》及王惟一撰《铜人腧穴针灸图经》等。仁宗嘉祐二年（1057 年）校正医书局成立后，由掌禹锡、林亿、苏颂、高保衡、孙奇等儒臣和太医院医官校勘编印了《嘉祐本草》《图经本草》《伤寒论》《金匮要略方论》《金匮玉函经》《重广补注黄帝内经素问》《脉经》《备急千金要方》《千金翼方》《针灸甲乙经》《外台秘要》等大量医书。这些医书因为校勘刻印俱精，影响很大。现在我们所看到的上述著作，大多是经过宋臣校勘整理而流传下来的版本。宋代私人也刊刻了大量医书，其中较早的如元丰中所刊名医初虞世的《古今录验养生必用方》。史堪《史载之方》2 卷，为徽宗时刊本。名医庞安时的门人魏炳为他刊刻了《伤寒总病论》。名医朱肱刊刻了自著《伤寒百问》（后更名《南阳活人书》）等。

宋版书之可贵，在于其去古未远，较好地保存了古书的原貌，且刻印精美，明代以后已不可多得，于今更为珍稀。宋版医书传世者，为数极少。如南宋建安余恭礼刻本《活人事证药方》一册，为海内外孤本，早年曾流传日本，至清末杨守敬在日本发现此书，后经国人购回。书中有"建安余恭礼宅刻本"牌记，史料价值很高。宋版医籍原刻现在虽不易见，但往往有影印本流传。目前能直接利用的木刻古籍，主要是明清刻本。

（2）按刊印地区分类

按刊印地区不同，也有不同的称谓。宋代浙江、福建、成都刻书最盛，金元时期，北方以山西平阳府为刻书中心，明代则以福建、江苏为刻书中心，清代以江苏、安徽为刻书中心。宋版书多以地名称谓，根据刻印地区的不同，有浙本、闽本、蜀本等。

浙本指江浙地区刻印的书。浙江盛产竹木纸张，文化发达，特别是宋代南迁建都临安以来，刻书业更盛。浙本又可以细分为杭州本、衢州本、婺州本、台州本等。闽本指福建刻本。闽本又有建宁本、建阳本、麻沙本等诸多说法。据史料记载，建阳自北宋时就有书坊，南宋时更是书坊林立，尤以麻沙镇、崇化镇为著。但由于许多书坊牟利求速，校印粗劣，质量不佳，此即所谓"麻沙本"。蜀本指四川刻本。四川自唐末、五代初即雕印书籍，历史悠久。其又有蜀大字本、眉山本等名目。

（3）按出版机构性质分类

根据出版者的性质不同，大致可分为官刻本（包括中央官刊和地方官刊）、家刻本、坊刻本。

官刻本：指由中央、地方各级政府机构及书院等官设教育机构主持刊印的书籍。因单位不同，又有多种名称。

中央官刻本包括监本、经厂本、殿本、内府本等。

监本指各朝国子监所刻印的书。国子监，始置于隋炀帝大业三年（607年），是掌邦国儒学、训导、政令的官署。监本的名称，始于五代冯道请令判国子监事田敏校正九经，刻版贩卖。宋代中央政府刻书由国子监负责，凡一书初刊毕，送复勘官，复勘毕，再送主判馆阁官复审。到了明代，则在南、北两京的国子监内刻印经史。因此，又有南监本与北监本之别。

经厂本，"经厂"为明代"司礼监"所属的刻书机构。刻印佛经的为"番经厂"，刻印道经的为"道经厂"，刻印四部书的为"汉经厂"，他们刻印的书籍称为经厂本。

清刻宫廷刻书属内务府，其书世称"内府本"。康熙十九年（1680年）设"武英殿造办处"，雍正七年（1729年）改称"修书处"，所刊刻的书，被称为"殿本"。清代武英殿刻本，可超越元明，比美两宋，是不可多得的善本。如乾隆七年刊印的《医宗金鉴》即是殿本中的代表。

太医院本指各朝太医院主持刻印的医学书籍，如南宋太医局本《小儿卫生总微方论》，元代太医院刊《圣济总录》《御药院方》、明代太医院刊《卫生宝鉴》等。

地方官刻本主要是指如宋时的茶盐司（经营茶盐的机构）、漕司（负责赋税和粮食调运）、郡庠（府立学校）；元时的各路儒学、府学、兴文署；明代的各藩府（明代地方藩王）、县衙；清代的地方官书局（清同治、光绪年间在各省设置的官书局刻书，如江苏书局、金陵书局、湖北崇文书局）等所刊刻的书，均为地方官刻。

家刻本：亦称"家塾本"，是指私人出资刻印而非出售牟利的。自宋神宗熙宁以来，解除民间印书禁令，私刻渐兴，且不乏善本。这类书籍，有以室名称呼者，如明代毛晋家刻书称汲古阁本，清代纳兰成德家刻本称通志堂本，清代鲍廷博家刻本称知不足斋本；有以姓名称呼者，如宋黄善夫本，周必大本，明吴勉学本；有单以姓氏称呼者，如闵刻本（明吴兴闵齐伋刻），凌刻本（明吴兴凌濛初刻）等。

坊刻本：凡以刻书经商者，不论其字号称为书棚、书铺、书堂、书肆、书店、书局等，所刊印出售的书通称为坊刻本。有些书坊，历经数世。如建安余氏勤有堂、建阳叶氏广勤堂等。据《书林清话》《大清高宗实录》等载，清代乾隆皇帝曾因内府藏书中多有"建安余氏勤有堂"刊行的书，曾命当时的闽浙总督钟音对该书坊进行调查，得奏曰："（余氏）先世自北宋迁建阳县之书林，即以刊书为业。彼时外省板少，余氏独于他处购选纸料，印记'勤有'二字，纸板俱佳，是以建安书籍盛行。至勤有堂名相沿已久，……其年代已不可考。"据考余氏书坊历史长达 600 多年，是在中外出版史上都很罕见的刻书世家。明代熊宗立通晓医学，其自撰、注释和增补、校勘后刊行的医书多达 24 种，所用字号有"种德堂""存德堂""德新堂"等。清代，随着石印、铅印技术的发展，出现了许多印书企业，如扫叶书坊、点石斋石印局、千顷堂书局、广益书局等。坊刻本种类繁多，不胜枚举。一般说来，坊刻本书籍质量较差，有的错讹较多，甚至有以假充真，以缺冒全者。

（4）按刻工质量分类

根据印书质量状况不同，计有精刊本、影刊本、写刻本、邋遢本等。

精刊本：指经过了专家的精审校勘，雕版字体工整清晰，刻工工艺水平较高的刊本。如清代学者顾广圻为汪士钟据南宋闽中版校刻的《鸡峰普济方》、藏书家黄丕烈据宋本校勘复刻的《伤寒总病论》、鲍廷博据武英殿本等校勘而刊入《知不足斋丛书》的《苏沈良方》等，均属精刊本。

影刊本：完全按照原刻本摹刻仿刊，甚至连文字的笔画缺损，纸张墨色等，也摹仿原刻。好的影刊本几乎可以达到乱真的程度。

写刻本：是据书法家抄录的字体而刊刻的版本。如元代赵孟𫖯《华佗中藏经》二卷本。

邋遢本：指坊间纸张低劣，版面漫漶，字迹模糊的刊本。

（5）按刊印的先后次序分类

根据雕版印刷的先后次序，可分为祖本、原刻本、重刻本、覆刻本等。

祖本：指某一部书后来有众多不同的刊本，但它们来源或依据于同一个版本，这个版本就是祖本。如明代王肯堂、吴勉学《医统正脉全书》中所收入的《素问》，清代京口文成堂仿宋刊本、镇江仿宋新刊本之《素问》，均源于明嘉靖二年的顾从德影宋本，顾本即是后世这几种版本的祖本。

原刻本：也称"初刻本"。指该书初次刊刻的版本。原刻本大多直接依据原稿或早期传本刊印，最接近原貌。如《本草纲目》金陵本、《温病条辨》问心堂本，即是这两部书的原刻本。

重刻本：也称为"翻刻本"。即按照原刻本或其他早期传本重新刊刻翻印的版本。其内容一般与原刻一致，但版框、行款、字体等可有变动。如果对文字或内容有所改动的，则应称为重订或修订本，在序跋或凡例中要加以说明。

覆刻本：依照原刻本的内容和版式重刊，不但内容与原刻相同，形式也力求一致。

此外，按照印刷的时间先后，还有初印本、后印本等区别。

（6）按字体大小分类

根据字体大小，可分为大字本、小字本等。

大字本：通常刻本半页 10 行，每行 20 字左右。有些书（尤其是宋本）半页不足 10 行，每行 14 字左右，所谓"字大如钱"，是为大字本。

小字本：因为大字本卷帙多，纸墨费用甚高，售价必然昂贵。小字本比一般刻本行紧字密，每半页 15 行以上，每行 25 字以上，可以降低成本，有利于书籍在民间的普及。

（7）按版本大小分类

根据版本大小与装订不同，有巾箱本、袖珍本等称谓。

巾箱本：巾箱是古人随身携带的存放头巾的小箱子。有些书雕造得很小，可以放置在巾箱内。但也有些是专为考生夹带入考场作弊用的，所以，宋宁宗时曾下令焚毁小版。南京江南贡院历史陈列馆征集到的一部作弊用的微型书《五经全注》，长 5 厘米，宽 4 厘米，厚 0.7 厘米，内容却包括了儒家经书及宋代儒学大师的详尽注释共 10 万余字，是我国迄今为止发现的成书尺寸最小、版面文字密度最大的作弊奇书。医书中也有巾箱本，如明代十竹斋刊《简易备验方》，高 9.8 厘米，宽 6.9 厘米，每半页 7 行，行 15 字。

（8）按墨色分类

按印刷墨色，可分为墨印、色印、套印等。

墨印：多数书籍均为墨印，即黑色字体。

色印：有朱印本、蓝印本之不同。一般的图书，在雕版初成之后，依例应先用朱色或蓝色印刷若干部，作为校订者改正之用。定稿后正式开印则仍用墨印。后世据此引申出"蓝本"这一术语。明万历十八年刊元代滑寿的《难经本义》，有蓝印本，今藏上海图书馆。1904 年武昌医学馆柯逢时刊《经史证类大观本草》，有朱印本存世。

套印：指同一版面要印刷两次以上，以着不同的色彩。最常见的是朱墨两色套印，正文为墨字，批注评点为红字。清代内府本《唐宋文醇》用四色套印，正文为墨字，康熙评语为黄色，乾隆评语用朱色，诸家品评用蓝色。光绪五年浙江书局刊 5 卷本《洗冤录》（有梅启照序）为四色（朱、墨、蓝、黄）套印。

（9）按内容的完整性与增删情况分类

根据完整性以及增删和批注评点情况，分为增订本、删节本、节本、足本、残本、批点本、评本、注本、配本等。

足本：指原著内容完整，没有残缺或删减的版本。

残本：与足本相对，是指内容有残缺的版本。火后劫余之本，称为"焦尾本"。

删节本：有些书的不同版本，虽然书名未变，但其中的某一版本已将内容进行了删节，这就是删节本。如王好古《医垒元戎》，在《济生拔萃》和《医统正脉全书》两部丛书中所收录的，即是删节本。

增订本：即在原书的基础上增加一些新内容的刊本。如清代周扬俊在明初赵以德《金匮方论衍义》的基础上增补注释，成为《金匮玉函经二注》。

批点本：指后人将阅读心得或有关校勘文字附记于原著中的刊本。如徐大椿评点叶桂《临证指南医案》，陆士谔《增评温病条辨》等。

2. 活字本

活字本是指用胶泥、金属（如铅、锡、铜等）或木料刻成一个个单字的排印本。常见的活字排印书籍，有泥活字本、木活字本、铜活字本、磁活字本、铁活字本等。文献记载，宋元时期已有活字印本。宋·沈括《梦溪笔谈》所说"庆历中，有布衣毕升，又为活板。其法，以胶泥刻字，薄如钱唇，每字为一印，火烧令坚"，是对宋代活字印刷术的明确记载。明末曾用木活字印过薛己的《外科发挥》。清代雍正年间用铜活字排印了巨著《古今图书集成》。乾隆帝以"活字"不雅，改为"聚珍"，当时武英殿共刻制大小活字 253500 个，印行了许多典籍文献，每书首页有"武英殿聚珍版"6 字。因而，这套书被称为"武英殿聚珍本"或"聚珍本"。医书有《小儿药证直诀》《苏沈良方》等。

3. 石印本

石印技术为奥地利人施纳费尔特于公元 1796 年发明，后传入中国。石印本是先将所印的书，逐页以药墨书写在特种纸上，再反贴于石版上留下字迹，经过修饰，上墨印成。由于该法成本低，很快成为印刷古籍的重要手段。如较早石印本有 1892 至 1934 年千顷堂书局刊《中西汇通医书五种》。

4. 油印本

油印是用金属笔尖刻书在蜡纸上，然后上版印刷的一种技术。多为非正式出版物，今已废用。

5. 影印本

影印是按原貌采取照相影印的方法复印，大都用文献价值较高的古籍。有的按原书原状制版，有的则加以缩小，将数页合为一页，使文字集中，便于阅读，是为缩印本。

第三节　古籍版本制度

一般的书史著作，将我国早期的书籍，按时间分为 5 个阶段：夏商至春秋；战国至东汉；三国至唐；五代至清；鸦片战争以后。书的形态变化分为 3 个时期：简策时期、卷轴时期、册页时期。在造纸发明之前，竹木、丝帛是主要的文字载体。而殷商至三国正是中国历史上文化大繁荣的时期，诸多学术流派和文化典籍，在这一时期产生。造纸术发明以后，手抄笔录于纸张上成为书籍复制和保存的主要形式。雕版印刷技术发明后，书籍形制则由卷轴逐步发展成为册页制度。册页书籍又先后经历了蝴蝶装、包背装、线装等形制的演变，一直延续到近代。

一、古籍装订形式

雕版印刷术发明以后，古代书籍的装订形式经过了经折装、旋风装、蝴蝶装、包背装、线装等形式。明代中期以后，基本上都采用线装。现在一般能见到的中医古籍，主要是线装书。

1. 经折装

经折装（图 4-3）是从卷轴装的形制改造而来，将一幅长卷沿着文字版面间隔，一反一正的折叠起来，形成长方形的一叠，并在首末两页分别粘贴上硬纸板或木板，其形状和今天的书籍非常相似，在书画、碑帖等装裱方面一直沿用到今天。

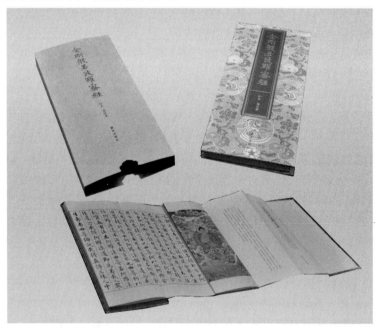

图 4-3　经折装

2. 旋风装

由于经折装长期翻阅折口处常易断开，书籍长久保存和使用存在一定困难，所以人们把写好的纸页，按照先后顺序，依次相错地粘贴在整张纸上，类似建房时贴瓦片的样子，就形成了旋风装（图 4-4）。

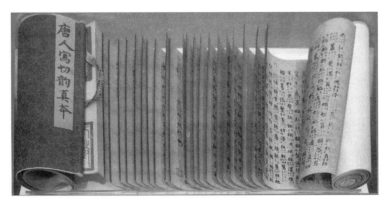

图 4-4　旋风装

3. 蝴蝶装

唐、五代时期，雕版印刷盛行，以往的书装形式已难以适应飞速发展的印刷业。人们开始将印有文字的纸面朝里对折，再以中缝为准，把所有页码对齐粘贴在另一包背纸上，然后裁齐成书。蝴蝶装的书籍翻阅起来就像蝴蝶展开的双翅，故称"蝴蝶装"（图 4-5）。蝴蝶装只粘贴，不用线装，对封面的质地也开始讲究起来。

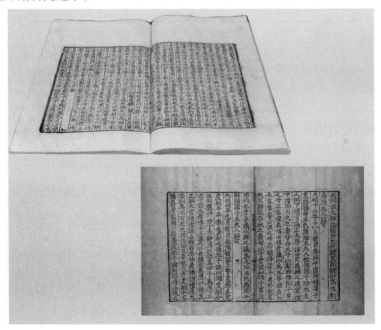

图 4-5　蝴蝶装

4. 包背装

包背装是蝴蝶装的一种改进。系将书叶的版心向外，即每一页的文字朝外，在版心的中缝处对折起来，并将各页外侧的边缘粘连在书背上，书的最外面再用厚纸书皮或绫绢等包起来。

5. 线装

线装是古代书籍装帧的最后一种形式。它与包背装相比，书籍内页的装帧方法一样，区别之处在于护封，是用两张纸分别贴在封面和封底上，书脊、锁线外露。锁线分为四、六、八针订法。对于需特别保护的珍本，就在书籍的书脊两角处包上绫锦，称为"包角"。线装书封面的作用和意义，已经基本和现代图书相同了。线装书是现存古医书中为数最多的一种形式。

二、古籍书版款式

木板雕刻印刷的书籍,在长期的历史发展过程中形成了各种形制的本子。为说明和标识它们,又形成了一套专用术语。兹将有关书版款式的常用术语简要介绍如下(图4-6)。

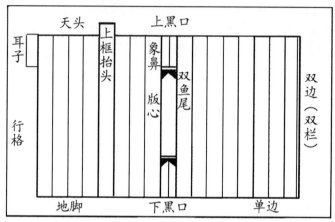

图 4-6 古籍书版款式

1. 栏框

版框:是勾勒刻印文字的外围轮廓线,也就是书版的四周。衡量其高度与广度,可知其书版的大小。如《四部丛刊》影印的每部书,均在扉页说明其原书版框的高度与广度。现代影印出版的书,也大多对原书版框加以说明。

书版四周的界线称为"栏线"。上边的横线称"上栏",下边的称"下栏",左右两边的直线称"边",也称"左右栏";一条直线的称"单边""单栏",两条直线的称"双边""双栏"。单栏的线条较粗,双栏的线条往往是外粗内细,俗称"文武边"。仅左右两边有双线的称为"左右双边",上下左右均有双线的,称为"四周双边"。

2. 栏外

它包括栏框以外的部分。上栏外称为"天头",有时读者在此写一些评语之类文字,又称眉批。有些古籍中,常将本朝或帝王有关的名词中途另起一行,突出栏线以外,高出正文一字距离,仍与上栏框连属,称"上框抬头"。下栏外部称"地脚",其空间小于天头。有时,在书页版框左右栏外上角有一个小长方格,像耳朵,称为"书耳""耳格",其中多刻有书名篇题或重要补注,以提醒读者。

3. 栏内

界格:书页中行与行之间的界限,亦称"行格"。历代行格有疏密之分,早期书品宽大,行格疏朗,字大如钱。尔后行格趋向密集。界格因颜色不同而有不同称呼:红色的界格称"朱丝栏",黑色的界格称"乌丝栏"。特别是在各种抄本中,还有用蓝、绿等色画界格的,故有"蓝格抄本""绿格抄本"等名称。

行款:指书页中正文的行数和字数。计数时,以半页(半版)为标准,称为每半页若干行,每行若干字。如每行字数多少不一时,则取其最多与最少者记之,如"行二十五字至二十七字"。

版心:一张书页的正中间部分,称为"版心""中缝",也称"书口""版口",正处于折叠的部位。与版心相关的术语有：

白口黑口：在版心上下两端至边栏，未印有黑线的称"白口"，印有黑线的称"黑口"，黑线粗的称"大黑口"，"粗黑口""宽黑口"，特别粗阔，形成长黑块、黑牌的，称"阔黑口"。黑线细的，称"小黑口""细黑口""线黑口"等。上下端都刻的，称"上下黑口"，刻在上端的，称"上黑口"，刻在下端的，称"下黑口"。在书口一般刻有书名、卷次、页数，以便检索。有的还刻有字数和刻工姓名。

鱼尾：在版心约 1/3 处的上端或下端，或上下两端，常刻有状似鱼尾形的记号。鱼尾开叉处的中心点，即为整个版框的中心点，以此作为折叠书页的标准。版心中只有一个鱼尾的，称"单鱼尾"，上下两端都刻的，称为"双鱼尾"，在上端的称"上鱼尾"，在下端的称"下鱼尾"。少数书版有三个鱼尾，两个在下，一个在上。

此外，由于鱼尾形态的不同，还有不同称谓，如正鱼尾、倒鱼尾；鱼尾全呈黑色，称黑鱼尾；鱼尾呈线条状不着墨的称白鱼尾；鱼尾全部由双线钩成的称线鱼尾；鱼尾刻有花纹的称花鱼尾。

象鼻：说法不一。一种说法是从鱼尾的上下两端到版框这一空间部位，通称"象鼻"。象鼻部位如果刻有文字（书名、刻工姓名之类）称为"花口"。另一说法是，黑口版的版心上下黑线，如象鼻垂于胸前，故称象鼻。

口题：上鱼尾下端的版心，刻有书名、卷数、页数，这类文字称为口题。

框内提行：遇到本朝或帝王有关的避讳字或名词时，在框内另起一行，称为"框内提行"。如南宋何大任本《脉经》林亿等《校定脉经序》中："非夫圣人曷为厘正恭惟主上体大舜好生之德玩神禹叙极之文推锡福之良心鉴慎疾之深意"，其中"圣人""主上""玩""推""鉴"诸字均提行另书，以示敬意。

第四节　版本源流考证

版本源流是指一书有多种不同版本时所进行的版本间源流关系的分析考证，是版本及学术思想研究的重要内容，具有重要的学术价值。

一、版本源流考证的内容

版本源流考证的内容，主要有以下几个方面。

（一）撰人及成书年代的考证

有些古籍，虽有书在，但无撰人，或虽有撰人，亦或后人依托之名，故其确切的成书年代，究在何时，必需予以考证，方能弄清版本源流。否则源头不清，流亦难明。在医书中，这类情况不仅先秦两汉之著作，即使宋以后医籍，也多有成书年代不明者。如《中藏经》一书，今存本题作"汉谯郡华佗元化撰"，卷前有应灵洞主探微真人少室山邓处中撰序文。但考察《后汉书·华佗传》，未言华佗有此作。关于本书的书目著录，始于宋郑樵《通志·艺文略》。故前人对其撰人及成书年代多有异议。李聪甫《中藏经校注》综合前人考证分析认为："其祖本可能为华佗所撰，至少可认为存有华佗遗作片断；其书经后人整理，增附，且非出自一时一人之手。今之传本所据者，大约成书于六朝时，始传于世之际，即北宋末、南宋初，又再次有所增附，遂成是书。"此遵清人孙星衍认为始于六朝之说，当为可信。又据今存本中有"逆顺"作"逆从"者，当是避南朝梁武帝父萧顺之讳而改字。今存本之源，至少可认为始于南朝时梁代。宋及宋以后诸本，皆属其流。

（二）版本年代的考证

有些古籍，无论抄本还是刊本，由于未著录刊印年代与刊印者，抄本则无抄写人及抄写年代，故版本年代难以详明。如《中医图书联合目录》著录诸书，有些版本著录为"待鉴定本"，即属此类情况。如果版本的刊刻或抄写年代不清，则版本源流层次的划定，自难详明。由于版本年代是版本源流层次断代的主要依据，故对版本年代不清者，必须加以考证和认定。

（三）版本内容的考证

版本内容的考证，最能反映版本的实质。所谓版本内容，包括大小题名、卷次、正文、文字、卷前及卷后附录等项。凡此诸项，对版本的确定，有十分重要的意义。特别是对版本较多的古籍，根据内容的比较分析，对版本源流的审定，源流层次的判断，版本系统的划分等，均可提供确切或一定的依据。版本内容的考证，是一项十分细致的工作，如要作到翔实，必须对所有版本进行认真地校对，根据校出的异文，加以综合分析，方能作出准确或比较准确的判断，确定各种版本的系统及源流关系中的地位与评价。

（四）版本系统的考证

姚伯岳《版本学》云："版本系统不同于版本类型，它不是对众多图书所进行的版本划分，而是在一书内部进行的版本划分，其划分标准必须是一书中某些版本所共同具有的一些特征，这些特征一般表现在各本的书名、卷数、次要作者，文字内容、版式行款等方面。"

对版本系统的分析与探讨，特别是有些古医籍存在有多种版本或异本的情况下，是研究版本源流的重要内容。如晋·皇甫谧《针灸甲乙经》成书后，自《隋书·经籍志》以来，历代公私书目，著录甚多，其书名、卷数等均有所不同。就今存版本而论，虽不下十余种，但经过认真分析考证，从书的款式、正文、注文等几个方面反映的情况，实际上不外三种系统：一为明兰格抄本系统，仅有孤本，现存日本。一为明正统丁巳刊本抄本残卷，现亦存日本。以上二种均收入日本《东洋医学善本丛书》，影印发行。一为明吴勉学校刊《古今医统正脉全书》本，此本对后来影响最大，国内外现存诸本，均属《古今医统正脉》本系统。而此本及明兰格抄本，又均源于宋臣林亿等校定之本。其他如历代文献征引及书目著录的别本系统，如《隋书·经籍志》著录的十卷本系统，《外台秘要》列文以十天干及地支子、丑等命名卷次之系统，均因原书早佚，内容不得详知。至于清代《四库全书》著录两淮盐政采进本之八卷本，经核查四库本原书，也为十二卷本，所谓八卷之数，属于误记。综上，《针灸甲乙经》的版本源流已基本清楚，现存版本的三个系统，也已经明确。

二、版本源流考证的方法

（一）根据书目著录加以考证

图书的著录，自西汉刘向父子校书始，虽当时所撰《七略》及《别录》均早佚，但其主要内容，犹存于《汉书·艺文志》中。此后，历代史书凡有经籍志或艺文志者，以及公私所编书目，对历代主要图书的书名、卷数、撰人等，均有所著录，特别有些注录体书目，记述尤其详备，有助于版本源流的考证。如前述《针灸甲乙经》一书，《隋书·经籍志》著录为十卷本，注："音一卷，梁十二卷。"由此可知，该书自晋初至隋三百余年间，在流传过程中，已衍化为十二卷本与十卷本两种系统本。到了宋代，经林亿等校定为十二卷本，其后，此十二卷本，书目著录又有若干刊本或抄本。这些都可帮助我们分析该书版本的源流。

（二）据历代有关文献征引加以考证

在学术门类之间，又往往相互渗透，相互为用，相辅相成。对文献的征引，并没有特定界限，在古代文献特别是有些综合性图书中，跨学科、跨门类征引别书的尤为多见。如今存《灵枢经》一书，自汉末张仲景《伤寒杂病论·序》引《九卷》名以下，历代文献援引颇多，如晋·皇甫谧《针灸甲乙经·序》有《针经》《九卷》之称，《旧唐书·经籍志》著录有灵宝注《黄帝九灵经》十二卷本，《宋史·艺文志》著录有《黄帝九虚内经》五卷本、《黄帝灵枢经》九卷本、《黄帝针经》九卷本等。又宋·王应麟《玉海》卷六十三"艺术类"著录《黄帝灵枢经》云："《书目》:《黄帝灵枢经》九卷，黄帝、岐伯、雷公、少俞、伯高答问之语。隋·杨上善序:凡八十一篇，《针经》《九卷》大抵同，亦八十一篇，《针经》以九针十二原为首，《灵枢》以精气为首，又间有详略。王冰以《针经》为《灵枢》。故席延赏云:《灵枢》之名，时最晚出。"又元·罗天益整理其师金·李杲经验方《东垣试效方》中，曾引用过《针经》文若干条，并且均注明了篇名与篇次，其篇次恰与今存《灵枢经》同。从上述诸书引文可见，《灵枢经》一书独立问世后，从书名、卷数、卷次甚至内容方面，均有不同程度的变化。根据历代文献征引，对版本源流的考证，既有重要学术意义，也是版本源流考证的主要方法之一。

（三）根据现存版本加以考证

现存版本，从广义方面讲，包括宋元以来各朝刊本与抄本，及出土文献之简书、帛书、卷子本等。诸多版本，是各种系统本的实物见证，因此，对现存各种版本的分析研究，对考证版本源流，尤为重要。对现存版本的分析研究，除了一般图书外形如装帧、款式、行款、序言、署名、卷数与卷次外，最主要的是对内容的比较分析与综合研究。首先判断其版本系统，然后推断各系统本的祖本。当然，还必须进行更细致的工作，方能更具体的说明其版本演变的情况、各本间的差异及对各种版本的评价。

三、版本源流考证的意义

版本源流是分析版本系统的重要问题。近代古籍整理研究诸名家，均曾对一书或多书的版本源流，做过认真地考证。马继兴撰《经典医籍版本考》，即是根据各种医学文献及史料书目等，对每书版本源流所进行的考证与分析。又如日本东洋医学研究会整理出版的《东洋医学善本丛书》，在每书之"总说"中，对该书之版本源流，均曾做过比较认真地分析考证。

曹之《中国古籍版本学》云："考订一书的版本源流就象考订一个家族的宗谱，就是要清理该书版本的发生发展过程及其在发展过程中所形成的相互关系。考订一书的版本源流又象梳理蓬头散发，经过梳理，将盘根错节的各种版本理成几个系统。"版本源流，是对古籍，特别是对历时较长，传抄翻刻日久或经后人多次整理而形成多种不同版本的古籍的版本间相互关系的源与流的分析考证，以期探讨或恢复其版本与学术的真实面貌。它对古籍整理、版本著录及学术思想的研究，均有着十分重要的意义。

第五节　版本的鉴别与善本的利用

一、版本的鉴别

古籍版本的鉴别，要在大量阅读浏览古籍的基础上，熟谙历代版刻特征，掌握某一学科领域内历代有关书目、藏书家识语题跋、雕版印刷史、文字学、避讳学等相关学科知识，不但注重书籍的外形考察，更要结合内容考证，才能得出客观的鉴定结论。对一般的读者来说，主要是了解一些版本鉴别的常识，以便充分利用版本鉴定的成果，为学习和科研服务。

（一）外观取证

关于古籍外观上的鉴定，主要是依据历代版刻形制、装帧特点、字体刀法等，从一些规律性的变化中，寻找依据，推求其刊刻年代，评审其优劣，辨别其真伪。

1. 牌记、封面

刻书者往往于书的卷目之后或书尾卷末，刻上刊印者的姓名、堂号、书坊名称与年月等，这些字样用框格围起来，即为"牌记"，也称为"书牌""木记"。有些牌记的形式，进行了艺术加工，设计成钟、鼎、琴瑟、荷叶莲花龛等形状，类似现代的商标图案。自金朝刻书盛行牌记以来，由于牌记、封面大都刻有雕版年月、刻家姓名、堂名或书坊名，为判定版刻年代、鉴定古籍的版本提供了简明的依据。如《证类本草》金刻本（或蒙古本）扉页有张存惠晦明轩木记，木记是一幅龟驮碑的图案，碑文为关于版刻时间、内容的说明（图4-7）。

2. 书口、行款、字体、刻工姓名

一书多刻，行款字数常常不同。而各个不同的时代，刻书的行款字数也各有其特点。因此，书口、行款、字数可以作为辨别依据之一。历代刻书家在刻印行款、书口上颇费心思。为了版面折叠整齐对称，产生了各式鱼尾、空白象鼻作为标志。如北宋刻本多为白口单边，行格疏朗，字较大，字体盛行颜体或柳体，每行字数往往多少不一。后来大都左右双边，间有四周双边及黑口者。元刻本多为大黑口，行格密，篇题多用花型图案（墨盖），字体多采用赵（孟頫）体。明刻自正德、嘉靖以后，一般为白口，字体渐变为方形或长方形之硬体字，显得有些僵硬呆滞。在明以前刻本书中，在版心下端，常见刻工姓名、藏板归属、刻书家名称。这种特有款式可提示该书刻印时间不晚于明代。

外观取证往往文献版本研究专家才能掌握。作为一般古医籍的阅读与利用，内容取证可能更为常用。

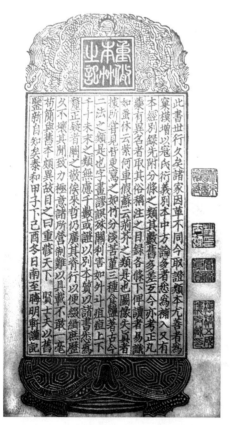

图 4-7　《证类本草》金刻本张存惠晦明轩木记

（二）内容取证

内容取证，是通过对书的序、跋、正文与注文中有关作者生平、学术思想、著书动机、流传状况等进行研究，以考证书籍的刊行年代及版本的真伪优劣。

1. 序、跋

在书的正文前后，一般都有序、跋，序、跋之中常常记述作者著书的目的、书名释义、卷帙多少、流布状况，序、跋之末署作序跋者的姓名、职衔、朝代、年月等。这些都是判断刻书年代的重要内证。书的翻刻越多，序跋往往也越多。这种情况，一般应根据时间、内容，排出主从关系，并加以考证。如清代起秀堂刊本《小儿药证直诀》，即有阎孝忠原序、钱仲阳传、钱乙序、董汲序、陈世杰序等。可以通过对这些序文的研究，理清彼此之间的关系，为确定该书的成书时间与刊刻时间提供可靠的依据。

但有些翻刻、影刻本仅照录原有序跋而又不作说明，应加细审。

2. 避讳字

在我国长期的封建社会里，遇到与尊长、本朝帝王名字相同之文字时，不得直用其字，而是要设法规避，以表示尊敬，这就是避讳。反映在古籍当中，往往改用一些同义、近义或读音相近的字来代替。最初，避讳只是为了表示尊敬，后来讳法加严，如触犯了规定，轻则革职除名，重则家破人亡。

由于避讳而改动古书，不仅给阅读带来某些困难，同时还容易把讳字当作正字，造成理解错误，或因避讳造成脱文、衍文。但通过避讳字进行版本时代的鉴别，却是一种有效而可靠的方法。若能掌握避讳的常识和规律，对古籍文献的考证工作将带来方便。充分利用古籍中的讳字，有助于判定书籍版本的时代，鉴别作品的真伪，考证作者的年代。

3. 正文、注文

不同来源的版本，在正文、注文等具体内容上有多寡、详略之分。如明刻本《幼幼新书》与明抄本《幼幼新书》，内容有明显的详略之别。据引书核查两个版本，可知明抄本是全文抄录，而明刻本却是节略本。有些书通过引文所处的时代，考察其可能的刊刻年代。《黄帝内经素问》的注本，注文中引录了"孙思邈曰""铜人"等。孙思邈为唐人，而《铜人腧穴针灸图经》刊于1023年，故成书当在此后若干年。而据该书林亿序示为嘉祐元年（1056），与上述引文的时代相符合。

（三）其他

1. 题跋识语与图书钤记

历代学者、藏书家获得珍贵的古籍，往往考察其版刻源流，记录该书的版刻特征、流传经过，写下个人的研究心得，题识于卷首、卷尾或扉页上，这就是题跋识语。现在，我们可以利用这些题跋识语，鉴别版本时代，区分版本优劣。

如清代藏书家黄丕烈《荛圃藏书题识》卷四，录有宋版《史载之方》的跋语，叙述了得书之经过、该书的版刻特征："向闻白堤钱听默云，北宋时有名医因治蔡京肠秘之症，只用紫苑一味，其病遂愈。医者由是知名。其人盖史载之也。后余友顾千里游杭州，遇石家严久能于湖上，出各种古书相质，归为余言，中有《史载之方》二卷，真北宋精椠，余心向往之久矣。客岁钱塘何梦华从严氏买得，今夏转归于余。余检其方，果有大府秘一门用紫苑者，始信钱丈之言为不谬。特未知用而见效之说出何书耳。至于版刻之为北宋，确然可信。字画斩方，神气肃穆，在宋椠中不多觏。其避讳者若炅字，尤他刊所罕。千里艳称于前，梦华作合于后，余于此书，可云奇遇。余喜读未见书，若此书各家书目所未收。惟《宋史新编》有云'史战之方二卷''战'者，以'载'字形近而讹，无可疑者。余重其书之秘，出白金三十两易得，重加装潢。"

藏书印章始于唐，盛于宋，一直流传至今。根据藏书章，可以判断书版问世的时代下限。《幼幼新书》有一种版本，钤有"明善堂"的藏书印记。而"明善堂"之印系胤祥之子弘晓（第二代怡亲王）之印章。怡亲王是有名的藏书家。因此，可以判断此本是内府传出的珍本。

2. 各家著录

历代学者、藏书家等，往往将所见所藏之书的行款、版式、字体、卷数、作者、刊行者乃至流行与收藏情况等有关资料记录下来。这些资料，主要见之于各类目录书中。因此，学者、藏书家的读书志，是版本鉴定的又一重要依据。它可以帮助我们了解有关古籍的版本流传状况，各种稀见版本的实物记录。

《中国中医古籍总目》对现存中医古籍的版本及收藏地进行了较为详细的著录，为我们查找版本和鉴定版本提供了重要线索，是目前考察和利用中医古籍版本的重要工具书。

二、善本与中医古籍版本的选择、利用

（一）善本的概念

尽可能选择"善本"是中医古籍版本利用的最重要原则。

由于时代不同，关于善本的概念也不相同。有关善本问题，汉代人已经有所注意。因当时尚无印本，《汉书·河间献王传》称之为"善书"。叶梦得《石林燕语》谓："唐以前，凡书籍皆写本，未有模印之法，人以藏书为贵，书不多有，而藏者精于雠对，故往往皆有善本。"此处"善本"概念是以校雠的好坏为标准的。随着时间的推移，在后人心目中，凡宋元刊本等凡具有历史文物价值的书本，也称为善本。清人张之洞曾提出过三条标准：一是"足本"，即无残无缺无删削的本子；二是"精校"，即精校精注本；三是"旧本"，即旧刻、旧抄本。

丁丙《善本书室藏书志》编辑条例中，列举"旧刻、精本、旧抄、旧校"四者作为"善本"的选择标准。旧刻是指宋、元刻本；精本是指明代洪武至嘉靖时刻本，也包括少数"雕刻既工，世鲜传本"者；旧抄是指各代著名藏书家收藏的精抄本；旧校是指经过卢文弨、黄荛圃、孙星衍等名家校勘过的版本。

善本的现代含义，经《全国古籍善本书目》编辑部规定：善本应具备历史文物性、学术资料性、艺术代表性。凡校勘精审、错误较少、刻印精工、时代较早、具有一定学术资料价值的足本，均可视为善本。

综上所述，善本实际上有三个方面的评价标准：一是从历史文物性或艺术代表性的角度看，抄写或版印时代久远、工艺精良、曾经名人收藏加工等，都是判断善本的重要条件。如宋元刻本，旧抄本，名家手稿本，名人批校、题跋、评论的刻本、抄本；太平天国及历代农民政权所刻印的图书；在印刷上能反映我国古代印刷技术发展，代表一定时期技术水平的各种活字印本、套印本，或有较精版画的刻本。即使时代较晚，如时在辛亥革命前，但在学术研究上有独到见解或有学派特点，或集众说较有系统的稿本，以及流传很少的刻本、抄本，也属于善本。出土文物如敦煌卷子、秦汉简策等，更是如此。二是从流传刊布情况看，时间越早，流传越少，价值越高，孤本就更受重视。三是从学术研究和利用的角度看，善本是指校勘精审，内容完整而没有删削或残缺，刻印较工或抄写较精，文字错讹较少的版本，或者是具有其他版本没有的重要内容的版本。

（二）中医古籍善本的选择

就医书而言，善本的标准又有自己的特点。以马继兴先生《中医文献学》所论为据，将中医药学善本书籍概括为以下几个方面。

1. 出土的（个别传世的）简书、帛书和卷子本医书

由于其年代均系千余年的古书，因而在国内的均已列入珍贵文物。如湖南长沙马王堆出土简帛医书、敦煌卷子、武威汉简《治百病方》等。

2. 根据古卷子本刻印的最早影刊本

如日本文政六年（1823年）敬业乐群楼影刊的《黄帝虾蟆经》、日本安政元年（1854年）江户医学馆影刊古卷子本《医心方》等。此类刊本年代虽较晚，但存世者亦甚为稀见，所以也是善本书。

3. 宋金元明刊本、明清内府本

均为善本。如赵府居敬堂本《黄帝素问灵枢经》为明内府善本，山西平阳府刊《西方子明堂灸经》为明刻善本。宋元医书刊本的最早影刊本、翻刻本，如明代顾从德影刊宋本《黄帝内经素问》、明代赵开美翻刻宋本《伤寒论》等。凡宋金元及明初刊刻的医书，即使是刻工稍差的麻沙本或宋元本残卷、残页，均为善本。如北京大学图书馆所藏《外台秘要方》南宋初两浙东路茶盐司本，虽仅存卷三第2～23页，中国国家图书馆藏《黄帝内经素问》金刻本二十四卷，仅存十三卷，仍为善本。《针灸甲乙经》明正统三卷本残本，亦为善本。

4. 原刻本

无论宋元明清乃至民国均为善本。如《本草纲目》金陵初刻本。即使如雍正八年《胎产心法》、康熙间起秀堂仿宋代《小儿药证直诀》，亦系晚期善本。

5. 孤本

仅存的孤本或仅有少数几部，其刊年虽晚，仍属善本。如山东中医药大学图书馆藏《医学研悦》，虽为明末刊本，然全国馆藏量罕少，故为善本。

6. 精刻、精校本

即便其刊年晚至清末，仍属善本。如钱熙祚守山阁本《黄帝内经素问》、清嘉庆二十二年（1817）张海鹏精刻本《墨海金壶》中的4种宋人医书《全生指迷方》《旅舍备要方》《博济方》《伤寒微旨论》等。

7. 经名家收藏加工、圈点批校或序跋题记本

此类版本经名家整理后，更增加其学术研究价值，可视为善本。如黄丕烈配补收藏的《千金翼方》（今藏日本静嘉堂文库），北京图书馆藏傅山批注明赵府刊本《黄帝素问灵枢经》。又如《仁斋直指方》旧抄本，有杨守敬批校圈点，也为善本。

8. 医书稿本、手写本或精校本

如夏英《灵枢脉翼》稿本、赵孟頫手抄《华佗中藏经》、清内府写本《医宗金鉴》等。

9. 版本学上少见的类型，或有著名医家钤记的版本

如朝鲜版《仁斋直指方》有朱筠印记；《幼幼新书》明内府抄本有怡亲王弘晓"明善堂"之钤记；中国中医科学院藏明万历十三年《保赤全书》，卷首目录有明代著名医家王肯堂的"王肯堂印""宇泰"等印鉴，清泂溪草堂刊本《难经经释》有徐大椿印，均属此类。

作为现代读者，虽不必对善本书有精深的研究，但在阅读和利用古代医籍时，应当尽可能选择现代古籍整理专家校勘整理过的版本，以借鉴他们的研究成果。如张灿玾等《黄帝内经素问校释》、徐国仟等《针灸甲乙经校释》、刘渡舟《伤寒论校注》、刘衡如整理《本草纲目》等，都是当代较好的版本。

（三）善本书目

我国历代都有修纂国家藏书目录的传统。这种目录的编纂，大都是朝廷组织一批学者，调查国内藏书之后编纂的。自宋代发明印刷术以来，书籍大量增加，私人藏书家日多。他们往往不惜重金，搜求善本、孤本、秘本，建藏书之阁，精心校勘、评注、圈点古书，编制藏书目录。私人藏书目录各有特点，可补官修目录的不足。如南宋·尤袤《遂初堂书目》、清·钱曾撰《读书敏求记》、清·陆心源撰《皕宋楼藏书志》、清·丁丙撰《善本书室藏书志》等。在这些藏书目录中，多有关于善本的记载。其特点是注重版本，考证版本，辨别真伪，校雠异同。其著录多是精良的善本、孤本。

近代以来，有许多学者致力于善本书目的研究，并出版了一些专门著作。新中国成立以来，国家也十分重视善本书的保护、利用及书目编纂工作，组织编纂了全国性的善本书目。另外，近年出版的一批善本图录精美逼真，纤毫不爽，如睹实物，可为我们提供直观的了解善本书的机会。

《中国善本书提要》：王重民撰（上海古籍出版社，1983）。是中国古籍善本目录的集大成之作。1939年王氏在美国期间，鉴定美国国会图书馆藏中国古籍善本时，撰写了1600余篇，回国后，又继续撰写北京图书馆馆藏善本书提要和北京大学图书馆馆藏善本书提要。全书收录王氏经眼的古籍善本书目4400余种，按传统四部分类法编排。除记述各书的版刻特征外，他在所撰著的内容丰富的提要中，考校版本源流，考辨书之真伪，条列书中诸序跋，介绍作者情况，注明藏书家印记，评述各书的研究价值。

《中国古籍善本书目》：中国古籍善本书目编辑委员会编（上海古籍出版社，1989）。凡具有历史文物性、学术资料性、艺术代表性而又流传较少的古籍，《中国古籍善本书目》均予收录。本书分为经、史、子、集、丛5部，收录了全国各省、市、县公共图书馆、博物馆、文管会、文献馆、高等院校、中国科学院及所属各研究所，其他科研单位等所藏古籍善本。各书著录书名、卷数、编著注释者、版本、批校题跋者等。特别是新发现的善本，填补了某些学科领域的空白。该书各卷条目下均有编号，卷后附有藏书单位代号表和藏书单位检索表，读者欲知某书在某单位，一索可得。

《中国国家图书馆古籍珍品图录》：任继愈主编（北京图书馆出版社，1999）。中国国家图书馆的前身是清学部所辖京师图书馆。1909年，大学士张之洞奏请朝廷设立京师图书馆，请将文津阁《四库全书》及承德避暑山庄各殿陈设之书籍，翰林院所藏《永乐大典》和内阁大库所藏宋元旧刻等，一并"交付图书馆妥慎储藏"，得到奏准，是该图书馆藏书建设之始。此后90余年间，皇家秘笈、民间珍藏、鸣沙余韵、考古新出，各类文献尽归于斯。本书从丰富的馆藏中，选择400余种古籍珍品，分4部分编录：①古籍善本；②甲骨金石；③中外舆图；④少数民族文献，每部类下按年代顺序编排，各幅图版从形态、特点、价值等方面予以提要介绍。

《北京大学图书馆藏善本书录》：张玉范、沈乃文主编（北京大学出版社，1998）。自京师大学堂创办至今，经过百年搜求，北京大学图书馆已成为国内古籍收藏大家。本书分为：①宋元刻本；②明刻本；③抄本、稿本、校本；④古代日本、朝鲜本；⑤活字本、套印本、绘本。全书收录馆藏珍品174种，各幅图版从形态、特点、价值等方面予以提要介绍。

《上海图书馆善本书目》：上海图书馆编（上海图书馆，1957）收录该馆所成善本书2470多种，共五卷。按经、史、子、集、丛编排5部，下分若干类。每书详注其书名、卷数，著者时代和姓名，版刻时间、地点及刻工姓名等项内容。宋元版本还注明行款。

《北京图书馆善本书目》：赵万里、冀淑英主编（中华书局，1959）八卷，收录该馆藏善本书11348种，按经、史、子、集四部分类排列，每书之下著录书名、卷数、著者、版本、书号等。

思维导图

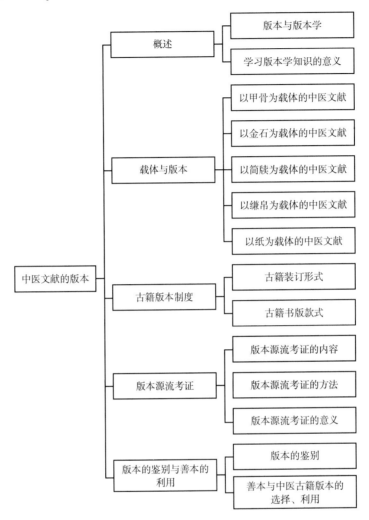

1. 什么是版本、版本学?
2. 常见古籍装订形式有哪些?
3. 试列举书版款式的常用术语。
4. 按出版机构性质版本可分几类?
5. 按刻工质量版本可分几类?
6. 按刊印的先后次序版本可分几类?
7. 按内容的完整性与增删情况版本可分几类?
8. 如何进行版本的鉴别?
9. 什么是善本,如何选择和利用中医古籍版本?

第五章　中医文献的校勘

中医文献的校勘是整理和研究中医古代文献的一项重要工作。在对中医学的继承与创新过程中，离开了中医文献的校勘工作，其继承与创新就成了无源之水，无本之木。因此对于学习与研究中医学的学者来说，掌握中医文献校勘的规律和方法，是学习和利用中医古籍，从而能够达成继承、创新中医学这一目标的必备知识。

在我国西汉后期，对中医文献的校勘工作就已经开始。《汉书·艺文志》中记载："至成帝时，……诏光禄大夫刘向校经传、诸子、诗赋，步兵校尉任宏校兵书，太史令尹咸校数术，侍医李柱国校方技。"这是我国历史上第一次国家组织的古籍校勘整理工作，其中侍医李柱国所校"方技"类著作，包括了医经、经方、房中和神仙四类典籍，而医经、经方则是中医理论和临床两类著作，因此，可以说中医文献的校勘肇始于此。

自西汉之后，随着中医药文献的不断流传和增多，中医文献校勘工作也不断发展，日趋成熟。各个历史时期都有杰出的中医文献校勘工作者不断涌现，如隋唐时期的杨上善、王冰，宋代的掌禹锡、林亿、高保衡，明清时期的马莳、吴崑、张志聪等。

至目前为止，中医文献校勘工作在充分吸取前人的成果，总结其经验教训的基础上，已经探索出中医古籍校勘的规律和方法，形成了较为完整的理论体系，发展成为一门相对成熟的学科，中医学者可以充分学习和利用中医校勘理论知识为中医学的继承和创新做出更多更好的工作。但校勘并非易事，它要求校勘者既要细心，又要有恒心。古人云："校书如扫尘，旋扫旋生。"因此，在校勘过程中保持认真严谨的治学态度尤其重要。

第一节　概　　述

一、校勘与校勘学

我国古代最初将校勘称作"校雠"或"雠校"。校，在《说文》中释为"木囚"，统指刑具枷械，用于惩罚、校正、纠正犯人的行为，使其改造、恢复到正常人的状态，所以可以引申出校正、使恢复之义，后引申为对文字的纠正。如《文选·长杨赋》中有："校武票禽。"注引贾逵《国语注》："校，考也。"雠，《说文》释为"以言对也。"双鸟彼叫此应为雠。引申其义，凡物成一种对应关系者可称雠，如夫妻二人、敌对双方。"雠""校"合用，最早见于刘向《别录》。《文选》李善注引应劭《风俗通义》云："按刘向《别录》：'雠校，一人读书，校其上下，得谬误为校；一人持本，一人读书，若怨家相对，故曰雠也。'"（"故曰雠也"四字原脱，据《太平御览》卷六一八补。）可见，"校雠"或"雠校"，就是指对比上下文，或对比版本之间的异同，发现文字错误，进而订正之。但刘向、刘歆父子在雠校时，并不只是校正文字，还包括厘定篇次、鉴别版本、编修目录、撰写提要等方面，实际上包含了目录、版本、校勘等古籍整理的内容。于是"雠校"有了狭义和广义之别。单一的校正文字的工作为狭义的校雠，而含了目录、版本、校勘等古籍整理的工作则为广义的校雠。

"校勘"一词，最早见于《魏书·崔光传》"光乃令国子博士李郁与助教韩神固、刘燮等校勘石经，其残缺，计料石功，并字多少，欲补修之。"此后，校勘与校雠同时并用。而到了清代，"校勘"与"校雠"二词的又开始分工日趋明晰。"校雠"多用其广义，指目录、版本、校勘等古籍整理的工作，如南宋郑樵的《通志·校雠略》、章学诚的《校雠通义》。"校勘"多指狭义之"校雠"，即校正文字的工作，如阮元《十三经校勘记》等。而后，"校勘"的含义又重新不断向广义"校雠"靠近并逐渐包容，到了近代，"校勘"一词已经成为特定的古籍整理工作以及相关学科的专有名称。至今，我们对"校勘"一词已经有了具体而明确的定义，中华中医药学会 2012 年 7 月 1 日发布《中医古籍整理规范》，其中指出："校勘是指利用古籍的不同版本和其他相关资料，通过对比分析、考证推理，指出和纠正古籍在流传过程中发生的各种字、句、篇、章等方面的不同和错误。"

校勘工作在积累了大量的经验，不断思考、总结归纳的基础上，形成自身特有的规律和方法，进而构建出完整的理论体系，并逐步发展成为一门相对成熟的学科，就是校勘学。校勘学是文献学的一个重要分支，它与目录、版本、辑佚、辨伪等学科共同构成了文献学的有机整体。中医文献学是文献学在中医领域的延伸，是医与文的交叉学科，校勘学也是其不可分割的一部分。

校勘学的任务是研究古籍校勘的一般规律和法则，如校勘的历史、经验、对象、依据、方法、条件和程序等，从而为古籍校勘实践提供理论指导。在中医文献校勘工作中，还要结合中医古籍的自身特点，研究如何利用中医古籍校勘的成果，为中医基础理论和临床工作更好地服务。

校勘学在古代形成较晚。校勘虽始自西汉，然而直到清代，随着考据之风的盛行，才真正形成较为系统的校勘学。大批学者如戴震、段玉裁、王念孙、王引之、卢文弨、顾广圻、俞樾等校勘了大量古籍，同时也出现了一大批校勘方面的著作，他们在校勘的原则、规律、方法等方面都开始了自觉的理论探索。二十世纪初，随着甲骨文、敦煌遗书等一系列考古重大发现，一大批近代学者，如王国维、罗振玉、胡适、鲁迅、郭沫若、闻一多、杨树达等，继承了清人校勘整理古籍之风尚，开拓了校勘的新领域，推动了校勘学的完善和发展。特别是陈垣《校勘学释例》（原名《元典章校补释例》）的出现，突破了以经典古籍校勘为主的框架，具有更为普遍的概括性和理论性，建立了系统化的校勘学理论体系，对校勘学的发展影响深远。

二、校勘的目的和意义

古籍校勘的目的在于尽可能将古籍恢复到或接近未曾散乱错讹的原貌。正如胡适在《元典章校补释例序》中提出："校勘之学起于文件传写的不易避免错误。文件越古、传写的次数越多，错误的机会也越多。校勘学的任务是要改正这些传写的错误，恢复一个文件的本来面目，或使他和原本相差最微。" 文献自产生之日起，在流传过程中发生的篇章散乱和文字错讹就是不可避免的。这种现象在晋代以前尤其普遍。由于晋以前文献载体以竹木简、缣帛为主，受材质的影响，书籍内容易导致散乱缺失，受传播方式影响，则容易产生传抄错误。《抱朴子·内篇·遐览》中提到古谚即有"书三写，鱼成鲁，虚成虎"，以及《吕氏春秋·察传》关于子夏订正"晋师三豕涉河"之事，就反映出传抄产生的文字错讹。五代时期以后，由于雕版印刷技术的发明，古籍中大面积的篇章散乱现象已不再多见，但是，由于受底本质量、刻工水平、印刷技术、保管条件等因素的影响，或多或少的文字错讹现象依然存在，这使得校勘成为研读古籍的必要基础之学。运用科学的校勘方法，对现存古籍进行整理、考订和勘正，可为人们利用文献提供一个较为真实可信的文本。

古籍校勘的意义，主要体现在如下三个方面。

（一）校勘是古籍整理的重要基础和主要内容

现存中医古籍的数量达万种以上，要继承和创新中医学，就需要充分这些古医籍，而利用古医籍的前提条件则必须进行古籍的整理。古籍整理主要包括标点、校勘、注释、翻译、影印、汇编、辑佚、编制目录索引等各项工作。

校勘则是所有工作中的先导和基础，也是整个古籍整理的一项重要内容。其原因就在于其他各项古籍整理工作都需要有一个文字正确的或者错讹最少的底本。如果不先做好校勘，底本有文字错误，就会影响其他几项工作的质量，甚至错上加错。因此，必须首先对古籍进行校勘，尽可能恢复古书原貌，在此基础上，古籍整理的其他各项工作才能顺利进行。

如《素问》一书，流传至唐代，错乱的程度就已经相当严重了。王冰在《黄帝内经素问注·序》中说："世本纰缪，篇目重叠，前后不伦，文义悬隔，施行不易，披会亦难。岁月既淹，袭以成弊……诸如此流，不可胜数。"到了这种地步，如不进行一番认真的校勘整理，《素问》就会有失传的危险。所以王冰做了一件惠及后代的工作，整整用了12年的时间，对《素问》进行了全面的校勘整理，使这一经典著作得以传承流布。然而，经过王冰整理的《素问》，历经一段时间的流传，到了宋代，又出现了许多错误，宋臣林亿等在校勘这本书时做了大量工作，"正谬误者六千余字"。明清以后，直至现代，仍然有医家对《素问》进行校勘，纠正了不少错误。1991年由人民卫生出版社出版的《黄帝内经素问校注》除了对经文进行校勘之外，还对王冰注文进行了全面精审的校勘。仅针对王注的校语就将近一千二百条之多。可见，即便是同一本书，无论经过多少次的整理与刊刻，校勘都是其工作的基础与最重要的内容。

（二）校勘是古籍阅读的首要条件

清代学者王鸣盛《十七史商榷》卷首自序云："欲读书必先精校书，校之未精而遽读，恐读亦多误矣。"清代藏书家叶德辉更直截了当地说："书不校勘，不如不读。"（《藏书十约·校勘》）学习或从事中医学专业，离不开阅读中医古籍。在现存的古医籍中，原稿本、原抄本和原刻本已经是凤毛麟角，鲜有所见。绝大部分现存古医籍已然经历了数不清的辗转抄刻，同一种书籍的不同版本之间，文字有出入的情况极为常见；而不同书籍转引的同一段文字之间，其出入也不小。因此，校勘成为阅读中医古籍、准确理解中医古籍内容的首要条件。

唐代王冰整理校注《素问》，为该书的流传做出了重要贡献，影响深远，今天我们所学习的《素问》通行本，仍然是以王冰次注的《黄帝内经素问》为主要底本校勘整理而成。但是由于《素问》中有些文字错误未能及时发现，王冰基于错误的文句所作的注释难免会出问题。这就使阅读者容易出现某些疑惑，以致影响学者对《素问》的学习与理解。

如《素问·气厥论》："大肠移热于胃，善食而瘦入，谓之食亦。"王冰注云："胃为水谷之海，其气外养肌肉，热消水谷，又铄肌肉，故善食而瘦入也。食亦者，谓食入移易而过，不生肌肤也。亦，易也。"

其中所谓"善食而瘦入"颇令人费解，"善食而瘦"者常有之，但"善食而瘦入"究竟何意？

宋代林亿对其进行校勘指出："按《甲乙经》'入'作'又'。王氏注云'善食而瘦入也'，殊为无义，不若《甲乙经》作'又'，读连下文。"

根据林亿的校正可以看出，王冰此处对"瘦入"的解释实属牵强，原因就在于校勘不到位。新校正指出应依《甲乙经》作"又"，属下句，所以原文当为"大肠移热于胃，善食而瘦，又谓之食亦。"原本令人迷惑难以理解的"瘦入"，经过林亿的校勘，其义则豁然明朗。

以此一例可见校勘实为古籍阅读之首要条件。

（三）校勘是学术研究的前提

古籍由文字形式与思想内容两个方面组成。文字形式与思想内容既有区别、又有联系。古籍文字形式上的差异、讹误会导致对古籍思想内容上的差异、错误。所以要研究和正确理解古籍中的思想，必须有一个通过校勘整理后的相对正确无误的版本，或者对某些难以理解或容易产生疑惑的文字进行进一步校勘。郭沫若在《十批判书》中说："材料缺乏，顶多得不出结论而已，而材料不正确便会得出错误的结论，这样的结论比没有更要有害。"因此，校勘是学术研究的前提。

如在对老子思想的研究中，以往都认为老子有"无为而无不为"的思想。但据马王堆汉墓出土的帛书《老子》甲、乙本，其中只有"无为"二字，说明老子只有"无为"的思想。而现行本《老子》则有 11 处"无为而无不为"的文字存在，所以据现行本得出老子有"无为无不为"的思想。如果用马王堆汉墓帛书甲、乙本对现行本进行校勘，就会得知汉代《老子》的主要思想应该是"无为"。

又如明·陆深《金台纪闻》载："金华戴元礼，国初名医，尝被召至南京，见一医家迎求溢户，酬应不闲，元礼意必深于术者，因注目焉。按方发剂，皆无他异。退而怪之，日往观焉。偶一人求药者，既去，追而告之曰：临煎时下锡一块。麾之去。元礼始大异之，念无以锡入煎剂法，叩之，答曰：是古方耳。元礼求得其书，乃'饧'字耳。元礼急为正之。"由于该医家所据之本"饧"字（繁体字作"餳"）误为"锡"字，医家读书时又不懂校勘，以致引起药物误用。倘若是毒副作用大的药物，必然造成严重后果。

第二节　校勘的对象

中医古籍校勘的主要对象，是从各种版本及相关文献中发现的错误或差异。这种错误或差异多是古籍的某一字、句在各种版本之间、或同书前后文之间、或相关文献之间形成。古籍在辗转传抄和刊刻过程中，文字上都会产生或多或少的错误或差异。据叶德辉《书林清话》记载，朱尊彝每刻一部书，往往刻前校两遍，刻后校三遍，"其《明诗综》刻于晚年，刻后自校两遍，精神不贯，乃分于各家书房中，或师或弟子，每校出一讹字者，送百钱，然终不免有讹字。"（叶德辉《书林清话》卷十）如此反复，如此认真，刻成的书仍然免不了有错字，可见书籍在流传过程中产生的错误是很难避免的。除此而外，书籍在内容上、编次上也容易产生程度不同的差异。宋代林亿等校勘《素问》所作的新校正中，便列举了全元起本与王冰本篇次上的诸多不同。然而内容、篇次并不是校勘工作的主要对象。一般而言，校勘工作主要是针对文献的错误或差异，发现并纠正古籍在流传中出现的各种错误，以期最大限度地恢复古籍原貌。古籍中出现的错误或差异，主要有讹文、脱文、衍文、倒文、错简、异文六类，这是古籍校勘的主要对象。

一、讹　　文

讹文也称"讹""谬""误字"，是指古籍在传抄或刊刻过程中在同一位置上出现的文字错误。造成误文的原因主要有形近而讹、音近而讹、上下文致讹。

（一）形近而讹

形近而讹又称"形讹""字形致误"。是指因字形相似或相近而发生的文字错误。具体有字形致讹、别字致讹、字残致讹、拆合致讹等。

字形致讹指两字因字形相似而出现的错误。如中医药古籍文献中常见的戊、戌、戍不分，已、巳、己混淆，以及博与搏、灸与炙、日与曰等字形相似的汉字错用。这类文字因字形极为相似，因此在抄刻中易发生错误，从而造成讹字。

如：

《金匮要略方论·百合狐惑阴阳毒病脉证治第三》："百合洗方：右以百合一升，以水一斗，渍之一宿，以洗身。洗已，食煮饼，勿以盐豉也。"

文中"煮饼"二字，赵开美本作"煮饼"，《千金方》卷十作"白汤饼"。庞氏《伤寒总病论》谓煮饼是"切面条，汤煮水淘过，热汤渍食之"。丹波元简《金匮要略辑义》引张师正《倦游录》云"凡以面为食煮之，皆谓汤饼"。"饼""饼"，形近而误，以赵开美本为是。（何任主编《金匮要略校注》）

按"饼"与"饼"字形相近，抄刻者无意间写错完全可能。以上校记引用了三条旁证，证据充分，断定"煮饼"为是，结论可信。

别字致讹是指由于抄书者或刻书者不具备辨识能力，对古文字、籀文、篆文、隶书、草书等错误认读或将书中的各种符号误识为字等错误。

如：

《素问·刺腰痛》："厥阴之脉。"

王冰注："厥阴，一经作居阴，是传写草书厥字作居字。"

又如：

《甲乙经》卷六第二"鬓发颁白。"

"颁"字，明抄本作"须"，是"颁"之"分"傍的草书与"彡"相似，从而出现识别错误。

此两种情况均为对草书的识别能力不足出现别字而误。

再如：

《素问·脉要精微论》"弊緜緜，其去如弦绝者死。"

《甲乙经》卷四第一"弊之绵绵"。

《太素·杂诊》作"弊弊绵绵"。

《素问·脉要精微论》中的"弊"，在《甲乙经》中为"弊之"，《太素·杂诊》则作"弊弊"。观文义则知，此处当以《太素·杂诊》"弊弊"为是，"弊弊"为叠字，原应是一"弊"字之后加一重字符号，《甲乙经》将重字符号认作"之"。《素问》则因抄刻者不识而脱文。

此种情况则是将书中的符号误识为字。

字残致讹则是将一字某部分残失，从而认作另一字而出现的讹字。

如：

《灵枢·杂病》："岁以草刺鼻，嚏。"

马莳注："岁，疑作藏。"张志聪注："岁，当作哕。"

《甲乙经》卷十二第一，《太素·疗哕》，"岁"均作"哕"是。

此是以"哕"字因口旁残失而误。

又如：

《素问·三部九候论》："七诊虽见，九候皆从者不死。所谓不死者，风气之病及经月之病，似七诊之病，而非也，故言不死。"

"经月"，王冰训"月经"，《太素》卷十四残篇作"经间"，杨上善训"经脉间"。此处王冰、杨上善所训非是，《太素》作"经间"文是。"经"本是"痉"残为"巠"，后人不解，误加偏旁成为"经"。"月"为"閒"之残，"閒"是"癎"之假借。

拆合致讹是指将一字拆为二字，或将二字合为一字而出现的讹字。

如：

《敦煌古医籍考释·医方类·黑帝要略方》"☐洗，煮去骨，着少许米，日主即服之"。

"煮"字，原作"者大"二字，是将"煑"字误分为"者""火"二字，又将"火"误为"大"。"煑"即"煮"。

又如：

《外台》卷三十九"中膂内俞"。

详《甲乙经》卷三第八有"中膂俞"，无"内"字。"膂"古写亦作"𦟛"，若误书则成"旅肉"二字，"肉"误作"内"，即成"中旅内俞"，后人复于"旅"下增"月"字，遂误为"中膂内俞"。

再如：

《脉经》卷一《持脉轻重法》第六："然初持脉如三菽之重，与皮毛相得者，肺部也。"注："菽者，小豆，言脉轻如三小豆之重。炟甋作，皮毛之间者，肺气所行，故言肺部也。"

其中"炟甋作"三字，义难解，且炟甋二字，字书无。是将"大豆""吕氏"四字错序相合，又将"大"误为"火"，"氏"误为"氐"，本应作"吕氏作大豆"，是对注文"菽者，小豆"而言。

（二）音近而讹

音近而讹是指因字音相同或相近而产生的讹字，即古人所谓"音讹"。产生音讹的主要原因是汉字本身形、音、义不统一，即同音或音近的汉字字形不同，字义也不同。除了一般的音近致误以外，还有因假借关系或者韵脚导致的文字错误。

如：

《素问·上古天真论》："今时之人不然也，以酒为浆，以妄为常，醉以入房，以欲竭其精，以耗散其真，不知持满，不时御神，务快其心，逆于生乐，起居无节，故半百而衰也。"

林亿等新校正云：按《甲乙经》"耗"作"好"。

按清代胡澍云："'以耗散其真'与'以欲竭其精'句义不对，则皇甫谧本作'好'是也。'好'读嗜好之好。好亦欲也。作'耗'者，声之误。"两句意思是说：因恣情纵欲而使阴精竭绝，因贪图美色而使真气散失。如此文通义顺，作"耗"则文义不爽。《素问》原文作"耗"者，盖因"耗""好"古音相近致误。（见《黄帝内经素问校义》）

又如：

《诸病源候论·伤寒大小便不通候》："诊其脉，腹中痛，其脉法当沉弱而弦，今反脉洪而大，则是蛔虫也。"

文中"弱而"，元本作一个"若"字。（《诸病源候论校释》卷四十五）

按元刻本《诸病源候论》作脉"沉若弦"不通，"弱而"连读与"若"字音近，此例当属由于音近导致的讹文。

再如：

《灵枢·九宫八风》："太一移日，天必应之以风雨，以其日风雨则吉，岁美民安少病矣，先之则多雨，后之则多汗。"

张景岳注：汗当作旱。(《类经》卷二十七)

按《灵枢》原文为对句，前句"先之则多雨"，后句应作"后之则多旱"。"旱""汗"音同，盖误写作"汗"。《太素·九宫八风》正作"旱"。

（三）上下文致讹

因受上下文的影响，古书在传抄或刊刻过程中，也可能产生讹文。

如：

《素问·八正神明论》："慧然在前，按之不得，不知其情，故曰形。……心开而志先，慧然独悟，口弗能言，俱视独见……。"

清代俞樾指出，"慧然在前"当为"卒然在前"，涉下文"慧然独悟"而误。并举王冰注文以"卒然"释前句"慧然"，用"清爽"注后句"慧然"，说明王冰作注时尚未误。(见《内经辨言》)

又如：

《素问·脉解篇》："少阳所谓心胁痛者，言少阳盛也。盛者，心之所表也。九月阳气尽而阴气盛，故心胁痛也。"

按此文前二"盛"字，《太素·经脉病解》均作"戌"。作"戌"是。考本篇六经均以地支配月份，如"太阳寅""阳明午""太阴子""厥阴辰"之类，此处言"少阳盛"则不类。"戌"误作"盛"，乃受下文"阴气盛"之"盛"字产生的讹文。

二、脱　　文

脱文又称脱、夺、夺文、漏、阙、阙文，是指古籍在流传过程中脱漏缺失的文字。或脱一字、数字，或脱一句、数句，乃整节、整段地脱漏。古有"脱简"一词，指早期竹木简形制的书籍，由于编连绳索松断，导致个别简片滑脱的现象。"脱简"反映在文面上就是文句的缺失，也属于脱文的一种情况。

如：

《灵枢·邪气脏腑病形》："三焦病者，腹气满，小腹尤坚，不得小便，窘急，溢则水留即为胀。"

按，句末"溢则水留即为胀"《太素·腑病合输》作："溢则为水，留即为胀。"知《灵枢·邪气脏腑病形》"水"前脱一"为"字。

又如：

《医说》曰："蚕咬人，毒入肉，取苎汁涂之。今以苎近蚕，则蚕不生也。(《本草》)"

按：《医说》云出于《本草》，当是《证类本草》。《证类本草·苎根》作："取苎汁饮之，今以苎近蚕种则蚕不生也。"则知《医说》"近蚕"后脱一"种"字。

再如：

《灵枢·玉版篇》："以小治小者，其功小；以大治大者，多害。"

《太素·痈疽逆顺刺》同。

《甲乙经》卷十一第九下作"以小治小者，其功小；以大治大者，其功大；以小治大者，多害。"

文义相较则可知，《甲乙经》义胜。据此，则《灵枢》《太素》均有脱文，均脱"其功大以小治大者"八字。

三、衍　　文

衍文，又称衍、剩、剩文、羡文，指古籍在流传过程中多出的文字。少者衍一字、数字，多者衍一句、数句，甚至整节、整段。衍文产生的原因，除了一般的抄刻致衍以外，还有涉上下文而衍、注文混入正文而衍等几种情况。

如：

《杏苑生春·噎膈》："《金匮》云：病人脉数，数则热，当消谷引饮，而反吐者，因反发汗，令是阳微膈气虚，脉乃数。"

《杏苑生春》现存明代金陵书坊蒋氏石渠阁刻本，原文"令是阳微膈气虚"句文义不通。检《金匮要略·呕吐哕下利病脉证治》原文"令"下无"是"字，据《金匮要略》删去"是"字，则文义顺畅。可见"是"字为衍文，属于抄刻中无意产生的错误。

又如：

《素问·生气通天论》："夫自古通天者生之本，本于阴阳。天地之间，六合之内，其气九州九窍、五脏、十二节，皆通乎天气。"

按：清代俞樾云："'九窍'二字，实为衍文。九州即九窍也。《尔雅·释兽篇》：'白洲䶂'。郭注：'州，窍也。'《北山经》：'伦山有兽如麋，其川在尾上。'郭注曰：'川，窍也。川即州字之误。'是古谓窍为州。此云九州，不必更言九窍。"则知"九窍"二字原是后人记于"九州"旁的注文，因传抄而窜入正文。

再如：

《素问·金匮真言论》："春不病颈项，仲夏不病胸胁，长夏不病洞泄寒中，秋不病风疟，冬不病痹厥，飧泄而汗出也。"

林亿等新校正云："详'飧泄而汗出也'六字上文疑剩。"又详前文"南风生于夏，病在心，俞在胸胁"之义，此"仲夏"之"仲"字，亦衍。

四、倒　　文

倒文，又称倒、倒错，指古籍在流传过程中发生的的字、句、章节上的颠倒错乱。一般倒文多见于相邻的两字或数字，相邻的句子或段落之间，如：

《素问·上古天真论》："时世异耶？人将失之耶？"

胡澍注："人将失之邪，当作将人失之邪。下文曰：人年老而无子者，材力尽邪？将天数然也？《徵四失论》曰：子年少智未及邪，将言以杂合邪？与此文同一例。'将'犹'抑'也。"详《千金》卷二十七第一正作"将人失之耶"，亦可证"人将"乃"将人"之倒错。

又如：

《灵枢·顺气一日分为四时》："肝为牡脏，其色青，其时春，其音角，其味酸，其日甲乙；心为牡脏，其色赤，其时夏，其日丙丁，其音徵，其味苦；脾为牝脏，其色黄，其时长夏，其日戊己，其音宫，其味甘；肺为牝脏，其色白，其音商，其时秋，其日庚辛，其味辛；肾为牝脏，其色黑，其时冬，其日壬癸，其音羽，其味咸，是为五变。"

文中肝以色、时、音、味、日为序，肺以色、音、时、日、味为序，其他三脏则均以色、时、日、音、味为序。《太素·变输》同。《甲乙经》卷一第二则五脏均以色、时、日、音、味为序。是知《灵枢》《太素》均有倒错。

五、错　简

错简原指竹木简次序错乱而形成的大面积文字颠倒。后世亦将其作为一个专词，把古籍中一切位置错乱而相距较远者，统称为错简。书籍一旦形成错简，虽经重新编定整理，却很难恢复原来次第。有时，在后世的流传整理中，错简前后的文字经过臆改，文义上不相衔接的痕迹被弥合，辨识的难度就更大。错简表现在文面上，必然在脱简处造成脱文，而在错入处则可形成衍文。

如：

《素问·脉要精微论》："岐伯曰：反四时者，有余为精，不足为消，阴阳不相应，病名曰关格。"林亿等新校正云："详此'岐伯曰'前无问。"

按林亿在整理该篇经文时，发现此段前无问句，有违《素问》全篇体例，故出注说明。日本丹波元简在《素问识》卷二中指出："此一项三十九字，与前后文不相顺承，疑是它篇错简。"同意错简的还有清代的张文虎，并进一步指出："疑此文是《玉机真脏论篇》错简。"(《覆瓿集·舒艺室续笔》)

又如：

《素问·上古天真论》："丈夫八岁，肾气实，发长齿更。二八肾气盛，天癸至，精气溢泻，阴阳和，故能有子。三八肾气平均，筋骨劲强，故真牙生而长极。四八筋骨隆盛，肌肉壮满。五八肾气衰，发堕齿槁。六八阳气衰竭于上，面焦，发鬓颁白。七八肝气衰，筋不能动，天癸竭，精少，肾脏衰，形体皆极。八八则齿发去。"

日本丹波元坚《素问绍识》云："推上下文，'天癸竭'云云四句，似宜移于'八八'下，恐是错出。"根据文义，若"七八"已"形体皆极"，则"八八"之年仅"齿发去"，甚为无理。又"四八"原文下有王冰注云："丈夫天癸，八八而终。"据此，可以认为丹波元坚所论正确，"天癸竭，精少，肾脏衰，形体皆极"四句乃"八八"之文错简于"七八"之下。

比较严重的错简还包括书籍在流传过程中产生的篇目分合、次序颠倒的现象。古医书在流传中，两篇错合一篇，一篇误分二篇，篇章次序错乱等，都时有发生。王冰在整理《素问》一书时，面对的就是这样的底本，他在《素问序》中云："或一篇重出，而别立二名；或两论并吞，而都为一目；重经合而冠针服，并方宜而为咳篇，隔虚实而为逆从，合经络而为论要，节皮部为经络，退至教以先针。"因此，王冰调整了部分篇卷次序，改正了某些原文错误。林亿在整理王冰本《素问》时，曾用全元起注本与王冰注本对校。通过林亿新校正提供的线索可知，王冰当年篇次调整量至少有20处之多。如全元起本《宣明五气篇》，原与《血气形志篇》误合一篇；《皮部论》与《经络论》误合一篇，而王冰则将其各分为二篇。全本两出《四时刺逆从论》，内容稍异，王本则合为一篇。全本有《经合论》《真邪论》，内容相同，王本则合为一篇，更名为《离合真邪论》等。种种现象表明，《内经》曾有过一段错简严重的时期。

六、异　文

异文是指古籍流传过程中出现的各种版本之间、或同书的前后文句之间、或相关书籍之间的文字差异。古籍的每一次传抄和刊刻，文字上都会产生或多或少的异文。广义的异文是指一切文字差异，包含错误性异文、非错误性异文和难以判定是非的异文。错误性异文一般指通过考辨可以判定的文字错误，包括脱文、讹文、衍文、倒文、错简等情况。它们不是原作者的本意表达，而是书籍成书后，在辗转传抄、刊刻过程中，由于抄写、刊刻者一时不慎，或者不明字义句义，或者抄写、刊刻者对古书进行了整理加工等原因，于无意间产生的异文，是校勘过程中需要订正的文字。这种异文由于具有明显的错误，一般可以依据非是即错的原则，进行校勘修改。但非错误性异文和难以判定是非的异文，在校勘时可改，亦可不改，需要校勘者另行斟酌，所以，可以将这两种异文称作狭义的异文，即两文字句有异，但均可表达文章旨义，校勘者不能做出非是即错的校勘处理。一般来说，狭义的异文在校勘时，需要校勘者采取校勘说明或出注的形式同时保留两种异文的内容信息，从而使学习阅读者能从更多的角度更好的理解文章主旨。

（一）非错误性异文

非错误性异文包括古今字、异体字、繁简字、通假字等。非错误性异文也是校勘的对象，其处理方式当视具体情况分别对待。依照中医古籍整理的一般原则，以学术研究为目的出版的古籍整理著作，一般以繁体字排版，用字以保持原貌为主。如果整理出版的目的是普及通行本，以简体字排版，则原文中的繁体字需改为简化字，异体字须改为规范字，古字须改为今字，以方便读者阅读。然而，在实际操作中，由于中医古籍的特殊性，即便是普及本，某些繁体字、异体字、古今字也需要特殊对待。参见第二章"中医文献的文字"。

1. 古今字

古今字是指古字和今字，即同一个词义在古书中先后用不同的字表示，古字又称"初文"，今字又称"后起字"。多数情况下今字是以古字为声符、加上一表义偏旁而成。早期汉字数量较少，为表达丰富的思想和语言，一个字除表示本义外，还得兼表别的意义。后来，为了解决一字多义的矛盾，人们又在原字的基础上，附加某些相应的偏旁或文字，形成新的合体字，来代替原字所表示的一部分含义，于是便产生了今字。

古今字在古医籍中普遍存在。常见者如"藏府"与"脏腑"，"支"与"肢"，"差"与"瘥"，"齐"与"剂"，"内"与"纳"，"莫"与"暮"，"被"与"披"等。值得注意的是，古今字不是完全一对一的关系，有时一个古字会对应多个今字。如"包"与"胞""庖"；"俞"与"腧""输"；"鬲"与"膈""隔"等。

在校勘古籍过程中，一般有两种对古今字的处理方法，一是古字改为今字，并在点校说明中指出，这种情况一般多见于以简化字排版时。二是保留古字原貌，在原文中不予改动，只在首见处出校说明，这种情况多见于以繁体字排版时。但是在中医古籍校勘的实际过程中，亦有在简体排版中保留古字的情况。如一些带有时代性，而且在中医业内世代相袭，深入人心的古字，使用古字原貌可以保持中医传统风格。如《内经》中的"藏府""被发缓形"等。又如一些古字已经成为中医常用固化名词者，也经常保留古字原貌不改为今字，如"藏象"一词。

2. 异体字

异体字是指汉字在发展演变的过程中，产生的读音和意义相同而形体不同的一组字，即一字多形。如"暖"与"煖"，"蛔"与"蚘"，"灾"与"災"，"柏"与"栢"，"痹"与"痺"，"暗"与"瘖"，"疏"与"疎"，"惟"与"唯"等，都是异体字关系。

中医古籍中存在着大量的异体字，给阅读、印刷常常带来许多麻烦。1956年中国文字改革委员会曾对异体字进行了整理，公布了《第一批异体字整理表》，停止使用了1055个异体字，可以作为校勘整理古籍的参考。一般而言，对异体字的校勘也有两种处理方法。一是保留原字，多见于以繁体字排版时；一是以《第一批异体字整理表》等国家标准规范律齐，多见于以简体字排版时。但后者在中医古籍整理中存在特例，需特殊对待。比如，中医古籍中有一些字形的使用，在今天看来虽然不属于规范字，但它们在中医学上是有特殊意义的，这些异体字在中医古籍整理过程中则不适宜改动，如"蹻"与"跷"，"瘖"与"喑"等。另外，中医古籍中记载了大量古代的人名、地名，其中也有不少异体字，均不宜改动。上海辞书出版社 1989 年版《辞海·凡例》指出，人名、地名"可能引起误解的，保留原来的繁体或异体"，这就是"名从主人"原则。如"毕昇"不作"毕升"，"吴崑"不作"吴昆"。

3. 繁简字

繁简字是指繁体字和简体字，凡读音相同、意义相同，在未经简化以前笔画相对繁多的同一字称为繁体字；经过简化，笔画相对简单的同一字，称为简体字。字体简化，古已有之，过去多称为俗字或俗写字，中医古籍版本中常可见到。而现在我们所说的简化，主要指新中国成立以后实施的简化。

校勘整理中医古籍时，对繁简字的处理方法有二：以繁体字排版时，多改为规范繁体字，或保留原貌；以简体字排版时，当以中国文字改革委员会公布的四批简化字加以律齐。但在中医学中具有特殊含义，使用简化字不能准确表达的繁体字，则不宜简化，如："癥瘕"不宜写作"症痕"等。

4. 通假字

通假字又称通借字，是指两个字的形体和意义本不相同，但由于二字读音相同或相近，甲字可以被乙字借用。

通假字的产生，主要出于两种情况。一是由于文字的发展落后于语音，有某音却未有其字，这样古人需要记录或书写此有音无字的语音时，常借用已有的同音字来表达，称为"原无本字"的假借。二是原有其字，在抄刻或口传过程中，错用了同音或近音的他字，但这些错用的字由于经常沿袭使用，逐渐被大众认可，就成为了"本有其字"的假借。今天所说的通假字多指后者。

校勘古医籍时对通假字的处理多是保持原貌，不常见者出注说明。由于甲乙字之间在意义上毫不相干，只是音同或音近，所以在校勘时必须特别小心，切不可将通假字当作误字处理。一般而言，通假字甲乙两字的读音是一致的，如遇不同，则应读本字之音。例如《素问·阴阳应象大论》云"能冬不能夏"，"能"为"耐"之通假字，当读"耐"音，而不能读"能"的本音。

5. 避讳字

避讳字是指为了避讳君主或尊长的名字而代以改字、空字和缺笔的用字形式。改字即将原字改用与之意义相同或相近的字；空字即空其字不写，或用空围符号"□""某""讳"代替；缺笔即在原字的基础上缺漏笔画，多缺字末一二笔。

避讳在我国历史上实行的时间很长，涉及的范围很广，不仅避真名，还要避嫌名（音同或音近的字）。因此随着中医古籍的代代相传，古籍版本中存有大量的避讳字。这些避讳字不仅给阅读古籍带来了一定困难，而且还容易把讳字当作正字，造成理解错误，或受避讳字影响产生脱、讹、衍、倒等文字错误。

避讳在中医古籍中造成的混乱现象也很常见。有为避讳改人名者，如吴太医令吕广，在隋代因避隋炀帝杨广讳改为吕博，唐代参与编修《新修本草》的苏敬，在宋代因避赵敬讳改为苏恭等，极易给后人失察者带来误会。有因避讳改物名者，如山药，唐代以前本名"薯蓣"，先是在唐代为避李豫讳改为"薯药"，后又在宋代为避赵曙讳改为"山药"，后世不明真相者，误以一物为二物，以致某些方剂中出现"薯蓣"与"山药"并存的现象。还有校勘时误以讳字为讹文者，如"玄府"，为避清圣祖玄烨讳改为"元府"，后人不知，将"元"作为讹文处理。因此，处理避讳字，也是校勘的一项重要内容。一般而言，不影响文义者，避讳字可以不改，影响文义者，需径改回原字并出注说明。为保证校勘质量，有必要掌握一些避讳的常识和规律。

避讳字虽然给古籍阅读与流传带来了许多麻烦，但它也具备有利的一面，因为历代帝王名讳不同，避讳字便不啻为时代之标志，成为校勘过程中判断、鉴别版本时代的重要依据。

（二）难以判定是非的异文

难以判定是非的异文指根据现有的材料分析无法判断正误的异文。此类异文大多是在古籍流传过程中，因简帛剥蚀，或辗转抄刻，或经分删增合，而导致的文字不同。由于异文出现的年代已久，又无新的可靠的资料佐证，所以常常是难以判定是非。具体表现有三种情况：

1. 同书不同版本之间的异文

通过同一种古籍的各种不同版本之间的对比，可以发现许多难以判定是非的异文，古注中多以"一曰""一云""一本作""别本作""某某本作"等加以表述。例如《素问·阴阳应象大论》："冬伤于寒，春必温病。"《黄帝内经素问校释》云："温病，元刻本、朝鲜刻本、道藏本、《太素》卷三首篇均作'病温'。"《注解伤寒论·伤寒例》："阳脉濡弱，阴脉弦紧者，更遇温气，变为温疫。"赵本注："一本作'疟'。"此类版本之间的异文，或两义均通，或难以考察，已无法判定何者为原作面貌。

2. 同书前后文句之间的异文

通过同一版本前后各篇章之间相同文句的对比，也可以发现难以判定是非的异文。此类异文在古代早期汇撰而成的著作中较为多见，如《内经》《针灸甲乙经》《脉经》《外台秘要》等。例如《素问·阴阳应象大论》："人有五脏化五气，以生喜怒悲忧恐。"新校正云："按《天元纪大论》'悲'作'思'。"难以判定是非的异文也常见于古医籍中目录与正文标题之间的差异，《杏苑生春》明金陵书坊蒋氏石渠阁刻本中目录与正文标题不符有三十余处，如目录作"劳役所伤"正文作"劳倦所伤"，目录作"病源症治"正文作"病源证治"等。

3. 相类古籍中相同篇章之间的异文

由于古籍编撰时常引用他书的内容，故不同古籍中常有相同的篇章或文句。通过彼此之间的对比，也可以发现一些难以判定是非的异文。例如《甲乙经》《太素》都是在《素问》《灵枢》的基础上编撰而成，导致各书之间原文有很多相同之处。但经过各自的辗转流传，四部医书中原来相同的部分如今却出现了许多文字差异，其中相当一部分是难以判定是非的。如关于"六经气血多少"，《素问·血气形志篇》《灵枢·五音五味》《灵枢·九针论》《针灸甲乙经》卷一第七、《针灸甲乙经》卷一第十六、《太素·任脉》《太素·知形志所宜》均有论述，各书互有差异，其中太阳有"多血少气"和"多气血"两种异文，少阳有"少血多气"和"少气血"两种异文，少阴有"少血多气"和"多血少气"两种异文，厥阴有"多血少气"和"多气少血"两种异文，太阴有"多血少气"和"多血气"两种异文，这些异文至今难以定论。

难以判定是非的异文是校勘过程中经常遇到的现象，需保留底本原貌，在相关异文处出校，有的可以结合理校提出倾向性意见，确难判定是非者，则采取两说并存的方法，罗列异文，存疑以待来者。在历代中医古籍校勘实践中，面对证据不足，难以判定是非的异文，绝大多数学者都持小心审慎的态度，避免主观臆改。比如日人丹波元简介绍其力作《素问识》的校勘原则时就说："如其疑义，则举众说，不敢抉择是非。"

总之，古书在流传过程中产生的各种异文，都是校勘工作要面对的问题，是校勘的对象。古书之所以会产生异文，有主观原因和客观原因两个方面。主观原因包括传抄翻刻时的疏忽大意和校勘者、刊刻者的有意删改。删改的动机，有校勘者在证据不足情况下的臆断妄改，有为本朝避讳而改动前人文字，也有出于政治目的肆意删改。客观原因也很多，诸如书籍保管不善造成的脱落破损、印刷不清晰、汉字字体的变迁等。

第三节　校勘的方式、方法和依据

一、校勘的方式

校勘的根本任务是存真复原,尽可能地恢复作者的原书原貌。但在实践中,对于具体的医籍而言,校勘的目的往往存在差别,自古就有为读书而校勘、为藏书而校勘之不同,现今亦有为学术研究而校勘、为科学普及而校勘之差异。目的不同,采用的具体校勘方式自然有所不同。

校勘的方式,是校勘者根据校勘目的,针对校勘过程中发现的异文或疑误所采取的处理方式。在运用各种校勘方法进行校勘的过程中,必然会发现或多或少、形式各异的异文和疑误,经过分析判断,有底本为是者,有他本为是者,亦有不能即定是非者。对底本中这些异文或疑误的具体处理,就是改与不改的问题,可归纳为三种处理方式:

(一)死校式

死校式,指的是广泛搜集不同版本,互相比较,照录各本异文,不判底本是非,不改动底本文字的校勘形式。通过这种机械对照的方式,能够反映和保留各本的面貌,发现各本的异同,揭示书中的疑误。正如叶德辉《藏书十约·校勘》所说:"死校者,据此本以校彼本,一行几字、钩乙如其书。一点一画,照录而不改,虽有误字,必存原本。顾千里广圻、黄荛圃丕烈所刻之书是也。"根据叶德辉的考证,在两汉隋唐时期,校勘实践中已经运用死校式,如汉代郑康成注释的《周礼》,取杜子春诸本,录其字而不改其文;隋代陆德明撰《经典释文》,罗列异本,都属死校。死校式的源流可谓久矣。

从现存医籍来看,中医古籍运用死校形式可上溯到宋代林亿等人校正的《素问》。下面是《素问》中的几条新校正:

例1:

泄风之状,多汗,汗出泄衣上,口中干,上渍,其风不能劳事,身体尽痛则寒。(《素问·风论》)

新校正云:按孙思邈云:新房室竟取风为内风,其状恶风,汗流沾衣裳。疑此泄风乃内风也。按本论前文先云漏风内风首风,次言入中为肠风,在外为泄风。今有泄风而无内风,孙思邈载内风乃此泄风之状,故疑此泄字,内之误也。

此例属文字讹误。林亿根据孙思邈所论,以及本篇前后内容对比,认为"泄风"当为"内风"之误,但仅在校记中做出考证,不曾改动原文。

例2:

肺者,气之本,魄之处也,其华在毛,其充在皮,为阳中之太阴,通于秋气。(《素问·六节藏象论》)

新校正云:按"太阴",《甲乙经》并《太素》作"少阴",当作"少阴"。肺在十二经虽为太阴,然在阳分之中,当为少阴也。

通过《素问》与《甲乙经》《太素》的对比,又依据医理,新校正指出"太阴"当作"少阴",属讹文,但并未改动原文。

例3:

微妙在脉,不可不察。察之有纪,从阴阳始。始之有经,从五行生。生之有度,四时为宜。补写勿失,与天地如一。得一之情,以知死生。是故声合五音,色合五行,脉合阴阳。是知阴盛则梦涉大水恐惧,阳盛则梦大火燔灼,阴阳俱盛则梦相杀毁伤。上盛则梦飞,下盛则梦坠。甚饱则梦予,

甚饥则梦取。肝气盛则梦怒，肺气盛则梦哭。（《素问·脉要精微论》）

新校正云：详"是知阴盛则梦涉大水恐惧"至此，乃《灵枢》之文，误置于斯，仍少心脾肾气盛所梦，今具《甲乙经》中。

此例属错简，通过《灵枢》《甲乙经》与《素问》的对比发现问题，提出倾向性意见，但未改动原文。

现代中医古籍校勘工作中，死校也是常用的校勘方式。例如郭霭春著《黄帝内经灵枢校注语译》（天津科学技术出版社 1989 年出版）全书采用了死校式，并在《序例》中做了说明："正文有了衍误，一律不加改动，分在校文内说明。"来看对《灵枢·周痹》的一段校勘：

黄帝曰：善。此痛①安生？何因而有名②？岐伯对曰：风寒湿气，客③于外分肉之间，迫切而为沫，沫④得寒则聚，聚则排分肉而分裂也⑤，分⑥裂则痛，痛则神归之，神归之则热，热则痛解，痛解则厥，厥则他痹发，发⑦则如是。

①痛：《甲乙》卷十第一上作"病"。

②何因而有名：《甲乙》卷十第一上作"因何有名"。

③客于外分肉：《千金》卷八第一"客"上有"并"字。"于"下无"外"字。

④沫：《千金》卷八第一无"沫"字。按：《素问·痹论》王注无"沫"字，与《千金》合。

⑤而分裂也：《千金》卷八第一、《素问·痹论》王注并无"而分裂也"四字。

⑥分：《千金》卷八第一作"肉"。

⑦发：《太素》卷二十八《痹论》无"发"字。

此段共出七条校勘记，底本原文未作改动，校勘发现的异文均在校勘记中说明。第④条作者加了按语，提出一条佐证，表明了倾向性意见，供读者参考，底本仍保持原貌。

周仲瑛、于文明主编的大型古籍整理丛书《中医古籍珍本集成》，采用对底本原版进行影印，在书影上加标注序号，于每卷末进行校勘注释的方式整理成书，全书采用死校式。

采用死校式校勘的优点是能够保留底本本来面貌，以存古本之真，各本异同在校勘记中罗列，作为读者斟酌、选择的参考。缺点是由于底本存在讹误，阅读时不顺畅，需查对校勘记，方能了解底本的错误，知晓他本的异文状况，获悉改正的方法，稍显麻烦。

（二）活校式

活校式，指的是广泛搜集不同版本，互相比较，分析各本异同，判断底本是非，择善以决取舍，改动底本文字的校勘形式。这种校勘形式需要依靠异文资料，进行考证分析，推理判断，从而在不同版本的基础上，校勘出一个新的质量较好的本子。正如叶德辉《藏书十约·校勘》所云："活校者，以群书所引，改其误字，补其阙文，又或错举他刻，择善而从，别为丛书，板归一式。卢抱经文弨、孙渊如星衍所刻之书是也。"据叶德辉所述，活校式也同样可上溯至两汉时期，刘向、许慎、岳珂等，都擅长活校。中医古籍校勘采用活校方式，唐代王冰应是较早者。《素问》在王冰整理之前，已是"篇目重叠，前后不伦，文义悬隔"，"或一篇重出，而别立二名，或两论并吞，而都为一目；或问答未已，别树篇题；或脱简不书，而云世阙。重经合而冠针服，并方宜而为咳篇，隔虚实而为逆从，合经络而为论要，节皮部为经络，退至教以先针。诸如此流，不可胜数。"（见王冰《序》）显而易见，面对这种情况，王冰如果不采用活校式，后人将无法正常阅读。遗憾的是，王冰没有像宋代校正医书局那样，在注文当中罗列诸本不同，所以后世无法知悉王冰整理之前《素问》的面貌。

在现代中医古籍校勘实践中，活校式的运用比较常见。颜正华等点校的《本草衍义》（人民卫生出版社 1990 年出版）主要采用了活校式。例如《本草衍义》卷十四"卫茅"：

卫矛 所在山谷皆有之，然未尝于平陆地见也。叶绝少②，其茎黄褐色，若蘗③皮，三面如锋刃，人家多燔之遣祟。方④家用之亦少。

②绝少：底本损脱，据《证类》、柯本等补。

③蘗：原作"蘖"，形近之误。又《证类》作"檗"，同"蘗"。

④遣祟方：此三字原损脱，据《证类》、柯本等补。

此例②、④校皆由于原底本有缺损，难以辨识，依据柯本和《证类本草》补入。③校为由于形近之误产生的讹文。原文已改，均属活校式。

徐国仟等点校本《伤寒瘟疫条辨》（人民卫生出版社 1986 年版）也以活校式为主。《伤寒瘟疫条辨·烦躁》：

烦者，心不安而扰扰，心胸愠怒，如有所触①，外不见形，为热尚轻。躁者，身不安而愦乱，手足动掉，若无所措②，内外不宁，为热最剧。

①触 原作"解"，据湘本改。

②措 原作"指"，据湘本、醉芸轩本改。

底本原文"如有所解""若无所措"两处，文义颇费解，经与对校本湘本、醉芸轩本校对，发现讹文，原文改正之后，则文安义顺。

活校式的优点是将底本的讹误进行了更正，为读者扫除了文字障碍，便于顺畅阅读原文。缺点有两个方面，一是底本原貌只在校勘记中有记载，不查阅则不知晓；二是异文记录的详略、措辞、判定等带有主观性，若校勘者考虑不周或学识未及，极易产生主观臆断的错误，从而导致新的讹误。

（三）综合式

死校式和活校式各有优势和不足，在实际的校勘中，单纯运用某一种校勘方式校勘整部医籍的情况并非常见，特别是在现代古籍整理工作中，同时将两种校勘方式有机结合运用的情况更为多见。根据古医籍的具体情况，综合运用死校式与活校式，称之为"综合式"。即当所据底本存在明显讹误时，采用活校式，改正底本文字，并在校勘记中说明底本原貌和改动的依据，以备查考；当所据底本与别本出现差异，又无充足的证据判断是非时，采用死校式，不改动底本文字，在校勘记中说明别本情况，以供参考。

综合式的优点是，既使读者流畅地阅读原文成为可能，又在必要时给读者留有思考判断的余地。缺点是在对底本的改动上仍不免掺入校勘者的主观见解。但这种校勘方式确实给读者阅读原文、查阅校勘记都带来了方便。所以，综合式是目前医籍校勘常用的方式之一。例如山东中医学院整理《黄帝内经素问校释》（人民卫生出版社 1982 年出版）就是运用的综合式。如《素问·生气通天论》的几条校勘记：

阴之所生，本在五味，阴之五宫，伤在五味。是故味过于酸，肝气以津，脾气乃绝。味过于咸，大骨气劳，短肌，心气抑。味过于甘①，心气喘满，色黑，肾气不衡②。味过于苦③，脾气不④濡，胃气乃厚。味过于辛，筋脉沮弛，精神乃央。是故谨和五味，骨正筋柔，气血以流，腠⑤理以密，如是则骨气⑥以精，谨道如法，长有天命。

①甘：《太素》卷三调阴阳作"苦"。

②衡：《太素》卷三调阴阳作"卫"。

③苦：《太素》卷三调阴阳作"甘"。

④不：《太素》卷三调阴阳无。

⑤腠：原作"凑"，据《太素》卷三调阴阳改。

⑥骨气：元刻本、朝鲜刻本、道藏本及《太素》卷三调阴阳均作"气骨"。

此段共六条校记，第①②③④⑥条为死校，分别罗列出元刻本、朝鲜刻本、道藏本、《太素》与底本的差异，供读者参考；第⑤条为活校，在改动原文的基础上，说明原文面貌和据改理由。

运用综合式进行校勘的关键，在于改与不改尺度的把握，这一点非常重要，关系到校勘的质量。龚自珍《工部尚书高邮王文简公墓表铭》中，记录了王引之提出的"三勇改和三不改"的准则："吾用小学校经，有所改，有所不改。周以降，书体六七变，写官主之，写官误，吾则勇改。孟蜀以降，椠工主之，椠工误，吾则勇改。唐、宋、明之士，或不知声音文字而改经，以不误为误，是妄改也，吾则勇改其所改。若夫周之没（一本作"末"），汉之初，经师无竹帛，异字博矣，吾不能择一以定，吾不改。假借之法，由来旧矣，其本字十八可求，十二不可求，必求本字以改假借字，则考文之圣之任也，吾不改。写官椠工误矣，吾疑之，且思而得之矣，但群书无佐证，吾惧来者之滋口也，吾又不改。"这种认真审慎地处理古书疑误的做法，体现了前人客观严谨的治学态度，也体现了古籍校勘的基本精神，为后世校勘者树立了良好范例。

改与不改，实际上是校勘者的决断和成果，是校勘的理论、方法、水平和质量的体现，是校勘工作中值得重视的一个问题。现代学者倪其心著《校勘学大纲》总结出三条改字的处理原则，颇值得借鉴："一是凡底本文句确证为错误，他本、他书异文确证为正文，或据文例及上下义确知为正文，可予改正；二是凡底本文句确证错误，但无从确证或确知正文，则不改字；三是底本和他本、他书异文属于义得两通，无从确证其正误，则不改字。"

针对古医籍的校勘，也有一个改与不改的尺度问题。河北医学院整理的《灵枢经校释》（人民卫生出版社 1982 年出版）《校释说明》："凡有充足论据，认定底本原文需作改动的，均实际予以改动，并于改动处加校勘脚码，在校语中说明，同时录存改动前的底本原文，以备查考。为慎重起见，对文义不安的底本原文，凡只经理校而无对校本或宋代以前古籍之旁证资料者，均不改动，只在校语中提出讨论。凡遇义可并存，或难于确定底本与它本、它书文字之优劣者，均不改动底本原文，而在校语中加以说明。"这里实际上提出三种情况，一、有充足论据的，可以改动底本；二、文义不通而无确证的，不改底本；三、义可两通的，不改底本。但无论哪种情况，均需出校注说明。此段论述与倪氏的观点基本吻合。

二、校勘的方法

校勘的方法，是指依据各种校勘资料，针对古籍中的校勘对象所采取的勘正方法。古人的校勘实践活动可以上溯到西汉时期，甚至更早，在具体的校勘过程中，运用了各种校勘方法，但一直缺乏系统的理论总结。直到清代以后，学者们开始探讨校勘方法中的规律和特点，其中以近人陈垣《校勘学释例》中提出的校法四例影响最广。《校勘学释例》原名《元典章校补释例》，是国学大师陈垣根据校勘《元典章》时搜集的校勘资料，并吸取前人的校勘经验，分条陈列旧刻致误的类例，总结概括了校勘学中一些带有普遍性的现象，其"校法四例"阐发了古籍文字错误的四种校勘方法，即对校法、本校法、他校法和理校法，从而形成了古籍校勘学的方法论体系。在校勘实践中，四校法并非完全割裂开来，往往综合运用。

（一）对校法

对校法是用同一古籍的其他版本与底本相互对照进行校勘的方法。《校勘学释例·校法四例》云："对校法，即以同书之祖本或别本对读，遇不同之处，则注于其旁。刘向《别录》所谓'一人持本，一人读书，若怨家相对者'，即此法也。此法最简便，最稳当，纯属机械法。其主旨在校异同，不校是非，故其短处在不负责任，虽祖本或别本有讹，亦照式录之；而其长处则在不参己见，得此校本，可知祖本或别本之本来面目。故凡校一书，必须先用对校法，然后再用其他校法。"

可见，对校法的特点在于校文字异同，不校是非。即使对校的祖本或别本有错误，也只是按照原样记录下来，不做是非判断。对校法的优点在于"最简便，最稳当"，"不参己见"，可以保持底本文字的本来面目，避免了校勘者凭主观臆断妄改古籍原文的弊端。其缺点则是"不负责任"，"不校是非"，工作不彻底。所以，在实际校勘过程中，往往以对校法为基础，一般把对校法作为校勘的第一步，即收集校勘资料的过程，然后再结合其他校勘方法判断是非，决定取舍。

校勘古籍，只要存在两个以上的版本，就离不开对校法。在前人对医籍的校勘成果中，对校法很多见。如在杨上善、王冰、林亿等的校记中都有大量对校法的实例：

寒气客于冲脉，冲脉起于关元，随腹直上，则脉不通，不通则气因之，故喘动应衣矣。

杨上善云：有本无"起于关元"下十字也。(《太素·邪客》)

阳明之厥，则癫疾，欲走呼、腹满、不得卧、面赤而热、妄见而妄言。

王冰注："癫，一为巅，非。"(《素问·厥论》)

帝曰：夏取盛经分腠何也？岐伯曰：夏者火始治，心气始长，脉瘦气弱，阳气留溢，热熏分腠，内至于经，故取盛经分腠，绝肤而病去者，邪居浅也。

新校正云：按别本"留"一作"流"。(《素问·水热穴论》)

以上三例中，杨上善的"有本"、王冰的"一"、新校正的"别本"都指的是底本之外的版本。

现代中医药古籍校勘实践中，同样离不开对校法：

例1：

渴利后损①候　夫渴利病后，荣卫虚损，脏腑之气未和，故须各宣畅也。

①后损：原作"损后"，宋本、汪本同，倒文，据周本乙转。(丁光迪《诸病源候论校注·消渴病诸候》)

此例运用对校法，将底本与宋本、汪本、周本对校，发现"损后"二字颠倒，遂直接改动原文，依据周本乙转，并于校勘记中记录底本原貌。

例2：

若表已解，而内不消，大满大实坚有燥屎，自可除①下之，虽四五日，不能为祸也。

①除：敦煌 P.3287 作"徐徐"。(刘渡舟《伤寒论校注·伤寒例第三》)

刘渡舟主编《伤寒论校注》使用的底本是明赵开美摹宋刻本。整理者将底本与敦煌卷子 P.3287 的内容相对校，发现底本中的"除"字敦煌本作"徐徐"，两者文义有差别，属于难以判断是非的异文，于校记中予以记录。

例3：

病若开目而渴，心下牢者，脉当得紧实而数，反①得沉涩而微者，死也。

校勘：

①反：此上明本《难经》有"而"字。(南京中医学院《难经校释·第十七难》)

此例将底本与明本《难经》相对校，发现异文，在校勘记中如实记录下来，供读者参考，没有掺入校勘者个人的主观意见。

（二）本校法

本校法是用同一古籍前后文字相互对照进行校勘的方法。《校勘学释例·校法四例》云："本校法者，以本书前后文字互证，而抉摘其异同，则知其中之谬误。吴缜之《新唐书纠缪》，汪辉祖之《元史本证》，即用此法。此法于未得祖本或别本以前，最宜用之。予于《元典章》，曾以纲目校目录，以目录校书，以书校表，以正集校新集，得其节目讹误者若干条。至于字句之间，则循览上下文义，近而数页，远而数卷，属词比事，抵牾自见，不必尽据异本也。"

本校法是获取内证的重要手段，特别是在无其他版本对校的情况下，更显得十分必要。

应用于古医籍校勘，通常可利用本书的目录与正文相校，标题与正文相校，上下文例文义相校，不同篇卷相校，注文与正文相校，本书编写体例相校，上下文音韵相校等。

1. 目录与正文相校

例1：

救自缢死方①救自缢死，旦至暮，虽已冷，必可治。暮至旦，小难也。恐此当言阴气盛故也。然夏时夜短于昼，又热，犹应可治。又云：心下若微温者，一日以上，犹可治之。

①救自缢死方：原无，据目录补。（何任《金匮要略校注·杂疗方第二十三》）

何任主编的《金匮要略校注》，使用的底本为元代邓珍仿宋刻本。底本此处正文脱方名，而目录中则记载完整。根据正文与目录的对应关系，运用本校法，可据目录"救自缢死方"补入此处缺失的方名。

例2：

泻六经火药①

泻心火：黄连。泻小肠火：木通。泻脾火：白芍药。泻胃火：石膏。泻肺火：黄芩中枯者，山栀佐之。泻大肠火：黄芩细实者。泻肾火：知母。泻膀胱火：黄柏。（《杏苑生春·卷三》）

①药：原脱，据原目录补。

校勘《杏苑生春》使用的底本为明代金陵书坊蒋氏石渠阁刻本。正文卷三第五篇标题为"泻六经火"，据该版本的目录为"泻六经火药"，根据正文与目录的对应关系，结合此篇的具体内容，此处可据目录校正正文标题。此种属于本校法中的目录与正文相校。

2. 标题与正文相校

例：

伤寒，是寒气客于皮肤，搏于血气，使腠理闭密，气不宣泄，蕴积生热，故头痛、体疼而壮热。其大小①便不通，是寒搏于气而生热，热流入大小肠，故涩结不通。凡大小便不通，则内热不歇，或干呕，或言语而气还逆上，则心腹胀满也。

①小：原无，从本候标题补。（南京中医学院《诸病源候论校释·伤寒大小便不通候》）

《诸病源候论校释》使用的底本为人民卫生出版社1955年影印清代周学海本。此段底本正文原作"其大便不通"，与本候标题"伤寒大小便不通候"不符。因为文章论述的内容应与标题相对应，故可据本候标题认定正文中脱一"小"字，因而补入。

3. 上下文例文义相校

古人写书，有时为了达到修辞的效果，同样的句式会在同篇或同段中反复出现。另外，作者行文也往往有自己的习惯和特点，在句式使用上不免有所体现。通过上下文相校，遇到不合常例的现象，可以依据文例，校正文字错误。

例 1:

肝热病者，小便先黄，腹痛多卧，身热……心热病者，先不乐，数日乃热，热争则卒心痛，烦闷善呕，头痛面赤，无汗……脾热病者，先头重、颊痛、烦心、颜青、欲呕、身热……肺热病者，先渐然厥起毫毛，恶风寒，舌上黄身热……肾热病者，先腰痛胻酸，苦渴数饮身热……。(《素问·刺热篇》)

丹波元坚云:"据下文四脏之例，'先'字当在'小便'上。"(见《素问识》)

针对此段中"小便先黄"句，丹波氏认为此处有倒文，应作"先小便黄"，才与下文四脏句式相偕。

例 2:

名曰心痹，得之外疾……名曰肺痹，寒热得之，醉而使内也……名曰肝痹，得之寒湿……名曰肾痹，得之淋浴清水而卧。(《素问·五脏生成篇》)

于鬯曰:"'寒热'二字，似当在'得之'之下，方与上下文例合。……二字倒转，为失例矣。"(《香草续校书·内经素问》卷一)

《五脏生成篇》中此段原文句子之间内容上有密切联系，句式上有对应关系，所以于鬯认为"寒热得之"与上下文例不合，属倒文，应作"得之寒热"。

例 3:

曰:经言，有见如入，有见如出者，何谓也? 然:所谓有见如入者，谓左手见气来至，乃内针，针入，见气尽，乃出针。是谓有见如入，有见如出也。(《难经·第八十难》)

元代滑寿《难经本义》:"所谓有见如入"下，当欠"有见如出"四字。

《第八十难》问句中"有见如入""有见如出"并提，答语中结尾处也说"是谓有见如入，有见如出也。"可见从上下文义来看，原文"所谓有见如入"之下确实脱"有见如出"四字，否则文义前后不相符。南京中医学院编《难经校释》便采纳了滑寿的观点，在原文中补入了此四字。此种属于本校法中的据上下文的文义相校。

4. 不同篇卷相校

例 1:

肝者，罢极之本，魂之居也，其华在爪，其充在筋，以生血气，其味酸，其色苍[①]，此为阳中之少阳，通于春气。

[①]新校正云:详此六字当去。按《太素》:心，其味苦，其色赤;肺，其味辛，其色白;肾，其味咸，其色黑。今惟肝脾二脏载其味其色，据《阴阳应象大论》已著色味详矣，此不当出之。今不更添心肺肾三脏之色味，只去肝脾二脏之色味可矣。(《素问·六节藏象论》)

林亿以《阴阳应象大论》与本篇相对照，认为此处"其味酸，其色苍"当删去。

例 2:

石火丹候

丹发通身，似䐼[①]，目[②]突起如细粟大，色青黑，谓之石火丹也。

[①]似䐼:原无，据本书卷三十一石火丹候补。

[②]目:原作"自"，形近之误，据本书卷三十一石火丹候改。(丁光迪《诸病源候论校注》卷四十九)

丁光迪《诸病源候论校注》采用的底本是元刊本《重刊巢氏诸病源候论总论》。本句两条校记都使用了本校法，依据来自同版本第三十一卷:"石火丹者，发通身，似䐼，目突如粟是也。皮色青黑。"由于两处关于石火丹症状的描述内容基本一致，所以可互相参照，解决文字上的一些错误。

5. 注文与正文相校

注文是针对原文的注释，在书籍流传过程中，可能出现原文有误而注文完整保存下来的情况，因而注文可以作为校勘的证据，此属本校法之一。例如后世学者常用唐代王冰的注文进行校勘：

阳气者，烦劳则张，精绝，辟积于夏，使人煎厥。（《素问·生气通天论》）

俞樾云：“‘张’字之上夺‘筋’字，‘筋张’‘精绝’两文相对。今夺‘筋’字，则义不明。王注曰：‘筋脉胀张（素问原文作膜胀），精气竭绝’，是其所据本未夺也。”（《内经辩言》）

俞樾认为，《生气通天论》原文“烦劳则张”应作“烦劳则筋张”。“筋张”与下文“精绝”为对文，补入“筋”字才能文通义顺。同时，王冰注文中有“筋脉胀张”，可以作为原文作“筋张”的佐证，很有说服力。

6. 本书编写体例相校

每部书在编写时，都会形成一定的体例，即在编写形式上一些规律性的东西。依照这些体例，可以勘正古书文字上的错误。

附方①

《古今录验》续命汤……（何任《金匮要略·中风历节脉证并治第五》）

校勘

①附方　原脱，据本书体例补。（《金匮要略校注》）

宋代林亿等人校订《金匮要略》时，在把方剂内容分别列在各种证候之下，同时还采集他书所载仲景治疗杂病的医方，以及后世医家的良方，分类附在每篇之末，用“附方”二字标识，与原书方剂相区别。据此，《金匮要略校注》认为，原文此处脱“附方”二字，故予补入。

7. 上下文音韵相校

古书中不免有或多或少的韵句，校勘时借助句子之间的押韵关系，往往可发现或纠正文字错误。比如《素问》就用韵颇多，有的清代学者甚至认为其“通篇有韵”。清代江有浩著《素问韵读》，即根据《素问》用韵规律，校正出许多文字讹误。近现代学者也有一些依韵校勘的实例。

例1：

治之要极，无失色脉，用之不惑，治之大则。逆从到行，标本不得，亡神失国①。去故就新，乃得真人。

①亡神失国：此句与上下文义不连，疑“失国”当作“失身”，“身”与下“新”“人”叶韵。（郭霭春《黄帝内经素问校注·移精变气论》）

此段句义讨论的是治病，与失国似乎没有关系，原文费解。整理者根据韵句规律，认为“失国”当作“失身”，有一定道理。此例是现代学者依韵校勘的一则实例。此种属于本校法中的据上下文的音韵相校。

例2：

故因其轻而扬之，因其重而减之，因其衰而彰之。（《素问·阴阳应象大论》卷六第七）

沈祖绵云：“此三句，‘扬’‘彰’叶，‘减’不叶。古文韵文，未有此条例。‘减’字疑‘荡’字之讹。《释名·释言语》：‘荡，盪之，排荡去秽恶也。’”（《读素问臆断》）

此例原文“因其重而减之”中的“减”字与上下文不叶韵。“减”古韵为侵韵，上文“扬”字为古阳韵，下文“彰”字亦属古阳韵。沈氏从音韵的角度出发，认为“减”字疑为“荡”字之讹。而“荡”字为阳韵，与“扬”“彰”同韵相押。沈氏的说法有一定道理。以韵相校，若无其他佐证，终显单薄，故为慎重起见，以上两例均未改动原文。

　　以上例举了运用本校法校勘的几种常见情况。需要注意的是，运用本校法校勘的书籍，最好是出自一人之手。若是多人合著，由于每个人行文习惯、遣词造句不同，观点也不尽相同，如果用本校法前后互证，强求一律，就会犯校勘大忌，导致以不误为误，造成新的文字错误。特别是先秦古医籍，历经数代，流传至今，经多人改撰修订，已非一人之作，运用本校法时应当慎重，尤其不宜妄改原文。

（三）他校法

　　他校法是指用不同古籍中的相关、相似内容与底本对照进行校勘的方法。《校勘学释例·校法四例》云："他校法者，以他书校本书。凡其书有采自前人者，可以前人之书校之；有为后人所引用者，可以后人之书校之；其史料有为同时之书所并载者，可以同时之书校之。此等校法，范围较广，用力较劳，而有时非此不能证明其讹误。"

　　运用他校法，必须首先明确他书的范围。据陈垣所论，"他书"的主要包括三个方面：一是本书所引之书，二是引用本书之书，三是记载了某些相同内容之书。就中医药古籍校勘实践中，他书的内涵可以再扩大些，如递相承袭之书、相同作者之书、由同一著作分化之书等等，凡是内容上有密切关联的，都可作为他书使用。

　　许多中医古籍在内容上多有渊源关系。如《内经》《难经》《太素》《脉经》《甲乙经》关系密切，《病源》《千金》《外台》多征引内容，《神农本草经》《本草经集注》《新修本草》《开宝本草》《证类本草》《嘉祐本草》《政和本草》《本草纲目》等本草著作多递补关系，《伤寒杂病论》《肘后方》《千金方》《外台秘要》《太平圣惠方》《圣济总录》《普济方》等历代方书亦是在前人的基础上不断发展，临床各科、养生保健等著作也大抵如此。作者相同的著作，如孙思邈《千金要方》与《千金翼方》，成无己《注解伤寒论》与《伤寒明理论》等，由于作者的学术思想具有一致性，书中内容具有相关性，故都可用作他书。

　　他校法的特点是"范围较广""用力较劳"。因他书涉及面广泛，运用他书校勘，必然要耗费大量的时间和精力。由于古籍在流传过程中往往以讹传讹，各版本之间有时难以发现异文和讹误，所以有时非他校法不能解决问题。不过，随着数字化和网络技术的广泛应用，现今他校资料的检索和获取方式已经与以往不同，借助中医古籍数据库和网络资源，能够迅捷地将最有价值的他校资料搜索定位，进而应用到校勘工作中。

　　例1：

　　产后大补须分虚不虚全实三证论

　　《全书》云……此当因人察脉，因脉察证。若脉气、形气、病气①俱不足，此当以全虚治之。若形气不足，病气有余，或兼火邪，或兼外感②，或以饮食停滞，是亦虚中有实，不得不详审而治。

　　①病气：原无，据下文及《景岳全书·妇人规》补。

　　②感：《景岳全书·妇人规》作"邪"。（《胎产心法》卷下）

　　《胎产心法》此段原文引自《景岳全书·妇人规》，故可用《景岳全书·妇人规》作为他校本。文中"病气"二字原脱，而下文有"病气有余"句，应与本处对应，无此二字则文义不通，同时又有《妇人规》作旁证，故可据补。文中"感"字《妇人规》作"邪"，据文义难定孰是，于是未改原文，只记录于校记中。

　　例2：

　　鱼跃之脉，主两肾皆绝，荣卫俱亡，指下寻之即有，泛泛高虚，前定而后动，殊无息数，宛若鱼游于水面，头不动而尾缓摇之貌，故曰鱼翔。旦占夕死，夕占旦死。（《杏苑生春·怪脉》）

此段文中前曰鱼跃，后曰鱼翔，自相矛盾。考宋代施桂堂《察病指南·七死脉》："吴仲广云：鱼翔之脉，主肾与命门皆绝，卫气与荣血两亡。其脉来指下，寻之即有，泛泛高虚，前定而后动，殊无息数，宛如鱼游于水面，头不动而尾缓摇之貌，故曰鱼翔也。又曰：亡阳之候。死矣。旦占夕死，夕占旦死。"此段文字与上文基本一致，前后均作"鱼翔"。又考《脉经》中并无鱼跃之说。《脉经·扁鹊诊诸反逆死脉要诀第五》有："脉困，病人脉如虾之游，如鱼之翔者，死。"可见，据他书《察病指南》及《脉经》，原文"鱼跃之脉"当作"鱼翔之脉"。

运用他校法校勘，需要注意两个方面的问题：

其一，古人引书习惯与今不同。清代俞樾《古书疑义举例》第二十八条"古人引书每有增减例"中，引用了大量例证，说明古人引书的习惯常"略其文而用其意"，所以得出结论："盖古人引书，原不必规规然求合也。" 近人姚永概也说："古人引书，但取大义。文句之多寡，字体之同异，绝不计焉。"（《慎宜轩文集》卷一）古人为了自身的编写目的或行文方便，常改动引文，或凭记忆引书，或节引有关内容，中间不示省略。

刘完素《黄帝素问宣明论方》引用《素问》的内容，与原文出入较大。例如《黄帝素问宣明论方》卷一与《素问·举痛论》原文的对比：

黄帝问曰：余闻善言天者，必有验于人；善言古者，必有合于今；善言人者，必有厌于己。如此，则道不惑而要数极，所谓明也。今余问于夫子，令言而可知，视而可见，扪而可得，令验于己而发蒙解惑，可得而闻乎？（《素问·举痛论》）

黄帝曰：善言天者，必验于人；善言古者，必合于今；善言人者，必厌于己。如道不惑，所谓明也。余问夫子，言而可知，视而可见，扪而可得，今验于发蒙解惑，可得闻乎？（《黄帝素问宣明论方》卷一）

《素问·举痛论》原文八十字，刘完素引用时，少了十八个字，而原文大意并未改变。

又如：

万物所禀各异，造化不可尽知，莫可得而详矣。孔子曰：君子有所不知，盖阙如也。（《本草衍义》卷十六"龙骨"）

注：君子……如也：此文出自《论语·子路第十三》，原文为"君子于其所不知，盖阙如也。"（颜正华点校《本草衍义》）

原文引用《论语》句，与出处《论语·子路第十三》相对照，文义虽无大碍，但"于其"却变成了"有"。

可见，古代医家也是如此，引书时往往不是直录原文，而是经过化裁改写。所以在利用医书之中的引文时，必须考察其精确度，以确定其在校勘中的价值。更不能轻易认定为异文，影响校勘质量。

另外，古人引文出处的标识方式也比较随意，有时以人名代替书名，如"苏颂"代《图经本草》、"藏器"代《本草拾遗》等。有时以简称、别称代替书籍正名，如《玉箱方》《玉箱要录》《玉筋箱方》《玉巫方》，都指的是晋代葛洪编撰的《玉函方》。诸如此类，极易造成引文出处混乱，将此书引文误当作彼书引文，一旦应用于校勘，后果极为严重。

其二，在校勘考证过程中，他校所得属于外证，如果据改动底本原文，需要翔实确凿的证据，否则不宜轻改。正如朱一新《无邪堂答问》中指出："中朝人于校勘之学最佳，而亦往往喜援他书以改本文，不知古人同述一事，同引一经，字句都有异同，非如今之校勘家，一字不敢窜易也。今人动以此律彼，专辄改订，使古书皆失真面目，此甚陋习，不可从。凡本意可通者，即有他书显证，亦不得轻改。"

（四）理校法

理校法是指根据文理、医理推测底本正误的校勘方法。《校勘学释例·校法四例》云："段玉裁曰：'校书之难，非照本改字不讹不漏之难，定其是非之难。'所谓理校法也。遇无古本可据，或数本互异，而无所适从之时，则必用此法。此法须通识为之，否则卤莽灭裂，以不误为误，而纠纷愈甚矣。故最高妙者此法，最危险者亦此法。"

理校法的特点是，在没有其他版本依据的情况下，遇底本有疑误时，仍能以文理、医理或其他事理作为依据，推理判断出底本是非。即在其他三种校勘方法无法使用的情况下，仍能校出疑误。所以说"最高妙者此法"。但另一方面，在没有其他客观材料作为佐证的情况下，纯粹据理判断而得出的结论，必然带有一定的冒险性。所以说"最危险者亦此法"。因此，运用理校法必须做到态度认真严谨，不能凭空臆测。同时，校勘者还应努力提高多方面学识水平，这样，运用理校法才更有保障。作为中医药专业的古籍整理者，既要求要精通古汉语知识，如文字学、音韵学、训诂学等，还需要精通中医药专业知识。并且，由于中医药学滋生于中国古代传统文化土壤，因此还要求校勘者掌握中国古代传统文化知识，如历史、文学、哲学、天文、地理等。如果校勘者没有广博扎实的学术功底，运用理校法时，就很可能得出错误的推断和结论，不仅不能纠正底本中的讹误，反会导致新的错误。

在中医古籍校勘实践中，不乏理校法的运用。例如宋代林亿等校正的《素问》，就多次运用理校法。

例1：

太阳脏独至，厥喘虚气逆，是阴不足阳有余也，表里当俱泻，取之下俞。王冰注：阳独至，谓阳气盛至也。阳独至为阳有余，阴不足则阳邪入，故表里俱泻，取足六俞也。下俞，足俞也。

新校正云：详"六"当为"穴"字之误也。按府有六俞，脏止五俞，今脏腑俱泻，不当言六俞，六俞则不能兼藏，言穴俞则脏腑兼举。（《素问·经脉别论》）

宋臣在校正《素问》原文时，对王冰的注文也同时进行了校勘。此例王冰注中"取足六俞"之"六"字，宋臣经医理分析，认为当是"穴"字，在治疗时才能同时兼顾脏腑。此处"六"与"穴"是形近而讹。

例2：

行不欲离于世，被服章，举不欲观于俗。

新校正云：详'被服章'三字，疑衍。此三字上下文不属。（《素问·上古天真论》）

林亿认为《上古天真论》原文中的"被服章"三字，与上下文之间没有任何联系，在文理医理方面均讲不通，故疑为衍文。但为慎重起见，只是出了疑似校记，并没有下肯定的结论。

例3：

其脉绝不来，若人一息五六至，其形肉不脱，真脏虽不见，犹死也。

新校正云："人一息脉五六至，何得为死？必'息'字误，'息'当作'呼'乃是。"（《素问·玉机真脏论》）

林亿觉得此段中的"息"字有问题。一息指一呼一吸。平人一息脉四至，若一息脉五六至，只能属于脉数，达不到"死"的程度。依据医理，林亿认为"息"当为"呼"字之误。虽然语气较肯定，但没有其他依据，原文未做改动，属理校法。

理校法最显著的特征是据理校勘，其实四校法中的本校法也有推理的成分。正如郭英德《中国古典文献学的理论与方法》所说：四校法中最容易混淆的是理校与本校。因为本校不仅仅是利用本书前后文字上的对应关系，还涉及对古籍著述义例的推求，如句式的对应、语言习惯的对应等，所以本校与理校都是借助于合理的逻辑类推。但两者的区别就在于本校"有本书资料（不一定是异文，或者不是异文）可作比较依据"，而理校则没有，因而相对而言，本校的可靠性比理校更强。

（五）综合校法

综合校法是指综合运用对校法、本校法、他校法、理校法对古籍进行校勘的方法。陈垣的《校法四例》虽然不包含综合校勘法，但在校勘实践中，往往不是孤立地运用某一种校勘方法。校勘者在使用对校法、他校法、本校法的过程中，需要厘定是非、判断正误时，大多离不开理校方法，特别是遇到诸本说法互异之类较为复杂的问题时，更是如此。正如张如青《中医文献学大纲》所云："理校法可谓四校之灵魂。"从前人的校勘经验来看，经典的校勘成果往往是理校法与其他校勘方法有机结合的产物。

在中医古籍校勘实践中，不同程度地运用综合校勘法的实例很多。例如宋代校正《素问·奇病论》一则：

《刺法》曰：无损不足，益有余，以成其疹，然后调之。

新校正云：按《甲乙经》及《太素》无此四字。按全元起注云：所谓不治者，其身九月而瘖，身重不得为治，须十月满，生后复如常也，然后调之。则此四字本全元起注文，误书于此，当删去之。

从此例新校正的内容看，林亿先是运用了他校法，用《甲乙经》及《太素》校《素问》，发现疑似衍文，又通过本校法，以全元起注文校经文，确认"然后调之"四字是因注文产生的衍文，应当删除。但林亿采用的是死校式，并没有改动原文，而是将考证依据及结论写在校勘记中。

又如：

有㿌痰而渴[①]者，年盛必作黄疸，此由脾胃虚热故也，年衰亦发痛疽，腑脏虚热，血气否涩故也。（《诸病源候论·石火丹候》）

①渴：原作"湿"，从元本改。本卷疽候亦作"渴"。（南京中医学院《诸病源候论校释》）

此例校勘底本为清代周学海本《诸病源候论》。经对校，"湿"在对校本即元本中作"渴"；经本校，"湿"在同版本同卷"疽候"中亦作"渴"。作"渴"文通义顺，故将原文"有㿌痰而湿者"改为"有㿌痰而渴者"。这是一个对校与本校相结合的例子。证据确凿，改之有理。

再如：

气行交通于中，一周于身，下水一刻，日行二十分有奇[①]。（《灵枢·五十营》）

①二十分有奇：原作"二十五分"，据《甲乙》卷一第九改。按：《太素》卷十二"营五十周"、《素问·八正神明论》王注引均作"二十分"，《医学纲目》卷一谓："二十五分，当作二十分"，详考其数值，当以《甲乙》为是，故据改。（河北医学院《灵枢经校释》）

此例运用了他校法和理校法。从校勘记中看，他校本有《甲乙经》《太素》《素问》，还有《医学纲目》的观点作旁证。之后通过理校，"详考其数值"，判定"二十分"为是，得出结论。此例体现了理校法的优势，在多条资料难定取舍时，通过理校法的合理分析，决定取舍，判定是非。

三、校勘的依据

校勘古医籍需要依据的材料数量多，涉及面广泛，这是因为在校勘过程中，既需要内证、本证的支撑，也需要外证、旁证作证明。当然，在实际工作中，每部书的具体情况会有很大不同，校勘所依据的材料范围也就不尽相同。从时代来看，如果是校勘唐以前的早期医籍，校勘的依据自然要广泛些，甲骨、金石、简帛文献就可能会涉及；如果是校勘明清等近古医籍，就不必考虑出土文献。

（一）古籍的不同版本

在诸多校勘所依据的材料中，同一部书的不同版本是校勘的重要依据，属于内证、本证的范围，其他方面的依据都属于外证和旁证。目前存世的古医籍约一万余种，有的只存孤本，有的只存一种版本，而绝大多数都是一书存有多种版本。其中少者有二种版本，多者可达数十种。据《中国中医古籍总目》记载，第 00006 条："《重广补注黄帝内经素问》二十四卷，《黄帝内经灵枢》十二卷，附《素问遗篇》，《素问》（唐）王冰（启玄子）注，（宋）林亿等校正，《灵枢》（宋）史崧音释"共有 32 种版本。又有《素问》《灵枢》各十二卷者 10 种版本，《素问》《灵枢》各二十四卷者 9 种版本。所以《素问》《灵枢》合刻的宋代整理本就有 51 种之多。又如明代王肯堂的《六科证治准绳》著录了 20 种版本。运用对校法进行校勘的基础，就是古籍不同版本的存在。从普遍意义来说，存世版本越多，校勘的成果越可靠。

人们在选用版本进行校勘时，更加重视时代较早的本子，包括早期的写本、抄本、刻本和校本，通常称作"旧本"或"古本"。旧本由于时代较早，是校勘中不可缺少的版本依据。特别是宋刊本、唐写本、汉帛、秦简之类，其中的讹误多属无意而传，人为妄改的较少，错误有迹可循，原本面目较真。张舜徽在《中国古籍校读法》中，引卢文弨《抱经堂文集》卷十二《书吴蔡里所藏宋本白虎通后》说："书所以贵旧本者，非谓其概无一讹也。近世本有经校雠者，颇贤于旧本；然专辄妄改者，亦复不少。即如九经小字本，吾见南宋本已不如北宋本；明之锡山秦氏本，又不如南宋本；今之翻秦本者，更不及焉。以斯知旧本之为可贵也。"如果校勘时能找到此类旧本做底本或对校本，无疑对保证校勘的质量有益。

（二）内容相同或相近的其他医籍

对于中医古籍，从内容上看，有许多关系密切，关联度很高的书籍，他们往往一脉相承，或学术同源，或随时代递补，因此在文字上有相同之处，可以作为校勘的依据。从编撰形式看，有的医籍引用了前人之书的内容，有的又被后人之书所引用，因而形成了此书与彼书之间在内容方面不同程度的相互并存，在校勘过程中，此书与彼书就可以互为校勘的依据。在运用他校法进行校勘时，离不开这些内容相同或相近的医籍。如：

在医学理论著作中，《素问》《灵枢》《甲乙经》《太素》等都是一脉相承的。《针灸甲乙经》大部分取材于《素问》与《灵枢》，《黄帝内经太素》则是全部取材于《素问》《灵枢》，只是在编排方式上有所不同，二书是将《内经》文字进行了分类重编。如《素问·三部九候论》的内容，分别见于《甲乙经》卷四"三部九候第三"、《太素》卷二十四"天忌"及"本神论"。又如《灵枢·经脉》的内容，分别见于《甲乙经》卷二"十二经脉络脉支别第一"、《太素》卷八"经脉连环"及卷九"十五络脉"。因此，《素问》《灵枢》《甲乙经》《太素》，可以作为互相校勘的依据。近人龙伯坚在其所著《黄帝内经概论》中，将《素问》《灵枢》与《甲乙经》《太素》《类经》的互见篇目列为表格，便于查阅。

再比如《病源》与《千金》《外台》的关系。唐代王焘的《外台秘要方》与孙思邈的《备急千金要方》都引用了《诸病源候论》的大量内容，作为每一病证的医论部分。如二书同时引用了《病源》卷一"中风候"的内容，三者文字内容如下：

心中风，但得偃卧，不得倾侧。汗出，若唇赤流汗者可治，急灸心俞百壮。若唇或青或黑，或白或黄，此是心坏为水。面目亭亭，时悚动者，皆不可复治，五、六日而死。（《诸病源候论》卷一）

心中风，但得偃卧，不得倾侧。若唇赤流汗者可疗，急灸心俞百壮。若唇或青或黑，或白或黄，此是心坏为水。面目亭亭，时悚动者，不可复疗，五、六日而死。（《外台秘要方》卷十四）

心中风者，其人但得偃卧，不得倾侧，闷乱冒绝汗出者，心风之证也。若唇正赤尚可治，急灸心输百壮，服续命汤。若唇或青或白，或黄或黑者，此为心已坏为水，面目亭亭，时悚动者，不可复治，五六日死。（《备急千金要方》卷八）

从上文可知，《外台秘要方》的引文与《病源》出入较小，为避高宗李治讳，原文"治"改为"疗"。相比之下，《千金要方》的引文与《病源》出入较大，并有文字增删改动。这种彼此征引的关系决定了三书之间存在大量相同或相近的文字内容，可以作为相互校勘的依据。但是如《千金》这般属以意引书，与原文差异较大，用作校勘依据时需慎重，若无其他佐证，不宜妄下结论。

在临床著作中，《伤寒论》的影响最广，与之有相同内容的医籍也不少。比如王叔和编撰《脉经》时，亦将《伤寒论》的内容收入其中。两者的区别，一是在编排体例上《脉经》与《伤寒论》有很大的不同，《伤寒论》以"伤寒例""辨脉法""平脉法"及六经病脉证并治等为篇，《脉经》则是以汗、吐、下、温、灸、刺、水、火等八法之可与不可为篇。二是在具体内容的文字上也有些差异，如《脉经》"中风往来寒热，伤寒五六日以后，胸胁苦满，不欲饮食，烦心喜呕……"一条，今本《伤寒论》起首两句则作"伤寒五六日中风，往来寒热"，文义有很大差别。又比如孙思邈《千金翼方》亦收录了《伤寒论》之文，虽在体例有所改编，而在内容与文字方面，仍有很多相关联之处。因此，《脉经》《千金翼方》与《伤寒论》之间都具备相互校勘的价值。

药物学著作中，《神农本草经》《本草经集注》《新修本草》《开宝本草》《证类本草》《嘉祐本草》《政和本草》乃至《本草纲目》等，其所载药物都是在原有基础上不断递补增益，在内容上有相同、重叠部分，因此可以用来相互校勘。

类似此等情况，在古医籍中广泛存在，需要校勘者广搜博览，熟悉古医籍内容和相互之间的关系，利用其相同或基本相同的篇章或片段，作为校书的依据。

（三）综合性类书

类书是指分类辑录各种书籍的有关资料，以供检索之用的工具书。在文史类古籍中，也广泛收载有医学相关内容，特别是综合性类书，收载的医学内容往往数量不少，可以作为校勘的依据，据以校订今本。如果其所引用的原书已佚，还可据以辑佚。

宋代官修类书《太平御览》，其征引之中医药文献虽然只有30余部，包括医经、本草、方书、养生、食经、医家传记、医书序文等，但都是宋以前传本，具有重要的校勘价值。医药内容比较集中于人事部、道部、方术部、疾病部、饮食部、药部六个部类。特别是卷984至卷993的药部，采《本草经》及《吴普本草》文甚多，不仅可以作为《神农本草经》辑佚的依据，同时也是宋《重修政和经史证类备用本草》校勘的主要依据之一。

明代官修类书《永乐大典》是我国古代编纂的最大的类书，卷帙浩繁，引书广博，内容丰富，引文完整系统且出典详明。其中辑录了中国古代许多医籍，1986年，萧源等人辑成《永乐大典·医药集》72卷，由人民卫生出版社出版，对医籍校勘有重要价值。例如该书中有8卷是儿科内容，据统计，共征引古代儿科文献140多种，涉及儿科内外常用药方1570余首，是儿科古籍校勘的依据之一。

又如清代官修类书《古今图书集成》，是现存最大的古代类书。该书第四编"博物编"下的"艺术典"之"医部"共520卷，约950万字，其内容包括古典医籍的注释，各种疾病的辨证论治以及与医药有关的各种资料，内容颇为丰富。1962年由人民卫生出版社将此内容从《古今图书集成》单独抽出，排印出版，名《古今图书集成·医部全录》，共12个分册，为我国古代最大的医学类书。该书辑录了自《内经》到清初的医籍文献120余种，分类编排且注明出处，是校勘的常备材料。

古人编撰的类书，编撰风格和质量也存在差异，有引书规范并注明出处者，亦有引文节略而草率成篇者。运用于校勘依据时，应多加注意。

（四）前人之旧注及旧校

中医药古籍经过历代流传，辗转保存下来，书中往往留有许多前人的注释和校勘记。在这些旧注和旧校中，多有征引其他古医籍，或者某书的其他版本，这些引文均有重要文献价值，可作为后人校勘的依据。如：

在《素问》王冰注中，在气穴方面，引用了大量古《经脉流注孔穴图经》及《中诰孔穴图经》等书内容。经与《甲乙经》所采古《明堂》文对照，其内容大致相同，可认为亦《明堂》之别传本，故可为校勘《甲乙经》的重要依据。

在前人旧注及旧校中，又曾引用过诸多古籍别本，如宋臣林亿人等所校诸书，《素问》《伤寒论》《金匮玉函经》《脉经》《甲乙经》《千金》《外台》等，均曾以古传别本相校，并记录于新校正文中。比如《素问·移精变气论》："粗工凶凶，以为可攻，故病未已，新病复起。"王冰注："粗，谓粗略也。凶凶，谓不料事宜之可否也。何以言之？假令饥人，形气羸劣，食令极饱，能不霍乎！"新校正云："别本霍一作害。" 又《金匮要略·黄疸病脉证并治》："黄疸病，茵陈五苓散主之。"林亿等校云："一本云'茵陈汤及五苓散并主之'。"此类校语，对于后世校勘诸书，均为重要之依据。

利用旧注和旧校，还可以校勘正文。在古医籍流传过程中，有时会出现正文误而注文不误的情况，故可利用于校勘。如《素问·疟论篇》云："由邪气内薄于五脏，横连募原也。"新校正曰："案全元起本募作膜，《太素》、巢元方并同，《举痛论》亦作膜原。"据新校正，《疟论篇》原文"募原"二字，全元起本作"膜原"，《太素》和《诸病源候论》亦作"膜原"，《素问·举痛论》也作"膜原"。王冰于《举痛论》下注云："膜，谓膈间之膜；原，谓鬲肓之原。"可见"膜原"为是。又如《素问·八正神明论》："故日月生而写，是谓脏虚；月满而补，血气扬溢，络有留血，命曰重实。"王冰注《移精变气论》时引此文时"日"作"曰"，"扬"作"盈"。由此可知《八正神明论》中"日"当为"曰"，"扬"当为"盈"。疑"盈"字或因避汉惠帝刘盈讳而改字。

（五）出土医学文献

十九世纪末以来，我国考古学取得了大量成果。出土文献中与医学相关的甲骨文、金石文、竹木简、帛书、卷子书等，都是重要的医学文献，也是校勘早期医籍的重要依据。

甲骨文所记载的内容极为丰富，涉及到商代社会生活的诸多方面，不仅包括政治、军事、文化、社会习俗等内容，而且涉及天文、历法、医药等内容。殷墟发现的甲骨数量约 16 万余片，其中有 323 片、415 辞与疾病相关，从一定程度上反映了商代人对疾病、医药的认识，也是现存最早的校勘早期医籍的依据。

考古发现的早期金文与石文，是校勘的重要依据。以金石文校勘古籍始于南北朝的颜之推，至宋代进一步发展，清代更为广泛地应用金石文考证、校勘古籍，如阮元校勘《十三经》，王念孙著《广雅疏证》等。但现有金石文与医学有关者为数不多，如北齐洛阳龙门石窟药方洞、宋代的《千金宝要》及《铜人腧穴针灸图经》等。《千金宝要》为宋人郭思辑，节选孙思邈《千金要方》的内容，编为一帙，刻于碑上，现存有明隆庆六年拓本，对于校勘今本《千金要方》有一定价值。

竹木简是战国至魏晋时代的书写材料。简书近代出土较多，其中有关医学内容的如《武威汉代医简》，张家山汉简《脉书》与《引书》，长沙马王堆汉墓简书《十问》《合阴阳》《杂禁方》《天下至道谈》，成都老官山汉墓医简等。帛书是指丝织品之上的文字。二十世纪七十年代，长沙马王堆汉墓出土的 20 多种 2 万多字的帛书，是考古界的空前发现。其中有十一一种为帛书医学文献，即《足臂十一脉灸经》《阴阳十一脉炎经》甲本、《脉法》《阴阳脉死候》《五十二病方》（以上五种合为一卷帛书）《却谷食气》《阴阳十一脉灸经》乙本、《导引图》（以上三种合为一卷帛书）《养生方》《杂疗方》《胎产书》（以上三种合为一卷帛书）。这些简帛医籍，对古医籍的整理研究，均具有十分重要的意义。

卷子书，指隋唐前后抄写的卷子本古文献。其中数量最多的是敦煌遗书。其中有关医学方面的文献，对现存古医籍的辑佚、辨伪、考证、校勘等方面，均有重要的文献价值及学术价值。例如，《本草经集注》卷子本残卷，虽仅存卷一序录部分，然而由于其抄录于唐代以前，更接近原书原貌，具有重大学术价值。将其与宋《重修政和经史证类备用本草》征引此部分内容相校，两者差异较大。除了存在待研究的异文，卷子本还没有唐宋两代讳字，而宋代《重修政和经史证类备用本草》本由于沿用了《唐本草》的内容，书中留有不少唐宋两代讳字，如避唐高宗李治讳改"治"为"疗"，避唐太宗李世民讳改"生民"为"群生"，避宋讳改"竟"为"毕"、改"恒山"为"常山"等。可见卷子本作为校勘依据的重要地位。

（六）其他文史资料

除了前所述及的几个方面，其他文史资料中也有许多校勘医籍可供参考的资料，比如二十四史、地方志、释道图书等。

校勘医籍离不开对作者的考证，如《仁术便览》一书，五十年代商务印书馆铅印本著作"明张浩选集"，近年有人民卫生出版社铅印点校本云："本书作者张洁，商务印书馆本作张浩，今据《临邑县志·艺文志》及有关考证改作张洁。"这就是利用地方志资料，对《仁术便览》的作者进行了修订。

地方志是详细记载一地的地理、沿革、风俗、教育、物产、人物、名胜、古迹以及诗文、著作等的史志。在医学方面，除了关于医家生平的记载，对医学论著的记载也比较详细，具有重要文献价值。郭霭春教授主编的《中国分省医籍考》，辑录了大量各省市县方志中有关医家和医籍内容，对于古医籍著录和考订有很大贡献。

佛教传入中国后，受中国传统文化的影响，逐渐中国化，自隋唐以来，有些医籍不同程度地渗透了佛家思想。道教源于先秦道家思想，本为国有，其内容与医学的关系尤为密切，特别在养生导引方面，互相渗透较多。故在释道著作中，均有不少直接援引医书或与医学有关的内容，因此，此类文献，亦可作为古医籍校勘的依据。如《云笈七签》卷十四"三洞经教部"之《黄庭通甲缘身经》，与《医方类聚》卷五《五脏六腑图》之学术体系相同；卷五十七"五脏论第七"与"病候论第九"，援引了《黄帝内经》之文，都可以用来作为校勘的参考。

第四节　中医古籍校勘的工作程序

中医古籍的校勘知易行难，虽然知晓了校勘的内容与方法，但在中医古籍校勘的工作过程中，还必须遵循一定的步骤和程序。科学合理的中医古籍校勘程序，有利于校勘工作的顺利进行和保证校勘的工作质量。中医古籍的校勘程序，基本可以分为如下几个步骤。

一、选　　题

选题是指通过选择，确定所要校勘的古籍著作。中医古籍数量很大，不可能一一将其进行校勘，有些近代或近古医著，翻刻传抄次数不多，讹文极少，无需校勘。因此，中医古籍的校勘应有所选择，即校勘首先要选题。一般来说，中医古籍校勘选题应从一下几个方面进行考虑。

（一）学术价值

中医古籍具有多方面的学术价值，如医学价值、历史价值、文化价值、文学价值等。一种古籍，其综合学术价值越大，其校勘整理的意义越大。因此，中医古籍的学术价值，是校勘选题的首要内容，在中医古籍校勘选题过程中，应该首先重点考虑其学术价值。如《内经》《难经》《伤寒论》《金匮要略》《本草纲目》等中医古籍，对中医学的理论和临床具有重要意义，是中医学习和工作必须阅读的基础性著作，所以几次国家大规模的古医籍整理，均是课题的首选。

（二）流传情况

有些中医古籍，有很高的学术价值，但由于种种原因，影响了这些古籍的流传，有的甚至成为孤本，因此及时地整理校勘这些古籍十分必要。如《伤寒蕴要全书》，该书是明代太医院院判吴绶研究《伤寒论》三十多年的体会与临床经验结晶，具有较高的学术价值。但该书目前存世极少，其中宁波天一阁所藏明刻本，已经残缺不全，上海中医药大学图书馆所藏清代印本，篇次及内容与原书差异较大，只有中国社会科学院所藏抄本完好无缺，因此，校勘选题时，必然以其为首选。

（三）难易情况

中医古籍选题的难易，一是对于读者而言，一是对于校勘者而言。中医古籍校勘的目的是为了满足中医工作者的学习阅读需要，因此对于一些错误较多、不便于读者学习阅读的中医古籍，应该优先考虑选择加以校勘整理。此外，中医古籍校勘工作，需要有充足的校勘资料作为依据，同时对研究者专业水平、知识结构等也有较高的要求。选题应充分考虑这些情况，对于一些缺乏足够校勘资料，或者古籍本身难度较大，校勘者学识水平不够的中医古籍，不能草率立题。

（四）辨别真伪

一部中医古籍是否真正出自书籍所署著者之手，对于学术源流的考证、学术水平的评价和历史事实的记述，都极为重要。所以对需要校勘的古籍，必须辨别其真伪。这对校勘资料的使用，有重要意义。如《王叔和脉诀》一书，本署名王叔和，但自宋陈无择以来，即疑其非王叔和所作，金张元素曾为之作注，明代张世贤《脉诀图注》作"《脉诀》考证"，引晦庵朱子、东阳柳贯、卢陵谢缙翁、河东王世相、云间钱溥诸家说，认为"《脉诀》非王叔和书"。如卢陵谢缙翁云："今称《叔和脉诀》，不知起于何时，宋熙宁初柳正《脉经》，尚未有此，陈孔硕始言《脉诀》出而《脉经》隐，则《脉诀》乃熙宁以后人作耳。惟陈无择《三因方》言高阳生剽窃作歌诀，刘元宾从而和之。其说似深知《脉经》者，而又自作七表八里九道之名，则陈氏亦尝读《脉经》矣。"这些论述对于《脉诀》真正作者为谁，虽无定论，然而对作者非王叔和的认识则无疑，这对于探讨《脉诀》的学术渊源，有着重要的价值。

二、资料的搜集

中医古籍校勘在确定选题后，还需要对所选古籍作进一步全面深入的了解。这就需要广泛搜集所选古籍的各种资料，一般通常包括以下几个方面。

（一）搜集选题的基本情况

选题的基本情况，包括从医史，从选定古籍的序跋等了解作者的生平、学术思想及作者的其他著述，了解所选古籍本身的基本内容、学术思想、资料渊源，了解所选古籍的基本文体、写作体例及语言特点等。

（二）搜集选题的各种版本

搜集版本首先要掌握所校古籍的现存版本情况。可以通过查核历代目录工具书，如史志目录、公私藏书目录等，了解该书的版本源流情况；通过各大公共图书馆的馆藏目录或其网站，获取现存版本信息。从理论上讲，应该对校勘书籍的现存版本进行穷尽性搜集，掌握全部现存版本，才能取得最好的校勘效果。如果现实条件不允许，则对于较好和较早的版本，须尽量加以搜集。校勘精良的版本，自然讹误较少，而书籍少传抄、翻刻一次，出错的机率也会降低一些。总的来看，时代越早的版本，就越接近古书的本来面目，可靠性也就越大。

（三）搜集其他校勘资料

除了搜集所校古籍的各种版本，还要搜集与该书相关的其他校勘资料。其他校勘资料包括：选定古籍引他书资料，他书引本书资料、本书与他书互见资料，与本书学术思想体系有关的文献资料、前人整理本书的有关资料、与选题相同或相近的历史时期的其他有关资料等一切相关资料。

三、底本与校本的确定

各种资料尤其是现存版本的资料搜集全面后，就需要确定底本与选择校本。在选择底本与校本之前，首先要分析归纳版本的源流系统，比较各版本的优劣。

（一）分析版本、资料源流

一本古籍流传越久，其版本与相关资料就越多，一些重要的古籍，传抄翻刻、引用者更多，因此其传本、相关资料也就更多。由于翻刻、引用所依据的版本不同，经常会形成不同的版本系统。因此，在掌握版本的基础上，需对各种版本进行具体的分析考证，从各本的刊印年代、序跋说明、版本之间篇目文字版式等方面的异同，弄清版本源流，如有不同系统的传本，则尽可能弄清哪一版本系统更接近原貌。

（二）比较版本优劣

比较版本优劣，主要是比较各本内容的多少和文字讹误的程度。一般地说，早期传本都抄刻较早，错误不多，多为善本。历代刊本中，又以官刻本、私刻本为佳，而坊刻本，特别是小书商的刻本最差。比较版本优劣的方法步骤是，按照版本系统，纵向比较各本及其祖本，然后再横向比较同一层次的不同系统的版本。

（三）确定底本与校本

底本也称工作本，是指古籍整理过程中，作为工作基础的版本。其确定的恰当与否，会直接影响到校勘工作量的大小与校勘质量的优劣。选择最佳的版本，一般应依据以下原则：

第一，选择早期版本。从版本的规律来看，抄刻的越早，越接近书籍的原貌，错误也越少。越晚抄刻的本子，由于辗转流传，会增加较多的错误。所以底本最好选择初刻本或原抄的祖本，没有祖本则需选择相对早期的刊本。

第二，择足本。足本即内容较完整、字迹清晰的版本。如果祖本完整，可以用作底本，如果祖本有部分残缺，也可以用作底本，但残缺的部分需要用早期版本加以配补。如果没有祖本，或祖本残缺较多，则主要选用早期刊刻、内容完整的版本。

第三，选择精校本。精校本即经过后世精校的版本。后世的精校本，尽管也会有一些错误，但由于已是前人按上述原则选定底本后，又经过精校，一般错误较少，故亦可用作底本。

对校本是用来同底本相对照的版本。对校本可选择多个版本，根据在校勘过程中所起的作用不同，可分为主校本和参校本。主校本又称"通校本"，是指校勘时作为主要依据的版本，即全书从头至尾都要与底本核校一遍的版本。参校本是指校勘时用来在疑似之处加以参考的版本，不必通校全书。主校本的选定也要参照底本的标准，尽可能使用质量较高的版本。根据版本系统多寡，参校本可以有若干个。如果除底本以外，只有一、二种可供校勘的版本，并且版本之间差异很少，则主校本、参校本不一定分得那么清楚，可以全部作为对校本。

此外，运用他校法校勘，还涉及他校本的选择问题。他校本又称旁校本，是指与所校勘书籍内容相关的其他书籍的版本。选用他校本时，首先要确定与此次校勘相关的他书的范围，选定书目以后，再确定每书的使用版本。正确选用他校本，是实现高质量他校的基础，应予认真对待。一般情况下，宜选用各书的通行本作为他校版本。在选用他校本时，如原书已经亡佚失传，或素无单行本传世者，则可用收载有其内容的类书或丛书作为他校本。

四、拟定校勘体例

上述各项工作完成后，在正式校勘工作之前，还需要拟定一个校勘的体例，作为校勘时的工作准则。拟订的校勘体例是对校勘过程中可能遇到的一些共性问题加以统一和规范，使校勘整理后的古籍，在体例上保持前后一致。所以校勘体例的拟订，需要根据所校古籍的特点，以及读者对象、出版要求等来制定。其内容主要包括校勘目标、版本（底本与校本）规定、出校原则、校语格式、字体字形等。预先拟订校勘体例对于多人参与的校勘活动，或者对于卷帙较大的古籍，尤其重要。在古代，经过校勘的古籍一般在其"凡例""叙例"等内容中包含了校勘体例，而现今一些经过校勘后出版的书籍，校勘体例一般在其点校说明或校注说明中陈述。

中医古籍校勘体例的拟订，随着中医古籍校勘工作的不断发展，也在不断地总结宝贵经验，并逐渐形成规范。2012 年中华医药学会标准《中医古籍整理规范》，其中包含的校勘规范一项，是迄今为止较为全面，且适合目前中医药古籍校勘工作的校勘体例。《规范》全面规定了中医古籍整理中校勘的基本术语、一般程序、内容与方法、出校原则，以及校勘记和点校说明的撰写要求等。

五、列出异文，审定正误

列出异文，审定正误是校勘过程中最核心、最主要的部分。首先要运用对校的方法，将底本与主校本逐字比照，不同之处再与参校本相比照，校出并标识底本与校本之间的全部异文。其次，在对校的基础上，结合本校、他校、理校法，必要时运用综合考证的方法，通过对异文的分析，确定异文的性质，对异文审定正误，决定取舍。对异文分析判定的水平是校勘活动学术价值高低的重要观测点，也是校勘成败的关键所在。再次，通过撰写校勘记，在出现异文的相应部位出校，（需要统一处理的可以体现在点校说明或校注说明之中），把对异文的判定处理结果固化在整理后的文本之中。

六、撰写校勘记与点校说明

中医古籍校勘的最后一个步骤，是在完成各种异文分析和审定正误后，需要系统、扼要、准确地将其以文字形式表达出来，这样的文字称为"校勘记"。在校勘记完成后，一般还应将该书校勘中的各种情况，在书前或书后以文字形式向读者作一说明，一般称为"点校说明"或"校注说明"。点校说明也可以放在书前，或称为"叙例""前言"，放在书后一般称为"校后记"。

第五节　校勘记的阅读

校勘记又称校记，是指对所校古籍中的异文进行标注、纠正、说明等的文字。

运用对校、本校、他校、理校等校勘方法对古医籍进行校勘，必然发现诸多异文和疑误之处，对其如何处理，处理的结果怎样，需要用文字的形式表述出来，这就是校勘记。校勘记是对每一处确定出校的异文或疑误的记录，是具体校勘成果的文字表达。正确阅读和理解校勘记，是正确阅读和理解医籍原著的基础，是利用古医籍为临床、科研和教学服务的关键。

一、校勘记的类型及常用术语

对一部古籍进行校勘，会得到大量的校勘成果，这些成果都体现在校勘记中。校勘记体现着整理者的校勘水平和学术水平。作为承载校勘者学术分析与判断结论的校勘记，根据结论判定的程度不同，可以将校勘记归纳为是非型校勘记、倾向型校勘记、异同型校勘记、存疑型校勘记。

倾向型校勘记、异同型校勘记、存疑型校勘记都不改动底本原文，它们的存在，是古籍校勘者严谨审慎避免妄改的校勘态度所决定的。所以清代校勘学家顾广圻提醒道："予素性好铅椠，从事稍久，始悟书籍之讹，实由于校。据其所知，改其所不知，通人类然，流俗无论矣。叔夏《自序》云：'三折肱为良医，知书不可以意轻改。'何其知言也。"（《思适斋集》卷十五）日人丹波元简介绍其力作《素问识》的写作原则是"如其疑义，则举众说，不敢抉择是非。"可见他们都在努力避免主观臆断、任意妄改古书。

在长期的校勘实践中，逐渐形成了一些校勘记术语，历代学者相袭为用，借以记载和传达校勘成果。这些校勘记术语直到当代仍在使用。从语言形式上看，它们是浅近的文言文，用来撰写校勘记，能起到言简意赅的作用，可避免拖沓冗长，浪费笔墨。由于校勘过程中遇到的具体情况复杂多样，校勘记术语也是样式繁多，不胜枚举，若要达到熟悉掌握的程度，还需要多看多读，反复实践，亲自揣摩体会。

下面结合校勘的方式和校勘记的不同类型，将常见校勘记术语加以分类说明。

（一）是非校记术语

是非校记术语是用于判定底本文字对错的一类术语。按照校勘的方式，用于活校式的有"据改""据补""据删""乙正"等，用于死校式的有"当作""当改""当删""当补"等，多用于说明有明确校勘依据的成果。

例1：

羊肉，其[①]有宿热者，不可食之。

[①]羊肉，其：原本残缺，据赵开美本补。（《金匮要略校注·禽兽鱼虫禁忌并治第二十四》）

此例通过对校法校出脱文，故校勘记用"据某本补"的形式说明原文已补及其依据。

例2：

"未睹其疾"者，先知邪正何经之疾也[①]，"恶知其原"者，先知何经之病，所取之处也。

[①]先知邪正何经之疾也：孙鼎宜："'先'当作'未'，'正'当作'在'，'之疾'二字衍。"（见河北医学院《灵枢经校释·小针解》）

此例"先"句乃解释前文"未睹其疾"的句意，根据词义对应的关系来看，"先"为"未"之误，"正"为"在"之误，"之疾"二字为衍文。错误很明显，故校勘者采用是非型校勘记及其术语判断是非。

例3：

皮寒热者，皮不可近席，毛发焦，鼻槁，不得汗；肌寒热者，肌[①]痛，唇舌槁，无汗；骨寒热者，病无所安，汗注不休，齿本槁痛。

[①]肌：原作"皮肤"，据《灵枢·寒热病》改。（南京中医学院《难经校释·第五十八难》）

南京中医学院《难经校释》的底本为1956年商务印书馆出版的《难经本义》。底本原文"皮肤痛"与前句"肌寒热者"文义不符，根据他书《灵枢》的文句，作"肌痛"则文义通顺，所以据《灵枢》改正底本文字。属是非型校勘记。

（二）倾向校记术语

倾向校记术语是用于表达校勘者倾向性观点的一类术语。每逢校勘依据不足，或对校勘结果没有十足把握时，校勘者为慎重起见，避免主观臆断，在底本原文不作改动的同时，应用此类术语来适当表达自己的倾向性意见。常用的此类术语有"疑误""疑脱""疑衍""疑倒"，或"义长""义胜""于义为长""于义为胜""似为是""可参"等。

例1：

春不病颈项，仲夏不病胸胁，长夏不病洞泄寒中，秋不病风疟，冬不病痹厥，飧泄，而汗出也。

新校正云："详'飧泄而汗出也'六字，据上文疑剩。"（《素问·金匮真言论》）

通读《素问》新校正，措辞频繁使用类似"疑衍""疑剩"之语，可见作者主观上具有尽量避免妄下断言的意识。

例2：

脉小者，尺之皮肤亦减而少气[①]；脉大者，尺之皮肤亦贲而起。

校勘：

①气：疑衍。此论尺肤，无所谓"少气"。《脉经》卷四第一无"气"字。（河北医学院《灵枢经校释·邪气脏腑病形》）

此例根据文义及他校法校出衍文，但因证据不足，不宜下定论，故曰"疑衍"。

例3：

凡候热病而应衄者，其人壮热，频发汗，汗不出，或未及发汗，而鼻燥喘息，鼻气鸣即衄。凡衄，小儿止一升，或数合，则热因之为减；若一升二升[①]者死。

①一升二升：本书卷四十六温病鼻衄候作"一斗数升"，义较长。（南京中医学院《诸病源候论校释·伤寒鼻衄候》卷四十五）

此例运用本校法校出异文"一升二升"和"一斗数升"，校勘者用"义较长"表明倾向性，认为作"一斗数升"文义更顺，但为慎重，没有改动原文，留待后人研究取舍。

（三）异同校记术语

异同校记术语是用来客观记录各版本间异文的一类术语。常用的有"一作某""某本（或某书）作某"，"某本（或某书）有某"，"某本（或某书）无"等，多用于说明是非难定的异文，校勘者亦没有倾向性意见。古书历经年更代革，辗转流传，传抄翻刻，许多异文已无从定论了。利用异同校记术语作客观记录，两存其义，留待后人继续考订，这同时也是实事求是学风的体现。

例1：

胸胁好者[①]肝坚；胁骨弱者肝脆。

①胸胁好者：《千金》肝脏脉作"胁骨坚者"。（山东中医学院《针灸甲乙经校释》卷一第五）

此例通过他校法校出异文。"胸胁好者肝坚"或"胁骨坚者肝坚"似乎文义都通，在没有其他证据的情况下，很难取舍，属于难定是非的异文。故校勘者只是在校勘记中摆出事实，供读者参考，并无倾向性意见。

例2：

病[①]胁下素有痞，连在脐傍，痛引少腹，入阴筋者，此名脏结，死。

①病：《玉函》卷三"病"下有"者若"二字；《补亡论》卷五"病"下有"人"字。（郭霭春

《伤寒论校注语译·辨太阳病脉证并治法第三》)

此例也是运用他校法校出异文。"病胁下素有痞""病者若胁下素有痞"或"病人胁下素有痞"三种表达方式均不影响文义。若无其他证据，很难取舍，属于难定是非的异文。校勘者无倾向性意见，只做客观记录，属异同型校勘记。

（四）存疑校记术语

存疑校记术语是用来记录有明显疑误而缺乏校勘依据的一类术语。常用的有"未详""存疑""待考"等，多用于已知底本有误，或怀疑底本有误，但因缺乏足够证据而无从校正者。

例1：

肠胃之长，凡长六丈四寸四分，受水谷六斗六升六合八分合之一，此肠胃所受水谷之数。杨注：计肠胃所受之数，垂升之半，合之大半也。

平按："六丈四寸四分"《灵枢》《甲乙》作"五丈八尺四寸"，"受水谷六斗六升六合八分合之一"作"受水谷九斗二升一合合之大半"十三字。注"垂"袁刻作"乘"，其义均未详。（《太素·身度》卷十三）

针对此段《太素》文字，萧延平校勘记先运用他校法指明他书异文两处，然后指出杨上善注文中的"垂"字袁刻本作"乘"，此乃运用对校法校出的异文。但无论原文作"垂"或者作"乘"，文义均晦涩不明，又缺乏旁证，于是萧氏直书"未详"。其实，在萧延平整理《太素》的校记按语中，类似"未详"之类的术语多处可见，一方面说明杨上善《太素》流传日久，存在大量错讹不明之处在所难免，同时也体现了学者校书的严谨态度。

例2：

《难经》曰：督脉者，起于下极之俞，并于脊里，上至风府，入属于脑，上巅循额，至鼻柱，阳脉之海也。

林校云："《九卷》言营气之行于督脉，故从上下。《难经》言其脉之所起，故从下上。所以互相发也。《素问》言督脉似谓在冲，多闻阙疑，故并载以贻后之长者云。"（《针灸甲乙经》卷之二"奇经八脉"）

此段林亿校勘记，直接表明了多闻阙疑、以俟来者的态度。属存疑型校勘记。

二、校勘记的样式

校勘记的样式可分简式和详式两种。选择哪一种样式，主要是由校勘目的决定。一般来说，为学术研究而校勘，宜采用详式校勘记，将校勘结果产生的依据详述殆尽；为知识普及而校勘，宜采用简式校勘记，言简意赅地帮助读者顺畅阅读文本。

（一）详式校勘记

详式校勘记一般为三段式，即由校、证、断三部分组成。也有的是由校和按两段式组成。倪其心《校勘学大纲》论之甚详："一则完整的校记，应包括三层内容：一校，二证，三断。'校'就是对校各本所得的异文或校者所发现的疑误。'证'就是校者对异文、疑误的分析论证，包括转述前人校证见解。'断'就是校者所作的结论。用前人习用的术语来说，这三层也可称为：一校，二按，三断。在列出异文之后，下一按语，按语内容主要即为校者转述前人校证和自己的论证，然后下一结论，总称'按断'。由于校者也可能不作结论，因而有'按而不断'之谓。"

三段式的例如：

是主骨所生病者，头痛颔痛，目锐眦痛，缺盆中肿痛，腋下肿，马刀侠瘿，汗出振寒，疟，胸胁肋髀膝外至胫绝骨外踝①前及诸节皆痛，小指次指不用。

①踝：原作"髁"，而周本、统本及张注本均作"踝"，《说文》足部："踝，足踝也，谓之左右隆然环起也。"骨部云："髁，髀骨也。"二字训异，此处作"踝"为是，故据改。（河北医学院《灵枢经校释·经脉》）

此则校勘记采用了活校式，底本原文已经改动。校勘记中据改理由非常清楚，具有说服力，使读者不得不信服。校记为三段式，首列异文，通过对校法，发现三个版本均作"踝"，与底本原文作"髁"有出入。其次为校勘者的按语，引用《说文》，分别对"踝"和"髁"两字字义进行训释，两字涵义不同，此为论据。末段为结论，校勘者认为作"踝"为是，据改理由充分。

在详式校勘记中，按而不断的两段式也很常见，主要用于存疑待考的情况。例如：

风之伤人也，或为寒热，或为热中，或为寒中，或为疠风，或为偏枯，或为风①也，其病各异，其名不同，或内至五脏六腑，不知其解，愿闻其说。

①或为风也：《太素》卷二十八"诸风数类"作"或为贼风也"。《甲乙》卷十第二上"或"字作"其"。《千金》卷八第一作"或为贼风"。《读素问钞》云："或当作均"。高士宗注："或为风病之无常。"《素问识》云："下文有脑风、目风、漏风、内风、首风、肠风、泄风，恐'为风'之间有脱字。"（山东中医学院《黄帝内经素问校释·风论》）

此例先运用他校法，列出他书《太素》《甲乙》《千金》中的异文，此为首段；其次引滑寿、高士宗、丹波氏的校注作为按语，此为次段。由于校勘者未表达自己的观点，所以此则校勘记仅两段，按而未断。

（二）简式校勘记

简式校勘记以简要记录校勘结果为主，不作详细考证。在古籍校勘中，也是常用的样式，多与详式校勘记穿插配合使用。简式校勘记的书写形式虽然没有统一的公式，但前人在长期的校勘实践中，经过不断总结，逐渐形成了一些成例。

比如张舜徽在《中国古代史籍校读法》"校书的具体方法"一节中，归纳总结出十种常见的简式校勘记的撰写方法：

（1）凡文字有不同者，可注云："某，一本作某。"（或具体写明版本名称）
（2）凡脱一字者，可注云："某本某下有某字。"
（3）凡脱二字以上者，可注云："某本某下有某某几字。"
（4）凡文字明知已误者，可注云："某当作某。"
（5）凡文字不能即定其误者，可注云："某疑当作某。"
（6）凡衍一字者，可注云："某本无某字。"
（7）凡衍二字以上者，可注云："某本某字下无某某几字。"
（8）字倒而可通者，可注云："某本某某二字互乙。"
（9）字倒而不可通者，可注云："某本作某某。"
（10）文句前后倒置者，可注云："某本某句在某句下。"

上述情况之一，有前后数见者，但于首见时注明"下同"或"下仿此"等字样。

可以看出，张舜徽先生所列举这十条，是针对校勘方式之一的死校式提出的。对于活校式，则应在此基础上灵活运用。

三、阅读校勘记应注意的问题

校勘是整理利用古代文献前提，离开校勘，古籍的利用便无从谈起。校勘记是校勘成果的记录，没有校勘记，就无法了解古籍整理者的工作成果。在阅读校勘记时，还应当注意如下几个方面的问题。

（一）了解出校原则

校勘的质量并不取决于校勘记的多少，而在于是否把有价值的内容准确、适度地提供给读者。通过校勘的具体操作，可发现大量异文和疑误，除了少数以记载版本资料为目的的校勘外，通常不须将所有的异文和疑误都写入校勘记中。哪些异文和疑误必须写入校勘记，哪些可以不写入，这就要求客观上应有一个标准。但是由于古籍各有特点，具体情况错综复杂，校勘时发现的问题都是千差万别，所以，具体而精到的标准很难析出，只能根据普遍现象和通常采取的办法，总结出带有普遍性的原则标准，这个标准就是出校的基本原则。按照 2012 年中华中医药学会发布的《中医古籍整理规范》，校勘古医籍一般应遵循如下出校基本原则：

"有校必记。除体例中明确规定径改者，凡改动底本上的任何一个字，一律出校勘记（简称"出校"）。同一个字多次改动者，于首见处出校，注明"下同"，余者不出校，但须在"点校说明"中统一说明。

凡底本无误，校本有误者，一般不出校。

底本中明显的错字、别字或日、曰、已、巳混淆之类，可以径改，不出校，但须在"点校说明"中统一说明。

底本与校本虚词互异，如无关宏旨者可以不改，一般也不出校；如属于底本错讹，且影响文义者，则须校改并出校。

底本与校本虽然一致，但按文义疑有讹、脱、衍、倒之属又缺乏依据者，保留原文不作改动，出校存疑。

底本与校本互异，但二者文义皆通，难以判定何者为是，如校本之文有参考价值，可出校以存疑，并提示何说义长。

底本中原有其字的通假字，于首见处出校。同一通假字多次出现，于首见处出校，注明"下同"，并在"点校说明"中统一说明。

底本中的避讳字，如系改字，有碍于文义文理者，改回原字并于首见处出校，同一改字多处出现，于首见处出校，注明"下同"，且须在"点校说明"中统一说明；如系习用已久，无碍于文义、文理者，不必回改，但应在"点校说明"中统一说明；如系缺笔、空字，径改回原字，不出校，在"点校说明"中统一说明。

底本中的异体字、古字、俗写字，日本版本中的当用汉字、手写体，除特殊设计的校注项目外，统一以规范字律齐，在"点校说明"中统一说明，不出校。

底本中引录他书文献，虽有删节或缩写，但不失原意者，无需据他书改动原文，以保持本书原貌；如引录之原文窜改较多，且有损文义，系著者原误者，原文不改，可出校；系后来致误者，可以改动原文并出校。

底本中涉及的具体史实，如人物、地点、年代等，若记述有明显错误，原文不改，出校。

底本目录与正文不符，如正文正确而目录有误，据正文订正目录，出校；如目录正确而正文错漏，可据目录订正正文，出校；如底本目录编排凌乱，可据校定后的正文重新编排目录，在"点校说明"中说明；若底本无目录，可据正文提取目录，在"点校说明"中说明。

着重符酌情删改，重文符改回原字，间隔符"○"代以标点符号，或空格，或另起，均不需出校，必要时在"点校说明"中统一说明。

底本、校本皆有脱文，或模糊不清难以辨认者，以虚阙号"□"按所脱字数一一补入；无法计算字数的，以不定虚阙号"▨"补入。二者均不需出校，只在"点校说明"中统一说明。

校本比底本多出的序、跋、前言、后记等，可根据具体情况选择补入，出校，并在"点校说明"中说明。

原著者的个人学术见解与错误，不属校勘范畴，不出校。

以上出校原则，当视所校之书的不同情况、适用范围、不同阅读对象具体确定。"

由于每部医籍或多或少都有各自的特殊情况，在遵守基本校勘原则之外，往往还有一些特殊的处理办法。这些内容校勘者都会在校注说明或者点校说明中交待清楚。所以，在阅读正文内的每条校勘记之前，必须详细阅读校注说明或者点校说明，了解校勘者对原底本内所有现象的处理方法，才能准确地理解医籍的内容。例如：人民卫生出版社 1986 年出版，史常永等点校《刘纯医学全集》校勘说明中的一段：

七、底本、主校本序跋全部予以保留，参校诸本序跋，与本书考证事宜有关者存之，如《玉机微义》正德元年汪舜民序、嘉靖九年黄焯序；与本书无关者删之，如《玉机微义》李维桢合刻本序、康熙刊本尤珍序。

八、校注所引参考文献概从简称，以避烦琐。文献全称以及所用版本列表附于书末，以备查考。

九、书中俗体字、异体字、古今字等，为保存珍本、孤本真貌，如《杂病治例》《伤寒治例》，尽量不予更动，其他各书如无特殊意义者，一律改做现行之标准繁体字。通假字酌予保留，并加简要训释，不引证出据，明义而已，难读难懂之字词，注音释义以首见者加注，复见者从略。

十、书中所载处方，往往省写药味、仅书方名，如《玉机微义》书中方名之下，常注"见本方""方见本方"等字样。其意谓方见原著，如"金匮大承气汤，见本方"，"局方橘皮半夏方，方见本方"，意谓方药见《金匮要略》《太平惠民和剂局方》，兹在此说明，书中不再出注。

以上所引《刘纯医学全集》校勘说明中的第七至第十条，是在深入分析了《刘纯医学全集》底本特点的基础上，针对校勘该书时遇到的一些具体情况的采取的处理方法。第七条是关于各本序跋的处理，第八条是参考文献的处理，第九条是关于俗体字、异体字、古今字等的处理，第十条是对"见本方""方见本方"等字样的处理说明。这些内容在基本出校原则中未涉及，或者与基本出校原则稍有不同。

（二）体会承袭关系

历代学者从事了大量古籍校勘活动，一些流传广泛的经典医籍甚至经过多次校勘整理注释，在后世的校勘成果中，往往吸取借鉴或者批判纠正前人的校勘结论，记录在校勘记中。仔细体会这类校勘记，可以了解学者们对于某一特定讹误或者异文的认识过程，感受校勘成果背后的执着努力。同时，研读此类校勘记，不仅能开阔思路，增长知识，深入体会校勘的精髓，还能为先辈认真严谨的治学态度所感染。

例 1：

曰：五脏各有声、色、臭、味、液①，皆可晓知以不？

然：《十变》言：肝色青，其臭臊，其味酸，其声呼，其液泣；心色赤，其臭焦，其味苦，其声言，其液汗；脾色黄，其臭香，其味甘，其声歌，其液涎；肺色白，其臭腥，其味辛，其声哭，其液涕；肾色黑，其臭腐，其味咸，其声呻，其液唾。是五脏声、色、臭、味、液①也。

①液：原无。《难经本义》："声色臭味下欠液字"，为是。据补。（南京中医学院《难经校释·第三十四难》）

根据《难经》原文，问句作"五脏各有声、色、臭、味"四项，答句结语作"是五脏声、色、臭、味也"亦四项，乍读似乎问答相吻合，之间没有出入。但细读引文《十变》的内容，每脏均涉及色、臭、味、声、液五个方面，故可确定问句有脱文，答句的结语亦有脱文。早在元代滑寿《难经本义》中，已经认识到了这个问题，曰"声色臭味下欠液字"。南京中医学院在校勘时，认可了元代滑寿的观点，所以在校勘记中说"为是。据补。"并在原文中两处补入了"液"字。这条校勘记显示了从元代到现代的承袭关系，也体现现代学者实事求是，不夺人之美的严谨治学态度。

例2：

岐伯曰：平治于权衡，去宛陈莝①，微动四极，温衣，缪刺其处，以复其形。

①去宛陈莝：沈祖绵曰："此句当作'去菀莝陈'。《说文》：莝，斩刍也。去、莝相对为文，宛、陈亦相对为文。"按：沈说是。本书《针解篇》云："菀陈则除之者，出恶血也。"是其证。"宛""菀"古通。"去宛"谓去血之瘀结。"莝陈"谓消水之蓄积。（郭霭春《黄帝内经素问校注·汤夜醪醴论篇第十四》）

沈祖绵著《读素问臆断》一卷，对《素问》61篇200余条原文进行校勘，广征博引，考证精详，训解明晰，义理晓畅，颇为精当。本条校勘记引用并认同了沈氏对"去宛陈莝"的校勘成果，并补充《针解篇》书证一条，又详细解释了"宛"与"菀"的关系，对"去宛"和"莝陈"的理解。这是一条在前人成果基础上进行补充和完善的校勘记。

（三）不可盲从轻信

对前人的古籍整理和校勘成果，我们应当持有的态度，是取其精华，避其不足，带着自己的思考去阅读和利用古籍整理作品。

首先不可盲目轻信旧本。当然，早期的写本、抄本、刻本和校本，有其可贵之处，历来受到校勘学家的重视。但是旧本也难免有误，并非考证判断异文正误的绝对可靠的依据。所以，在阅读校勘记时，不能因为校勘依据的底本或对校本是旧本，就盲目迷信，无原则地全盘接受。具体情况应做具体分析，校勘的结论必须按照校勘的规律和法则，经过严密分析判断而来，证据充分，才能使人信服。

前人的校勘成果固然有许多可圈可点之处，特别是一些文献学名家的校勘记，做足了使古籍存真复原的功夫，为人们获得正确的文本提供了大量便利。但是，古人也免不了出错，名家也可能失手。这就要求我们阅读旧注旧校时（古人对医籍的校勘，常与注释融合在一起），发挥自己的主观能动性，勤于思考，发现问题。比如唐代王冰，对《素问》的校勘注释做出了重要贡献，是《素问》得以流传下来的重要功臣，但也免不了有失误之处。

传世本《素问·三部九候论》有弹动足内踝的一种诊断方法"以左手足上，上去踝五寸按之，庶右手足当踝而弹之。"王冰注曰："手足皆取之，然手踝之上，手太阴脉。足踝之上，足太阴脉……"按照王冰的注释可以看出，他将"手足"理解为手和足。宋代林亿等人不同意王冰的说法，利用《甲乙经》及全元起注本进行校勘，指出《甲乙经》及全元起本原文均为"以左手足上去踝五寸而按之，右手当踝而弹之"。全元起注云："内踝之上，阴交之出，通于膀胱，系于肾，肾为命门，是以取之，以明吉凶。"多方对比，发现传世本《三部九候论》少一"而"字，多一"庶"字及"足"字。据此，宋臣认为："王注以手足皆取为解，殊为穿凿，当从全元起注旧本及《甲乙经》为正。"

此例足见不盲从旧注旧校的重要性。其实，如果仔细阅读林亿等人的校注就会发现，宋臣纠正王冰失误之处数量不少，对《素问》的传播又一次起到了重要作用。

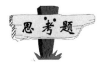思维导图

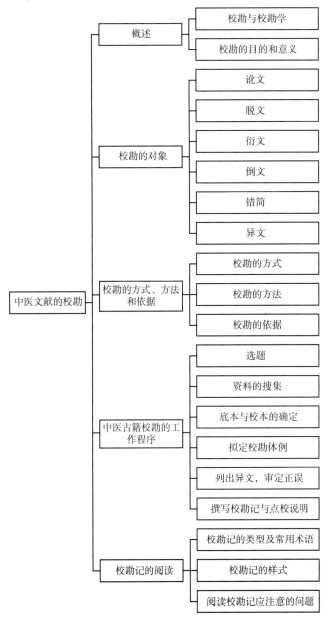

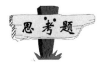思考题

1. 什么是校勘?
2. 简述校勘的对象都有哪些?
3. 校勘的方式有哪些? 各有何优缺点?
4. 校勘的方法有哪些?
5. 对校法的特点是什么?
6. 运用本校法需要注意什么?
7. 他校法的特点是什么? 运用他校法需要注意哪些方面?
8. "他书"是指哪些书?
9. 理校法的特点是什么?
10. 中医古籍校勘需要按照哪些程序进行?

第六章　中医文献的注释

语言文字随着时代的发展、地域的变化而不断变迁。就汉语而言，语言文字的变化主要包括语音的变异、语法的渐变，旧词旧义的消失和新词新义的产生，以及文字形体的演变等方面，这些变化造成了语言文字的古今、地域隔阂，成为阅读中国古籍、研究中国古代学术的莫大障碍。中医学历史悠久，医药古籍卷帙浩繁。自《汉书·艺文志》著录以来，前人为我们留下了数以万计的医药典籍，今尚存世者有数千种之多。其中有许多医学文献，由于语言文字的时代变迁、地域差异，著作者对文字、词语的使用、写作风格的不同，加之历经传抄翻刻，书籍原貌屡经改变。凡此种种，都给后人阅读古代文献带来了困难，必须通过古籍的注释来解决。

第一节　概　　论

一、"注释"的含义及由来

在秦汉时期，只有"注"或"释"等称谓。当时，注释和古书正文是不可分割的整体，即"注""释"是为了讲解古书而去训释古书中的语言文字，以阐发古代圣贤的微言大义。

《说文·水部》："注，灌也。"《仪礼·有司》郑玄注："注，犹泄也。"此为"注"之本义。"注书"之义，是后世引申义。贾公彦《仪礼疏》："注者，注义于经下，若水之注物也。"清段玉裁《说文解字注·水部》："'注'之云者，引之有所适也，故释经以明其义曰'注'。"把注释称作"注"，应始于东汉经学家郑玄。唐孔颖达《春秋左传正义》："毛君、孔安国、马融、王肃之徒，其所注书，皆称为传，郑玄则谓之为注。"《说文·采部》："释，解也。从采，采取其分别物也。"《尔雅》一书解释古今异言、方言俗语及各种事物名称的含义，其十九篇均以"释诂""释言""释训"等为名。后世注释文献多称"释"。"注释"连读，始见于南北朝时期。北齐颜之推《颜氏家训·书证》说：《诗》云：'参差荇菜'。《尔雅》云：'荇，接余也。'字或为莕。先儒解释皆云：'水草，圆叶细茎，随水浅深。'今是水悉有之，黄花似莼，江南俗亦呼为猪莼，或呼为荇菜。刘芳具有注释。"其后，"注释"一词应用渐广。《隋书·文学传·潘徽传》："总会旧辙，创立新意，声别相从，即随注释。"宋代姚宽《西溪丛语》卷下："陶潜《读山海经》十三首用事，今本多差误，各为注释之。"

二、注释的概念

现在，注释已成为专门的术语。注释就是解释语言，用通行的语言解释古代书籍中词语，以消除因为时代、地域悬隔造成的语言隔阂和文字障碍。因为时、地悬隔所造成的语言障碍，必须要有注释家为之注释，才能知道古某语即今某语，古某字即今某字。这样，才能一语一字之音义晓畅，句读篇章了无疑义，文通字顺，前人著述的思想才能通达于今世。

三、注释的别名

注释在历史上形成很多别名，除前面提到的"注""释"外，常用的还有传、解、诂、训、笺、诠、校、微、疏、音义、章句、诂训、训诂、解诂、训解、义疏、疏证等。其中影响较大的名称有以下几种。

（一）传

《说文·人部》："传，遽也，从人专声。"《尔雅·释言》："驲，遽也，传也。"胡韫玉《古书校读法》："以车曰传，亦曰驲；以马曰遽，亦曰驿，皆所以达急速之事。……传者，由此达彼。引申之，凡由此达彼者皆曰传。以言语递达者亦谓之传……递达古今之言者亦谓之传。"解释语词，就是古今之言的递达，因此，注释古文也称"传"。《公羊传·定公元年》："主人习其读而问其传。""读"即句读，"传"即注释。《汉书·古今人表》颜师古注："传谓解说经义者也。"如《春秋左氏传》。"传"有内传、外传、大传、小传、集传、补传之分。外传是通过广引事例而不完全以解释经义为主的注解；内传就是在内容上与经义密切配合的注解；大传为传其大义的意思；而小传则是一种谦词；集传与集注同；补传与补注同。

（二）解

《说文·角部》："解，判也。从刀判牛角。"解的本义是剖析、分析。注释就是分析语义，所以也叫作解。《内经》有《素问·阳明脉解》《灵枢·小针解》。古人注书，常以"解诂""训解"等连用，如全元起《素问训解》为最早之《素问》注解本。当代尚有以"解"名书者，如周凤梧、王万杰、徐国仟主编之《黄帝内经素问白话解》。

（三）诂

《说文·言部》："诂，训故言也。"段玉裁注："训诂言者，说释故言以教人，是之谓诂。"诂与故通，汉代人作注，多名为"故"，也叫故训或训诂。孔颖达《毛诗正义》说："诂训传者，注解之别名。"认为"诂""训""传"，都是注释的别称。

（四）训

《说文·言部》："训，说教也。""训"有广义与狭义之分。《尔雅·序篇》："释训，言形貌也。"这是狭义的"训"。《曲礼疏》："训，谓训说理义。"这是广义的"训"。《汉书·扬雄传》颜师古注："训者，释所言之理也。"汉人注书称"训"多用其广义，与诂义同。"训"常与"诂"连用，或称"故训""训诂"，也称"训解""注训"等。

（五）笺

《说文·竹部》："笺，表识书也。"从汉代郑玄起，注书也叫"笺"。郑玄《六艺论》说："注《诗》，宗毛为主，毛义若隐，略更表明，如有不同，即下己意。"可见，"笺"属于补充、订正、阐发性质的注释。后来的"笺证""笺注"，只是注解的意思，不仅限于对别人注的补充和订正，如张山雷《难经汇注笺正》。

（六）诠

《说文·言部》："诠，具也。"《晋书音义》引《字林》云："诠，具也。谓具说事理。"诠字的本义是语言详备。《淮南子》有"诠言训"。《淮南子·要略篇》云："诠言者，所以譬类人事之指，解喻治乱之体也，差择微言之眇，诠以至理之文，而补缝过失之阙者也。"这是刘安自己的解释，其含义所包甚广。后世注书叫诠的如唐·李翱的《易诠》，清徐大椿的《内经诠释》，张山雷的《中风斠诠》，都有详细阐明书中事理的意思。

（七）校

《文选·长杨赋》："校武票禽"，注引贾逵《国语》注云："校，考也。"考核古书也称"校"。有两种情况：一是辨章学术，考镜源流；二是校正文字，改正脱误。注释家们注解古书往往兼而有之。如宋·鲍彪《战国策校注》，清·胡澍《素问校义》，孙诒让《札迻·素问王冰注校》。

（八）微

《说文·彳部》："微，隐行也。"引申有隐微、精微义。《汉书·艺文志》载有《左氏微》《张氏微》。颜师古注："微，谓释其微指。"后世著述，称"微"的很多，如"发微""阐微""解微""指微""微旨"等。如许叔微《伤寒发微论》、陈士铎《脉诀阐微》、韩祗和《伤寒微旨论》。

（九）疏

注疏的"疏"，大概兼取"疏通"与"疏记"之义；"义疏"连用，即疏通其义之意。如皇侃《论语义疏》、缪希雍《神农本草经疏》、张孝培《伤寒论类疏》。

（十）音义

辨音的书称为"释音"，释义的书叫"义"，合起来叫作"音义"。音义本以辨音释义为本，但也往往从事校勘。音义或称作音训、音诂、音注、音证等，皆异名而同实。如姚景《本草音义》。

（十一）章句

《后汉书·桓谭传》李贤注："章句谓离章辨句，委曲枝派也。"沈钦韩《汉书疏证》："章句者，经师指括其文，敷畅其义，以相教授。"汉时"章句"指阐发微言大义。关于"章句"与"故传"的区别，刘师培《国学发微》说："故传二体，乃疏通经文之字句者也；章句之体，乃分析经文之章句者也。"如东汉·赵岐的《孟子章句》、民国·孙鼎宜的《难经章句》。这种解释字词、又串讲文章大义的解说方法，并非只在以"章句"为名的注释书中才用，有些注释书中，虽不以"章句"为名，但在注释时，也间有串讲文意。一般说来，"传注"比较简明，而"章句"则多繁琐。

第二节　注释的内容

古代注释的内容很广泛，包括解词、解句、注音、分析篇章、解释语法、考证名物等。其核心内容是解释词义，其他如释句、注音等也是围绕着解释词义而进行的。

一、解　词

解词是对客观存在的词义进行表述。古代汉语单音词占多数，书面上的一个字通常就是一个词。词是语言中表意的最小单位，它是音义的结合体。句子是由若干个词组成的，这些词只有连接成句子，构成一定的逻辑关系，才能表达一个完整的意思。如果不懂得各个词的意义，就不能理解词与词之间的关系，当然也就无法明白整个句子的意思。因此，注释的第一步就是解释词义。

（一）释实词

古人注释实词的材料主要保存在注释专著和已经过注释的书（传注）里面。专著和传注虽然都是以解释词义为中心内容，但是，它们解释的词义各有其特点。

专著则由于编写目的的不同，所收所释各有侧重。如《尔雅》以释群经常用词的常见义为主；《说文》以释文字的本义为主；《方言》以方言与方言、方言与共通语的对译为主；《释名》以追寻事物得名之由为主。至《广韵》有所改变，一词多义的解释逐渐多起来，反映了语言词义的发展。

传注除了解词外，注文中还有大量的译文和串讲等。同时，译文和串讲也兼有释义。如《诗·氓》："匪我愆期，子无良媒。"郑笺："非我以欲过之期，子无善媒来告期时。"不仅串讲了全句大意，而且连带以"非、过、善、媒、期时"对译了正文的"匪、愆、良、媒、期"五词的意义，对译也是释词。

专著和传注虽然都以解释词义为中心内容，但它们解释词义有相同的一面，也有不同的一面：相同的是解释的都是词的本义、引申义、假借义；不同的是，传注释义灵活具体，专著释义多确定概括。专著强调本义或原始意义，而传注则随文释义，不论本义，引申义、假借义。

《诗·氓》毛传："氓，民也。"

《战国策·秦策》："不忧民氓。"高诱注："野民曰氓。"

《说文·民部》："氓，民也。"段注："盖自他归往之民则谓之氓。"

毛传、高注与许慎同是解释了氓的本义。

《左传·襄公十一年》："围郑，观兵于南门。"杜预注："观，示也。"

《国语·周语》："先王耀德不观兵。"韦昭注："观，示也。"

《尔雅·释言》："观，示也。"

《说文·又部》："观，谛视也。"

观本义是"仔细看"，上述诸注及《尔雅》皆训为"示"，即审视、给人看，是引申义。

《诗·棠棣》："外御其务。"郑玄笺："务，侮也。"

《尔雅·释言》："务，侮也。"

"侮"的本义是轻慢，不敬重，"务"的本义是致力追求，二字在意义上无涉。二字古音均属明母、候部，再"侮"替换"务"字，文通义顺，证明郑笺与《尔雅》乃是以本字"侮"破假借字"务"。

《太素·知官能》："用针之服，必有法则焉。"杨上善注："服，学习也。"

《荀子·宥坐》："上先服之。"注："服，行也。"

《诗·周颂·噫嘻》："亦服尔耕。"笺："服，事也。"

《说文·舟部》："服，用也。"

传注以"学习""行""事"训"服"，各随文而释之。而"用"字是其概括义。

了解注释现象中概括义和具体义的应用，对于注释工作的实行有着重要的指导意义。

（二）释虚词

一般而言，虚词不表示概念，只表示语法意义。我国古代书面语言中的虚词总计约四百多个，这在整个古汉语词汇中的比重是不大，但使用频率很高。《论语·学而》："学而时习之，不亦说乎？"全句九字，连用"尔、之、不、亦、乎"五个虚词。实词易解，虚词难释。古汉语中的虚词，成为阅读古书的难点之一。因此，解释虚词成为古籍注释中的重要内容之一。

早在墨子时代就有了分析虚词的内容。《墨子·经上》对"且"字的解释："自前曰且，自后曰已。"毛传、郑笺把没有实在意义的词称为"辞"。

《诗·芣苢》："采采芣苢，薄言采之。"毛传："薄，辞也。"

《诗·都人士》："匪伊垂之，带则有余。"郑玄笺："伊，辞也。"

孔颖达注疏中不仅把虚词和实词区分得很清楚，而且还提出划分虚词实词的标准。

《易·无妄》："无妄之往何之矣"。孔疏："上'之'是语辞，下'之'是适也。"

《诗·芣苢》："薄言采之。"孔疏："薄……于义无取，故为语辞。"

《诗·小雅·白驹》："皎皎白驹，贲然来思……慎尔优游，勉尔遁思。"孔疏："此'来思''遁思'二'思'，皆语助，不为义也。"

此外，对虚词的解释，尚有"发声""发语声""发音""声之助"等各种形式。

《素问·病能论》："所谓揆者，方切求之也，言切求其脉理也。"王冰注："凡言'所谓'者，皆释未了义。"

专著中对虚词的解释如：

《尔雅·释诂》："粤、于、爰，曰也。爰、粤，于也。"又《尔雅·释诂》："畴、孰，谁也。"

《广雅·释诂》："害、曷、胡，何也。"《广雅·释诂》："仍、重，再也。"

二、解　句

句子是语言的基本单位，一个句子的构成，是通过有规律地运用实词和虚词，按一定的词序把它们排列起来，达到表达完整思想感情的效果。句子是作为整段话的有机部分而存在的，因此，句子的构成也受到它前后左右句子的制约而变异。帮助读者掌握句子的意义，是传注注释的落脚点之一。

解句一般是针对一个句子，但也可针对一群句子，大致有翻译、串讲、说明原因、点明含义等几种情况。

（一）翻译

《诗·扬之水》："扬之水，不流束楚。"毛传："激扬之水，可谓不能流漂束楚乎？"

《太素·阴阳》："智者察同，愚者察异。"杨上善注："智者反物观道，愚者反道观物。"

上述译文的词义与句法同正文对应，可称为直译；不对应，但将原文大意完全译出的称为意译。

《诗·柏舟》："我心匪石，不可转也；我心匪席，不可卷也。"毛传："石虽坚，尚可转；席虽平，尚可卷。"

《太素·阴阳杂说》："阴之所生，和本曰味。"杨上善注："五脏所生和气之本，曰五味也。"

《素问·生气通天论》："四时之气，更伤五脏。"王冰注："寒暑温凉，递相胜负，故四时之气更伤五脏之和也。"

（二）串讲

串讲就是把句意连贯起来，作概括的讲述。汉代学者注释古书，往往在解释词义之外，再串讲一下全句或全章的大意，古人把这种方法称为章句。

《孟子·梁惠王上》：“孟子见梁惠王。王立于沼上，顾鸿雁麋鹿，曰：'贤者亦乐此乎？'”赵岐《章句》说：“沼，池也。王好广苑囿，大池沼，与孟子游观，顾视禽兽之众多，其心以为娱乐，夸咤孟子曰：'贤者亦乐此乎？'”

赵岐在解释了“沼”字后，是一段串讲，串讲中也夹有释词。如“顾视”是释“顾”字。但其重点不在解词，而在于通过串讲使文意更加清楚。

《诗·关雎》：“窈窕淑女，君子好逑。”毛传：“窈窕，幽闲也；淑，善；逑，匹也。言后妃有关雎之德，是幽闲专贞之善女，宜为君子之好匹。”

前一部分是解词，后面是串讲两句诗的大意。

《太素·顺养》：“春三月，此谓发陈。”注：“陈，旧也。言春三月，草木旧根、旧子皆发生也。”

《太素·六气》：“精脱者，耳聋……气脱者，目不明……津脱则腠理开，汗大泄。”杨上善注：“前之二脱，言脱所由，故有脱也。以下三脱，直著其脱状，故津脱、腠理开、汗泄为状。”

《素问·生气通天论》：“阳气者，烦劳则张，精绝，辟积于夏，使人煎厥。”王冰注：“煎厥之状，当如下说。”

古代医学文献中这种释义方式很常见。运用这种方法，将句子旨意作出简要说明，有助于进一步理解原文。

（三）说明原因

这种释义方法，是不直接解释句义，而是解说正文情况的原因。

《诗·汝坟》：“鲂鱼赪尾。”毛传：“赪，赤也。鱼劳则尾赤。”

《太素·阴阳杂说》：“冬喜病痹厥”。杨上善注：“伤湿，冬病故为痹厥。”

《素问·阴阳离合论》：“是故三阴之离合也，太阴为关，厥阴为阖，少阴为枢。”王冰注：“亦气之不等也。”

（四）点明含义

不解释句子表面的意义，只是指明句子内容的实质。

《诗·小雅·小宛》：“战战兢兢，如履薄冰。”郑笺：“衰乱之世，贤人君子虽无罪犹恐惧。”

《太素·顺养》：“使百姓无病，上下和亲，德泽下流，子孙无忧。”杨上善在“德泽下流”后注“理国之意”；在“子孙无忧”后注 “理家之意。”

杨注点明含义，即所谓言外之意，可以帮助读者深入理解。

三、注　　音

声音是语言的物质外壳，书面语言也是如此。人们要读书识字，必须要明白字音，给难字、僻字注音，成为注释的任务之一。

从古代的注音到现代汉语拼音方案注音，经历了一个由粗略到精密的过程。大致可分反切产生前的注音方法（包括譬况、读若、直音）和反切注音法。

（一）譬况

这种注音方式是简单描写发音方法。

《释名·释天》："天，豫司兖冀，以舌腹言之，天，显也，在上高显也；青徐以舌头言之，天，坦也，坦然高而远也。"

《公羊·庄公二十八年》："春秋伐者为客，伐者为主。"何休注："伐人者为客，读伐，长言之，齐人语也；见伐者为主，读伐，短言之，齐人语也。"

《太素·知针石》："呿吟至微，秋毫在目。"注："呿，音去，谓露齿出气。"

在作者所处的时代，经这样注音后，读者大概能够知道被注字的读音；但时至今日，已很难据此准确地发出当时的读音。因此，又产生了用读若法注音。

（二）读若

"读若"又称"读如"，是以某字为标准，指示人们用这个字的音去读，即可知其读音。

《说文·口部》："唫，咽也。从口会声。或读若快。"

《诗·郑风·大叔于田》："叔善射忌，又良御忌。"郑笺："忌，读如彼已之子之己。"

读若法比大致描绘发音方法要具体一些，但有时未必能读出准确的读音，因为作为标准的那个字的读音，后人往往已经不能准确地读出当时的音来，倘若用生僻字注音，注了等于没有注。但作为古代注音法来说，读若法仍然是一种进步。

（三）直音

这是一种以同音字来注音的方法，这种方法简便实用，今天仍在应用。

《太素·顺养》："肠中寒则肠鸣飧泄。"注："飧，音孙。"

直音法比譬况、读若法更进了一步。若能选用常见字进行注音，确实是简单易行的方法。但也有其缺点，也就是当注音字无常见字可选用，而只能用生僻字注音时，注了等于没注。

（四）反切

反切是古代的一种拼音方法，古人称"反"或"切"。这种方法是上字取其声母，下字取其韵母（包括四声），声母和韵母拼合，得出被切字的注音。汉语用反切给难字注音，起源较早。

《汉书·高帝纪》孟康注："媪，母别名，音乌老反。"又，颜师古注："陂，音彼皮反。"

《说文·一部》徐铉注："元，愚袁切。"

《广韵》："东，德红切。"

《太素·调阴阳》："气虚宜掣引之"。杨注："掣，死曳反。"

用反切法注音，已建立了语音分析的观念，注出的音也较譬况、读若、直音法准确。其缺点在于若读者不知反切上下字的读音，仍然读不出音来。

四、分　析　篇　章

注释中对篇章的解释，或说明取名的理由，或概括介绍文章的思想内容或故事情节。王充《论衡·正说》云："文字有意以立句，句有数以连章，章有体以成篇，篇则章、句之大者也。"可见，分析篇章至少到汉代已经是常用的注释形式，《诗经》的"小序"即是对篇章的解释。

（一）解释篇题

解释篇题，主要是对篇题的取名由来，或篇题所包含的义项进行解释说明。如：

《太素·顺养》"胃中热则消谷，令人悬心善饥，脐以上皮热"，杨上善注："自此以下，广言热中、寒中之状。"

《素问·上古天真论》，高士宗《黄帝内经素问直解》：

"上古者，黄帝之时，追溯混沌初开，鸿蒙始辟也。天真者，天性自然之真，毫无人欲之杂也。帝欲寿天下之民，故言上古之人，春秋皆度百岁。"

吴崑《黄帝内经素问吴注》，行文简括，如：

《素问·四气调神论》曰："此篇言顺于四时之气，调摄精神，亦上医治未病也。"《素问·生气通天论》曰："凡人有生，受气于天，一呼一吸，与阴阳运气相互流贯，故云生气通天也。"

高士宗《黄帝内经素问直解》言《素问·阴阳离合论》：

"此承上编阴阳应象，而复论阴阳之离合也。应象者，阴阳之徵乎外也；离合者，阴阳之本乎内也。阴阳之理，本于太极，由阴而阳，故曰阴阳。离则有三，合则为一，从三而十百千万皆离也。三阳归于一阳，三阴归于一阴，皆合也。开阖枢者，开则为阳，阖则为阴，舍阖则不能为开，舍开则不能为阖，是阴阳互见，开阖并呈也。其曰阴之绝阳，是纯阴无阳而归于太极也；又曰阴之绝阴，是纯阴无阴，而归于无极也。阴阳之理，从无极而太极，太极而阴阳，所以申明阴阳离合者如此。"

以上解释，紧扣篇题，先释阴阳本于太极之理，继论阴阳离合变化之道，并着重解释了《阴阳离合论》中的"开""阖""枢""阴之绝阳""阴之绝阴"等关键词语，这对把握篇章主旨及核心内容无疑具有重要的参考作用。

清代张志聪《金匮要略集注》言《金匮要略·脏腑经络先后病脉证》："此论五行相克之理，必以次传，而病亦当预备以防其传也。"

其着眼点在于一个"传"字，根据疾病必以次相传的基本规律，揭示出该篇"已病防变"的治未病思想。

有些篇题表达的意义不够具体明了，则需要既通过考察篇题命名的用意，结合具体内容来把握和归纳解说篇章的主旨。高士宗《黄帝内经素问直解》："《素问·灵兰秘典论》'灵兰'，藏书之室，谓神灵相接，其气如兰。'秘典'，帝以岐伯之言藏灵兰之室，为秘密之典章。盖心为君主，主明则下安，不明则危，是君道之所系者大。帝问岐伯之言，而悟为君之道，故尊奉其言，斋戒择吉，以藏灵兰之室，故曰《灵兰秘典》。"

高士宗为《灵兰秘典论》所作的题解，从解释篇题中的"灵兰"与"秘典"入手，结合论中的内容旨要，不但指明《灵兰秘典论》的重要价值，而且将其与为君之道贯通起来。这种归纳篇章主旨的作法，体现了中医学独有的认识问题的特点。

（二）阐述章旨

章旨，亦作"章指"，即指一段文章的主旨。章句体注释产生于汉代，代表者有王逸《楚辞章句》、赵岐《孟子章句》。钱大昕《十驾斋养心录·孟子章指》云："赵岐注《孟子》，每章之末，括其大旨，间作韵语，谓之章指。"唐·韩愈《进学解》曰："记事者必提其要，纂言者必钩其玄。"摘取书文要点，或就要领加以简述，这对帮助读者准确理解某段原文，颇有裨益。阐述章旨的形式，或正文之前，或在正文之后；或对全篇进行概述，或对某一段落进行概述，并无定体。如：

《灵枢·小针解》讨论关于小针的运用，即是注释《灵枢·九针十二原》"小针之要"：

"小针之要，易陈而难入。粗守形，上守神。神乎神，客在门，未睹其疾，恶知其原。刺之微，在速迟。粗守关，上守机。……逆而夺之，恶得无虚？追而济之，恶得无实？迎之随之，以意和之，针道毕矣。凡用针者，虚则实之，满则泄之，宛陈则除之，邪胜则虚之。"

《灵枢·小针解》根据《灵枢·九针十二原》的内容，依其原文逐句择要加以解释。马莳说："《九针十二原》中，有小针之要，而此篇正以解其首篇，故名之曰小针解。"

又如《素问》中《离合真邪论》和《针解篇》二篇，也有注释《灵枢·九针十二原》某些文句的内容。

《素问·离合真邪论》："真气者，经气也。经气太虚，故曰其来不可逢，此之谓也。故曰候邪不审，大气已过，泻之则真气脱，脱则不复，邪气复至，而病益蓄，故曰其往不可追，此之谓也。不可挂以发者，待邪之至时而发针泻矣。"

《素问·针解》："刺虚则实之者，针下热也，气实乃热也。满而泄之者，针下寒也，气虚乃寒也。菀陈则除之者，出恶血也。邪胜则虚之者，出针勿按。徐而疾则实者，徐出针而疾按之。疾而徐则虚者，疾出针而徐按之。言实与虚者，寒温气多少也。若有若无者，疾不可知也。察后与先者，知病先后也。为虚与实者，工勿失其法。若得若失者，离其法也。虚实之要，九针最妙者，为其各有所宜也。补泻之时者，与气开阖相合也。九针之名，各不同形者，针穷其所当补泻也。"

《素问·气厥论》："故得之气厥也。"陈修园注："此总释脏腑寒热相移，皆在气而不在经。"

《灵枢·五十营》："所谓交通者，并行一数也。"张介宾注："此释上文'交通'二字之义，并行一数，谓并二十八脉，通行一周之数也。"

《素问·阴阳应象大论》："黄帝曰：阴阳者，天地之道也……神明之府也。"张介宾注："此自首节'阴阳'二字，一贯至此，义当联玩。《天元纪大论》亦有以上数句，见运气类。"

不但标明段落大意，还指导人们应如何全面去领会其精神实质。

《伤寒论·太阳篇上》："太阳之为病，脉浮，头项强痛而恶寒。"方有执注："此揭太阳之总病，乃三篇之大纲。已下凡首称太阳病者，皆括此而言之也。"

重在探究本段经文特有寓旨。

《素问·五脏生成篇》新校正云："按此篇云《五脏生成篇》而不云论者，盖此篇直记五脏生成之事，而无问答论议之辞，故不云论。后不言论者，义皆仿此。"

昭示《素问》"篇"与"论"命名之所以然。

方有执《伤寒论条辨》中多数篇文前有小序一段，说明该篇要义，亦章旨类也。如：

"辨太阳病脉证并治"上篇："太阳一经，风寒所始，荣卫二道，各自中伤，风则中卫，故以卫中风而病者为上篇……""辨太阳病脉证并治"中篇："太阳统摄之荣卫，乃风寒始入之两途，寒则伤荣，故以荣伤于寒而病者为中篇……""辨太阳病脉证并治"下篇："中风者，单只卫中于风而病也；伤寒者，单只荣伤于寒而病也；若风寒俱有而中伤，则荣卫皆受而俱病，故以荣卫俱中伤风寒而病者为下篇……"

方氏以风伤卫、寒伤荣、风寒两伤荣卫同病三类，虽然后世医家多有非议，但从注释而论，其意在说明三篇之章旨。

《灵枢·邪气脏腑病形》："黄帝曰：'请问脉之缓、急、小、大、滑、涩之病形如何？'"张介宾注："六者为脉之提纲，故帝特举而问之。"

沈明宗《伤寒六经辨证治法》，绝大部分条文，均于文后揭示要点。如太阳上篇证治大意。

"太阳之为病"条云："此为太阳风寒脉证之总纲也。"

"病有发热恶寒者发于阳也"条云："此别阴阳治病之机，则知愈病之期也。"

"欲自解者必当先烦"条云："此为风寒欲解也。"

"太阳病发热汗出恶风脉缓者"条云："此太阳风伤卫脉证也。"

"太阳中风，阳浮而阴弱"条云："此风伤卫正治法也。"

（三）发凡起例

发凡起例，是揭示一书的体制或通例。医籍发凡起例，形式不一，有夹带于序、跋或正文中者，有夹带于注文中者，有特设凡例专文者。

夹带于序言中的凡例，如：

《难经集注》杨玄操序云："今辄条贯编次，使类例相从，凡为一十三篇，仍旧八十一首；吕氏未解，今并注释；吕氏注不尽，因亦伸之；别为音义，以彰厥旨。"

此文虽简，但却大致反映了杨玄操注释《难经》的方法，主要有三个方面，一者条贯编次，今存十三类者，盖出于杨氏之手；一者吕氏未注者，并为注释；一者别为音义。

凡例散在诸篇者，如：

《千金要方》林亿等新校正云："《千金方》旧有例数十条，散在诸篇，凡用一法，皆宜遍知之，虽素熟其书者，临事尚虑有所遗失，……及新加撰次，不可无法，今撮集旧凡，并新校之意，为例一篇，次于今序之末。庶后之施用者，无疑滞焉。"

是知该书旧有例散在篇中，林亿等重为例言共19条，列于卷首。

凡例夹带于正文中者，如：

《伤寒论·辨太阳病脉证并治中》葛根汤条云："余如桂枝法将息及禁忌。"麻黄汤条云："余如桂枝法将息。"

特设凡例专文者，如：

徐忠可《金匮要略论注·凡例》："一、此书废坠已久，中多讹字，疑者阙之，示慎也。间有损文拆义，聊以鄙见，质之后贤。一、原文有附方，云出《千金》《外台》诸书，似属后人赘入。然方引药味，颇亦不凡，或原为仲景所制，因述彼习用者之书名，今悉用徐镕传本，附列以候参考。一、拙著有论有注，正义疏释备于注，或有剩义及总括，诸证不可专属者，见于论。更有经义可借以发本文之覆者，别具上方。一、此书虽出管见，然远近有道，无不就正，博洽君子，即未习医，亦虚心质之，借重姓氏，以奉教多者居前，非有所先后也。若从游诸贤，竟屈肩随矣。……一、读我论注有法，须先将方论药味，逐字不遗，熟记贯串，竭其知识。探讨既久，然后将余论注，验其得失。不可摘段取便，不可彷佛涉略。要知他方书，原属剽窃凑集，故可阅首置尾，即内中采摘一条，时亦获验。若《金匮》之妙，统看一卷，全体逼现，不独察其所用，须察其所不用。要知仲景审证用药，已臻圣域，其所不用药，岂智力不及后人耶。"

徐氏此例主要说明注释宗旨与方法，选用版本及阅读方法，尤其能交待所据版本，较之前人更为可取。

凡例除自撰者外，亦有他人增补者。如张志聪《黄帝内经集注》，后有浙江官医局为之 "增补凡例一篇"，共列七条，大都为对该书赞许之文注释之凡例。

注释的凡例，考诸家为文各有详略，条陈语次亦无定体。概括而言，主要包括如下内容。

（1）注释某书，当选用佳本，且当注明系选用何本作底本。

（2）底本所具，包括序、跋、卷端等，一般应予以保留，若有删削，应予说明。

（3）书中文字，常有衍脱误倒之处，若不校勘，势必影响正确的理解与注释原文本义。凡需校者，当说明所据校本。

（4）征引别家书籍，亦当选用佳本，或用简名，或用繁名，均应作出交待。

（5）凡引别说，尽可能原文照录，以免主观臆改，若或约取要义，亦当有所交待，以示学术渊源，并便于核查。

（6）古籍用字，形体复杂，诸如假借字、异体字、俗写字等，不一而足。凡对此类文字之处理方法，应予说明。

（7）书中字、词等需加注释，而又前后重出复见者，每不胜举，取何法以避繁文，亦当注明。

（8）注释行文，应有规范，自定条款，必当见于例言。

（9）其他如原著者生平、学术源流及评述等，若无专文，亦可简述，纳于例中。

五、解 释 语 法

语法是指语言的结构规律，包括词法和句法。语法与语音、词汇一起，成为语言的三大组成部分。

在我国传统语言学中，古代学者对词汇和语音的研究，均取得了很大的成就，并有专门的著作问世。但语法学方面的著作，却出现的得很晚，杨端志《训诂学》说："在我国，清末马建忠《马氏文通》以前，可以说没有真正的语法学著作。"研究语言结构规律的语法学，虽起于近代，但这并不代表我们传统的语言学里，没有涉及语法的内容。事实上，自《毛诗故训传》以来，历代许多注释家在为古书作注的时候，已经把他们对语法的理解和分析，贯穿于注释之中，形成了我国独有的"训诂式的语法学"。

在词类的划分方面，陆宗达先生指出："西汉时期的训诂学者，已把汉语词汇分析为'词''事''名'三类。'词'是虚词；'事'是状物的词，包括动词、形容词等；'名'即名词、人称代词等。许慎的《说文解字》全书释字中，三者的脉络条贯皎然可寻。"至宋代，人们将词分为虚实，称"实字""虚字"，然其所含范围与今天的划分不同。

在古注中，首先涉及到语法现象的是《毛诗故训传》。毛亨在注释《诗经》时，常用"X，辞也"或"X，X辞也"的方式，来说明虚词。将实词与虚词区分开来，这在语法研究上，具有重要意义。如：

《诗·文王》："思皇多士。"毛传："思，辞也。"笺："思，愿也。"正义："思，语辞。"

《诗·汝坟》："即见君子，不我遐弃。"正义："不我遐弃者，犹云不遐弃我也。古人之语多倒，诗之此类众矣。"

《诗·芣苢》"采采芣苢，薄言采之。"毛传："薄，辞也。"

《诗·文王》"文王在上，於昭于天。"毛传："於，叹辞也。"

在古医籍的注释中，涉及语法解释者，亦不在少数。如：

《素问·平人气象论》："春胃微弦曰平。"王冰注："言微似弦，不谓微而弦也。"

在语法关系上，微弦可有偏正结构和并列结构两种解释。从王冰所解之义来看，此处"微弦"是偏正结构，"微"修饰"弦"。又如《金匮要略·痉湿暍病脉证治》："太阳中暍，发热恶寒，身重而疼痛，其脉弦细芤迟。"柯韵伯注："弦细芤迟，不得连讲，言中暑夹寒之脉，或弦细，或芤迟，皆是虚脉。"柯氏认为四者不是并列关系，而是"弦细"与"芤迟"组成选择关系。

《素问·腹中论》："灸之则瘖，石之则狂。"王冰注："石，谓以石针开破之。"

说明王冰已认识到"石"字的特殊用法。"石"是名词，此处的用法是名词用作动词。

《素问·异法方宜论》："西方者……其民陵居而多风。"王冰注："居室如陵，故曰陵居。"

王冰将"陵居"看作是名词性的偏正词组。对此，林亿提出不同的看法。林亿新校正云："详大抵西方地高，民居高陵，故多风也。不必室如陵矣。"名词"陵"，在句中作状语，修饰动词"居"，表示动作发生的场所，在现代汉语中，名词是不能直接作状语的，但在古代汉语里，名词作状语，却是一种常见的语法现象。

《素问·腹中论》："丸以雀卵。"杨上善将"丸以雀卵"，注为"捣以雀卵为丸"，即"以雀卵丸"，名词"丸"被介宾结构"以雀卵"修饰活用为动词。

《素问·五运行大论》："大气举之也……寒暑六入，故令虚而生化也。"沈又彭《医药读》注："寒暑六入，谓五气从上下四旁而入，非六气也。"

"六入"，注为"从上下四旁而入"，即"六"这数词是"上下四旁"这并列方位名词词组的复说成分，后边省略量词"方"做"入"的状语。

《素问·经脉别论》："经气归于肺，肺朝百脉。"王冰注："脉气流运，乃为大经，经气归宗，上朝于肺，肺为华盖，位复居高，治节由之，故受百脉之朝会也。"

王冰将"朝百脉"，注为"受百脉之朝会"，即"使百脉朝会"，动词"朝"使动用法。马莳、张志聪之注皆同此说，但现代有的注为"汇归""输送到"，当一般动词，是疏于语法之故。

《太素·虚实脉诊》："实如滑则生，实如逆则死矣。"杨上善注："虽实，柔滑可生也，实而寒涩，死之徒也。"

把"如"释为"而"，示人是连词。

《素问·疟论》："夫病温疟与寒疟而皆安舍？"张介宾注："安舍者，言其何所居也。"

把"安"释为"何"，示人是疑问代词。

《伤寒论·太阳病》："不可令如水流漓。"方有执注："不可，禁止之词也。"

把"不可"训为"禁止之词"，即表示"禁止"语意的否定副词。"词"是训诂术语，标志所训者是虚词。

《灵枢·五色》："常候阙中，薄泽为风，冲浊为痹。"张介宾注："风病在阳，皮毛受之，故色薄而泽。痹病在阴，肉骨受之，故色冲而浊。冲，深也。"

"薄泽"释为"薄而泽"；"冲浊"释为"冲而浊"，可见均为并列关系。

《伤寒论·辨阳明病脉证并治》："浮涩相搏，大便则硬，其脾为约，麻仁丸主之。"《医宗金鉴》注："其名为约者，谓脾为邪所约束，不能为胃行其津液，故名脾约也。"

吴谦将"脾为约"释为"脾为邪所约束"，可见它为被动句。

《神农本草经》菟丝子："主续绝伤，益气力，补不足。"陈修园注："补不足者，取其最足之脂膏，以填补其不足之精血也。"

注文将"补不足"释为"填补其不足之精血"，可见此句"补"是谓语，"不足"是定语，而定语的中心词（宾语）"精血"被省略了。这是省略句。

日本浅田栗园《伤寒论识》卷一"太阳之为病"，注云："夫太阳病，大表也，乃病之所病。病者何？邪气而外感之所得也。是以太阳之下，插'之为'二字，以判病位与邪气。亦犹戴《记》所谓中庸之为德、祭之为物之语例也。"

此特出"之为"二字在本句中意义，并举戴《记》为证。

再看清·胡澍《素问校义》的几个例子：

"人将失之耶"："今时之人，年半百而动作皆衰者，时世异耶？人将失之耶？澍案：人将失之耶，当作将人失之耶。下文曰：人年老而无子者，材力尽耶，将天数然也？"

胡氏首先从语法结构分析，又引下文语例为证，于义为是，又《云笈七签》卷三十二引此文，亦可为证。

"春必温病"："冬伤于寒，春必温病。澍案：春必温病，于文不顺，写者误倒也。当从《阴阳应象大论》作'春必病温'（宋本亦误作温病，今从熊本、藏本乙正）。《金匮真言论》曰：故藏于精者，春不病温。《玉版论要》曰：病温疟甚死。《平人气象论》曰：尺热曰病温。《热论》曰：先夏至日者为病温。《评热论》曰：有病温者，汗出辄复热。皆作病温。"

"是以知病之在皮毛也"："藏本无也字。澍案：上文是以知病之在筋也、是以知病之在脉也、是以知病之在肉也，下文是以知病之在骨也，句末皆有也字，不应此句独无。藏本脱。"

上述例子说明，古人虽无语法术语，然确有语法意识，认真分析这些材料，对于理解句子的结构和语言，很有帮助。

六、考 证 名 物

"名物"一词，在先秦两汉典籍中见于《周礼》《管子》和《春秋繁露》。其中最早记载"名物"的典籍是《周礼》。《周礼·天官·庖人》："掌共六畜、六兽、六禽，辨其名物。"所谓名物，是指范围比较特定、特征比较具体，便于区别、确定名号的事物。如《神农本草经》所载云母，因颜色不同而各具专名：色赤者名云珠，色青者名云英，色白者名云液，色青黄者名云砂，色正白者名磷石，五色具者名云华。

名物的注释，与中医学关系很大。从词义学的观点来看，名物讲的是一些专名的词义，相当于后来的专门术语。

一切科学文化都包含在语言之中，名物是专门的术语，都有命名的由来。因为一切术语，都是根据人们对这种事物的观察认识，借助于已有的生活用语而发展出来的。但是，由于事物本身的发展，也由于语言形式和文字形式的变化，名称越来越符号化，命名的来源渐不为人所知了。越是专名，越难考察。可以想象，古人在给一个专名定名时，完全没有根据、没有意图，几乎是不可能的。虽然定名有偶然性，名与实绝非必然的切合，但人们在为一事物定名时，一定与对这一事物的观察认识有联系，因而在不同程度上有源可寻。有代表性的专著是东汉刘熙的《释名》。

《释名·释形体》："颈，径也。径挺而长也。"

又：

"皮，被也，被覆体也。肤，布也，布在表也。"

《太素·本输》："所出为井。"注："井者，古者以泉源出水处为井也，掘地得水之后，仍以本为名，故曰井也。人之血气出于四肢，故脉出处以为井也。"

《太素·本输》："太泉者，鱼后下陷者之中也，为输。"注："输，送致聚也。"

《八十一难》："五脏输者，三焦行气之所留止，故肺气与三焦之气送致聚于此处，故名为输也。"

《太素·十五络脉》："足少阴之别，名曰大钟"注："钟，注也。此穴是少阴大络别注之处，故曰大钟。"

由此可以看出，物之具名，本自有义，循名责实，义自明矣。运用考证名物的方法，探求医学术语命名的来源，可以帮助我们进一步理解并研究古人的科学思想。在古代文献中，蕴含着丰富的有关中医的名物训诂内容。大致可分为以下几种。

（一）释形体

东汉·刘熙《释名》专设"释形体"篇，收载有关人体部位、脏腑名称的词语，并用音训的方法进行解释。如：

"膜，幕也，幕络一体也。"

清代沈彤《释骨》一书，为专释骨名者。如：

"头之骨曰颅；其上曰巅、曰脑盖、曰脑顶，亦曰顶；其会曰囟；其横在发际前者曰额颅，亦曰额；额之中曰颜、曰庭：其旁曰额角；其前在眉头者曰眉本；在目眶者曰眶上陷骨；眉间曰阙；其下曰下柱，下柱者，目间也；眉目间亦通曰颜。"

（二）释疾病

东汉刘熙《释名》的"释疾病"篇，收释有关病证名称的词语。

《释名·释疾病》："龋，朽也，虫齧之齿缺朽也。瘖，唵然无声也。瘿，婴也，在颈婴喉也。痈喉，气著喉中不通，蓄成痈也。消渴，澌，渴也。肾气不周于胸，胃中津润消渴，故欲得水也。"

此为从症状与病机方面说解之例。

《诸病源候论》缓疽候："缓疽者，由寒气客于经络，致荣卫凝涩，气血壅结所成。其寒盛者，则肿结痛深，而回回无头尾。大者如拳，小者如桃李，冰冰与皮肤相亲着……以其结肿积久，而肉腐坏迟，故名缓疽，亦名肉色疽也。"

《诸病源候论》石淋候："石淋者，淋而出石也。肾主水，水结则化为石，故肾客沙石。肾虚为热所乘，热则成淋，其病之状，小便则茎里痛，尿不能卒出，痛引少腹，膀胱里急，沙石从小便道出，甚者塞痛令闷绝。"

（三）释穴名

释穴名，包括对腧穴部位、腧穴名义的解释。前者如《黄帝内经明堂》（佚，今《甲乙经》卷三即源于此）；后者如唐杨上善《黄帝内经明堂类成》（佚，今存仅卷一肺手太阴诸穴）。

中府："府，聚也，脾肺二气聚于此穴，故曰中府。"

天府："肺为上盖，为腑脏之天，肺气归于此穴，故谓之天府。"

侠白："白，肺色也，此穴在臂，侠肺两厢，故名侠白。"

尺泽："水出井泉，流注行巳，便入于海，十二经脉，出四支巳，流注而行，至此入五脏海。泽谓陂泽，水钟处也。尺谓从此向腕字有尺也，一尺之中，脉注此处，留动而下，与水义同，故名尺泽。"

《千金翼方》卷二十八杂法第九："凡诸孔穴，名不徒设，皆有深意，故穴名近于木者属肝；穴名近于神者属心；穴名近于金玉者属肺：穴名近于水者属肾。是以神之所藏，亦各有所属，穴名府者，神之所集；穴名门户者，神之所出入；穴名舍宅者，神之所安；穴名台者，神所游观。穴名所主，皆有所况，以推百方，庶事皆然。"原校云："穴名五脏原阙脾。"

程知《医经理解·穴名解》："肉之大会为谷，肉之小会为溪，谓经气会于孔穴，如水流之行而会于溪谷也。海言其所归也，渊泉言其深也，狭者为沟渎，浅者为池渚也。市府言其所聚也，道里言其所由也，室舍言其所居也，门户言其所出入也，尊者为阙堂，要会者为关梁也。丘陵言其骨肉之高起者也，髎言其骨之空阔者也，俞言其气之传输也。天以言乎其上，地以言乎其下也。试举此以为端，可一隅而三反矣。"

（四）释药食名

本草释名，最早见于陶弘景《本草经集注》。其书早佚，其文则散见于后世医著。

元代忽思慧《饮膳正要》中的"马思答吉"，为饮食物译名，《本草纲目·菜部》莳萝附注："元时饮膳用之，云极香料也，不知何况，故附之。"当系香菜之类。

明代李时珍《本草纲目》特设"释名"一项，兼收前世包括陶弘景诸家之解，对药名进行释义。如：

黄耆："耆，长也。黄耆色黄，为补药之长，故名。今俗通作黄芪。或作蓍者，非矣，蓍乃蓍龟之蓍，音尸。"

当归："古人娶妻为嗣续也，当归调血为女人要药，有思夫之意，故有当归之名，正与唐诗'胡麻好种无人种，正是归时又不归'之旨相同。崔豹《古今注》云：古人相赠以芍药，相招以文无。文无一名当归，芍药一名将离故也。"

这是以功用释其名，故举名则知其用。

赤箭：引《本经》陶弘景曰："赤箭亦是芝类，其茎如箭杆，赤色，叶生其端。……而徐长卿亦名鬼督邮，又有鬼箭，茎有羽，其主疗并相似，而益大乖异，并非赤箭也。"

这是直接引用陶注之例，陶注认为此药乃以形取名，并指出有同名异物药之辨别。

诃黎勒：又名诃子，《本草纲目·木部》注："诃黎勒，梵言天主持来也。"

（五）释方名

方名取义，或示法，或言用，或寓义，或言形，故释方名，亦多这几方面入手。如明·吴崑《医方考》：

二陈汤："名曰二陈，以橘、半二物贵乎陈久耳。"

泻青丸："肝主风，少阳胆则其腑也，少阳之经行乎两胁，风热相干，故不能安卧，此方名曰泻青，泻肝胆也。"

戊己丸："苦从火化，火能生土，故用黄连厚肠胃而益土；燥酸从木化，木能疏土，故茱萸辛燥，能疏亢盛之肝，芍药味酸，能泻土中之木。戊为胃土，己为脾土，用是方以调脾胃，故曰戊己丸。"

成无己注《伤寒论·桂枝汤方》："《内经》曰：辛甘发散为阳，桂枝汤，辛甘之剂也，所以发散风邪。《内经》曰：风淫所胜；平以辛，佐以苦甘，以甘缓之，以酸收之。是以桂枝为主，芍药甘草为佐也。《内经》曰：风淫于内，以甘缓之，以辛散之。是以生姜大枣为使也。"

明代李梴《医学入门》卷首列"释方"，专释方名。他认为："汉魏尚实，以药品名方，不必释也。唐宋后，方尚奇而名好异，苟不知立名之义，将何以用其方耶？""释方"解释方名一百六十四首，如：

六一汤："一名天水散，取'天一生水，地六成之'之义也。又名益元散者，除中积热以益一元气也。"

左金丸："左，佐也；金，肺也。火旺烁金，药能辅佐肺金而平肝木也。又名回令丸，泻火以回金之令也。"

（六）释器物

魏·张揖《广雅》有"释器"一类，所释内容包括食器、用具、行具、刑具、卧具、兵器、服饰、工具等各种器物。诸般器物，在医籍中亦常有引喻。若属日常所用者，则无需解释。然有久弃不用，或鲜为人知的器物及名称，不加解释，则难明其义。如：

《医宗金鉴·正骨心法要旨》列有"器具总论"。因"跌扑损伤，虽用手法调治，恐未尽得其宜，以致有治如未治之苦"，故"制器以正之，用辅手法之所不逮，以冀分者复合，欹者复正，高者就其平，陷者升其位，则危证可转于安，重伤可就于轻。"

所列器具有裹帘、振梃、披肩、攀索、叠砖、通木、腰柱、竹帘、杉篱、抱膝，并配图以说明形制与用法。

《素问·上古天真论》"被服章"一词，张介宾注："五服五章，尊德之服，皋陶谟曰：天命有德，五服五章哉。"张氏是引《尚书·皋陶谟》文，以释"服章"之义。

（七）叙事明典

叙事考史、详明出典，也是医籍注释中的重要内容。

1. 叙事考史

如有关黄帝的记载：

《素问识·素问解题》曰："《下系辞》曰：神农氏没，黄帝氏作。"

《国语·晋语》曰：昔少典取于有蟜氏，生黄帝。《史记·五帝本纪》云：黄帝者，少典之子。谯周曰：有熊国君少典之子也。司马贞曰：少典，诸侯国号，非人名也，姓公孙，名曰轩辕。《河图始开图》曰："黄帝名轩辕，皇甫谧曰：居轩辕之丘，因以为名。胡宏曰：始作轩车，故曰轩辕氏，有土德之瑞，故号黄帝。"

2. 详明出典

详明出典的内容有二，一是说明典故的来源；二是说明医文的出处。如：

《素问·上古天真论》林亿等新校正云："按全元起本在第九卷。王氏重次篇第，移冠篇首，今注逐篇，必具全元起本之卷第者，欲存《素问》旧第目，见今之篇次，皆王氏之所移也。"

林亿等注明王冰次注经文在全元起注本中的卷第篇次。

"河车之路"，见于《石室秘录》急治法："凡人之卧，必得肾气与肺气相交，而后河车之路平安无奔逆也。"按"河车之路"，指肾中正气之路。

《钟吕传道集·论河车》："河车者，起于北方正水之中，肾脏真气，真气之所生之正气，乃曰河车。"

"假道灭虢"，见于《石室秘录》假治法中论"以假寒之品，治假热之病"云："方中全是热药，倘服之不宜，必然虚火上冲，尽行呕出，吾以热药凉服，已足顺其性而下行。况又有苦菜汁、胆汁之苦，以骗其假道之防也……假道灭虢，不信然哉。"按"假道灭虢"，事出《左传·僖公二年》，言晋国"假道于虞以伐虢"，灭虢之后，又顺道灭虞。此以喻借苦味寒凉之药，引入真热药，以治真寒病。

3. 释成语典故

典故，其义有二，一指典制和掌故，二指诗文中引用的古代故事和有来历出处的词语。成语典故，在医籍正文或序言中常有引用。正确地解释这些成语典故，有助于对文句的深刻理解。如：抽薪饮（《景岳全书》）源自成语"釜底抽薪"以成语典故为名，虽典雅含蓄，但有时也因之而隐晦艰涩。又如徐大椿《医学源流论·元气存亡论》说："若邪盛为害，则乘元气未动，与之背城而一决。"从韩信背靠河水布阵大破赵军的故事中生成的成语"背水一战"，人们耳熟能详，但"背城而一决"则是暗用前人的成语。语出《左传·成公二年》："请收合余烬，背城借一。"杜预注："欲于城下，复借一战。"古人常以此语借喻与敌誓死一战的决心。徐大椿借用这则语典，阐明当邪气旺盛而正气未衰之时，可用性味猛烈的药物同邪气决一死战。

4. 比喻

比喻一如用典，明之可有利于深入文句意境。如：

"临渊握虎"，语见《素问·宝命全形论》

曰："深浅在志，远近若一，如临深渊，手如握虎，神无营于众物。"马莳注："如临深渊，心不敢堕；如握虎然，手不敢肆。"林亿也注"如临深渊者，不敢堕也；手如握虎者，欲其壮也。"

马莳、林亿二家均据文释义，虽不能说尽错，但不恰切事实。错在不知此乃比喻的手法。王冰注："深浅在志，远近若一，临渊握虎，无营于物，言精心专一也。"也就是使用比喻的修辞手法，强调用针时要"精心专一"。

"红炉点雪"，语见明·龚居中撰《痰火点雪》，又名《红炉点雪》。邓志谟序云：应园龚君，"出其纂辑《痰火》一书行世，问序于余。余阅其着论立诀，靡一不精；别门分类，靡一不详……所谓红炉飞片雪，龙虎自相随。"

又如清·叶向春《痘科红炉点雪》。详"红炉点雪"，犹红炉上着一点雪，立即融化，喻一经指点，立即悟解。《高子遗书·会语七八》云："颜子克己，若红炉点雪，不必言难，天下归仁。"

"绠促汲深"，语见《难经集注·杨玄操序》："绠促汲深。"《庄子·至乐》云："褚小者不可以怀大，绠短者不可以汲深。"《荀子·荣辱》："短绠不可以汲深井之泉。"皆以喻才学短浅，不堪承重任，促犹短也。

（八）释隐语

唐·候宁极撰的《药谱》所载药名隐语："假君子——牵牛，昌明童子——川乌头，魏去疾——阿魏……"。

唐·梅彪撰《石药尔雅》卷上有"释诸药隐名"一文："玄黄花一名轻飞，一名铅飞，一名飞流，一名火丹，一名良飞，一名紫粉。代赭一名血师，一名白善，一名白玉……"

还有些"隐语"其义可从注文查出，如：

梁丘子注《黄庭内景玉经》："神盖童子生紫烟，观照存思，假目为事。"下文云："眉号华盖覆明珠。华盖即神盖，谓眉也。明珠，目童子也。紫烟，目精妙之气。"

《遵生八笺·八段锦导引法》："赤龙搅水浑。"注："赤龙者，舌也。以舌搅口齿并左右颊，待津液生而咽。"

在古医籍中，尤以气功、导引、房中、神仙等门类书中隐语出现较多，特如内丹之说，以汞喻心，以铅喻肾，不加注释，往往难以明其含义。

（九）释天文气象

"人与天地相参"，是中医理论中一个很重要的观点。因此，医学基本理论常涉及天文、历法、气象、物候等方面的基本知识，故需予以注释。如：

《素问·金匮真言论》论及春应岁星，夏应荧惑星，中央（长夏）应镇星，秋应太白星，冬应辰星。王冰注：木之精气，上为岁星，十二年一周天；火之精气，上为荧惑星，七百四十日一周天；土之精气，上为镇星，二十八年一周天；金之精气，上为太白星，三百六十五日一周天；水之精气，上为辰星，三百六十五日一周天。王注引用唐以前对五星运转周期的测定数，说明当时对五星的观测，已达到相当的准确程度。

《素问·气交变大论》论及五星运行之"徐疾逆顺""久留而环，或离或附"等，是对五星运行情况的描述，与《史记》《汉书》记载五星运行有顺行、逆行之说是一致的。这说明古人对五星运行的肉眼观察，已很细致。这类文字，若不加注释，则不易明了。

（十）释山川地理

山川地理，虽非医籍注释的重点，但因医籍中常有人物里籍、药物产地、物象比附等内容，涉及山川地理的名称。由于川流的移位，山地的更名，古今异名者，也相当普遍，故需进行考释。川名考释者，如《灵枢·经水》有清水、渭水、海水、湖水、汝水、渑水、淮水、漯水、江水、河水、济水、漳水等十二水名，历代注家如杨上善、马莳、张介宾、张志聪等，均曾予以考释。一般认为，早期"江"并非专指长江，先秦时期有时指沂水，有时指淮河，有时指汉水。后"江水"指长江，然与今之长江的全长亦有别，古言江水，其上游则指岷江，而非金沙江；河水专指黄河；渭水、淮水、汝水等与今名相同；济水由于黄河改道吞并，久已不存；其他如湖水、漯水、海水等，诸家注释多有歧义，还需进一步考释。

第三节　注释术语

研究注释的目的，在于通晓古籍，要通晓古籍，就必须知道前人在注释中所用的词语。这种专门用于注释古书的词语，叫作注释术语。

术语反映了古人解释词义的方式。早在西汉时期，注释家在使用注释术语时，已有明确的职能上的区别，郑玄是当时注释术语的集大成者。汉儒注释之学，虽然还没有完全达到细密周备的境界，但是，他们所用的术语，大多相沿成习，并为后世学者承用和发展。

传统注释学的特点是没有留下通论性的专著，大量的理论问题，散见于经典传注之中。传注中所使用的术语，比起专著来要多得多。作为专门术语，用之一久，便具有了特定的含义。每一个术语，各有一定的用法。因此，不了解这些术语使用的规律和含义，读起古人的注释来，就会不知所云，也谈不上准确地理解旧注。以下就常用的术语，分类举例说明其用法。

一、也，者

此为最常见的注释术语。"也"是语气助词，起着帮助表示判断的作用，表明一字之义已尽。《玉篇》曰："也，所以穷上成文也。"《颜氏家训·书证篇》："也，语气及助句之词。"例如：

《说文·疒部》："疾，病也。"

又"病，疾加也。"

又"痹，湿病也。"

《太素·顺养》："此谓发陈。"注："陈，旧也。"

又"生气不竭。"注："生气，和气也。"

"也"字用于解句，常用来点明句子含义。例如：

《太素·十二水》："余闻之快于耳，不解于民。"注："快于耳，浅知也，解于心，深识也。"

"也"字又常和"者"字搭配使用。"者"同"也"搭配使用时，也是语气助词，表示提顿。例如：

《易·序卦》："艮者，止也。""恒者，久也。"

《太素·顺养》："未央绝灭。"注："未央者，久也。"

《太素·六气》："余意以为一气耳。"注："一气者，真气也。"

如果一义不尽，则连续解释。例如：

《素问·四气调神大论》："无扰乎阳。"注："扰，谓烦也，劳也。"

二、谓，谓之

"谓"作为注释术语，大致相当于现代汉语的"指"或"指的是"，可以用它来解词或解句。解词时，一般是以具体释抽象，以狭义释广义，指出某词在上下文中的具体含义。例如：

《诗·柏舟》："母也天知。"传："天，谓父也。"

《太素·调食》："毒药攻邪。"注："邪，谓风寒暑湿外邪也。"

《素问·生气通天论》："开合不得。"注："开谓皮腠发泄，合谓玄府闭封。"

"谓"用于解句时，常用来概括说明句子的含义。例如：

《太素·顺养》："临病人问所便。"注："谓问病人寒热等病，量其所宜，随顺调之，故问所便也。"

《太素·阴阳杂说》："所谓得四时之胜也"注："谓天风、经风在身，邪气行于寸口，有相胜之候。"

"谓之"，意思是"称它作"或"叫作"。用"谓"时，被解释词在术语前，用"谓之"时，被解释词在术语后。另外，"谓之"除了解释某一词语的意义外，更常用提分析一组意义相关或相近的词，以区别是其异同。在这点上，与曰、为的用法相近。例如：

《诗·巧言》："彼何人斯，居河之麋。"传："水草交谓之麋。"

《太素·阴阳杂说》："胞痹者"注："膀胱盛尿，故谓之胞。"

用来分析一组意义相关或相近的词。例如：

《礼记·王制》："少而无父谓之孤，老而无子谓之独，老而无妻谓之鳏，老而无夫者谓之寡。"

《灵枢·本神》："故生之来谓之精，两精相搏谓之神，随神而往来谓之魂。"

《太素·六气》："何谓气。"注："下焦如渎，谓之津液；中焦如沤，谓之营血；上焦如雾，为卫称气，未知所由。"

三、言，之言，之为言

"言"作为注释术语，同"谓"字有相似之处。但它的使用范围要比"谓"广。除用来解词外，最常见的是用来串讲文意。首先是用于解词，其作用是指出这个词在文中的具体含义。例如：

《诗·东山》："慆慆不归。"传："慆，言久也。"

《太素·本神》："妙哉论也。"注："妙者，言得其神之精秘者也。"

"言"用来解句，一是说明句子含义，多用串讲的方式。例如：

《太素·顺养》："便病人奈何？"注："言何方而知其所便也。"

《素问·六节藏象论》："有不袭乎？"注："言五行之气有不相承袭者乎？"

有时则先解释一下语词的含义，然后用"言"字指出其在句子中的具体含义。例如：

《太素·阴阳杂说》："淖则刚柔不和。"注："淖，乱也。音浊。言阳散阴消，故刚柔不和。"

《素问·五脏生成论》："色见青如草兹者死。"注："兹，滋也。言如草初生之青色也。"

二是用"言"字点明言外之意。例如：

《诗·车攻》："萧萧马鸣，悠悠旆旌。"传："言不喧哗也。"

《素问·上古天真论》："有其年已老而有子者何也？"注："言似非天癸之数也。"

《素问·生气通天论》："故天运当以日光明。"注："言人生固宜藉其阳气也。"

"之言""之为言"这两个注释术语，与"之谓"在结构上相似，但其用途却大不相同。"之谓"用于义训，"之言""之为言"用于声训。也即，用"之言"和"之为言"解释的词，释词和被释词之间往往有一定的声音联系。主要有两种作用。一是以音通义。即寻求词的声音所含的意义与寻求词的得名之由。例如：

《后汉书·方术传》："医之为言意也。"

《广雅·释诂》："蜕之言脱也。"

三是明假借。例如：

《诗·甘棠》："蔽芾甘棠，勿翦勿拜。"笺："拜之言扰也。"

四、犹

"犹"作为注释术语，意思大致相当于"等于""等于说"。《说文·隹部》："雠，犹应也。"段注："凡汉人作注言犹者，皆义隔而通之。如《公》《谷》皆云：孙，犹孙也。谓此孙字同'孙遁'之'孙'。《郑风》传：漂，犹吹也。谓漂本训浮，因吹而浮，故同首章之吹。凡郑君、高诱等每言'犹'，皆同于此。"这里说明，两个词的意义本来不通，后来辗转可通。例如：

《素问·痹论》："若沃以汤。"注："沃，犹灌也。""灌"本为水名，以灌释"沃"，故曰"犹"。

《周礼·疾医》："以五味五谷五药养其病。"注："养，犹治也。"

《素问·生气通天论》："日中而阳气隆。"注："隆，犹高也。"

《太素·阴阳杂说》："魄汗未藏。"注："藏，犹闭也。"

从上述几例来看，"犹"应是揭示比较远的引申义。因此，所谓"义隔"，不是绝然的分隔开。

"犹"用于揭示古今语变。例如：

《说文·爻部》："尔，丽尔，犹糜丽也。"段注："丽尔，古语；糜丽，汉人语。以今语释古语，故云犹。"

用"犹"字，以本字之义释借字。例如：

《史记·扁鹊仓公列传》："则邪气辟矣。"索隐："辟，犹聚也。"按朱骏声说："辟，借为襞。"襞有聚义，司马贞是以本字之义为释。

五、曰，为

"曰"作为注释术语，相当于现在的"叫"或"叫作"。其作用主要有二：一是直陈其事，谓之义界。例如：

《诗·伐檀》："河水清且涟猗。"传："风行水成文曰涟。"

二是对举时用，主要强调辨析。例如：

《素问·阴阳别论》："鼓一阳曰钩，鼓一阴曰毛，鼓阳胜急曰弦，鼓阳至而绝曰石，阴阳相过曰溜。"

《论语·学而》："有朋自远方来，不亦乐乎？"注："同门曰朋，同志曰友。"

《素问·灵兰秘典论》："非斋戒择吉日，不敢受也。"注："洗心曰斋，防患曰戒。"

"为"的作用，主要是辨别同义词。例如：

《太素·阴阳杂说》："阴气者，静则神藏，躁则消亡。"杨上善注："五脏之气，为阴气也；六府之气为阳气也。"

又与"曰"同，指出特殊含义。例如：

《诗·正月》："燎于方扬。"笺："火田为燎。"

《太素·诸风数类》："风之伤人。"注："风、气一也。徐缓为气，急疾为风。"

六、貌

"貌"作为注释术语，意思是"……的样子"，主要用于说明人或事物的形态状貌。例如：

《诗·谷风》："行道迟迟。"传："迟迟，舒行貌。"

《太素·阴阳杂说》："冬不按蹻。"注："蹻，强勇貌也。"

《太素·经脉》："是动则病洒洒振寒。"注："洒洒，恶寒貌。"

七、读为、读曰、读如、读若

使用"读为"和"读曰"，是通过给字注音来破假借字。大致有两种情况：一是以本字释借字；二是改变一个字原来的读音，表示意义的转变。例如：

《诗·氓》："淇则有岸，隰则有泮。"笺："泮，读为畔。"

泮的本义是冰裂，这里当作畔岸讲。

《书·尧典》："播时百谷。"郑注："时，读曰蒔。"

时的本义是时日，这里作种植讲。

《素问·阴阳离合论》："气虚宜掣引之。"注："掣，读为导。"

"读若"和"读如"，一般是用来注音，有时也用来破借字。例如：

《周礼·太祝》："奇拜"。杜子春注："奇，读如奇偶之奇。"

此读若之字与本字音义俱异而形不异。即此奇字不与奇异之字同义，又不与奇异之奇字同音。

《礼记·儒行》："虽危，起居竟信其志。"郑注："信，读如屈伸之伸。假借字也。"

八、统言、析言

"统言"又叫"浑言""通言"等，就是笼统地说。"析言"，又称"细言""别而言"等，就是分析地说。这是解释近义词的术语。例如：

《说文·示部》："祥，福也。"段注："凡统言则灾亦谓之祥，析言则善者谓之祥。"

《说文·夭部》："奔，走也。"段注："走者，趋也。《释宫》曰：室中谓之时，堂上谓之行，堂下谓之步，门外谓之趋，中庭谓之走，大路谓之奔。此析言之耳，浑言之则奔、走、趋不别也。"

《太素·六气》："何谓液？岐伯曰：谷入气满，淖泽注于骨，骨属屈伸，泄泽补益脑髓，皮肤润泽是谓液。"注："通而言之，小便、汗等皆称津液，今别骨节中汁为液，故余名津也。"

第四节　注释的方法

注释的方法主要有三种：根据形义关系的规律而有"因形求义"（形训）的方法；根据音义关系的规律而有"因声求义"（声训）的方法；根据词义本身运动变化、相互联系的规律而有"比较互证"（义训）的方法。

运用注释的方法掌握词义，最根本的途径是大量阅读以掌握资料。在阅读时开动脑筋，找出规律，即所谓"好学深思"。任何方法的介绍，都只能是提供一些思路。因此，这一节里所介绍的与其说是掌握词义的方法，不如说是对学习注释的一些提示。若按这种提示去阅读，就可以去掉一些盲目性，收到事半功倍的效果。

一、因　形　求　义

（一）什么是因形求义

通过字形分析来求解词义的方法，称为因形求义，也叫以形说义、以形索义。这是基于汉字具有表意性质、字形与字义联系密切而采用的一种注释方法。汉字是以象形文字为基础而发展起来的一种表意文字，最早的汉字是依据字义来构形的。因此，字形和字义之间有着比较密切的联系。造字时字的基本意义，常常能够在字的形体结构中体现出来。例如：

门，甲骨文作"門"，小篆作"門"，象带框子的双扇门。是象形字。刃，甲骨文作"刀"，小篆作"刀"，在刀锋部加"、"作记号，指出刀锋所在，是指事字。

身，甲骨文"身"，金文作"身"，象人之有身孕，是象形字。

这几类字在汉字中占有一定数量，都是义寄于形，可以见形知义。

汉字中大量的是形声字，形声字的义符表示意义。根据义符，可以了解这个形声字本义所属的意义范畴，如"唇、吻、咽、喉、嗌"等，均与口有关。所以，传统语言文字学把形义统一看作研究古文字和古代文献词义的一个重要原则，看作由字及词的一个重要途径。最早把理论和实践结合起来，全面系统地研究形义关系的是许慎的《说文解字》（简称《说文》）。《说文》就其编排体例来说，是一部文字专书。但是，许慎著《说文》的目的却是为了传播和解释古文经典。因此，他是严格从古文献的用词中进行字义训释的。

《说文》根据"解字义必须依据字形，就字形以说音义"的原则，每个字依据字形来解释其本义，大量使用形训的方法。这部书成于东汉时代，去古未远，加之许慎的博学多闻和当时所见的大量材料，他的解释和分析大部分是可靠的、科学的。今天，我们要了解字的本义，《说文》仍是一部不可缺少的工具书。

（二）因形求义的方式

传统语言文字学是用"六书"（象形、指事、会意、形声、转注、假借）来分析字形的，"六书"中反映字形结构的是前四书，即象形、指事、会意、形声。从《说文》解释字义的方法来考察，形训大致可归纳为如下几种情况。

1. 象形、指事

象形是用图画的手法描绘出物体形状的轮廓或它的特征部分。指事是用象征性的符号表示抽象事物的意义，象形、指事都是不能再拆分的独体字。

（包），本义为妊子。《说文·包部》："包，妊也。象人裹妊，巳在中，象子未成也。"

（欠），本义为张开口打呵欠。《说文·欠部》："欠，张口气悟也。象气从儿上出形。"

（寸）《说文·寸部》："寸，十分也。人手却一寸，动脉谓之寸口。"

此二例，是通过象形和指事说明字之含义。

2. 会意

会意以象形为基础，由两种或两种以上的象形符号或字组合而成，属于合体字，它的意义是这些符号或字汇合而成的整体含义。因此，可以采取离析字形结构的方法来说明它的字义。先秦文献中出现的"止戈为武"，"皿虫为蛊"之类的形训材料，就是采用这种方法来释义的。《说文》也采用了这种方法释义，一般用"从某从某"的体例来说明这个会意字的形体和意义。

《说文·炎部》："炎，火光上也，从重火。"

《说文·北部》："北，乖也。从二人相背。"

《说文·丩部》："纠，绳三合也。从糸从丩，丩亦声。"

例一、二为等位会意。即参与会意的各部分字，地位不分轻重，平等组合为一个具有新义的字。例三为偏位会意。即参与会意的各部分字，地位不平等，其中有一体居重要地位，余者处于次要地位。从会意字的归部中，常可以看出其字义的侧重点。知其含义侧重，则含义自明。

3. 形声

形声字包括声符和意符二部分。用指明意符的方法，表示字的本义所属的意义范畴（或叫作义类）。《说文》中所收字中百分之八十以上是形声字。一般来说，声符表字音（古音），意符表示字的本义所属的意义的类别，不是直接根据自己的意义绘形。它的形与义的联系是间接、成批的，对于义类相同的字，它们的区别在标音的一面。

《说文》分 540 部，大部分部首都是形声字的意符。所以，凡同一部首的字，一般都有共同的意义范畴。每一部首下都有"凡某之属皆从某"的说解，表示凡归入某部字的本义，都与某部有关，每个形声字下都指出"从某"，以说明字的义类。

《说文·口部》："口，人所以言食也。象形，凡口之属皆从口。"

"喉，咽也。从口候声。"

"呼，外息也。从口乎声。"

"吸，内息也。从口及声。"

从上述象形、指事、会意、形声类别看，其形义关系的联系方式和密切程度是有区别的，但形义都存有关联。

《说文》在贯彻形义结合这一原则时，并不只以字义说解去附会字形，而是严格按实际语言中确曾用过的词义来推求与字形的统一。

《说文·草部》："若，择菜也。从草右，右，手也。""右"代表手，为什么训"择"？段注引《国语·晋语》中秦穆公的一段话："夫晋国之乱，吾谁使先若夫二公子而立之，以为朝夕之急。"注云："此谓谁先择二公子而立。'若'正训择。择菜，引申之义也。"其实，金文"𦰩"字，正象以手择菜之状。"择菜"并非引申义，不过是"择"这个抽象词义在造字绘形时的具体化。

（三）因形求义的作用

象形、指事、会意字的形体和意义之间有直接、密切的联系，字形一般都能反映出字所记录的词的本义。对这几类字，因形求义的作用是揭示字的本义。这样可以为了解字的引申义提供依据和线索，也可以识别那些与本义无关的假借义。例如，"要"，古书中常用义是重要、关键、简要、需要等义。

《墨子·兼爱中》："昔者楚灵王好士细要，故灵王之臣皆以一饭为节，胁息然后带，扶墙然后起。"

𦥑（要）《说文·臼部》："要，身中也。象人自臼之形。从臼，交省声。"上部象人头，下部象人足，中象人腰，臼是两手手指相向，在这里表示叉腰之义。字的本义是身中，即腰。知此，上述句子可一目了然。意思是楚灵王喜欢细腰的人，所以臣子们都节制饮食，收敛呼吸以系住腰带，身体虚弱得扶着墙才能立起来。腰位于人体中部，由此引申出"中间"义，又腰处于人体上下连接这一重要位置，由此引申出"重要""关键"等义。腰居中是束带的细软部位，由此可引申出"简要""要约"等义。

如《素问·脉要精微论》："仓廪不藏者，是门户不要也。""要"即"约"。《灵枢·刺节真邪》："此刺之大约。""大约"即"大要"也，可以看出，掌握了"要"字的本义，就可以持简驭繁，进而掌握由此而产生的各种引申义。

形声字的形体和意义之间的联系，不如象形、指事、会意字那么密切，从字形看不出字的本义，只能据其义符来确定它的义类，由此进一步了解词义，辨别引申义、假借义。

例如：《说文》中属"疒"部的字都与疾病有关。"疾"的本义是"病"，段注云："析言之则病为疾加，浑言之则疾亦病也。"又曰："按经传多训为急也，速也，此引申之义。""疾速""快速"，为"疾"的引申义。

又如"颇"在古籍中用作程度副词，有时表示程度大，有时表示程度小。例如：

《史记·朝鲜列传》："（路人之子）最以父死颇有功，为温阳侯。""颇"是"甚"的意思。

《史记·叔孙通列传》："臣愿颇采古礼与秦仪杂就之。""颇"是"稍微"的意思。

《说文·页部》："颇，头偏也。从页，皮声。"本义是头偏。"偏"是一个相对概念，不论偏多偏少，凡不正皆可曰偏。了解"颇"的本义，对于"颇"为什么能表示程度不同的两种概念，也就清楚了。

从造字的原则看，形义统一应当是没有例外的。但是，字和词都在不断发展，造字时形义统一的原则，越到后来越模糊了，有的甚至被破坏了。所以，形义统一不是在任何情况下都能成立的。因此，在分析字形探求词义的具体实践中，必须注意以下几个问题：

第一，本义，即造字时体现在字形里的意义。只有本义才与字形契合，引申义与字形的关系是模糊的。但是，由于本义是引申义的源头，所以，根据字形来推求引申义或根据引申义来解释字形，又是可以做到的。

第二，只有本字才能直接反映本义，用借字的字形来解释词义，必然犯"望形生义"的错误。例如：《说文·宀部》："容，盛也。"这是"容纳"的容。"容貌""容颜"的"容"，应作"颂"。《说文·页部》："颂，貌也。"籀文作"额"。现"容纳""容貌"共为一字，而"颂"字则作它用了。

本字的意义完全转移到借用字身上，形义结合的原则被破坏了，必须沿着声音的线索找到本字，才能发现形义结合的原始状态。

第三，只有"笔意"才能与字义切合，"笔势"大部分已游离了字义。"笔意"是能够体现原始造字意图的字形；"笔势"是经过演变，符号化的、脱离了原始造字意图的字形。

要分析笔意，必须借助于小篆以前的文字，包括甲骨文、金文、大篆、小篆。小篆是保留笔意字形的最后文字，它与甲骨文、金文等，在笔画结构上很相近，但已有所笔势化。因此，形训所分析的字形，应立足于篆文，上参甲骨文、金文。《说文解字》所依据的字形即是小篆。

了解字的本义，可以帮助考察文献中的词义。例如：

《素问·移精变气论》："内无眷慕之累，外无申宦之形。"

申即重的意思，"宦"事也。《说文·宀部》："宦，仕也。"是会意字。段注："仕者，习所事也。古事、士、仕通用。"故"申宦之形"与上"眷慕之累"对文，为"重事"之意。即繁重之劳役。

综上所述，运用以形说义的方法，必须在本字、本义、笔意这三个条件具备的情况下才能使用。而古代文献中直接具备这三个条件的情况又是较少的。因为词义经过不断的引申而发生变化，引申的层次越多，与本义的距离就越远，与原始形体的联系也越模糊。加上文字的隶变、楷化和后来的简化，已经完全成了一种符号，笔势占了绝对优势。使以形索义的障碍越来越多。我们在运用这个方法时，必须克服这些障碍，将不适应的条件转化为适应条件，才不致犯"望形生义"的错误。如宋·陆佃《埤雅》："狼，兽之有才智者，故从良也。"又"猫，鼠善害苗，而猫能捕鼠，去苗之害，故字从苗。"

另外，运用以形索义的方法，必须结合"因声求义""比较互证"这两种方法。因声而归形、析形，再以形索义；另一方面，贯穿系联意义的引申线索，溯其本义，再以形证义，这样，就可以使词义的探求更为准确。

二、因 声 求 义

（一）什么是因声求义

因声求义，又称声训或音训。是用声音相同或相近的词解释词义的方法。因声求义这一方法的产生，是建立在词的声音和意义之间有着密切关系的基础之上的。语言中的词，是声义结合的统一体，语音是语言的物质外壳，也是词的存在形式，离开了声音，意义就无所寄托。

前代的注释家非常强调声音在注释中的作用。黄侃先生说："《说文》列字九千，以声训者十居七八，而义训不过二三。"大量的声训，反映了声与义的密切关系。

1. 声与义比形与义的关系更为密切

黄侃先生说："三者（指形，音，义）之中，又以声为最先，义次之，形最后。凡声之起，非以表情感，即以写物音，由是而义傅焉。声义具而造形以表之，然后文字萌生。昔结绳之世，无字而有声与义，书契之兴，依声义而构字形。如日、月之字未造时，已有日、月之语。更分析之，声则日、月，义表实阙。至造字时，乃特制日、月二文以当之。"

这就是说，音与义分别是语言的形式和内容，它们在社会约定俗成的基础上结合起来。而字形仅仅是记录这个音义结合体的符号。对语言来说，字形是外在的东西，它只是书写符号的形式，而不是语言本身的形式，而且它又是语言发展到一定阶段才产生的。所以，语义的发展变化，从本质上是依托于声音，而不依托于形的。因此，离开了声音这个因素，不能通过形音义的统一来正确解释古代语言。

2. 音与义在语言中的关系

从语言的实际来考察，可以发现两种情况。一种情况，在语言发生的起点，音与义的联系完全是偶然的，同音异义、同义异音的现象大量存在。另一种情况，词汇不断丰富，新词派生后，在一定条件下脱离旧词而独立。有的音虽未变，已成他词；有的音稍有变，更为异语。同一语根的派生词，往往音相近，义相通，称为同源词。

同音词与同根词恰恰相反，声音虽同而意义完全无关。反映在文字上，同音字往往互相借用，这种情况一般称作假借。对此，就必须以借字声音为线索，去探求本字的意义。因声求义的对象，主要就是上面所说的同源词和假借字。二者都以声音为联系，因此，可以根据声音去推求它们的意义。

（二）因声求义的方式

因声求义的方式主要有以下两种。

1. 利用音同音近的同声符的形声字相训释。例如：

《说文·支部》："政，正也。"

《庄子·缮性》："缮性于俗。"《经典释文》引崔注："缮，善也。"

《素问·五脏生成论》："故色见青如草兹者死。"王冰注："兹，滋也。"

《释名·释床帐》："帐，张也，张施于床上也。"

《礼记·郊特牲》："富也者，福也。"

2. 利用其他音同音近的字相训释。例如：

《史记·五帝本纪》："学者多称五帝，尚矣。"《索隐》："尚，上也。言久远也。"

《广雅·释诂》："联，连也。"

《太素·调阴阳》："隔者当泻，不亟正治。"杨上善注："隔，格也。亟，急也。"

又"形乃困薄。"杨上善注："薄，近也。"

《释名·释宫室》："观，观也，于上观望也。"前一"观"字，表示宫门外两旁高大建筑物，是名词，读去声。后一"观"字，观看，是动词，读平声。两个"观"字形相同，声韵相同，声调不同。同字相训，说明"观"这种建筑得名之由来。

《素问·灵兰秘典论》："愿闻十二藏之相使。"王冰注："藏，藏也。"

前一"藏"字指人体心、肝等五脏，是名词。后一"藏"字，意为收藏，两个"藏"字形相同，原来读音相同，都是平声。后来表五脏义的"藏"读去声，声母稍有变化。此同字相训，说明五脏之得名，是因名有所藏而来。

说明假借，一般都是用本字解释假借字。例如《汉书·晁错传》："风雨罢劳，饥渴不困。"颜师古注："罢，读曰疲。"

（三）因声求义的作用

用因声求义的方法推求词义，主要有两种作用：一是从声音上推求语词音义的来源，阐明事物命名之义；二是说明假借。

1. 推求语源

语源表现出来的是许多词有音近义通的现象，有同一义核。随着社会和人类认识的发展，词汇不断丰富，在原有语词的基础上产生了新词。新词产生的一个重要途径，就是在旧词引申到距离本义较远之后，在一定条件下脱离原词而独立，有的音虽无变，已成他词，有的音稍有变化，更为异语。这就是语词的分化，也就是派生词。同一语根的派生词，即同源词，往往音相近，义相通。这就是所谓的"音近义通"的现象。必须强调的是，音近义通现象是以同根词为前提的，不能离开这个前提，把这个范围任意扩大。

因声求义的方法，是以声音为线索，不受文字形体的束缚，沿着音义关系去探索词义，推求语源。如：皮，其本义如《说文·皮部》所说："皮，剥取兽革谓之皮。"由此引申出许多义项，指动植物体的表面层，如树皮、皮肤；指薄如皮层的东西，如铁皮、豆腐皮；指包在外面的东西，如书皮、封皮；指表面的、肤浅的，如皮相等。皮、被、披、帔等为同源词。皮为语源，由此孳生出来的"被""披""帔"等，均有覆盖体表之义。

运用因声求义的方法，找出同源词之间的关系、彼此共有的特性，把原来貌似无关、杂乱无章的一些词理出一个系统。这对我们更透彻地理解词义，对文章中的词作出更为贴切、更为形象的解释，是很有帮助的。

2. 说明假借

说明假借，也就是以声音为线索，推求假借字的本字。

本无其字的假借，因借义在书面语言中经常使用，一般不会造成阅读上的困难。本有其字的假借，是作者临时抓来的别字，若照它的字面意义去理解，往往说不通。这种情况，成了阅读的一大障碍。一般所说的假借，主要是指后者。例如《读书杂志》"强自取柱"条说："强自取柱，柔自取束。杨倞注曰：凡物强则以为柱而任劳，柔自见束而约急，皆其自取也。引之曰：杨说'强自取柱'

之义甚迂。柱与束相对为文，则柱非谓屋柱之柱也，柱当读为'祝'，哀十四年《公羊传》：'天祝予'；十三年《谷梁传》'祝发文身'。何、范注并曰：'祝，断也。'此言物强则自取断折，所谓太刚则折也。《大戴记》作'强自取折'是其明证矣。《山海经·南山经》：'招摇之山有草焉，其名曰祝馀。''祝馀'或作'柱荼'，是'祝'与'柱'通也。（祝通柱，犹注之通作祝。《周官·疡医》'祝药'郑注曰：'祝当为注声之误也。'）"王氏父子说《荀子》中"柱"是"祝"的借字，令人信服。第一，有古音为证。《山海经·南山经》草名"祝馀"或作"柱荼"。说明"祝"与"柱"音近。第二，有义证。《公羊》《谷梁》何、范注说明"祝"有断义，《大戴礼》作"强自取折"。第三，有例证。《南山经》"祝馀"作"柱荼"。这三条体现了语言的社会性，也是说明假借，推求本字的原则。

《素问·平人气象论》："平脾脉来，和柔相离，如鸡践地，曰脾平。"王冰注："言脉来动数相离，缓急和而调。"王注误。"离"，假借为"丽"。《易·离》："离，丽也。"注："丽犹著也。"《太玄经·应》："五枝离如。"注："离，附丽也。"《释名·释疾病》："眸子明而不正，曰通视……又谓之丽视。丽，离也。言一目视天，一目视地，目明分离，所视不同也。"故"相离"者，言脉和柔相得也。若注作分离，则非平脉也。

《灵枢·本输》："阔数之度，浅深之状，高下所至。""阔数"，与下文"浅深""高下"互言之，谓宽窄也。"数"，通作"缩"。《周礼·司尊彝》："配齐缩酌。"郑注："故书'缩'为'数'。"缩有收缩、约束之义，亦可曰窄也。

上述例子说明，如果发现句子里有依照字义讲不通的假借字，就依这个假借字的字音去推求它所表示的词义，换上一个意义合适的字以表示之。因为假借字的作用是以音表义，我们可以凭借这个字音去认识它的意义，这就是据语音识别假借字。

声近通是大量存在的事实，前人运用因声求义的方法，解决了古书中存在的大量问题。在阅读实践中，依音破字和通转语是因声求义的主要用途。在目前古音系统尚未完全弄清的情况下，求语源实属不易，所以，迄今对语源的探求，只是以音同音近的同源词互相训释而已，在实际工作使用中要做具体分析。

三、比较互证

（一）什么是比较互证

比较互证又叫作"义训"。是不借助于字形和字音，而用一个词或者一串词来直接解释词义的一种释义方法。比较互证是根据词义本身的内在规律，通过对词与词之间意义的关系和多义词诸义项关系的对比，比较其异同，达到探求和判断词义的目的。

因形求义和因声求义都是通过对词的形式（书面形式——字形，口头形式——语音）的分析来探求语词的内容。在运用这两种方法的时候，不能脱离词义本身的内在规律——包括句义特点、存在形式，以及词义之间的相互关系，这些问题都是通过比较互证的方法来解决。比较互证根据文献中的具体语言材料，根据具体的语言环境来说解词义，从现有意义的角度来作解释，而不考察词义的来源及形义关系。它注重的是语言环境对词义的制约，是从上下文的联系中，以及词与词的搭配中去理解词义和解释词义。这时得到的解释符合具体语言环境的词的具体意义，这个意义对于句子才是准确的。

（二）比较互证的方式

1. 直训

直训是利用词与词的同义关系释义，即用一个与被释词意义相同或相近的词，直接解释被释词的注释方式，称直训。

　　用作直训的多是同义词。同义词中包括了一部分由于时间的不同而产生的古词、今词，还有由于空间的不同而产生的共同语词（通语）和方言词。古词和今词、通语和方言，实际上指称的是同一事物，表达的是同一概念，因而可以互相训释。同义词中还包括了大量有着细微差别的近义词，近义词之间所反映的事物或现象的本质特征的基本意义是一致的，是它们成为同义词的基础，这种一致性，使它们之间具有可以相互训释的条件。例如：

　　《尔雅·释言》："集，会也。"《尔雅·释言》："愧，惭也。"

　　《说文·共部》："共，同也。"

　　《太素·阴阳合篇》："太阳根于至阴，结于命门。"杨上善注："结，聚也。"

　　以上是用意义相近的词直接进行解释。

　　《孟子·滕文公上》："后稷教民稼穑，树艺五谷。"赵歧注："树，种；艺，殖也。"

　　《尔雅·释言》："厥，其也。"

　　以上是以今释古。

　　杨雄《方言·卷一》："愮、疗，治也。江湘郊会谓医治之曰愮，愮又忧也，或曰疗。"

　　杨雄《方言·卷一》："崽者，子也。湘沅之会，凡言是子者谓之崽。"

　　此以通语释方言。

　　《荀子·议兵》："由其道则行，不由其道则废。"杨倞注："道，即礼也。"

　　《太素·寿限》："人生十岁，五脏始定，血气已通。"注："血，营血也；气，卫气也。"

　　此以狭义释广义。

　　以上是直训的基本格式。其他还有几种类型。

　　例如：

　　（1）同训：把若干意义相近的词类聚到一起，用一个词去解释它们。

　　《尔雅·释言》："征、迈，行也。"

　　《广雅·释诂》："宾、陈、俯、布、并、罗，列也。"

　　《尔雅》《广雅》前三篇绝大多数条目都是按同训的格式编辑的，每一组的训释词，都是同组中最有代表性，能表示全组各个词共同的基本意义的词。

　　（2）互训：两个同义词互相训释，简称为互训。

　　《尔雅·释言》："宫谓之室，室谓之宫。"

　　《说文·口部》："呻，吟也。吟，呻也。"

　　（3）递训：三个以上的同义词辗转相训，称为递训。

　　《尔雅·释鱼》："蝾螈，蜥蜴；蜥蜴，蝘蜓；蝘蜓，守宫也。"

　　直训的方法，简单明了，特别是以今释古，以通语释方言，这是一种简便的方法。但是，直训也有其局限性。一是着眼于词与词之间的相同，忽视了词与词之间的差异。一般所说的同义词，都是近义词，因此，对词义的解释难以十分准确。二是同义词是直训的基础，因而说"甲，乙也"，也可以反过来作"乙，甲也"。但实际上，不完全如此。有些可以反过来训释，有些则不可以。如"天，颠也"，"达，生也"。

2. 义界

　　把握某一个词的本质特征，对其概念的内涵和外延给予确切的说明，就是下义界，也就是抓住词的特点下定义。陆宗达先生说："用一句话或几句话来阐明词义的界限，对词所表示的内涵作出阐述或定义，这种方法叫义界。"

下义界的根据仍然是语词之间有对应关系，在这个基础上进一步发展，从而认识到每一个词所代表的事物的本质特征，义界要求下得准确、明晰，要做到这两点，就必须对词本身做出科学的分析。

《说文·辵部》："达，行不相遇也。"

《说文·口部》："口，人所言食也。"

注释书中的义界，都是对具体义的说明。而且不同的人对词的理解不同，下的定义也不同。例如：

《左传·文公六年》："殉"。杜注："以人从葬为殉。"孔疏："杀人以葬，旋环其左右为殉。"

指出不仅是陪葬，并说明放的方式。

《太素·癫疾》："胎疾。"注："四月为胎。"

用义界的方式解释词义，能够比较准确、简练地阐明语词所指的内容或语词意义的本质和属性。但也不是所有的词都可以用这种方法。

3. 描写譬况

通过对语词所表示的事物的性状等加以描写、说明，或用类似的事物来譬况的方法解释词义。这种解释的方法与直训、义界有所不同，它不直接说明语词的含义。

《尔雅·释兽》："狒狒，如人，被发，迅走，食人。"

《荀子·劝学》："西方有木焉，名曰射干。"杨倞注："本草药名有射干，一名乌扇。"陶弘景云："花白，茎长，如射人之执竿。"

描写譬况的特点是说解形象生动，利用人们所熟悉的事物作比喻，能使人在联想中对所释词表示的概念有一个生动的认识。

第五节　注释须掌握的基本规律

一、运用历史的观点解释词义

语言是随历史发展的，注释必须掌握语言的历史情况，才可能有正确的解释。

（一）词的结构，古今不尽相同

许多词，在现代是复合词，在古代是词组。例如"国家"词。春秋以前，天子统天下，诸侯的封地称国，大夫的封地称家。《论语·季氏》："丘也闻，有国有家者，不患贫而患不均。"《左传·成公十三年》："扰乱我同盟，倾覆我国家。""国家"是词组。到了汉朝"国家"才真正变成一个词。司马迁《报任少卿书》："常思奋不顾身，以徇国家之急。"这里"国家"就是一个复合词。所以，不能用汉以后"国家"含义去理解《左传》时代的"国家"的含义。

（二）注意词义的时代性

一个时代有一个时代的语言特点。一部书和一个作家，也有自己的用字用词的特点。如《论语》用"予"不用"余"。用"是"与"斯"，不用"此"，用"於"不用"于"。《左传》用"余"不用"予"，用"是"与"此"，不用"斯"（指代词斯），介词"於""予"兼用。《书经》没有语气词"也"字。《尔雅》没有词尾"然"字。《诗经》没有"吾"字。全部十三经不用"真"字，不用"镜"字。

要注意词义演变的时代。字有古义，有今义。后人读古书，不懂得古义，往往用今义去释古语，同样会产生误解。例如：

"太阳"在汉代是一个词组，意思指最盛的阳气。汉魏之间这个词转为单纯词，专指日头。曹植《洛神赋》："远而望之，皎若太阳升朝霞。"嵇康《难张辽叔自然好学论》："况以长夜之冥，得照太阳。"

"狱"，《左传·昭二十八》："梗阳人有狱，魏戊不能断。"《墨子·非命下》："听狱治政。"《史记·邹阳列传》："恐死而负累，乃从狱中上书。"秦汉以前，"狱"指"狱讼"，即官司、案件，不是指监狱，如前二例。汉始，"狱"方指监狱。

二、注释词义要注意语境

注释古书要准确无误，除了遵循词义的社会时代性之外，还要注意词义和语境（即上下文）的一致性。

词义具有概括性和具体性两个方面。概括义，是对词的具体义进行分析归纳的结果，"兵"，本义为武器，它所反映的是一切武器的总类。又"病"，它所反映的也是一切疾病的总称。词义的概括性是人们对于孤立的静止的词进行科学分析的结果。但是词只有作为最小的独立运用单位进入成段的话（言语），也就是用来进行思维交际的时候，才能有生命力。某个词在具体的语境中，一方面，由于人们使用语言的条件千差万别，所表达的思想感情丰富多彩。另一方面，当有限的词受到不同语境的影响，也就相应发生细微的变化。

词义的具体性与我们阅读古籍的关系密切。这就要求读者不应该满足于对词义的笼统理解，而应该结合上下文去弄清楚词的具体所指。所谓上下文，狭义地说，指该词所在的句子，广义地说，则是指整段的话，整部的书，乃至作者的思想、经历及其生活时代。因此，阅读古书，要防止孤立地注意一个个词，也不能仅满足于该词在本句中能否讲通，还要立足于全文阅读与理解。

应当注意的是，我们今天所说的"一词多义"，是指词在词典中的价值所说的，到了一定的上下文里，因为受语言环境的制约，一个词就只有独一无二的意义。例如：

《说文·攴部》："彻，通也。"段注："按《诗》彻彼桑土。传曰：裂也。彻我墙屋。曰：毁也。天命不彻。曰：道也。彻我疆土。曰：治也。各随文解之，而通字可以隐括。"

《素问·腹中论》："何以知怀子之且生也？"岐伯曰："身有病而无邪脉也。"王冰注："病，谓闭经也。"

《太素·调阴阳》："因而一饮。"注："一者，大也。"又《色脉诊》："治之极于一。"注："一，得神也。"

《太素·本输》："经渠者，寸口之中，动而不居，为经。"注："经者，通也。肺气至此常通，故曰经也。"

结合语言环境对语词所作的解释，既是传统注释学的经验，也是今天作注释工作的原则。

三、体会文理语气，注意修辞特点

（一）注释古书当体会文理语气

所谓文理，即注释当合乎文章的情理。体现在医学文献中，则是要体会医理的通顺与否。例如：

《素问·平人气象论》："死脾脉来，锐坚，如乌之喙，如鸟之距，如屋之漏，如水之流，曰脾死。"

"乌之喙"，《太素》作"鸟之喙"。《甲乙经》作"乌之喙"。王冰注："乌喙、鸟距，言锐坚也。"《素问·玉机真脏论》："脾善恶可得见乎？……病在外如鸟之喙者。"新校正云："平人气象论云如乌之喙。又别本喙作啄。"《太素》作"鸟之啄"。详此"乌之喙""鸟之喙"，当从《太素》分作"鸟之啄"。"喙"为名词，"啄"为动词，并与下文"距、漏、流"三字相对为文。言脉来无根，如鸟之啄指感，何必如乌鸦之嘴。若作"乌之喙"，与情理不尽相合。

（二）比较对文互文

对文，又叫"对言""相对为文"，指处于同一语法地位上的两个或两个以上的词、词组或句子，利用对文，可以考察词义，也可以进行校勘，例如：

《太素·三刺》："补须一方实，深取之，希按其痏，以极出其邪气，一方虚，浅刺之，以养其脉，疾按其痏，无使邪气得入。"杨注："希，迟也。"

"希"与"疾"相对为文。

《甲乙经》卷一第七："海以北者为阴，湖以北者为阴中之阴，漳以南者为阳，河以北至漳者为阳中之阴，漯以南至江者为阳中之太阳。"

此言"湖以北者为阴中之阴"，与下文"阳中之阴"相对，则知湖以南至清者为阴中之阳。此处可以通过对文知书之省略。

互文，又称互以见义、互言、互具文等。唐·贾公彦在《仪礼》疏中说，"凡言互文者，是两物各举一边而省文，故云互文。"也就是说，叙述两件事物或一件事物两个方面用的词，是互相包含或互相补充的关系。

《素问·金匮真言论》："东方青色，入通于肝，开窍于目，藏精于肝，其病发惊骇，其味酸，其类草木，其畜鸡，其谷麦，其应四时，上为岁星，是以春气在头也。"王冰注："万物发荣于上，故春气在头。"新校正云："详东方言春气在头，不言故病在头，余方言故病在某，不言某气在某者，互文也。"

（三）虚数不可实指

清·汪中《述学·释三九》："生人之措辞，凡一二所不能尽者，则约之三以见其多；三之所不能尽者，则约之九以见极多，此言语之虚数也。实数可指也，虚数不可执也。推之十百千万，莫不皆然。"读古书，遇到难通的数字，不宜固执。《灵枢·邪客》："其汤方以流水千里以外者八升，扬之万遍。""千里"是形容流水之远，"万遍"则言次数极多。

四、总结注释经验，运用注释规范

新中国成立以来，党和政府高度重视中医古籍整理工作，大规模的中医古籍整理工作始于20世纪80年代。前辈学者在系统的进行古籍整理的同时，尤其致力于注释经验的总结与规范的制订，如徐国仟先生撰《中医古籍注释的范围和方法》，张灿玾先生撰《中医古籍整理研究经验谈》等，均简明扼要地总结了中医古籍注释的经验，对中医古籍注释工作提供了规范性指导。2012年，中华中医药学会发布《中医古籍整理规范》，其中"注释规范"规定了中医古籍整理中注释的基本术语、基本原则以及注释的内容、注释的位置、出注的数量与重点、注释体例的统一等做出具体规定。如用语统一（用语要力求规范，尽量使用术语），格式统一（包括注释的位置、字体、字号大小、串讲句意与释词的先后顺序等，都要统一规定），称谓统一（采用各本、各书、各家之说的称谓要统一）等。这些规范，对于当前中医古籍的整理与注释，均有一定的指导作用。

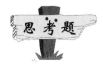思维导图

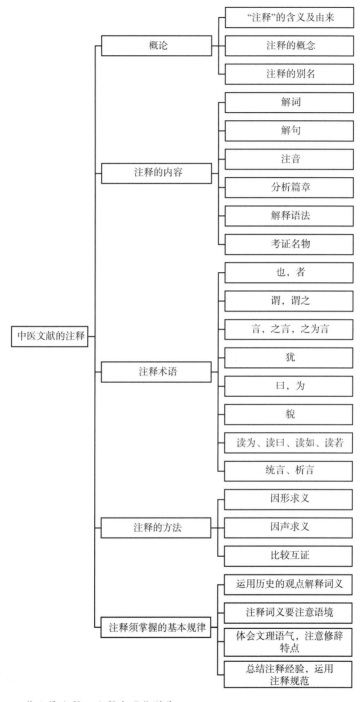

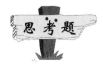思考题

1. 什么是注释？注释有哪些别称？

2. 注释包括了哪些内容？

3. 古人的注音方法有哪些？什么是反切法？

4. 中医文献的名物训诂包括哪些内容？

5. 注释的主要方法有哪些？各自有哪些注意点？

第七章　中医文献的辑佚

文献典籍是社会宝贵的精神财富，历代统治者无不重视对文献的聚集与收藏。但是，由于兵燹战乱、政治喜恶、自然灾害等原因，文献资料不断有所散失。据梁·阮孝绪《七录序目》记载：汉刘歆《七略》载书 38 种，603 家，13219 卷，其中 572 家亡，31 家存。至东汉·班固《汉书·艺文志》载书 38 种，596 家，13369 卷，其中 552 家亡，44 家存。至唐初修《隋书·经籍志》，其四部经传已有 4291 部，49467 卷，其中 1164 部，12759 卷亡。而至宋代欧阳修修《唐书·艺文志》时，所载书之书则多达 53915 卷，不过有其名而无其书者则占十分之五六。马端临《文献通考·经籍考序》云："汉隋唐宋之史，俱有艺文志，然《汉志》所载之书，以《隋志》考之，十已亡其六七。以《宋志》考之，隋、唐亦复如是。"可见历代书籍的散亡，数目是相当大的。

古籍的散亡，为文献的整理研究与传承利用带来许多困难。对于有价值而佚失的古代典籍，后人不得不通过辑佚工作，以图再现其原始状态或基本面貌。

中医药学有着数千年的发展历史，历代都有大量的医药典籍出现。其中有许多有价值的著作被保存下来，但也有不少重要的医学文献失传，同样需要辑佚。

第一节　佚文与辑佚

一、辑佚的含义

佚，通"逸"，即散失之意。佚书，亦作"逸书"，泛指已散失的古书。辑，有聚集、收集之意。

辑佚，是指对亡佚书籍（佚书）的辑复。即根据现存文献中存留的古佚书佚文，通过搜集、考校、整理等工作，使其全书复原或部分复原的过程。清·叶德辉《书林清话》对"辑佚"的含义概括为："古书散佚，复从他书所引，搜辑成书。"

我国古代的书籍，一方面随着社会的发展和学术文化水平的提高而不断增多，一方面又因流传过程中社会的、自然的原因而不断散失。中医古籍也是如此。这些散失亡佚的著作，统称为佚书。

有许多古籍虽然已经散佚，但并非均无迹可寻。张灿玾教授将古籍亡佚状况概括为书文并亡、书虽亡而知其大义、书虽亡而文未亡或基本未亡、大部分亡佚而体例尚明、大部分亡佚而体例不明、小部分亡佚、存有部分或小量遗文而不知所出者、书已亡佚而仅凭追忆而尚存余义者几种情况。比如某些佚书的内容曾被同时代或后代的古籍抄录、引证和整理，有的甚至还保留了原书的名称或作者，这些被保存下来的文字，文献学上称为佚文，其中属于医学范畴者即为医学古籍佚文。

由于大量古籍佚文的存在，为这些佚书的"复原"提供了一定的依据。于是，历代均有学者致力于古籍的辑佚工作，希望通过其他书籍中引用的材料，把这些散佚的文献重新搜辑、整理、复原。

如《神农本草经》一书，是现存最古的本草著作，该书的早期传本在隋唐尚有所存，但至北宋流传渐少，乃至亡佚。然而，本书的内容却通过《本草集注》《新修本草》《开宝本草》《证类本草》《本草纲目》等书辗转传抄和刊刻，较完整地保留了下来。于是明代的卢复、清代的孙星衍等人，便从上述古籍中辑录出《神农本草经》的内容，重新编排成书。这一过程就是辑佚，被辑出的佚书，就是辑佚书。如果将辑佚书汇辑在一起，即为辑佚丛书，如《玉函山房辑佚书》等。

辑佚工作有狭义和广义二种形式：狭义的辑佚，即单纯的辑佚书，也就是原书完全散佚，如有佚文可供辑录，则将其辑出，以存其书之万一。如晋·陈延之的《小品方》早已全佚，后人复辑而成书。广义的辑佚，除上述辑佚书外，还包括辑佚文。其一是辑补缺佚。即原书尚存，但已残缺不全，非原书全貌，也可称作部分佚书。如《刘涓子鬼遗方》，原书共 10 卷，宋代以后仅存 5 卷，也即现在的流传本。但该书尚有大量佚文存在，如该书另一传本的残卷及《肘后备急方》《外台秘要》《证类本草》等书中均可见到。人民卫生出版社出版点校本《刘涓子鬼遗方》，即将部分佚文辑于书末，在一定程度上恢复了原书。其二是辑补脱佚。即原书似乎完存，但在校勘过程中，时有较多佚文辑补。其三是辑拾漏佚，指有些佚书虽有辑本，但不完整，现存古籍中仍有佚文可供辑补。如我国较早的一部儿科专著《颅囟经》，现虽有《四库全书》辑本 2 卷，但内容很不完整，尚有许多佚文存在于现存的其他医学古籍中，如《幼幼新书》《古今医统大全》等，如能将其辑出，可以在相当程度上弥补现辑本之不足。

二、古医籍的散亡

（一）古文献散亡的原因

古文献散亡的原因是多方面的。历代学者多归之于"兵燹"与"祸乱"所造成的灾害。《隋书·牛弘传》记载牛弘在开皇初年上表请开献书之路时，指出古今书籍经过了五次大的灾厄，云：

"昔周德既衰，旧经紊弃，孔子以大圣之才，开素王之业，宪章祖述，制《礼》刊《诗》，正五始而修《春秋》，阐《十翼》而弘《易》道。治国立身，作范垂法。及秦皇驭宇，吞灭诸侯，任用威力，事不师古，始下焚书之令，行偶语之刑。先王坟籍，扫地皆尽。本既先王，从而颠覆。臣以图谶言之，经典盛衰，信有徵数。此则书之一厄也。汉兴，改秦之弊，敦尚儒术，建藏书之策，置校书之官，屋壁山岩，往往间出。外有太常、太史之藏，内有延阁、秘书之府。至孝成之世，亡逸尚多，遣谒者陈农求遗书于天下，诏刘向父子雠校篇籍。汉之典文，于斯为盛。及王莽之末，长安兵起，宫室图书，并从焚烬。此则书之二厄也。光武嗣兴，尤重经诰，未及下车，先求文雅。于是鸿生钜儒，继踵而集，怀经负帙，不远斯至。肃宗亲临讲肆。和帝数幸书林，其兰台、石室、鸿都、东观，秘牒填委，更倍于前。及孝献移都，吏民扰乱，图书缣帛，皆取为帷囊。所收而西，裁七十余乘，属西京大乱，一时燔荡。此则书之三厄也。魏文代汉，更集经典，皆藏在秘书、内外三阁，遣秘书郎郑默删定旧文。时之论者，美其朱紫有别。晋氏承之，文籍尤广。晋秘书监荀勖定魏《内经》，更著《新簿》。虽古文旧简，犹云有缺，新章后录，鸠集已多，足得恢弘正道，训范当世。属刘、石凭陵，京华覆灭，朝章国典，从而失坠。此则书之四厄也。永嘉之后，寇窃竞兴，因河据洛，跨秦带赵。论其建国立家，虽传名号，宪章礼乐，寂灭无闻。刘裕平姚，收其图籍，五经子史，才四千卷，皆赤轴青纸，文字古拙。僭伪之盛，莫过二秦，以此而论，足可明矣。故知衣冠轨物，图画记注，播迁之余，皆归江左。晋、宋之际，学艺为多，齐、梁之间，经史弥盛。宋秘书丞王俭，依刘氏《七录》，撰为《七志》。梁人阮孝绪，亦为《七录》。总其书数，三万余卷。及侯景渡江，破灭梁室，秘省经籍，虽从兵火，其文德殿内书史，宛然犹存。萧绎据有江陵，遣将破平侯景，收文德之书，及公私典籍，重本七万余卷，悉送荆州。故江表图书，因斯尽萃于绎矣。及周师入郢，绎悉焚之于外城，所收十才一二。此则书之五厄也。"

明·胡应麟认为从隋唐至宋代，古书又有五次大的灾难。《少室山房笔丛》云：

"牛弘所论五厄，皆六代前事。隋开皇之盛极矣，未几悉灰于广陵；唐开元之盛极矣，未几悉灰于安史；肃、代二宗，荐加纠集，黄巢之乱，复致荡然；宋世图书，一盛于庆历，再盛于宣和，而女真之祸成矣；三盛于淳熙，四盛于嘉定，而蒙古之师至矣。然则书自六朝之后，复有五厄；大业一也，天宝二也，广明三也，靖康四也，绍定五也。通则为十厄矣。"

由此可见，宋以前的书籍十厄包括：①秦始皇下令焚书；②王莽末年，因战乱而宫室图书焚烬；③董卓移都之际，图书缣帛，皆取为帷囊，西京大乱中悉遭燔荡；④十六国时刘渊、石勒乱华，进陷洛阳，文物荡然无存；⑤北周攻破江陵，梁元帝焚诸书于外城；⑥隋末大乱，隋炀帝被杀，图书被焚；⑦唐代安史之乱，唐玄宗奔蜀，书籍尽失；⑧唐代黄巢入长安，僖宗出走，书籍焚毁；⑨金人靖康二年（1127 年）破汴京，太清楼等图书为之一空；⑩元军南下，破临安，图书抢劫殆尽。然而，牛、胡二氏所言十厄，主要是指官府藏书经过十次大的社会动乱而散失的情况。图书散佚的原因，远不止于此。

近人陈登原推究典籍聚散之故，认为主要原因是"一受厄于独夫之专断而成其聚散，二受厄于人事之不臧而成其聚散，三受厄于兵匪之扰乱而成其聚散，四受厄于藏弆者之鲜克有终而成其聚散。"

张舜徽《中国古代史籍校读法》对前人之说，做了进一步的补充，认为当时书籍传抄不易和同类书籍间的优胜劣汰，也是导致书籍散佚的原因之一。

诸家所论，虽重在文史等古籍，然古医籍散佚的原因，亦大致如此。现归纳如下。

1. 兵燹战乱所致的散佚

兵燹战乱是书籍散佚的重要原因。如前牛弘、胡应麟所言书籍十厄，近代列强侵华战争、国内战争期间，均有大量古籍散佚，古医籍亦在其中。兵燹战乱，不仅造成官方藏书的散失，许多民间藏书亦难逃厄运。在兵荒马乱之年，饥寒交迫之时，生死攸关之际，古医籍恐亦无人顾及。

2. 政治喜恶所致的散佚

历代统治者无不重视文化思想的统治，反映在对书籍的处理态度上，即是喜者则存，恶者则禁或毁。如秦始皇下令焚书。另有清代修《四库全书》时，对凡有民族思想的书籍，一律查禁销毁，禁毁者达 3 千余种、6 万余部，亦可谓书籍的一次大厄。在诸多禁毁书中，亦有医书或医学内容。有的是医书中含有不利于统治者的内容，有的是文史书中含有的医学内容，皆随之被禁毁。

3. 传播不便所致的散佚

书籍的载体，早期以简牍、缣帛为主，后期以纸为主。但在雕版印刷术发明之前，一切书籍，都需要手写。这就为书籍的传播带来了不便。唐以后虽雕版印书已兴，但印数不多，不易推广，有些书由于难以筹资，亦无力开雕。直至明清时期，仍有诸多著作，由于筹资困难，无法印行或再版。无力雕版传播之书，则渐渐失传。

4. 各种灾害所致的散佚

不论官私藏书，凡遇特大天灾水火等自然灾害，其所收藏的图书往往荡然无存。其中必有世所绝无仅有或已为数不多的孤本珍籍，常因此而佚。如日本馆藏唐以前古文献，在贞观十七年（857年，当唐僖宗二年），因冷泉院火灾，秘阁之图籍文书，多成灰烬。

5. 藏弄不善所致的散佚

历代藏书家，除收藏古本、善本之外，常收藏一些孤本珍籍，秘而不宣。然其传人或继业者，常难使其尽得善果。犹如陈登原先生所谓："故自藏弄家之下场头而论，则藏弄家之罪戾，未必即减于政治上之独失，或兵燹中之盗寇。盖藏弄家往往秘惜为藏，不肯借贷与人，以致书入藏家，正如鸟入笼中。主人以外，无以得鉴赏之欢。书之流传既难，则书之绝迹自易。其后子孙裂之以籍物，盗贼资之以热火。秘发之绝，未始非藏弄家秘惜不广流传之故也。"

6. 学术发展所致的自然淘汰

科学文化的进化，无论社会科学与自然科学，都是由继承与发展两个环节联结而成。在对前者的继承中，存优汰劣，是一个不可改变的自然规律。对古籍的传播与继用，也必然为这一规律所左右。故后起之作，多是在继承前说精华的基础上发展而成，在流传过程中，人们不可能也不必要优劣兼收，自然是择优而用，以后者代替前者。因而，有一部分作品，必成为历史的陈迹而自然淘汰。如《神农本草经》一书，由于后世医家在其基础上不断补充药物，编修新书，原书也就逐渐散佚。今所见者，均是《神农本草经》的辑佚本，恐非书之原貌。

当然，后世再现了诸多古佚书或佚文，另有其他方面的研究价值，则不在此例。

（二）古医籍散亡情况概述

古医籍散失的确切数目，后人虽无法测知。但据古籍征引、书目著录、史传记载及出土文献等方面考证可知，医籍的散佚数目当不在少数。有关古医籍的散佚情况，概要如下。

1. 古籍征引例述

（1）《灵枢》《素问》

《灵枢》《素问》为现存最早的古医籍，书中征引了较多的古文献遗名及遗文，大致有具名称引、浑名称引、无名称引三种形式。

① 具名称引。即征引内容中含有古文献的名称。《素问》《灵枢》中称引过的书名，虽诸家认定尚不一致，然总不下三十余种。凡此诸书，均已失传。其征引的方式有以下几种情况。

有名有叙的称引者，既引书名且又叙述该书大义。如：

《素问·病能论》云："《上经》者，言气之通天也；《下经》者，言病之变化也；《金匮》者，决死生也；《揆度》者，切度之也；《奇恒》者，言奇病也。所谓奇者，使奇病不得以四时死也。恒者，得以四时死也。所谓揆者，方切求之也，言切求其脉理也。度者，得其病处，以四时度之也。"

又"玉版论要篇"云："《揆度》者，度病之浅深也；《奇恒》者，言奇病也。"

这两处引文，不仅有书名，而且指出了该书内容大义。

有名有文的称引者，既有书名且又引用了一段文字。如对《刺法》及其内容的引用，有：

《素问·调经论》云："黄帝问曰：余闻《刺法》言：有余泻之，不足补之。"

《灵枢·逆顺》云："《刺法》曰：无刺熇熇之热，无刺漉漉之汗，无刺浑浑之脉。"

《灵枢·官针》云："故《刺法》曰：始浅刺之，以逐邪气，而来血气；后深刺之，以致阴气之邪，最后刺极深之，以下谷气。"

另如对《大要》内容的称引。

《素问·五常政大论》云："故《大要》曰：无代化，无违时，必养必和，待其来复。"

《素问·至真要大论》云："《大要》曰：君一臣二，奇之制也；君二臣四，偶之制也，君二臣三，奇之制也；君二臣六，偶之制也。"又"故《大要》曰：粗工嘻嘻，以为可知，言热未已，寒病复始，同气异形，违诊乱经。此之谓也。"又"故《大要》曰：彼春之暖，为夏之暑。彼秋之忿，为冬之怒。谨按四维，斥候皆归，其终可见，其始可知。"又"故《大要》曰：谨守病机，各司其属，有者求之，无者求之。盛者责之，虚者责之。必先五胜，疏其血气，令其条达，而致和平。此之谓也。"

《灵枢·九针十二原》云："《大要》曰：徐而疾则实，疾而徐则虚。"

《灵枢·卫气行》云："《大要》曰：常以日之加于宿上也，人气在太阳。"

以上所举《刺法》与《大要》二名，引文虽不多，然亦可略知二书内容的一个侧面。

有名无文的称引者，仅举书名而无引文。如《素问·示从容论》云："臣请诵《脉经》上、下篇甚众多矣。"又云："明引《比类》《从容》，是以名曰《诊轻》（新校正云：'按《太素》轻作经。'按轻为经假借）。"

② 浑名称引，即浑称"经"与"论"者。如：

《素问·离合真邪论》云："经言气之盛衰，左右倾移，以上调下，以左调右，有余不足，补泻于荣输，余知之矣。"

《灵枢·血络论》云："愿闻其奇邪而不在经者。"

《素问·疟论》云："论言夏伤于暑，秋必病疟。"

按此言"经"与"论"，皆不知何名。虽后者在《素问》"生气通天论"与"阴阳应象大论"及《灵枢》之"论疾诊尺"中有近似语，然文皆作"秋必痎疟"或"秋生痎疟"，是以有别。其所称引的内容，或是古医籍的浑名。

③ 无名称引，如冠"所谓"二字以示称引者。《素问》《灵枢》中，有许多"所谓某某者"字样的经文。有的在书中可以找到与之对应原篇文，如《灵枢·小针解》文，大都具于《灵枢·九针十二原》。然而另有相当多此类经文，找不到对应之处，无疑是称引了已佚的古医籍之文。

（2）《伤寒论》

张仲景自序云："撰用《素问》《九卷》《八十一难》《阴阳大论》《胎胪》《药录》，并《平脉》《辨证》，为《伤寒杂病论》合十六卷。"其中《素问》《九卷》《八十一难》今尚有传本，余者均佚。就《伤寒杂病论》而言，今虽有《伤寒论》与《金匮要略》宋以后传世本，然亦非仲景书之原貌。

（3）《脉经》

王叔和撰此经，征引之文，多注明出典，加冠书名或人名。其中大都亡佚。如卷三中云《四时经》《素问》《针经》、张仲景等。卷五引张仲景与扁鹊等文。又有浑称"经言"者，如卷四第一、卷一第五等。其中引张仲景之文，均不见于今《伤寒》《金匮》中。即卷七至卷九收载仲景伤寒与杂病之条文，亦与今《伤寒论》《金匮》颇有异处。

（4）《针灸甲乙经》

晋·皇甫谧撰。该书乃据《素问》《针经》（今《灵枢》文）及《明堂孔穴针灸治要》三书撰次而成，其中《明堂》一书则早佚。《甲乙》所收，据别书征引证之，并非全文，且体例亦变。

（5）《备急千金要方》与《千金翼方》

唐·孙思邈撰。此二书中引用的加冠书名或人名的佚书甚多。如卷一第一有阮河南、范东阳、张苗、靳邵等诸部经方，第二有张湛，第四有张仲景曰（遗文）。卷五第一有《小品方》《小儿颅囟经》及晋宋之苏家、齐有徐王《小儿方》三卷。卷七第一有支法存、仰道人、深师、姚公《集验》等。卷九第一有华佗、陈廪丘等。卷十一至卷十九之第一有襄公问扁鹊等文。卷二十七有扁鹊云，第五有彭祖曰等。卷二十九第一有甄权《明堂图》等。《千金翼》卷十二第四有卫汜称扁鹊云。卷二十二第一有九江黄父《相痈疽论》。卷二十五有黄帝问扁鹊曰。卷二十九第二有黄帝越禁受法等。其中特别是黄帝问扁鹊文，对探讨依托黄帝时扁鹊之作，很有意义。

宋代医籍引文献加冠书名及人名者，以《政和经史证类备用本草》及《幼幼新书》为多。《证类本草》引用宋以前本草，后皆佚。《幼幼新书》引用宋以前儿科著作及其他医籍亦大部分亡佚。此后金、元、明、清诸代医著，引用前朝及本朝文献，后逐渐亡佚者亦甚多。

2. 书目著录例述

《汉书·艺文志·方技略》著录有医经 7 家，216 卷；经方 11 家，274 卷；房中 8 家，186 卷；神仙 10 家，205 卷。除晋·皇甫谧认定《素问》与《针经》即《黄帝内经》外，余者至隋代已不曾著录，或皆亡。

《隋书·经籍志》著录有医书 256 部，合 4510 卷。至《新唐书·艺文志》著录而收者，已居少数。今日存世者，已不足 10 部。即使存世，亦与原书不尽相同。如《张仲景方》15 卷，疑宋以前已分化为《伤寒论》与《金匮要略》二书。

《宋史·艺文志》著录医书 509 部，28290 卷。今日存世者，约有数十部，余者亦皆相继亡佚。

明、清两代史志，著录医书主要系本朝医著，虽时代不太久远，然亦多有亡佚者。

《中国医籍考》，日本·丹波元胤撰。所收医书，上自秦汉，下至清道光年间，近三千种。其中标记"佚"者，约千种左右，标记"未见"者，约八百种左右，标记阙者有数种。丹波氏标记之"佚"，虽难绝对准确，标记"未见"，也不一定均佚。然而从这一约计数字看，还是有一定参考意义的。

从以上仅举的几种书目的情况，足可说明书目著录之书，其后亡佚者，为数是相当多的。

3. 史传记载例述

据《史记·扁鹊仓公列传》，仓公是司马迁所选西汉前期唯一医家为之立传者。传中详述乃师公乘阳庆授书之事，云："自意少时喜医药，医药方试之多不验者，至高后八年，得见师临菑元里公乘阳庆，庆年七十余，意得见事之。谓意曰：尽去而方书，非是也。庆有古先道遗传黄帝、扁鹊之《脉书》《五色》诊病，知人死生，决嫌疑，定可治，及《药论》书甚精。我家给富，心爱公，欲尽以我禁方书悉教公。臣意即曰：幸甚，非意之所敢望也。臣意即避席再拜谒，受其《脉书》《上下经》《五色诊》《奇咳术》《揆度》《阴阳》《外变》《药论》《石神》《接阴阳》禁书，受读解验之可一年所。"文中所言书名，与《素问》《灵枢》所引书名，有许多相同或相似者，足证是汉以前流传的古医籍。

《魏书·王显传》称，时以经文浩博，卒难穷究，诏王显撰《药方》三十五卷，颁布天下。然此书未见著录。

《旧唐书·贾耽传》，言其曾著有《备急单方》一书，未见著录。

《宋史·许希传》，言其曾著有《神应针经要诀》，未见著录。

以上数例，可以说明古代医家的著作，有的不仅早佚，而且不见于别书著录。《中国分省医籍考》收载的一些已佚医书，即取自于各省、县地方志的记载。

4. 出土文献例述

出土文物中，有一些与医学有关的内容，如甲骨文有说明疾病的文字，汉简有少量与医学有关的内容等。也有专门的医籍出土，如敦煌古医籍及近年发现的帛书与简书等古医籍，也说明了医籍的散佚数量，多不胜计。

（1）马王堆汉墓医书

该医书是 1973 年在长沙马王堆西汉墓中出土。经整理小组整理后，分别定名为《足臂十一脉灸经》《阴阳十一脉灸经》甲本与乙本、《脉法》《阴阳脉死候》《五十二病方》《却谷食气》《导引图》《养生方》《杂疗方》《胎产书》《十问》《合阴阳》《杂禁方》《天下至道谈》等，共 14 种。此皆西汉以前古医籍，对研究先秦医学有重要价值，惜早亡佚。是书的出土，足可证明我国先秦时期已有大量医籍存世。

（2）《武威汉代医简》

该简系 1972 年于甘肃武威汉墓中出土，据整理研究人员推断，此墓当为东汉早期。医简共有各科医方 30 余首，用药 100 余种。该方反映东汉以前存世医书的情况，其中亡佚之书定有极多。

（3）张家山汉简医书

该简系 1984 年湖北江陵张家山汉墓出土。有医籍二种：①《脉书》，主体部分叙述人体经脉走向及所主病候，其内容与马王堆帛书《阴阳十一脉灸经》《脉法》《阴阳脉死候》亦基本相同。②《引书》，为一导引专著，书中叙述了四季养生之道，导引术式及功用等有关内容。内容比较完整。此二书足可反映两汉时期此类医籍亡佚情况。

（4）敦煌古医籍

敦煌卷子，是十至十一世纪收藏于敦煌莫高窟石室的大批宋以前誊录的卷子古籍。现存医学内容部分，经中国中医科学院马继兴研究员的搜集整理，编辑成书，名曰《敦煌古医籍考释》。书中收载医经类 2 种、五脏论类 6 种、诊法类 10 种、伤寒论类 3 种、医术类 2 种、医方类 25 种、本草类 9 种、针灸类 8 种、辟谷服石杂禁方类 10 种、佛家道家医方类 6 种、医史资料类 12 种。除去同文异本重复者外，计得 90 余种。其中大多未见于著录，有的虽见于著录，但书早佚；有的虽有存世传本，如《伤寒论》等，然此残卷对考订与研究今本，仍颇有意义。从这些无名及有名古医籍残卷来看，唐宋以后古医籍散佚的情况也是比较严重的。

马继兴先生《出土亡佚古医籍研究》比较全面地反映了出土亡佚古医籍研究的成就，包括全国各地出土的秦汉以前医药文化资源，当前世界各地收藏的中国出土卷子本古医籍文献备考，关于敦煌卷子中《备急单验药方》书名的确定，敦煌写本的《平脉略例》及其近似文献，千佛洞中发现的隋唐古针灸图，日英俄藏《孙真人千金方》珍稀文献及其重要意义，云梦秦简里的法医检验和医政管理，双包山汉墓出土的针灸经脉漆木人型，敦煌本张仲景《伤寒杂病论·辨脉法》残文出处考，敦煌汉文针灸图腧穴名称部位考，陇湘鄂三省相继出土的《内经》古诊法残文考，新发现一种最古的中成药刻本仿单，马王堆出土医书中的药学成就，张家山汉墓出土《脉书》初探等。

此外，王兴伊、段逸山《新疆出土涉医文书辑校》，将分散在世界各地的吐鲁番出土文书和日藏大谷文书、英、德、俄敦煌文献中明确为新疆出土的，以及新中国成立后的新疆出土考古资料，筛选其中的涉医文书给予整理研究，残卷及残片数量约 300 件。其中汉语编包括医学理论类、本草类、医方类、针灸类、医事类、兽医类、其他类；胡语编包括梵语医学文书、回鹘语医学文书、于阗语医学文书、龟兹语医学文书、犍陀罗语医学文书、叙利亚语残药方等，并对这些新疆出土涉医文书整理分类，进行释文校勘、注释。这些文书出现的时间主要集中于魏晋、隋唐之际，能够集中反映中医学、其他民族医学以及印度医学在我国西域地区交流与融合的情况，也为古医籍辑佚提供了新材料。

（三）医籍佚文存留概况

宋·郑樵《通志·校雠略》曾云："书有亡者，有虽亡而不亡者，有不可以不求者，有不可求者。《文言略例》虽亡，而《周易》俱在；汉、魏、吴、晋鼓吹曲虽亡，而乐府俱在；《三礼》目录虽亡，可取诸《三礼》；十三代史目录虽亡，可取诸十三代史；常鼎宝《文选》著作人名目录虽亡，可取诸《文选》；孙玉汝《唐列圣实录》虽亡，可取诸《唐实录》；《开元礼》目录虽亡，可取诸《开元礼）；《名医别录》虽亡，陶隐居已收入《本草》；李氏《本草》虽亡，唐慎微已收入《证类》……李氏《本草拾遗》《删繁本草》、徐之才《药对》《南海药谱》《药林》《药论》《药忌》之书，《证类本草》收之矣；《肘后方》《鬼遗方》《独行方》《一致方》及诸古方之书，《外台秘要》《太平圣惠方》中尽收之矣。"这说明有的古籍虽亡，但其佚文却被其他文献收载或征引，从而得以保存下来。古医籍佚文的存留情况，大致有以下几种情况。

1. 书虽亡而知其大义

《汉书·艺文志》所言医经类之扁鹊内、外经，白氏内、外经等，书虽亡，然据原小序所谓"医经者，原人血脉经络骨髓阴阳表里，以起百病之本，死生之分，而用度箴石汤火所施，调百药齐和之所宜"之义，该书内容或与黄帝内、外经有诸多类同或近似之处。又如《素问》引《奇恒》等书，据《病能论》所谓"奇恒者，言奇病也"之义，是知该书皆言异于恒常之病，或今《素问》之《奇病论》与《大奇论》，为征引该书内容或部分内容。

2. 书虽亡而文未亡或基本未亡

古《明堂》一书，早已亡佚，然其文大都被《针灸甲乙经》所征引。又据杨上善《黄帝内经明堂》残本卷一及《外台秘要·明堂》证之，除《甲乙》引文外，尚有五脏傍通等内容。据此三书考证，似《明堂》之文，基本未亡。

又如《神农本草经》一书虽早亡佚，但据《政和经史证类备用本草》标记的引文及《太平御览》中引文，加之别书之少量引文考证，其文基本未亡。唯理论部分缺佚较甚。

3. 大部分亡佚而体例尚明

杨上善奉敕编撰的《黄帝内经明堂类成》一书，除卷一及序文尚存者外，余皆亡佚。然通过其序文，可以了解该书的体例。杨上善云："旧制此经，分为三卷，诊候交杂，窥察难明，支体奇经，复兴八脉，……是以十二经脉各为一卷，奇经八脉复为一卷，合为十三卷。"据此可知杨氏是据旧《明堂》重新改编而成，唯其各经所载穴位，不详。

又如陈延之《小品方》一书，原系南北朝时重要的医方书，唐、宋医籍多有引文，然因佚亡太多，而体例亦不详。1985年，日本学者在日本尊经阁文库《图书分类目录》医学部中发现了《经方小品》残卷，经与《外台秘要》《医心方》所引《小品方》佚文对照，确定为《小品方》古卷子第一卷的残卷，包括序文、总目录、用药犯禁诀等及卷一目录与调三焦诸方，从而对《小品方》一书的体例，及其全部内容，有所了解，使《小品方》的研究有了新的进展。

4. 大部分亡佚而体例亦不明

绝大多数亡佚的古医籍，均属于这种情况。据《太平御览·方术部》记载，晋·范汪善医术，撰医方有五百余卷。然据《隋书·经籍志》注云，梁时已只存一百七十六卷。《外台秘要》中虽有较多引文，然去其实已远。

又如晋人靳邵，《晋书》本传称其"性明敏，有才术，本草、经方诵览通究，裁方治疗意出众表"。孙思邈《备急千金要方》亦言有"张仲景、王叔和、阮河南、范东阳、张苗、靳邵诸部经方"。然今仅《外台秘要》《医心方》中有少量引文，是知其书大都亡佚。似此等书，既不明其体例，亦难知其梗概。

5. 小部分亡佚

《黄帝内经素问》，虽经王冰增补运气七篇，而本病论、刺法论两篇仍缺。宋代所见此两篇，林亿等已认定为伪作。

《黄帝内经太素》，宋以后在国内失传，清末复从日本访归。然据萧延平云："此书乃假杨惺吾氏所获日本唐人卷子钞本影写卷……计第一、第四、第七、第十六、第十八、第二十、第二十一、凡七卷，又残卷一册，共十三纸。"近年有日本东洋医学研究会《东洋医学善本丛书》影印仁和寺藏本，较之前本，又多出第十六卷与第二十一卷及部分卷篇缺文。然仍缺五卷有余。

6. 存有部分或少量遗文而不知其所出

《备急千金要方》卷十一第一云："襄公问扁鹊曰：吾欲不诊脉，察其音，观其色，知其病生死，可得闻乎？答曰：乃圣道之大要，师所不传，黄帝贵之过于金玉。入门见病，观其色，闻其呼吸，则知往来出入吉凶之相。角音人者，主肝声也，肝声呼，其音琴，其志怒，其经足厥阴。厥逆少阳，则荣卫不通，阴阳交杂，阴气外伤，阳气内击。击则寒，寒则虚，虚则卒然暗哑不声，此为厉风入肝。续命汤主之，方在第八卷中。……"此后在余脏各卷之第一中，亦均有之，唯不再出襄公问扁鹊等字样。尽管此文中如"方在第八卷中"等语，似孙思邈所加，但可以看出，前文与《内经》所言并不尽同。此类佚文的作者及出于何书，则无从得知。

《千金翼方》卷二十五第一云："黄帝问扁鹊曰：人久有病，何以别生死，愿闻其要。对曰：按明堂察色，有十部之气，知在何部，察四时五行王相，观其胜负之变色，入门户为凶，不入为吉。白色见冲（按疑为衡之误）眉上者肺有病，入阙庭者夏死；黄色见鼻上者脾有病，入口者春夏死；青色见人中者肝有病，入目者秋死；黑色见颧上者肾有病，入耳者六月死；赤色见颐者心有病，入口者冬死。所谓门户者，阙庭，肺门户；目，肝门户；耳，肾门户；口，心、脾门户。若有色气入者皆死。黄帝曰：善。"此文与《素》《灵》有关内容所言，亦颇有异处。其原系依托而无疑，然出自何书则尚待考。

7. 书已亡而仅凭追忆存其余义

如清·费伯雄《医醇賸义》。据自序云，原书"名曰《医醇》，共二十四卷，分为六门，曰脉、证、治，首察脉，次辨证，次施治，此三者为大纲。就治字中，又分三层，曰理、法、意。医有医理，治有治法，化裁通变，则又须法外意也"。因毁于战乱，追忆《医醇》中语，随笔录出，不及十之二三，故题曰《医醇賸义》。

三、辑佚的目的与意义

辑佚是整理古代文献的基本方法之一，在中医文献的整理研究中具有重要的意义。我国历代学者在这方面曾做了大量工作，并积累了丰富的经验。

其一，辑佚书丰富了中国古代文化典籍。我国素以图书典籍丰富著称于世，然而古代文献多有亡佚，人们常引以为憾。通过历代学者的辑佚，使许多亡佚之书复见于世。如清代撰修《四库全书》时，从《永乐大典》中辑出佚书385种，计有经部66种，史部41种，子部103种，集部175种，合4926卷，收入《四库全书》中，大大丰富了《四库全书》的内容。尚有业经辑出，而未及列入《四库全书》者。今《四库全书总目》中标"永乐大典本"的书目，都是此次辑出的佚书。这是中国文献史上古书辑佚的一次空前盛举。

其二，辑佚为学术研究提供了重要资料。辑佚是调查原始文献依据和掌握第一手资料所不可缺少的步骤，而通过辑佚所得来的资料，是提供学术研究线索与证据的重要来源。对于医史文献研究来说，辑佚不仅可以最大限度地恢复医学佚书的原貌，便于深入探讨我国医学在不同历史时期的重大成就与贡献，为进一步研究中医学发展的全过程及其客观规律奠定基础，而且能对继承发扬祖国医学遗产，更好地为中医的教学、医疗、科研服务，做出应有的贡献。

第二节　辑佚书的资料来源和辑录佚文注意事项

一、辑佚书的资料来源

辑佚最基本、最重要的工作就是广搜博采原书的佚文。一般来说，古医籍的佚文主要存在于下列类别的书中。

1. 现存晋唐古医籍

如晋·皇甫谧《针灸甲乙经》中有《明堂孔穴针灸治要》佚文，王叔和《脉经》中有《脉法赞》《四时经》等书的佚文，隋·巢元方《诸病源候论》中有《养生方》佚文。唐·孙思邈《备急千金要方》《千金翼方》，王焘《外台秘要》等，保存了数十种古医书的佚文，其中佚文资料比较完备的就有 10 余种。

2. 医学类书中的佚文

类书是辑录若干种图书的有关资料，分门别类编排而成的著作，有人将其称之为古代文献的渊薮，是辑佚书最重要的资料来源。尤其是宋、明医学类书，对于医籍辑佚更为重要。比如宋代的《太平圣惠方》《圣济总录》《证类本草》《幼幼新书》，明代的《普济方》《古今医统大全》，清代的《古今图书集成·医部全录》，都保留了古代的医籍佚文。除了医学类书外，其他大型综合性类书中也有大量的医籍佚文存在，如《太平御览》《艺文类聚》《永乐大典》等。

另外，日本、朝鲜的医学类书也是重要的辑佚资料来源。如日本丹波康赖《医心方》（984 年）辑录隋唐以前中医古籍 100 余种，大部分已佚；朝鲜金礼蒙《医方类聚》（1445 年）、许浚《东医宝鉴》（1611 年），均保存了大量明以前的中医古书佚文。

3. 同类著作中的佚文

要辑佚某个专业（或专科）的书籍，则必须查寻该专业现存的各种古籍。尤其是一些标明资料来源的同类书，对于辑佚来说意义更大。欲辑本草类的佚书，必须利用现存的本草著作。如辑《神农本草经》，《证类本草》《本草纲目》是必不可少的。欲辑儿科类的佚书，必须利用现存的儿科类书籍，如在《新唐书·艺文志》中载有唐王超撰《仙人水境图诀》一书，该书是记述小儿望指纹诊法的较早文献之一，但失传已久，而其佚书中所绘的指纹则仍在某些儿科医籍中保留，如《幼幼新书》《保赤金镜录》《幼科证治准绳》《保赤存真》等。若辑佚此书，上述书籍便是重要的资料来源。

4. 古医书注文、校记中的佚文

古书注释、校记中常征引大量古代著作，随着时间的流逝，被引之书多有亡佚，而一些佚文幸赖这些注释引文保存了下来，所以古书注释、校记是辑佚的重要资料来源之一。如唐代王冰注本《黄帝内经素问》中有大量已佚古医的内容，宋代校正医书局在校理《素问》《伤寒论》《外台秘要》等古籍时，也曾在校注中征引了某些古代著作，如林亿《素问新校正》引有全元起《素问训解》的佚文。此外，许多本草著作，如《证类本草》《本草纲目》等，其释语中亦有大量古籍佚文。

5. 金石、简帛、卷轴医药文献中的佚文

如刻于洛阳龙门石窟药方洞的 100 余首药方，近代以来相继发现的敦煌卷子、马王堆汉墓医学帛书和简牍、武威汉墓医简、张家山汉墓医书等大批文物，都保存了一些古代医学佚书、佚文。如敦煌卷子中存有 4 种《新修本草》的传写本，这对于辑佚该书，无疑是非常重要的。

6. 古书传注、杂抄、笔记中的佚文

除上述几类外，在古书的传注以及杂抄杂纂、笔记小说、史书地志中，也有值得重视的资料供辑佚之用。如《三国志·华佗列传》裴松之注中就引有《华佗别传》的佚文。

二、辑录佚文注意事项

（一）注意古医书的省称或别称

有些佚文记出了原书名称，有的还记出了卷数及篇名，这类佚文最为明显，易于辨认。但古人引书是非常灵活随便的，往往一个书名有多种省称或别称。如汉晋以后的医书中所记的《经》字，大都指《黄帝内经》而言。晋代葛洪《玉函方》一书，在现存的《肘后备急方》《外台秘要》《医心方》及《证类本草》四书中，所保存的佚文则有十二个名称，除了著者姓氏外，其中大部分是书的省称或别称：①葛氏方，②葛氏，③葛洪方，④葛稚川，⑤葛洪治金创方，⑥葛，⑦仙翁，⑧玉箱方，⑨玉箱要录，⑩玉筋箱方，⑪玉亟方，⑫玉函方。可见，古人引书所用略称往往因人而异，没有统一固定的标准，这一点在辑录佚文时应当加以注意。

另外，古人在引用不同的古医书时，还可能出现相同的略称。例如"铜人"一称，最早是指北宋《铜人腧穴针灸图经》，但后来也有人用指唐末无名氏《针经》，故应详察。

（二）注意以医家名号姓氏代书名的佚文

这类佚文，有的直接以原作者的姓名代替书名，如前所说用"葛洪"代替《玉函方》之类。有的则用作者的别号代替书名，如《证类本草》所引"孙真人"，便是用孙思邈的别号代替《千金方》。还有的用作者的官职或任职地名代替书名，如《范东阳方》，即《范汪方》，盖因作者范汪曾任东阳太守，故用"东阳"代范汪之名。后世介绍《内经》，也多以王冰别号"启玄子"代替《黄帝内经素问》王冰注本。有的则仅用姓氏代书名，如《肘后方》及《外台》二书所引"姚氏""姚氏方"，均系指姚僧垣《集验方》。

但在某些古书中所记姓名，也有同一人名可能是几种书的代称而不易辨识者，如在《证类本草》中引用"雷公"字样，而在医书中"雷公"之称有三：一是北齐徐之才《雷公药对》，二是刘宋雷敩《雷公炮炙论》，三是《素问》中托名"黄帝"时的"雷公"，这就必须视上下文及所述具体内容进行分析。查《证类本草》所引"雷公"佚文内容，均系药物炮炙方法，再核以其他有关佐证，则全与《雷公炮炙论》相符。据此可以确定佚文的所属。又如《难经集注》一书，共辑录了吕广等五家注文，其中包括了唐代杨玄操和南宋杨康侯二家注文，但在今本《集注》中均写作"杨曰"字样，这就出现了两个杨注混淆不清的现象。鉴别的方法只能依靠同一条文的年代先后次序及具体内容来判断。

此外，还有一种情况，即同一作者编有多种不同的医书，均已亡佚，只存留于他人著作的引文中，这部分佚文也必须进行认真具体的分析，才能确定其原书名称。

（三）注意多级佚文的整理

在古代医籍佚文中，有些是间接引用的。也就是说，乙书引用了甲书的佚文，而丙书又引用了乙书，这种佚文称为"二级佚文"。古籍中尚有"三级"或"多级"文。例如《神农本草经》，此书初被引录于《神农本草经集注》，再被引于《新修本草》，更相继被引用于《蜀本草》《开宝本草》《嘉祐本草》等书，到《证类本草》引用时，已是多级佚文了。

（四）注意借鉴前人的辑本

补辑、新辑某一古书，应当充分借鉴和利用前人的辑佚成果，注意补充新的资料，订正原有的讹误，弥补前人辑本的缺陷。

此外，还要注意的是，在古医书中，有些引文虽未记明书名和人名，但可借助各种旁证来识别它们属于更早医籍的佚文。例如在北宋时由校正医书局校勘《伤寒论》一书时，曾保留了原书中的《平脉法》《辨脉法》两篇文字，然而后世一些医家如明代方有执等，却不承认此二篇是仲景原文，从而删去。在张仲景原序中曾明白地指出"撰用《素问》《九卷》《八十一难》《阴阳大论》《胎颅》《药录》，并《平脉》《辨证》，为《伤寒杂病论》……。"其中所引《平脉》一书，正与原文《平脉法》篇名同，足证此篇不仅是《伤寒论》的原文，而且必须还有仲景引录的更早的《平脉》一书的大量佚文。这一问题如果对照《脉经》卷"张仲景治脉"一篇文字，则更可得到旁证。而有些医籍中，很多引文既无引用的书名和人名，也无其他现存的资料可资旁证，但仍可以从其文字本身的特征，如语气、体例、内容等，辨识出它们就是属于早期医籍的佚文。《黄帝内经》中有很多佚文就属于这种情况。

第三节　医籍辑佚的方法

辑佚是一种非常细致的文献研究工作，绝非单纯地抄录古书。如果要做好这项工作，辑佚者必须具备目录学、版本学、校勘学、辨伪学等古典文献学知识，掌握充分的资料，而且还要明确的指导思想，严谨的治学精神，并按照严格的方法和步骤展开工作，才有可能把佚书辑好。

一般认为，辑佚工作始于宋代。至于起自何人，学术界尚有不同看法。章学诚认为辑佚工作当始自南宋的王应麟。如《校雠通义·补郑篇》云："若求之于古而不得，无可如何，而求之今有之书，则又有采辑补缀之成法，不特如郑樵所论已也。昔王应麟以《易》学独传王弼，《尚书》止存伪孔传，乃采郑玄《易》注、《书》注之见于群书者，为《郑氏周易》《郑氏尚书》注，又以四家之《诗》，独《毛传》不亡，乃采三家《诗》说之见于群书者，为《三家诗考》。嗣后好古之士，踵成其法，往往缀辑逸文，搜罗略遍。"后世学者亦多遵此说。

近代叶德辉则认为辑佚的鼻祖应是黄伯思。《书林清话·辑刻古书不始于王应麟》云："古书散佚，复从他书所引搜辑成书，世皆以为自宋末王应麟辑三家诗始，其实其前即已有之。宋·黄伯思《东观余论》中，有《跋慎汉公所藏相鹤经后》云：按《隋·经籍志》《唐·艺文志》，《相鹤经》皆一卷。今完书逸矣，特马总《意林》及李善《文选》注、鲍照《舞鹤赋》钞出大略，今真静陈尊师所书即此也。……据此，则辑佚之书，当以此为鼻祖。"

总之，辑佚工作无论起自王应麟还是黄伯思，都以宋代为始。此后辑佚工作逐渐展开，特别是明清时期，辑佚工作取得了很大的成就。如孙㲀的《古微书》收辑纬书佚文，陶宗仪的《说郛》辑录了明以前的小说史志。清代在修《四库全书》时，曾从明《永乐大典》中辑出佚书385种。其中李焘《续资治通鉴长编》、郝经《续后汉书》等，皆为卷帙浩繁且久已失传的名著。另如马国翰的《玉函山房辑佚书》，搜罗唐以前佚书六百余种；严可均的《全上古三代秦汉三国六朝文》746卷，所辑皆集部之文。

医书的辑佚工作，可以追溯到晋·王叔和对仲景遗书的编次整理。《伤寒论》原名《伤寒杂病论》，经三国战乱，原书散佚，后经王叔和"搜采旧论"，撰次而成。如今存《伤寒论·伤寒例》云：

"今搜采仲景旧论,录其证候、诊脉声色,对病真方有神验者,拟防世急也。"晋·皇甫谧《针灸甲乙经·序》云:"近代太医令王叔和撰次仲景遗论甚精。"这说明王叔和对仲景遗文的搜集编次,实属辑佚工作。宋代以后,古医籍的辑佚工作逐渐展开,并卓有成效。

南宋有王炎辑录的《神农本草经》,名为《本草正经》,此书是《神农本草经》最早的辑本,明末陈士龙藏书目尚有著录,后不见。今惟序文尚存于其《双溪集》中。

明代有卢复辑录的《神农本草经》,名为《神农本经》。该书是《神农本草经》现存最早的辑佚本。

清代对古医籍的辑佚,规模较大。官修《四库全书》时,曾据《永乐大典》辑出医书21种,72卷。包括《颅囟经》2卷、《博济方》5卷、《苏沈良方》8卷、《脚气治法总要》2卷、《旅舍备要方》1卷、《伤寒微旨》2卷、《全生指迷方》4卷、《卫生十全方》3卷、《奇疾方》1卷、《传信适用方》2卷、《卫济宝书》2卷、《太医局程文》9卷、《产育宝庆方》2卷;《集验背疽方》1卷、《济生方》8卷、《产宝诸方》1卷、《急救仙方》6卷、《瑞竹堂经验方》5卷、《水牛经》3卷、《安骥集》3卷、《痊骥集》2卷。此数目仅是《永乐大典》所收医书中的一小部分。范行准根据现存《永乐大典》统计认为,《永乐大典》内的医书有62种。然其实际数目应当更多,但由于《永乐大典》存世无几,确切数目已无从考知。

唐《新修本草》,自清末以后也有多种辑本。如清末李梦云辑本、日本小岛宝素辑本、范行准辑本、日本冈西为人辑本、尚志钧辑本等。前三种均未刊行。

廖平《六驿馆丛书》所收《伤寒论古本》3卷,辑自《千金翼方》,参以《外台》《千金要方》等。又有《巢氏病源补养宣导法》1卷,辑自《诸病源候论》。

孙鼎宜撰《孙氏医学丛书》所收《伤寒杂病论章句》,是根据今存《伤寒论》《金匮要略》,参以《脉经》《千金要方》及《千金翼方》《外台秘要》等辑出,重为撰次而成。后复将经文录出,名曰《伤寒杂病论读本》。又有《明堂孔穴针灸治要》2卷,从《针灸甲乙经》中辑出。

尚志钧根据多种古书辑出魏吴普《吴普本草》、梁陶弘景《名医别录》。

冯汉镛根据多种文献,辑出《古方书辑佚》,共有八种:①汉·张仲景方论;②晋·支法存《申苏方》;③唐玄宗李隆基《广济方》;④唐·崔元亮《海上集验方》;⑤唐·刘禹锡《传信方》;⑥五代南唐·王绍颜《续传信方》;⑦唐·郑景岫《广南四时摄生论》;⑧宋·陈晔《家藏经验方》。

在日本,多纪宦庭从《医方类聚》中辑出唐·昝殷《食医心鉴》1卷。佚名氏从《医方类聚》中辑出宋·周应《简要济众方》1卷。田泽温叔从多种古书中辑出崔禹锡《食经》2卷。森立之等辑出梁陶弘景《本草经集注》等。

从上述情况可以看出,前人在辑佚工作方面已做出了很大成绩。但就现存古籍中存留的佚书遗文来看,可辑之书仍有很多,今后还有大量的工作有待进行。

张灿玾教授《中医古籍文献学》对医籍辑佚方法和程序进行了概括和总结。《中医古籍整理规范》之"辑佚规范",规定了中医古籍辑佚的基本术语、基本原则、方法与程序。

一、考 证 原 书

凡欲辑某书,必须对该书撰者身世、成书年代、史籍称引、目书著录、后人评述、学术渊源等有关问题,作广泛深入地考证,尽可能掌握比较全面的情况。

二、体 例 探 讨

体例，指书的总体框架、大纲细目、编排款式等有关问题，这是书籍的外部特征。在古佚籍中，有的略知梗概，如《神农本草经》，有的已知细目，如《小品方》。但大多亡而不存。对体例了解得越具体越详细，就其外部特征而论，越易接近原貌。

三、资 料 搜 集

资料是基础，资料越多，基础越稳固。反之，如资料很少，即便掌握了体例，也不过是个空架子。所以搜集资料极为重要。搜集资料要注意两点，一者不能只根据一本书的资料，二者不能只限于医书。因此，搜集资料必须广泛，尽可能做到不遗漏。

四、真 伪 辨 认

古医籍引用前人文献时，有许多问题值得注意，如仅凭记忆而误者，有的随意删削或窜改，有的在引用他文时已夹带己文，或由于古无准确标记符号，使引文与己文混淆等。因此，对辑得的诸多资料，还须加以辨认，以存其真。

五、异 文 校 勘

有些佚文，常有多种古籍予以援引，由于流传既久，抄写有误，或选用版本不佳，故必有许多异文或误文出现。因此，必需加以认真的校勘，尽可能纠正某些衍、脱、误、倒之处。

六、内 容 编 排

对内容的编排必须得体。有的书虽已掌握或基本掌握了体例，但在内容的安插方面，还要合宜。若为掌握体例，还要拟定体例。这也要尽可能符合古书的时代特点。比如说有的内容似不合今意或不合今用，就随意将其置之卷末，或作附录，这就失去了其时代的特点。总之，对内容的编排，也必须尽量做到恢复或切近原貌或原义。

七、文 字 记 述

辑佚时进行的工作，均当有文字的记述。比如搜集的资料，要一一标明来源，校勘之处，要写出校勘记，并标明依据，对体例的形成，要说明原由或理由，编排方法，应有凡例，对有关问题的考证，应写出专题材料等。

总而言之，古今书籍，浩如烟海，佚书众多，如果为辑佚而辑佚，则不免事倍功半。如在研究某一课题时，按一定线索去搜集资料，发现佚文，随时摘录，以待整理。这样的辑佚，不仅能为科研服务，而且是有利而无弊的。还应知道辑佚中可能产生漏、滥、误、陋等错误，在使用资料、拟定体例、罗列次序时应认真审订，尽可能避免讹误。只有这样，才能保证辑佚书的质量。

八、辑佚书例述

下面以《神农本草经》《吴普本草》为例，说明辑佚书的一般情况及存在的问题，作为辑佚的借鉴，亦可观其得失。

（一）《神农本草经》辑本

《神农本草经》是我国第一部中药学典籍，具有重要的学术价值和史学价值。原著虽早已亡佚，但其内容被后世其他著作保存下来。该书的辑本很多，至今已有十几种辑本。其中最早者，当属南宋王炎辑录的《神农本草经》，名为《本草正经》，后复亡佚。明末又有卢复辑本，书名《神农本经》，是现存最早的辑佚本。此后又相继出现了多种辑本或辑注本。如滕弘、缪希雍、张志聪、叶桂、孙星衍、顾观光、森立之等人的辑本。

诸辑本大致可分为两类，一者以诠释为主，如张志聪《本草崇原》，不曾言明辑自何书，或沿何家辑本，文字与诸古籍所记有些差异。又如邹澍《本经疏证》，乃以刘潜江《本草述》为本，参以别书而加以疏证。观其文字，多与宋《证类本草》同，然其药物排比及分卷，则出于自定。似此类著作，其诠释之义，颇多阐发之处。若从辑佚而论，则不足为观。一者以辑校为主，如孙星衍与孙冯翼辑本、顾观光辑本、日本森立之辑本等，皆通过对古籍载文的考证、研究，以期恢复《本草经》之原。下面主要介绍几种此类辑本，以示诸家辑佚之法。

1. 孙星衍与孙冯翼辑本

此本对《本经》作者及沿革进行考证，然谓医药之始，见于三皇，则属遵古之言。其正文取宋《大观本草》白字书，参以《太平御览》《艺文类聚》《抱朴子》《博物志》《齐民要术》等少量引文校定而成。全书以上中下三品分三卷，序例置于三卷之末，后并附本经佚文、《吴氏本草》十二条、诸药制使等。正文中原《大观》本中黑字有生长环境如生山谷、生川泽，以为属原文，故收入，另有产地等文，则一遵前人之说，以为汉后人加，故不入正文。今引上经首药为例：

丹砂，味甘微寒，主身体五脏百病，养精神，安魂魄，益气明目，杀精魅邪恶鬼。久服，通神明不老。能化为汞。生山谷。（《太平御览》引，多有"生山谷"三字，《大观》本作"生符陵山谷"，俱作黑字。考生山谷是经文，后人加郡县耳，宜改为白字，而以郡县为黑字。下皆仿此。）按括号内字，原为小字注文。下同。

《吴普本草》曰：丹砂，神农甘；黄帝苦，有毒；扁鹊苦；李氏大寒。或生山陵，采无时，能化未成水银。畏磁石，恶咸水。（《太平御览》）

《名医》曰：作末，名真朱，光色如云母，可折者良。生符陵山谷，采无时。

案：从略。（按：此下系对丹砂的考证，故从略。）

上述诸文，基本可以反映出孙氏叔侄辑佚《神农本草经》的一些思路和方法。

2. 顾观光辑本

顾辑本自序对李时珍《纲目》、陶氏《别录》及《证类本草》有关《本经》内容，有所考证。然其以《纲目》所列《本经》上中下三品目录为据，因不知时珍所出以何为据，故尚难尽信。序文复云："今去濒湖二百余载，古书亡佚殆尽，幸而《证类本草》灵光岿然，又幸而《纲目》卷二具载《本经》目录，得以寻其原委，而析其异同。《本经》三百六十五种之文，章章可考，无阙佚，无羡衍，岂非天之未丧斯文，而留以有待乎！近孙渊如尝辑是书，刊入《问经堂》中，惜其不考《本经》分目录，故三品种数，显与'名例'相违。缪仲淳、张路玉辈，未见《证类本草》，而徒据《纲目》以求经文，尤为荒陋……爰于繙阅之余，重为甄录。其先后则以《本经》目录定之，仍用韩氏之说，别为'序录'一卷，而唐、宋类书所引，有出《证类》外者，亦备录焉。"

全书共四卷，卷一序录，由《本草纲目》中"《神农本经》名例"与"《神农本草经》目录"结合而成。卷二上品、卷三中品、卷四下品，全依《纲目》所出目录排列。上中下三品正文，悉以《证类》白字书文为主，略附别书引文考注。

3. 日本森立之辑本

其序言云："余尝窃欲复古本草之旧，仍取《证类本草》读之，而始知《纲目》之杜撰妄改不足据矣。再校以《新修本草》，而又知《证类》之已经宋人删改不足信也。更以真本《千金方》及皇国《医心方》《太平御览》所引校之，而知苏敬时校改亦复不少也。于是反复校雠，而后白黑二文始得复陶氏之旧。白黑二文得复陶氏之旧，而后神农之经，可因以窥其全貌焉。遂就中采摭白字，辑为四卷……今复古体，以序录为一卷，上药为一卷，中药为一卷，下药为一卷，凡四卷。"又云："今据真本《千金方》及《医心方》所载七情条例，以草木混同，虫兽合并。如其无七情药，则依见存旧抄《新修本草》次序以补之，《新修》所缺，则又依《本草和名》以足之。每条体例，一依《太平御览》，药名下直列一名，次举气味，次记出处，次录主治。经文一从《证类本草》，是为开宝以来摸刻所传，尤可据也。其白黑分书，《大观》《政和》二本，互有出入，及皇国所传各种古籍，唐、宋诸类书所引，异同不少，亦皆一一校勘，别作考异，以附于后。"

森氏辑本在考证方面，可谓详尽。唯药物排列次序，以真本《千金方》为主，是否《本经》原貌，校改诸字是否准确等有关问题，尚无定论。

4. 曹元宇辑本

1982年上海科技出版社印行。曹氏辑本，通过对以前辑本的分析及有关资料的考证，较之上述诸本，具有以下特点。全书分为三卷，卷上为序录，卷中与卷下为上中下三品药物；药物非按上中下三品排列，是按玉石、草木、虫兽、果菜、米食六部为序；将有毒无毒及产地收入正文；对七情与采集加工等内容，亦认为系《本经》原文，"以无法复《经》之原貌，故亦略之。"

从上述几种辑佚本可见，对资料的搜集和考证是非常重要的。目前，对《本经》资料的搜集，经诸多专家多年的工作，漏收内容，已属少数。唯有诸多问题的考证，如三卷与四卷之数，上中下三品是否按分类排列，药物之序列，经文体例，生长环境及产地是否经文，七情与收集加工是否经文，365种药的审定等问题，仍然难作最后的认定。

（二）尚志钧等《吴普本草》辑本

该书辑校凡例云：

"一、《吴普本草》原书早佚，无任何底本可据。本辑本所辑原文，均以现存资料年代早者为主，以晚者补之，并注明出处。

二、本辑本共辑得药物二百三十一种，其分类和各药排列次第，一仿《本草经集注》。

三、凡所辑原文药论中涉及到的药物，经认定当属《吴普本草》原书专条论述者，虽药论内容已无从辑得，但该药名称仍做专条列出，并注明参考条目及文献。

四、本辑本的校勘原则，以所据资料年代早者为据，校之以晚者，并以各自不同版本对校，参以他校，适当采用了理校，同时分别出校记。"余从略。

书末有附录，"关于《吴普本草》若干问题的研究"，共出八个专题，加以论述。

本书与《神农本草经》相较，可以代表另一种类型的辑佚书。《本经》绝大部分内容，皆可从别书中辑出，而此书佚文则存留较少；《本经》体例，据诸书称引，有所了解，而此书则未见称引；《本经》收录药物数量明确，而此书则不详。作为这样一种类型的佚书的辑佚，尚氏等辑本有一定特色。首先是比较客观地评价现有工作的成就；对现存援引文献的资料搜集，已达十七种之多，或有遗漏，可能为数已不多；对现有编排体例，本于《本草经集注》，在不知原书体例的情况下，据之古书，未为不可，也算有据；对诸多异文，参之别书，加以校勘；对有关问题的研究，在学术上进行了有益的探讨。因此，作为一种辑佚书，从学术上与方法上，均较严谨。

思维导图

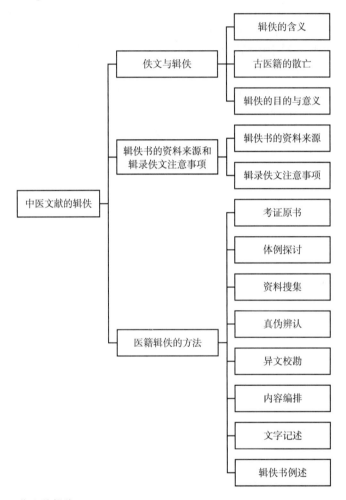

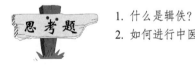

1. 什么是辑佚？
2. 如何进行中医古籍的辑佚？

第八章　中医文献的辨伪

中医古籍，汗牛充栋，浩如烟海，但也有不少伪书掺夹其间。因此，要弄清其书的真正作者及撰著年代，揭示其学术的真实面貌，就需对某些有疑问的书籍进行辨伪。

第一节　伪书与辨伪

一、伪　　书

伪书是指书的作者、成书年代、书中内容等与历史事实全部或部分不符合的古典文献。上自先秦，下至明清，历代均有伪书存在。经学有经学的伪书，史学有史学的伪书，文学有文学的伪书，医学有医学的伪书。张心澂 1957 年版《伪书通考》统计，有真伪问题且经历代学者讨论过的古书达到 1104 部。邓瑞全等《中国伪书综考》统计（包括近代）伪书达 1200 种。明·胡应麟《四部正讹》云："余读秦汉古书，核其伪几十七焉。"清·张之洞《輶轩语》云："一分真伪，而古书去其半。"

二、辨　伪　概　说

辨伪，是指辨别古书真伪的一项工作。中医古籍辨伪，就是通过各种方法和手段，对古医籍的作者、成书年代、书中内容是否符合事实、有无剽窃他人之作等内容进行辨别的工作。考辨古医籍的真伪，也是古医籍整理和研究的一项重要工作。它对于澄清医学发展史实，辨明学术源流，正确评价医家的学术成就，具有重要意义。

汉代以前，尽管有人曾对某些古书提出过疑问，但尚不属于辨伪。自汉人校书开始，对存世诸书提出质疑，认为有的署名并非书的真正作者。如：

司马迁写《史记》，"整齐百家杂语"，又言"百家言黄帝，其文不雅训"，实际是指出百家语中有很多不信不实的伪书伪文。

《汉书·艺文志》阴阳家《杜文公》五篇，注云："六国时。"颜师古注："刘向《别录》云：韩人也。"

《黄帝泰素》二十篇，注："六国时韩诸公子所作。"颜师古注："刘向《别录》云：或言韩诸公孙之所作也。"

又"农家"《神农》二十篇，注："六国时，诸子疾时怠于农业，道耕农事，托之神农。"颜师古注："刘向《别录》云：疑李悝及商君所说。"

《力牧》十五篇，注："黄帝臣，依托也。"

以上数例，或指真正作者及缘由，或指明系"依托"之作，说明原署名为伪。

南北朝时，梁陶弘景《本草经集注》序录，对《本草经》一书为神农所作，已有所疑问，特提出"至乎桐、雷，乃著在篇简。"此仍不失于信古。但诸多疑问，尚难尽释，故复云："汉献迁徙，晋怀奔进，文籍焚靡，千不遗一。今之所存，有此四卷，是其本经。所出郡县，乃后汉时制，疑仲景、元化等所记。"陶弘景最先对神农氏作《本草经》说提出了疑问。

南齐·褚澄《褚氏遗书》，谓《素问》一书"虽出于后学，亦是良师"。对黄帝与岐伯君臣论医而为《黄帝内经》之说，已产生了怀疑。

两宋是辨伪风气盛行的时期。此时汉学衰落，理学大兴，学者们由不信汉学旧注，进而大胆怀疑古经典，使辨伪古籍开始成为较为系统而有条理的工作。晁公武《郡斋读书志》、陈振孙《直斋书录解题》等目录学著作，均指出了多种伪书，并将辨伪作为书籍解题的重要内容。宋代许多学者也对《黄帝素问》一书提出了疑问。邵雍云："《素问》《阴符》，七国时书也。"程颢云："观《素问》文字气象，只是战国时人作，谓之三坟书则非也。"司马光亦云："此周汉之间，医者依托以取重耳。"

陈振孙《直斋书录解题·医书类》对《内经》《难经》《中藏经》等多部经典医籍提出疑问。如《黄帝内经素问》云："黄帝与岐伯问答，三坟之书无传，尚矣。此固出于后世依托，要是医书之祖也。"《难经》云："《汉志》亦但有扁鹊内、外经而已，《隋志》始有《难经》，《唐志》遂题云秦越人，皆不可考。"又《中藏经》云："其序称应灵洞主少室山邓处中，自言为华先生外孙，莫可考也。"

明代在辨伪方面成就最为突出者为胡应麟，他所著的《四部正讹》，为我国古代第一部辨伪专著，专辨经、史、子、集中的伪书。该书首先说明辨伪的重要意义、伪书的种类及由来，继则谈到辨伪的方法与工具。首尾完备，条理整齐，从而建立了辨别古籍伪书的章法。又有著名藏书家祁承爜，通过辨伪的实践，系统全面地总结了伪书出现的各种情况。

清代在前朝研究的基础上，辨伪大家辈出，成绩显著。不仅对经史及先秦诸子中的伪书加以辨别，而且总结出许多辨伪的方法。姚际恒著《古今伪书考》一书，分经、史、子三类，对90余种古书进行辨伪。民国年间，余杭黄云眉为之补证，名曰《古今伪书考补证》，使其成为颇有影响的一部辨伪专著。

清代《四库全书总目提要》《世补斋医书》《冷庐医话》等书，亦含有辨伪的内容。

民国时期，谢利恒《中国医学大辞典》《中国医学源流论》，日本人所著《中国医籍考》《宋以前医籍考》等书，均载有辨伪的内容。梁启超《中国历史研究法》、谢仲墨《历代医书丛考》等书，对伪书及辨伪的方法均有论述。

上述辨伪之作，不仅在内容方面已涉及中医古籍，而且总结出来的一系列辨伪方法，对中医古籍辨伪亦有普遍的指导意义。

三、辨伪工作的意义

辨伪工作，是为了辨别书籍的真伪，弄清学术源流，恢复其历史的本来面目，并为后人研究提供准确可靠的素材。古医籍辨伪，是以中医古籍为考辨对象。其意义主要是：弄清或基本弄清其成书的确切年代或大致时限，使成就归之于相应的时代；弄清或基本弄清其真正作者，使是非亦有所归；弄清或基本弄清某一学说或理论的初创者，正确地分析学术源流；弄清或基本弄清学术攻讦的真正作者或真实年代，分析不同学术流派争鸣的实质与历史背景；弄清或基本弄清传本的真正来源，剔除其用以掩盖其本来面目的封建迷信外衣；扬弃其由于作伪而夹带的某些不合理的部分，正确评价其学术地位，并加以准确地运用。

第二节 伪书的产生

伪书的产生原因十分复杂。不同的时代,不同的学科,有着不同的原因。明·胡应麟《四部正讹》云:

"凡赝书之作,情状至繁,约而言之,殆十数种。有伪作于前代而世率知之者,风后之《握奇》、岐伯之《素问》是也;有伪作于近代而世反惑之者,卜商之《易传》、毛渐之《连山》是也;有掇古人之事而伪者,仲尼倾盖而有《子华》,柱史出关而有《尹喜》是也;有挟古人之文而伪者,伍员著书而有《越绝》,贾谊赋鹏而有《鹖冠》是也;有传古人之名而伪者,尹负鼎而《汤液》闻,咸饭牛而《相经》著是也;有蹈古书之名而伪者,《汲冢》发而师春补,《梼杌》纪而楚史传是也;有惮于自名而伪者,魏泰《笔录》之类是也;有耻于自名而伪者,和氏《香奁》之类是也;有袭取于人而伪者,法盛《晋书》之类是也;有假重于人而伪者,子瞻《杜解》之类是也;有恶其人伪以祸之者,僧孺《行纪》之类是也;有恶其人伪以诬之者,圣俞《碧云》之类是也;有本非伪人托之而伪者,《阴符》不言三皇,而李荃称黄帝之类是也;有书本伪人补之而益伪者,《乾坤凿度》及诸纬书之类是也。"

在《四部正讹》中,对这些伪书情状,作伪原因,辨识方法等,均有详辩,很有启迪作用。作伪的原因分为以下几类。

一、托古遵经而成伪

著书立说,依托于古人,早在先秦两汉时期就有。汉代刘安在《淮南子·修务训》中,针对当时著作托古的情况,指出"世俗之人,多遵古而贱今,故为道者,必托之于神农、黄帝而后能入说。乱世闇主,高远其从来,因而贵之。为学者,蔽于论而遵其所闻,相与危坐而称之,正领而诵之。此见是非之分严明。"说明了世俗喜欢托古的根源。所以《礼》必托名于周公,易卦必托名于伏羲,本草必托名于神农,医经必托名于黄帝。《汉书·艺文志》中称谓黄帝君臣、神农、伏羲、尧舜等著作有四十余种之多,也正是反映了这一情况。托古遵经而成伪,大致有两种情况。

1. 古人著述,后人追名于神农黄帝等

古人著书,多既不题撰人,又不自署姓名,或单篇别行,不自编次。后人传录其书,则追托于古人,以尊其道。或知其出自某家之学,或断为某氏某子著作。其中常常有名实不符,误断误题者。

如《黄帝八十一难经》一书。《汉志》著录,仅有扁鹊内、外经,无《黄帝八十一难经》之名。《隋志》始载《黄帝八十一难经》,但不题撰人。《唐志》载此书,题云秦越人撰。秦越人为战国时名医,然从《难经》文字内容分析,当出于东汉时。

2. 后人著述,托名于古人者

张舜徽《中国古代史籍校读》指出:"有些书籍,分明是后世写的,却嫁名于古人,这是中国封建社会两千多年间一种依托古人的积习。例如一部《本草》,是我们祖先分析药物最早的书;《内经》包括《素问》和《灵枢》,是阐明医学原理最早的书;无疑是汉以前学者总结古代医药方面知识而写成的本子。后人必标题为《神农本草经》《黄帝内经》,这便是托古。"

医书托名,还有后世医家托名前代或当代名医者。此因自己声名不显而伪托名人,利用名人效应,以求其著作传世。如陈修园《医学三字经》,始曾托名于叶天士。亦有别出新义而托言名人或古人者,如旧题华佗编集的《元门脉诀内照图》即是。

二、邀赏牟利而作伪

历史上，每逢统治者下诏求书，并且说明献书有赏时，投机取巧的士大夫们便乘机制造伪书，以行欺牟利。秦焚书以后，《尚书》最为残缺。汉代统治者再三设法访求，也只能找到二十九篇。到成帝时，张霸献出一百零二篇的《尚书》，成帝赐予他博士官职。后经对校，发现该书除与中秘所藏相同者外，余皆为伪作。

书贾为了牟利，常将他人著作挖补改名为名医著作。这也造成以历代名医题名的著作多伪书的原因。如华佗、孙思邈、王冰、朱丹溪、叶天士、徐大椿、徐灵胎等大批著名医家，都有后世依托的伪书存世。

三、争名斗胜而作伪

郑玄是东汉末期著名的经学家，他以古文经说为主，兼采今文经说，遍注群经，成为汉代经学的集大成者。时称郑学，门徒众多。王肃较郑玄为晚，为三国魏经学家，亦曾遍注群经，不分今文、古文，对各家经义加以综合。王氏所注《尚书》《诗》《三礼》《左传》《论语》及其父王朗所作《易传》，在晋代立有博士。王肃尊从贾逵、马融之学，唯不喜郑学。因此，伪造《孔子家语》等书，作为所撰《圣证论》的论据，和郑玄学派对立。其《孔氏家语》注释自序云："郑氏学行五十载矣，寻文责实，考其上下，义理不安，违错者多，是以夺而易之。孔子二十二世孙，有孔猛者，家有其先人之书，昔相从学，顷还家，方取以来，与予所论，有若重规叠矩，而恐其将绝，故特为解，以贻后世之君子。"

争胜作伪，不独因学术上的学派门户之争，也有因政治斗争的需要而作伪。由于统治阶级内部派系斗争，为了制造舆论，编造伪书，以达到某种政治目的。如西汉后期社会上骤然出现许多"古文经"，或托之孔府壁中所见，或托之中央秘阁所藏，或托之民间所传，都是在刘敬、王莽等人鼓吹托古改制的历史条件下出现的。

医书之中，亦有批驳名著而托名名家，如托名叶天士的《景岳全书发挥》即是。

四、不便署名而伪托

有些伪书的出现，是因为出于政治上的避忌或出于其他原因，不便撰署真实姓名。如陈士铎的《石室秘录》，据何高民考证，系得自于傅青主，但为避政治嫌疑而托名于岐伯、华佗、张仲景所传。房中术诸书，撰者不便署其真实姓名，往往伪造姓名或托名古人。另有故弄玄虚而托名仙家隐逸，如《青囊回春》皆托言扶乩所得。

第三节　古医籍的辨伪

一、辨伪的方法

（一）胡应麟辨伪八法

最早对辨伪方法作出系统总结的是明代胡应麟，他在《四部正讹》中提出辨伪八法：

"核之《七略》，以观其源；核之群《志》，以观其绪：核之并世之言，以观其称；核之异世之言，以观其述；核之文，以观其体；核之事，以观其时；核之撰者，以观其托；核之传者，以观其人。"

认为考辨伪书应根据史籍著录、学术断代水平、文字气象、历史事实、撰人传人史迹等方面进行考证。

（二）梁启超辨伪十二条公例

清代梁启超《中国历史研究法》提出了鉴别史料，辨别伪书的十二种方法。即：

（1）其书前代从未著录，或绝无人征引而忽然出现者，十有九皆伪。如《三坟》《五典》《八索》《九丘》之名虽见于《左传》，晋《乘》、楚《梼杌》之名虽见于《孟子》，但《汉志》《隋志》《唐志》均未见著录，司马迁以下也未尝有人征引，而明人所刻《古逸史》中，忽有所谓《三坟记》、晋史《乘》、楚史《梼杌》等。此类书显系伪作。

（2）其书虽前代有著录，然久经散佚，乃忽有一异本突出，篇数及内容与旧本完全不同者，十有九皆伪。如后来发现的明抄本《慎子》，与现行的四库本、守山阁本全异，与《隋志》《唐志》《崇文总目》《直斋书录解题》等所记篇数，无一相符，其版本流传情况无处考证。对此类书，应予怀疑，再检其内容，确系明人伪作。

（3）其书不问有无旧本，但今本来历不明者，即不可轻信。如河内女子所得《泰誓》、梅赜所上《古文尚书》及孔安国传等。

（4）其书流传之绪，从他方面可以考见，而因以证明今本题某人旧撰为不确者。如《神农本草》，《汉志》无其目，盖蔡邕、吴普、陶弘景等经千年间，直至宋代然后规模始具，实为集体作成。

（5）其书原本经前人称引，确有佐证，而今本与之歧义者，则今本必伪。如今本《竹书纪年》。

（6）其书题某人撰，而书中所载事迹在本人后者，则其书或全伪或一部分伪。如《越绝书》题子贡撰，未见《汉志》，书中叙及汉以后建制沿革。《管子》书中记西施事。

（7）其书虽真，然一部分经后人窜乱之迹，既确凿有据，则对于其书之全体，须慎加鉴别。如《史记》今本有太初、天汉以后事，且有宣、元以后事。

（8）书中所言确与事实相反者，则书必伪。如刘向《列仙传》自序云："七十四人已见佛经。"佛教输入晚于刘向去世二百年，即此一语即足证其伪。

（9）两书同载一事，绝对矛盾者，则必有一伪或两俱伪。

（10）各时代之文体，盖有天然界画，多读书者自能知之，故后人伪作之书，有不必从字句求枝叶之反证，但一望文体，即能断其伪者。如《古文尚书》多文从句顺，《关尹子》有翻译文体。

（11）各时代之社会状态，吾侪据各方面之资料，总可推见其崖略，若某书中所言其时代之状态与情理相去悬绝者。如《神农》二十篇，晁错引文有"石城十仞，汤池百步，带甲百万"之语，即可断为伪。

（12）各时代之思想，其进化阶段自有一定，若某书中所表现之思想与其时代不相衔接者，即可断为伪。如今本《管子》有批评寝兵、兼爱之说，显系墨翟、宋钘以后人著作羼入。

胡应麟、梁启超所言辨伪方法，亦适用于中医古籍的辨伪。但由于作伪的原因很多，伪书的情况也比较复杂，有的是全伪，有的是真伪相间，或真多伪少，或真少伪多。若欲辨其真伪，难度是非常大的。不可能仅以上述诸条按图索骥，必须从多方面综合分析，方有可能辨认其真伪。

（三）中医古籍辨伪方法

中医伪书，有其自身的特点，托名于名医的伪书较多，伪书分布范围较广。因此，中医古籍辨伪时，应结合中医学科自身的特点从以下几个方面进行考辨。

1. 查考史志书目著录

查考史志及历代官私书目的著录情况，对了解一书的流传源流，辨别古书的真伪具有重要意义。胡应麟称"核之《七略》，以观其源；核之群志，以观其绪"，梁启超云："书前代从未著录，或绝无人征引而忽然出现者，十有九皆伪。"胡、梁二人辨伪，十分重视对历代史志书目的考查。

如《银海精微》，旧题孙思邈撰。《四库全书总目》云："旧本题唐·孙思邈撰。唐、宋《艺文志》皆不著录，思邈本传亦不言有是也。"此书亦不见载于明以前藏书目录。《千顷堂书目》卷十四医家类有《银海精微》二卷，列入明代不知撰人之内。其书名、卷数，皆与四库著录本同。由此可知，《银海精微》乃明人所作，本不题撰人，亦未尝依托古书，不知何人忽题孙思邈撰。

2. 考查作者生平

凡是有著作传世的历代名医，在史书或地方志上多有其传记，或有碑铭。在传记或碑铭上，多能提及或详列其著作的名称。同时代或后代的其他书籍中，也会对其有所记载。通过考查作者的生平传记、生卒年月、撰著书籍的名称等内容，常可为辨别医籍真伪提供重要的证据。

如《李氏食物本草》二十二卷，旧题明·李时珍撰。松平士龙《本草正讹》曰："《食物本草》所载与《纲目》不同，书中记崇祯丙子十一月食观音粉。考时珍子建元进《本草纲目》，在于万历二十四年，则崇祯中事，非时珍所知。是盖明季姚可成编辑，托名于时珍耳。"

程宝书根据宋濂《古丹溪先生朱公石表辞》、戴良《丹溪翁传》有关丹溪生平事迹的记载，对题名"丹溪"的30余种医书进行了考辨，认为丹溪自撰医书只有5种，余者皆为后人整理成书，或托名丹溪的伪书。

3. 分析医书内容

鉴别医书的真伪，必须具备广博的医学知识。通过阅读原书，对医书内容的学术断代水平，以及历代病名、药名、方名等的使用情况来辨别伪书。

病名断代分析。若书中所载病名，是后世新出现的病，则其书必有伪。如前人认为《咽喉脉证通论》成书于宋代，但书中载有病名"棉花疮"（即杨梅疮）。此病是十五世纪前后才自国外经广东传入我国的。据此可推知其成书年代不应早于明代，或是其中掺入了后人添加的内容。其书必有伪。

从方剂出处考辨。若书中载有后人创制的方剂名称，则其书必伪。如《银海精微》旧题唐·孙思邈撰，但书中载有宋·钱乙《小儿药证直诀》的导赤散，宋代《太平惠民和剂局方》的八正散、川芎茶调散，金元时期刘河间的凉膈散、双解散。唐代孙思邈的书中，不应出现后代人创制的方剂，其伪可见。

从学术内容考辨。《金匮玉函经》，宋·林亿等《校正金匮玉函经疏》云："《金匮玉函经》与《伤寒论》同体而别名，欲人互相检阅而为表里；以防后世之亡逸……臣等先校定《伤寒论》，次校成此经，其文理或有与《伤寒论》不同者，然其意义皆通。"详今本《金匮玉函经》内容，自卷二以下之文，与今本《伤寒论》虽有条数多少及文字不同等差异，但可以肯定皆属仲景旧文。其不同处，乃多次传抄所致。

《金匮玉函经》作为仲景书散失后整理本之别本，固可以谓之真。但卷一证治总例一篇中内容，则似非尽属仲景。如起首二段云：

"夫二仪之内，惟人最灵，禀天地精英之气，故与天地相参。天一生水，刚柔渐形。是以人之始生，先成其精，脑髓既足，筋骨斯成，皮坚毛长，神舍于心，头圆法天，足方象地，两目应日月，九窍应九州……万物皆备，乃名为人，服食五味，以养其生，味有所偏，藏有所胜。气增而久，疾病乃起。诸经藏中，金木水火土，自相克贼。地水火风，复加相乘。水行灭火，土救其母，迭为胜负，藏气不精。此为害道。不知经脉，妄治诸经，使气血错乱，正气受刑。阴阳不和，十死一生。经云：地水火风，合和成人。凡人火气不调，举身蒸热。风气不调，全身强直，诸毛孔闭塞。水气不调，身体浮肿，胀满喘粗。土气不调，四肢不举，言无音声。火去则身冷，风止则气绝，水竭则无血，土败则身裂。愚医不思脉道，反治其病，使藏中金木水火土，互相攻克。如火炽然，重加以油，不可不慎。又使经脉者，如流水迅急，能断其源者，此为上也。"

又一段云：

"凡四气合德，四神安合。人一气不调，百一病生，四神动作，四百四病，同时俱起。其有一百一病，不治自愈；一百一病，须治而愈；一百一病，难治难愈；一百一病，真死不治。"

这节论述从文字气象方面看，不似汉文之风。在理论上运用释家"地水风火"理论以释病机，也绝非仲景之学。又四百四病，亦源于释学。《智度论》云："四百四病者，四大为身，常相侵害，一大中百一为起。冷病有二百二，水风起故；热病有二百二，地火起故。"现存古医籍中，涉及于释家之说者，始于隋、唐之时，则此文亦或为隋唐后宋以前人所伪撰。

另如《女科医案》，见载于《徐灵胎医学全书》。书中除无名氏医案外，多见汪石山、李东垣、许学士、薛新甫、张子和、朱丹溪等宋金元明医家之案。书中体例虽与《洄溪医案》相仿，但所辑医案内容，却与徐氏的学术思想相悖。如很多病案记载了薛立斋的产后温补说，但徐氏是反对产后温补的。他在《慎疾刍言·妇人》中指责"产后宜温"是"邪说"。据此可见，本书不会出自徐氏之手，当系托名之作。

4. 考诸文史知识

随着历史的发展，朝代的更迭，社会各种典章制度、名物习俗、语言文字，也在不断地发生着变化。这些变化，总会以不同的形式体现于各时代的文献典籍中。医书也蕴含着丰富的文史知识。医书的辨伪，可借助于文史知识，通过对地名、避讳、器具名称、文字气象、历史事实等内容的考辨，断其真伪。

地名考辨。地名具有一定的时代特征。州郡的名称与区划，古今不同。利用书中所载的地名，可以考定书籍的成书年代，或作者的生平里籍。如祝亚平借助于地名分析，对《雷公炮炙论》的考证。一般认为该书成于南北朝刘宋年间。但书中所提及的八个州县名称，其设置年代大部分在唐代，无一是刘宋时的地名，而且以上地名的使用，最早是在唐武后垂拱二年（686年），因此，祝氏认为该书著作年代的上限为公元686年。

避讳考辨。如《黄帝内经太素》前人认为成书于隋代。但书中只避唐讳而不避隋讳。如书中避唐高祖李渊之讳，改"太渊"为"太泉"；避唐太宗李世民之讳，改"世"为"代"等。

5. 分析语言特点

《银海精微》，旧题孙思邈撰。《四库全书总目》："旧本题唐·孙思邈撰；唐、宋《艺文志》皆不著录，思邈本传亦不言有是书。其曰银海者，盖取目为银海之义，考苏轼《雪》诗有'冻合玉楼寒起粟，光摇银海眩生花'句，《瀛奎律髓》引王安石之说，谓道书以肩为玉楼，目为银海。银海为目，仅见于此。然迄今无人能举安石所引出何道书者，则安石以前绝无此说，其为宋以后书明矣。"此从史志著录、孙思邈本传及词语等方面考证，以辨其伪。又《千顷堂书目》著录该书时，本不著撰人，此则尤证其伪。

总结前人经验，对古医籍辨伪，当注意以下几个方面：①根据古代文化与科技历史发展的断层水平进行分析。②根据文字气象的历史特征进行分析。③根据学术思想与学术体系的自身规律进行分析。④根据历代史籍著录、别书征引及医家传记等进行考察。⑤根据传书人提供的依据进行分析。⑥运用历史唯物的观点和科学的方法加以鉴别。

尽管前人在辨伪方面已有丰富的经验，但由于古医籍中作伪情况比较复杂，形式多样。因此，在实际工作中，可以大胆质疑，但必须进行严密地考证，审慎地分析，采取科学地、实事求是的态度，能断则断，不能断则存疑。

二、古医籍辨伪举例

在浩如烟海的中医古籍中，无疑有相当一部分属于依托之作。对其进行辨伪，是古医籍整理和医学史料鉴别的一项基础工作。现举数端以说明其类例。

（一）依托上古之作

《汉书·艺文志·方技》医经类有《黄帝内经》十八卷、《外经》三十七卷，《扁鹊内经》九卷、《外经》十二卷。经方类有《泰始黄帝扁鹊俞拊方》二十三卷。房中类有《容成阴道》二十六卷、《务成子阴道》三十六卷、《尧舜阴道》二十三卷、《黄帝三王养阳方》二十卷。神仙类有《宓戏杂子道》二十篇、《黄帝杂子步引》十二卷、《黄帝岐伯按摩》十卷、《神农杂子技道》二十三卷等。《汉志》著录的医书均系托上古人之作。

马王堆汉墓帛书《十问》从黄帝问于天师、黄帝问于大成下到秦昭王，以上十问之人，无疑皆系托古。

这种托古的风气，直至隋唐时期，在著录与征引方面，还有较多书名及遗文可察。如《隋书·经籍志》又有《岐伯经》《黄帝流注脉经》《神农本草》《桐君药录》《彭祖养性经》《黄帝素问女胎》《黄帝养胎经》《黄帝明堂偃人图》《黄帝针灸虾蟆忌》《黄帝十二经脉明堂五脏人图》《素女秘道术》《素女方》等。

这类托古著作的不断出现，反映出当时尊古而贱今的社会风气。

（二）假借仙家之作

此类著作，其来亦久。《汉书·艺文志》有《泰壹杂子十五家方》《泰壹杂子黄冶》二书。泰壹即太乙或太一，为天神。

《隋书·经籍志》著录有较多仙家书，如《赤乌神针经》《仙人金银经并长生方》《杂仙方》《太极真人九转还丹经》《神方》《真人九丹经》等。

另外，尚有诸多"神仙"类方，如《神仙服食经》《神仙饵金丹沙秘方》《杂神仙黄白法》。《青囊回春》所载，皆托言扶乩所得仙人传方。后世诸多"海上仙方"，亦皆此类。所谓"海上方"者，以秦皇、汉武均曾遣人赴海上求不死仙药，故称仙方为海上方。

南朝齐·龚庆宣《刘涓子鬼遗方》，其自序称刘涓子得之于黄父鬼，事涉荒诞。详书中内容，论述之文，皆源于《灵枢·痈疽》。唯起首几段改黄帝为黄父。故此书必出于伪作。

（三）假异人之传授

假托受授于异人的医籍为数不少。清初陈士铎所著诸书，多有此类序说。如《本草新编·凡例》云："铎晚年逢异人于燕市，传书甚多，著术颇富，皆发明《灵》《素》秘旨，绝不拾世间浅渖。"

金以谋在该书序中亦云："陈子远公所著《石室秘录》，皆传自异人。"

今存《石室秘录》，卷首岐伯序一篇、张机序一篇、吕道人序一篇。《辨证录》自序则云在燕市遇二老者，闻二老之教五阅月。《洞天奥旨》自序又云："遇岐伯天师于燕市。"观此种种，其作伪之端，显而可见。

王崇一《针灸穴道记》主要是介绍一些常用针刺急证穴位，如印堂、太阳、天突、天柱、曲泽、委中、前后心、金针玉液、丹田等穴，及常见急证，如时症、羊毛痧、肿嗓、火牙痛、小儿惊风、中风、心痛等的针刺方法。作者欲广其说，乃于自叙中托之于山中奇遇之铁槎麓人。

（四）依托先世之作

桂林古本《伤寒杂病论》左盛德序，详述其师述该书原委及其从师所学之经过。长沙古本《伤寒杂病论》刘世校序，言其得该书原委云："先母之丧，以求葬地，漫游江西，于山谷中，遇一人曰张老，皓然而丹颜，岸然类有道者，即与倾谈，遂及医术。质以平生疑滞，应口疏通，余大骇服，张者亦深喜余精审善问，且曰：吾乐山林，不与人接久矣。家有古本《伤寒杂病论》，与世所传异，长沙旧文也。目前无可授者，今以授君。与君邂逅，亦前缘也。余仅受而读定……吾友刘君仲迈，一见而叹为千古奇书。仲迈才高而学博，独具卓识如此。于是吾两人者，朝读而暮思，欲遂穷其底蕴，往往窒极而遂通，若有鬼神者为之助焉。积十余年，所发挥益多。"而刘仲迈序也有类似记述。从上述二古本《伤寒杂病论》的内容及序言看，有六大疑点，值得注意。

一是《伤寒杂病论》之名，自仲景书散失后，虽经王叔和整理，不再以此为名。故历代著录，亦不见此名，今忽出此名，十分可疑。二是两书内容大部相同，所载《伤寒论》与《金匮》不具之方，小有出入。如长沙本中黄芩石膏杏子汤，仅此三味，而桂林本尚有甘草，故名黄芩石膏杏子甘草汤等。三阳病前，桂林本多出六气主客、杂病例（即《金匮》"脏腑经络先后病脉证"之大部及"五脏风寒积聚病脉证并治"中论积聚一节）、伤寒脉证并治、寒病脉证并治。三阳病后，长沙本中有部分"诸可与不可"条文，而桂林本中则另有《金匮》杂病七篇的部分内容。从内容方面看，两古本有一定渊源关系。然从序言看，颇有些离奇难解。三是《伤寒论》原有"喝病"而不言"暑病"，今改名"伤暑"，将中喝条文纳于其中，亦与旧传本称谓不合。又"伤风"之名，乃后世病名，今单列为篇，似与仲景之时代不合。四是仲景身世，史书无传，其后裔亦不见于记载。今桂林本序忽出其四十六世孙，且又无族系可查。五是长沙本两序言见张公之事，颇有矛盾。六是仅桂林本有杂病七篇，较之《金匮》及王叔和《脉经》所收杂病缺者甚多，而言《伤寒杂病论》，似名实不符。

（五）假名人之作

此类著作，皆因撰者声名不显而欲推广其说，故假之于当代或古代名人。清·陈修园撰写《医学三字经》，其医名未显之时，曾托名于叶天士。再刊之时，才改回本名。

《黄帝神圣工巧甲乙经》抄本，藏苏州医学院图书馆，序文题"晋玄晏先生皇甫谧士安撰"。卷末有潘道根跋已指出，题目《黄帝神圣工巧甲乙经》及晋皇甫士安撰者，并不可信，从行文、内容、著录、他书称引方面均可证为伪书。

（六）假古著遗篇之作

《素问》《针经》二书，自晋·皇甫谧《针灸甲乙经·序》提出："按《七略》《艺文志》：《黄帝内经》十八卷。今有《针经》九卷、《素问》九卷，二九十八卷，即《内经》也，亦有所亡失"之后，后人多遵此说，并知当世所见传世之本，已有亡失。

《素问》有南朝梁人全元起注本，亦只存八卷；至唐代王冰注《素问》时，乃云："虽复年移代革，而授学犹存，惧非其人而时有所隐。故第七一卷，师氏藏之，今之奉行，唯八卷尔。"

今存《素问》中有运气七篇大论文，盖即所谓第七卷之文。但唐代杨上善撰注的《黄帝内经太素》中，亦无运气方面的内容。对此部分内容，林亿等提出了质疑，云："详《素问》第七卷，亡已久矣；按皇甫士安，晋人也，序《甲乙经》云：亦有亡失。《隋书·经籍志》载梁《七录》亦云止存八卷。全元起，隋人（按当是梁人），所注本乃无第七。王冰，唐宝应中人，上至晋皇甫谧甘露中已六百余年，而冰自谓得旧藏之卷，今窃疑之。仍观天元纪论、五运行论、六微旨论、气交变论、五常政论、六元正纪论、至真要论，居今《素问》四卷，篇卷浩大，不与《素问》前后篇卷等；又且所载之事，与《素问》余篇略不相通，窃疑此七篇乃《阴阳大论》之文，王氏取以补所亡之卷，犹《周官》亡'冬官'，人以'考工记'补之之类也。"林亿等的考证，无论其是否《阴阳大论》之文，所言七大论文非《素问》旧文，则是正确的。后人又从历法等方面进一步考证，基本上已认定其为后世之作，不知何时何人将其纳入《素问》中。

又王冰次注本《素问》，尚有刺法论与本病论二篇云亡。而宋代忽出此二篇，林亿等云："详此二篇，亡在王注之前。按《病能论》篇末王冰注云世本既阙第七二篇，谓此二篇也。而今世有《素问》亡篇及《昭明隐旨论》，以谓此三篇，仍托名王冰为注，辞理鄙陋，无足取者。"详此二篇，虽亦言运气；然所谓"迁正""退位"及"阳干""阴干"之义，与七大论亦有别。此二篇当系后人伪作。

（七）假前世之遗名而伪造成书

《脏腑证治图说人镜经》，旧题卢国·秦越人扁鹊诠释。明·钱雷序曰："余上世仲暘氏仕宋，以医名世。神宗擢翰林医院，赐金紫，家学传今，父祖皆继是业，源远而绪分，痛余考早世，无所指授，乃从业宗泉王先生。先生，光禄大夫上校国谷斋先生后，谷斋事高庙以内科，全皇太后濒危；事文庙以幼科，甦皇太子风蹶。立殊勋，徵进御院，加授太保谨身殿大学士，名震朝野，诸撰摭补偏拾遗，剔歧彰隐。先生出其后，学迈凡伦，余传其秘奥，道遂行。爰售知抚院藩臬郡邑诸公……历三时以归，归则先生即世矣。不获启手足，心犹痛焉。人亡书亦散亡矣，购其遗得一书，曰《脏腑证治图说人镜经》，尽采《素》《灵》十二经、奇经八脉，次第汇编。"此钱雷述其得书之始末，后又为之增"附录"。

清初又有张俊英又增"续录"，并为之序云："《人镜经》不见经籍诸目，惟见张太素《北齐书·徐之才传》。之才五世祖仲融，隐于秦望山，有道士过之求饮，因以葫芦遗之曰：习是，子孙当以道术救世，位至二千名，开视，乃扁鹊《人镜经》一卷，习之，遂为良医，官至濮阳太守，……此无论出之钱叟，出之王君，即谓仲融得之道士，道士得之扁鹊，可也。此漆园氏所谓'重言十七意乎'。"说明张俊英增补时已明晰此书所称来源不可信。

今考诸史志书目，明以前的医书及史志，既无著录，也不见有所征引。徐之才传中所言其五世祖授书事，本属子虚无有。考其内容，是以《灵》《素》十二经及藏象等为纲，别撰释文、经穴、图象及有关诊法、病症、治疗等内容。所列方药，多有宋人方，如钱乙《小儿药证直诀》泻白散、泻黄散等方。由此推知，《脏腑证治图说人镜经》当出自元、明人之手。题曰"秦越人扁鹊诠释"，其伪作之迹更为明显。

（八）拾前人遗文而补缀纂次成书

《华氏中藏经》，旧云华佗遗书。传世本卷前有"应灵洞主探微真人少室山邓处中"撰序文。此序荒诞不经。自宋代以来多有学者质疑。如宋·楼钥云："序引之说，颇涉神怪，难于尽信。然其议论卓然，精深高远，视脉察色，以决死生。虽不敢以为真是元化之书，若行于世，使医者得以习读之，所济多矣。"

元·吕复则云："其托为荒诞如此，竟不考传狱吏焚书之实，其伪不攻自破。按《唐志》有吴普集华氏药方，别无中藏之名。普其弟子，宜有所集，窃意诸论非普不能作，邓氏特别附方，而更今名耳。盖其方有用太平钱并山药者，盖太平乃宋熙陵初年号。薯预，以避厚陵偏讳而始名山药，其余可以类推。然脉要及察声色形证等说，必出元化遗意，览者细为审谛，当自知之。"

清·周锡琐跋云："佗之书久绝矣，何以至宋世而忽出耶？……则佗书虽不传，而弟子习其业者，亦可以著书传后。《隋书·经籍志》载，吴普撰《华佗方》十卷、《华佗内事》五卷、《观形察色并三部脉经》一卷、《枕中灸刺经》一卷、《普集华氏药方》。新、旧《唐书》皆载于经籍、艺文志，而宋·艺文志亦有华佗药方一卷。其书想北宋时，尚有流播，或多残缺，故其时名医，缀辑而成此书，别立名目，以托于华氏。"

清人孙星衍则以为"此书文义古奥，似是六朝人所撰，非后世所能假托"。

上述诸家所论，均认为此书并非出于华佗之手。据隋、唐及宋代诸志书载诸华佗遗方及论，则此书中当有华佗旧文，被后人纂辑而成。邓处中之名，既无史籍可考，且据其撰此荒诞之序，而又冒称华佗之外孙，则必系假托。

（九）真书之中间有伪文

有些古医籍流传较久，不仅经多次传抄，亦或经多人整理。在整理过程中，往往不做任何说明地补充或增加内容，这就造成了真书之中而有伪文的情况。

《素问·六节藏象论》："岐伯对曰：昭乎哉问也。请遂言之。夫六六之节，九九制会者，所以正天之度气之数也……帝曰：善。余闻气合而有形，因变以正名，天地之运，阴阳之化，其于万物，孰少孰多，可得闻乎？"林亿等新校正云："详从前岐伯曰昭乎哉问也至此，全元起注本及《太素》并无，疑王氏之所补也。"

如前所言，《素问》《灵枢》等，作为黄帝之书，无疑为依托，故属之伪书。就《素问》一书来说，除运气七篇大论之外，其他篇章当为原书基本内容。然而，《六节藏象论》中这一段七百余字，亦属论述运气方面的内容，且林亿等新校正又明确指出全元起注及《太素》均无。就其内容与其他篇章相较，亦不相属，当系后人增补。

（十）书贾为牟利而造伪

商贾经营印书业，多有为牟取私利而有意造伪者。造伪之法，大致有以下几种：

（1）以新雕冒充前人善本。此类医书，书虽不伪，而版本则伪。

（2）以普通医著或通俗读物冒充名医著作或批校。如1926年上海大成书局石印本《本草易读》，扉页署清·汪昂编，叶天士批等。该书内容原系通俗读物，且汪氏本人亦无此著作。似此等著作，更不值叶氏批阅，其作伪之状十分明显。

（3）类书中夹带有与署名人毫不相干的他人著作。如明刊《东垣十书》，只有《脾胃论》《兰室秘藏》《内外伤辨惑论》三书，为李杲自撰。另有宋·崔嘉彦《脉诀》一卷，署"东垣老人李杲批"；元·王好古《此事难知》《汤液本草》《医垒元戎》尚传东垣衣钵；元·朱丹溪《局方发挥》《格致余论》；元·王履《医经溯洄集》、齐德之《外科精义》均非东垣流派著作。

（十一）后人不知所出，而误以为自著

有的医书，本系抄自别家，而抄录人不曾详明，致令后人不知所出，而误以为自撰，则名不副实，亦成伪书。此诚后人之误，非抄录人有意作伪。

如 1984 年上海学林出版社代理出版的《杂症歌括》，署名为清·何书田著。书中"前记"云："本书作者何书田先生，系元长先生之子，……本书外，歌赋体尚有《杂症总诀》《删订医方汤头歌诀》《四言脉诀》《药性赋》和《医案》等医学著作共十种"。并对本书内容作了高度评价，云："脉法和死候，尤其是这位名医的重要经验。"

但是，该书的歌诀，全自《医宗金鉴·杂病心法要诀》中抄来。偶有一、二字不同或讹误外，当系抄录人之笔误。详《金鉴》原作每病之首，均有"总括"一条，总括之后，或有论脉、辨症、平脉等内容。何书田抄录时，除第一病中风，将"中风总括"单列为题外，余均于歌诀正文旁，以细书小字标之。方名亦标以小字。出版者付梓时，未加详考，遂成此误。

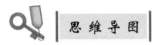思维导图

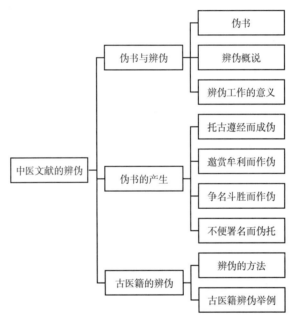

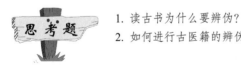思考题

1. 读古书为什么要辨伪？
2. 如何进行古医籍的辨伪？

第九章　中医文献的阅读与利用

中医文献的阅读与利用，是中医学者学习、研究的主要内容和途径。中医学扎根于传统文化沃土，与文、史、哲联系紧密，因此阅读中医文献，除了古汉语及中医专业基础外，还需要了解和掌握一定的历史文化知识才能真正读懂读通。了解中医文献阅读中常见的一般性问题，如典故、术语、干支、年号、句读、特殊符号等，可以帮助扫清阅读障碍。在当今，中医文献现代化研究已成为历史发展的必然趋势，对中医文献的利用离不开高科技手段，了解中医文献现代研究的代表性成果、中医文献数字化资源以及中医古籍的整理规范，才能提高中医文献利用的水平和效率，更好地为中医理论研究和临床实践提供指导和支持。

第一节　中医文献阅读中常见的问题

一、典　　故

历代中医著作中常使用大量典故，使文章更加鲜明生动。理解这些典故，有助于正确理解中医原著的内容；不能理解古医籍的用典，则不能读通原著，甚至会误解、曲解原意。不同的中医著作，在用典的手法上各有不同。或随医家个人的见解而有所化裁，或合二而为一，或分一为二，或旧瓶装新酒，或反其意而用，有的甚至在遣词造句上极为隐晦、含蓄。下面列举一些常见的中医典故，以开拓视野、加深认识。

1. 定义

典故又称之为"掌故"，原指旧制、旧例，也是汉代掌管礼乐制度等史实者的官名。后指关于历史人物、典章制度等的故事或传说。

2. 中医典故举例

岐黄：指黄帝和岐伯，传说是中医的始祖。宋《路史》记载古有岐伯，居岐山之下，黄帝西巡访贤至岐山，见岐伯引载而归，向他访求治病之道。《黄帝内经》多用黄帝和岐伯问答的形式写成。后来用"岐黄"作为中医学术的代称。

橘井：《神仙传·苏仙公》云，苏仙公得道仙去时，谓其母曰："明年天下疾疫，庭中井水，檐边橘树，可以代养。井水一升，橘叶一枚，可疗一人。"翌年果疫疾，远近求治者悉活。后以"橘井"为良药之典，如明代王章祖著有《橘井元珠》。

杏林：《神仙传》记载，三国时名医董奉居庐山，每天为人治病却不取分文，若是重病治愈则命人载五棵杏树，轻病治愈则命人载一棵杏树，多年后林中杏树已有十万余棵，复以杏子易谷以赈贫穷，故杏林美名满天下，渐渐地成为医林的代名词。

悬壶：《后汉书·方术列传》记载，东汉时期汝南费长房本来是一个管理市场的小官"市掾"，

"市中有老翁卖药，悬一壶于肆头，及市罢，辄跳入壶中。"后长房随老人学道修仙，也学会了治病之术。故后世称行医为"悬壶"。韦宙《玉壶备急方》、杨风庭《一壶天》、李晴川《痘疹壶中天》等都由此命名。

青囊：为古代医家的书囊，喻指医书。唐·刘禹锡《闲坐忆乐天经诗问酒熟未》云："案头开缥帙，肘后检青囊。唯有达生理，应无治老方。"后遂将青囊喻医书。以此命名者有明代邵以正《青囊杂纂》、清代赵濂《青囊秘效方》等。

仁术、仁寿：喻指医术。《孟子·梁惠王上》云："无伤也，是乃仁术。"孟子所谓的"仁"，本于孔子"爱人"之说。后世遂以医术比之仁术。《论语·雍也》："知者乐，仁者寿。"《汉书·董仲舒传》："尧舜行德则民仁寿。"故将仁寿比之医术。以此命名者，如明代张洁的《仁术便览》、清代孟葑的《仁寿镜》。

上池、窥垣：喻指医术高明。《史记·扁鹊仓公列传》记载，扁鹊是渤海郡郑人，姓秦，名越人。长桑君欲传其医术，曰："我有禁方，年老欲传与公，公勿泄。"又"出其怀中药与扁鹊：'饮是以上池之水三十日，当知物矣。'"扁鹊按嘱服药以后，能"洞见垣一方人"。后遂以"上池""窥垣"喻医术高明。明代马时可《上池杂说》，清代陈养晦《伤寒五法》，康熙六年刊本又名《窥垣秘术》，均用此典。

和缓：喻指良医。医和、医缓为春秋时秦国名医，后人常并称之为"和缓"。如晋挚虞《疾愈赋》曰："讲和缓之余论，寻越人之遗方。"故以和缓喻良医。以此命名者，如清代金子久《和缓遗风》。

理瀹：代指医药。《子华子·北宫意问》云："子华子曰：'医者理也，理者意也。药者瀹也，瀹者养也。'"后以理瀹代指医药。吴师机将自己的著作命名为《理瀹骈文》，即源于此。

珠尘：为传说中的仙药。出晋·王嘉《拾遗记·虞舜》："仙人方迴《游南岳七言赞》曰：珠尘圆洁轻且明，有道服者得长生。""珠尘"为轻细如尘的青砂珠，为传说中的仙药，服之可以长生。以此为书名者如清代吴省三《艺海珠尘》。

南阳之寿：《抱朴子·仙药》中记载，南阳郦县山中有甘谷水，谷水之所以甘甜，是因为山谷上左右都长满了甘菊。菊花堕入水中，历世弥久，故水味变甘甜。这个山谷附近的居民从不打井，日常吃甘谷水，都得到高寿。后以"南阳之寿"为咏长寿之典。宋·苏轼《后杞菊赋》："春食苗，夏食叶，秋食花实而冬食根，庶几西河南阳之寿。"

膏肓、二竖：《左传·成公十年》记载，晋景公患了重病，向秦国求医，秦派医缓去给他治疗。"公梦疾为二竖子，曰：'彼良医也，惧伤我，焉逃之？'其一曰：'居肓之上，膏之下，若我何？'"后世常用"病入膏肓""膏肓之疾"等语表示难治之症，常用"二竖"指代病邪、病魔。

四十眉落：晋代皇甫谧《针灸甲乙经·序》记载，张仲景一次见到东汉建安七子之一的王仲宣，通过望诊判断他有病在身。对他说，你有病，到四十岁会掉眉毛，眉落半年之后会有生命危险。如果服用五石汤可以预防。王仲宣当时只有二十多岁，"嫌其言忤，受汤勿服"。后果然如张仲景所说眉落后半年而逝。此典启示人们见微知著。

桐叶催生：明代许浩《复斋日记》记载，滑寿，字伯仁，号撄宁生，自幼灵敏好学，攻习文词。"秋日，姑苏诸士人邀游虎丘山，一富家有产难，求挽回……先生登阶，见新落梧桐叶，拾与之曰：归，急以水煎而饮之。未登席，报产矣。"

朱谦葛雄：明代徐祯卿《异林》记载，朱震亨在治疗一女子时，将愈，只剩脸颊上有两个红点不去，无技可施。他就推荐吴中名医葛可久治疗。葛可久见信即来，治愈女子，不受酬谢。朱震亨业儒，谦虚谨慎，善取他人之长。葛可久世医，交朋友而重道义，治病救人不计名利。朱氏谦谨，葛氏雄迈，两人虽性格迥然，皆存医者仁心，传为佳话。

服药有约：《素问·五常政大论》云"帝曰：有毒无毒，服有约乎？岐伯曰：病有久新，方有大小，有毒无毒，固宜常制矣。大毒治病十去其六，常毒治病十去其七，小毒治病十去其八，无毒治病十去其九，谷肉果菜食养尽之，无使过之伤其正也。"黄帝对岐伯问起用药的规则，岐伯强调辨证用药选药用药的基本法则，对后世医家用药具有指导意义。

神圣工巧：出自《难经·六十一难》："望而知之谓之神，闻而知之谓之圣，问而知之谓之工，切脉而知之谓之巧。"神圣工巧就是望闻问切四诊，综合病人各方面的情况从而确定诊断治疗，是中医诊治的关键之一。

千般疢难：出自东汉·张仲景《金匮要略·脏腑经络先后病脉证》："千般疢难，不越三条，一者，经络受邪，入脏腑，为内所因；二者，四肢九窍，血脉相传，壅塞不通，为外皮肤所中也；三者，房室、金刃、虫兽所伤，以此详之，病由都尽。"此为张仲景提出的明确的病因学说，为千古名言。

大医精诚：孙思邈《备急千金要方》卷一《大医精诚》指出，作为一个医生应当做到"精""诚"二字，即医技要精湛，品德要高尚，为后世谈论医德时的常用典故。

十全上工：《周礼·天官冢宰下》中记载周代对医生的考核标准"十全为上，十失一次之，十失二次之，十失三次之，十失四为下。"一般理解"十全为上"是十个病人就诊都能治愈的话，考核成绩算作上等。"十全为上"是对医生临证疗效的严格要求。十全上工代指高明的医生。

对症下药：《三国志·魏志·华佗传》："府吏倪寻、李延共止，俱头痛身热，所苦正同。佗曰：'寻当下之，延当发汗。'或难其异，佗曰：'寻外实，延内实，故治之宜殊。'即各与药，明旦并起。"府吏倪寻、李延都到华佗处治病，两人病症相同，华佗却给出了不同的治法。他解释道：倪寻是内实，应当泻下，李延是外实，应当发汗。服药后第二天两人病皆痊愈。这个故事是成语对症下药的起源，后用来比喻针对客观事物的具体情况，制定解决问题的办法。

二、术　语

1. 定义

术语通常被称为"专有名词"，但术语并不只由单独的名词或复合名词组成，其可能是包含形容词、介词、名词、动词等的词组。术语是一类随着各学科不断发展而产生的具有特定含义、专业知识性的概念。中医术语是中医药领域内利用特定语音或文字来表达或限定专业概念的约定性符号。中医学术语具有特定属性且集中体现和承载了中医学领域的核心知识。

2. 术语的特性

（1）专业性

术语是用来表达或限定专业概念的，术语是"专门用途语言（LSP）"中最重要的组成部分，是专门用途语言中的基本单元，因此，专业性应该是术语最根本、最重要的特征。如果一个词语失去了专业性，也就不能成为术语了。

（2）单义性

术语的单义性，一般是指它在某一特定范围内是单义的。在一个学科领域内，一个术语只表述一个概念，同一个概念只用同一个术语来表达，不能有歧义。在术语工作中，应尽量避免同义术语、同音术语和多义术语的出现。

（3）科学性

术语的语义范围准确，它不仅是标记一个概念，而且还使概念精确，使其余相似的概念分别开来。术语的定名应当准确表达一个概念的科学内涵和本质属性。定名应当注重术语的学术含义，尽量避免借用普通的生活用语。

（4）系统性

系统性是术语存在的最重要的条件之一。在一门科学或技术中，术语之间彼此不是孤立存在的，每个术语的地位只有在该专业的整个概念体系之中才能加以规定。特定领域的每个术语，必须处于一个层次结构的系统之中。

3. 中医学术语的来源

商周时期传世的中医词汇，虽然比较单薄，词汇也比较贫乏，同时也很难说这就是当时医学的全部资料，但就目前的情况来看，这就是中医词汇的滥觞、是中医术语的源头所在。

4. 中医学术语的独特性

中医学术语的独特性在于它是自然科学与人文科学的交融，医学与哲学的交叉，具有中国文化特色。而我国绝大多数自然科学的术语来源于国外，是统一术语的汉译文。

5. 中医学术语的构成

中医学的术语包括表述专用概念、通用概念、借用概念和普通（语言中）概念的术语。根据现行的中医学的学科分类法，中医基本理论的术语体系内容包括中医学科表述专用概念和少量的通用概念的术语。其中，中医学与中国古代哲学通用的术语，如气、气化、气机、形气、阴阳、五行、体用、神、天人相应等；中医学学科领域通用的术语，如中医、中医学、整体观念、辨证论治、证候、理法方药等；中医学各学科领域专用术语，包括中医基础理论、中医诊断学、中药学、方剂学、内经、伤寒论、金匮要略、温病学、中医内科学、中医外科学、中医妇科学、中医儿科学、中医骨伤科学、中医眼科学、中医耳鼻喉科学、中医急症学、针灸学、推拿学等学科的术语。

三、干　　支

（一）干支的含义

干支是天干和地支的总称。天干共十个，故又称为十天干，其排列顺序为甲、乙、丙、丁、戊、己、庚、辛、壬、癸，地支共十二个，排列顺序为：子、丑、寅、卯、辰、巳、午、未、申、酉、戌、亥。天干中逢双，即甲、丙、戊、庚、壬为阳干；逢单，即乙、丁、己、辛、癸为阴干。地支中子、寅、辰、午、申、戌为阳支，丑、卯、巳、未、酉、亥为阴支。根据《史记·律书》《释名》和《说文解字》等书的释义，干支名称的含义分别是：干者犹树之干也。甲：草木破土而萌芽之时；乙：草木初生，枝叶柔软屈曲之时；丙：万物沐浴阳光之时；丁：草木成长壮实之时；戊：大地草木茂盛繁荣之时；己：万物抑屈而起，有形可纪之时；庚：秋收之时；辛：万物更改，秀实新成之时；壬：阳气潜伏地中，万物怀妊之时；癸：万物闭藏，怀妊地下，揆然萌芽之时。子：万物孳生之时；丑：扭曲萌发之时；寅：发芽生长之时；卯：破土萌芽之时；辰：万物舒伸之时；巳：阳气旺盛之时；午：阴阳交替之时；未：尝新之时；申：万物成体之时；酉：万物成熟之时；戌：万物衰败之时；亥：万物收藏之时。

这些释义表明天干是一年中十个时节的物候，地支则表示一年中植物生长发育的十二个时节。天干地支相配有一定的规律，两者按序依次以奇数对奇数或偶数对偶数相配构成一组。干支纪历就是将天干、地支从各自的第一个字甲和子开始，按上述规则一一相配，组成甲子、乙丑、丙寅乃至癸亥，共 60 个组合。以这 60 个组合为一个循环周期，又称六十甲子或六十花甲子，以纪时间、天时、人事。

（二）干支纪历法

1. 干支纪日

日出而作，日落而息，这是远古时代人们作息的规律。可以看出，当时人们对"日"的概念特别深刻。直接为了记载天时、人事、交流、信息，逐步由刻木结绳记事的方法发展到文字符号记事。并用干支组合顺序甲子、乙丑、丙寅……癸亥作为记录日序的工具。在甲骨文中已有干支计日纪事的记载。甲骨文的殷历甲子表就像月份牌一样编制了完备的 60 日周期表，也就是说 60 天一个周期，大致相当于现在两个月的时间。

2. 干支纪月

月亮有圆有缺，称为盈亏，天文学中称为"月相"，月相的变化由朔（新月）—上弦—望（满月）—下弦—朔几个阶段组成。殷商甲骨文中还有分为大月 30 天和小月 29 天的记载。这说明那时已经知道月相周期大约是 29 天多。这样有规律的周期变化与"日"联系起来，由于已有干支纪日的经验，自然也就利用干支来纪月了。在干支纪月中，除了用干支六十甲子记录月序外，由于地支是 12 个，因此夏制规定把每年各月份的地支固定下来，即正月为寅，二月为卯，三月为辰，四月为巳，五月为午……十二月为丑。月序的地支固定了，再加上天干，就构成了干支纪月法，与干支纪日相似，五年一周，60 个月（农历闰月干支与同序号平月相同），周而复始。

3. 干支纪年

古代人们从循环往复的暑往寒来、春华秋实，逐渐产生了年的概念，并且发现年与太阳的视运动有关。太阳的周年（视）运动由于白天太亮，不易察觉。但在黄昏时分观察西方接近太阳的那个星座，经过一个时期，譬如一个月，再看一下，原来的星座已经沉没。而出现的是原来星座东面的星座，这说明太阳自西向东移动了。古人把这个太阳在天空中由西向东的移动路线，习惯用黄色表示，故称为黄道。把月亮移动的路线称白道，以白色表示。将与地球自转轴垂直的平面与地球球面相交的线称为赤道。太阳一年沿黄道移动一周（360°），每天移动一度。我们的祖先很早就测定了回归年的近似长度，《尚书·尧典》中说"期三百有六有六日"。殷代以后，人们定出一回归年为 365 又 1/4 日。到了秦汉时期，统一规定这个数值为"岁"。我国有的研究者（唐汉良，1980）注意到，古时"年"和"岁"是有严格区别的。"年"的含意是从阴历的正月朔（初一）到下一年正月朔称一年，即 354 天。而"岁"则是地球绕太阳一周所需的时间，是 365 又 1/4 日，即一回归年。所以"年"实际上是以月亮运动为依据的，是阴历的时间单位；而"岁"则是以太阳视运动为根据的，是阳历的时间单位。只是后来为一般人所混用了。

4. 干支纪时

《汉书》中已有甲夜的名称，到了魏晋时代已将一夜分为五个单元，即：甲夜、乙夜、丙夜、丁夜、戊夜，与后世通用的一更、二更、三更、四更、五更，十分相似而且对应。这种记夜的方法用的是天干，而无地支。尔后把一天分为十二时辰，用的也仅是地支。待到清朝西方 24 小时时序传入中国后，才与十二时辰对应。今日下午 11 时即 23 时 0 分至次日 1 时 0 分为子时，1 时 0 分到 3 时 0 分为丑时，3 时 0 分到 5 时 0 分为寅时，其余类推。即两小时为一个时辰，且前 1 小时为"初"，后 1 小时为"正"。故有"子初""子正""午初""午正"之说。

（三）干支在中医领域的运用

1. 阴阳五行学说

阴阳学说认为，宇宙间凡属相互关联且又相互对立的事物或现象，或同一事物内部相互对立的两个方面，都可以用阴阳来概括分析其各自的属性。阴阳，既可以标示相互对立的事物或现象，又可以标示同一事物或现象内部对立的两个方面。可见，阴阳是对宇宙事物或现象的相对属性的概括，即划分阴阳属性，先定参考系。天干与地支相论，天干为阳，地支为阴；天干、地支分别表示序数时，遵循"阳道奇，阴道偶"的原则，即奇数序为阳，偶数序为阴。

五行学说根据五行特性，认为自然界的万事万物可以在不同层次上分为木、火、土、金、水五方面，从而构成不同级别的系统结构，五行之间的生克制化维系着系统内部和系统之间的相对稳定。天干地支与五行学说的结合形式多样，一般五行配属为：天干中甲乙属木，丙丁属火，戊己属土，庚辛属金，壬癸属水。地支中子丑寅卯属木，巳午属火，辰未戌丑属土，申酉属金，亥子水。

2. 运气学说

运气学说是古人运用阴阳五行生克制化理论，以整体观察宇宙天体运行对天、地、万物、人以及疾病等方面的影响进而分析和总结规律为基础，以天干地支系统进行归纳、演绎、推理而形成的学说体系，属于古代医学气象学和时间医学的范畴。运气学说运用天干、地支的阴阳、五行属性和干支甲子循环周期，如十天干纪运，运分岁运、主运、客运；十二地支纪气，气又分主气、客气、客主加临；天干和地支的五行属性相同时，即表现为运气同化，即五运与六气同类化合，具体有天符、岁会、同天符、同岁会、太乙天符五种不同类型。此外，还可以根据运与气关系、每年交运时年干与日干、时干的关系、岁运与月干的关系推算平气之年。所以，运气学说方面的文献常论述或涉及天干地支的基本知识。

3. 运用于子午流注、灵龟八法、飞腾八法等按时取穴

子午流注针法是以井、荥、输、经、合五腧穴配合阴阳五行为基础，运用干支配合脏腑，干支纪年、纪月、纪日、纪时辰，以推算经气流注盛衰开合，按时取穴的一种治疗方法。子午流注针法，分纳干法和纳支法：纳干法是运用天干纪日和天干配脏腑的一种按时开穴的子午流注针法；纳支法是以十二地支纪时和十二地支配脏腑的按时开穴方法。灵龟八法，又称奇经纳甲法、奇经纳卦法，是运用古代的八卦九宫学说，结合人体奇经八脉气血的会合，取其与奇经八脉相通的八个经穴，按照日时干支的推演数字变化，采用相加、相除的方法，以按时取穴的一种针刺法。其中干支纪日、纪时及干支在甲子周期表中的位置是应用的重点。飞腾八法是在上述八脉八穴的基础上，根据日、时天干指导按时开穴的方法。

四、年　号

1. 起源

年号是中国古代纪年制度中的一项特殊符号，采用年号纪年的制度，就可以称之为"年号纪年制度"。这一制度创建于汉武帝时期，其后，便被历代沿承。清代史学家赵翼在《陔余丛考·卷二十五·年号重袭》中说："年号纪元自汉武始，上至朝廷，下至里社，书契记载，无不便之，诚千古不易之良法也。"单纯在技术层面上来讲，年号只是一种纪年的符号。在年号纪年法产生之前，华夏先民往往采用"帝王在位年数纪年法"，也可简称为"帝王纪年法"。采用这种方法纪年，若是当时人们记述某帝王在位期间所发生的事情，通常只标记其在位年数为"某年"，而无需标注出具

体是哪一位帝王。

2. 年号诞生的历史源流

年号纪年制度始自西汉武帝时期，而这一制度有一个逐渐生成的过程。在汉文帝以前，只有极个别人，如战国时期的魏惠王（即梁惠王）和秦惠文王，于在位期间有过"改元"的做法，亦即中止正在行用的纪年年数，启用另一元年，重新记年数。自始及终都仅顺着一个"元年"一直推延下去。这也可以说是以"一元"纪年。正如赵翼所说："古者天子诸侯皆终身一元，无所谓改元者。"至西汉时期，文帝在位期间改元一次，景帝改元两次。从形式上看，这似乎都是在沿承魏惠王或是秦惠文王的做法。汉武帝即位之初，仍沿用帝王在位年数纪年法。但由于其崇信阴阳术数，他每隔六年，就改元一次，重新从元年数起。这样一来，持续次数多了，事后追述，就不能再用"前元""中元""后元"这些称谓相区别，而是改称为"一元""二元""三元""四元"这样的标志。这样的改元持续到第四次，也就是在汉武帝的第五个纪元第三个年头的时候，有部门提出建议，认为不宜像这样"一元""二元""三元""四元"表述纪年，而应采用某种"天瑞"，也就是上天显现的吉祥征兆来为每一个纪元命名。于是，汉武帝决定追改其第一个纪元为"建元"、第二个纪元为"元光"、第三个纪元为"元朔"、第四个纪元为"元狩"。后来，又决定追记其第五个纪元为"元鼎"、第六个纪元为"元封"。到进入第七个纪元时，汉武帝又决定在现实生活中采用像"建元""元光""元朔"这样的形式作为汉朝皇帝的纪年，称当年为"太初元年"。于是，"太初"也就成了中国历史上第一个在现实生活中正式使用的"年号"，这一年为公元前 104 年。汉武帝采用年号纪年，不仅是纪年制度上的一项创举，同时也是中国古代政治史上的一项重大事件。

3. 年号的政治意义

年号既然具有如此重大而又如此神圣的象征意义，皇帝在选择年号时，自然会在名称中寄寓自己的政治期望，或昭示某种政治信号，这可以说是历代历朝皇帝的普遍做法。比如唐玄宗李隆基的"先天"和"开元"，"先天"是唐玄宗的第一个年号，看似平常的两个字，其间却寄寓着李隆基攘夺权位的政治意图。"先天"这个年号，应该是出自《易经·乾卦》如下语句："夫大人者，与天地合其德，与日月合其明，与四时合其序，与鬼神合其吉凶。先天而天弗违，后天而奉天时。天且弗违，而况于人乎？况于鬼神乎？"唐初孔颖达等人解释其中的涵义，乃谓"飞龙在天，利见大人"，用通俗的话说，就是天时已到，某人当皇帝这是天意。而唐玄宗的第二个年号"开元"，其涵义也就一目了然——重开大唐新纪元。

4. 年号的重复问题

年号是由在位皇帝本人拟制或审定的，都是用的"正大光明、吉祥如意"的美好字样。汉字虽然不少，但此类字样毕竟也有限，再加上有的皇帝和大臣不学无术，便出现了年号重复的问题。清人梁章钜的《浪迹三谈·卷二·元号相同》中说："《随园随笔》载年号雷同者，建武有七，中兴有六，建元有六，建平有八，天成有六，永和有五，应天有五，太平有五。建兴、建初、正始俱有四，建始、天祐、乾德、光天、天兴、天正俱有三。其余元康、元和、中元、永和、贞观、天宝俱有二，又指不胜屈矣。按随园所列，尚多未备。如永兴有六相同，甘露、永康、永安、建元、建平皆五相同，永平、太和、太安皆四相同。嘉平、龙兴、元兴、永宁、大宁、太定、太安皆三相同。其二相同者，如天禧、天德……诸号，真指不胜屈矣。"具体可查阅文物出版社《中国历史年代简表》。

年号重复的情况大致有四种：①汉族"正统"王朝的后代袭用前代者。如汉武帝先有了"建元"之号，后来晋康帝、南朝齐高帝也都有此号。②少数民族王朝和外国皇帝袭用汉族王朝者。汉武帝先有"太初"之号，后来十六国时代的前秦符登、西秦乞伏乾归、南凉秃发乌孤等也都有此号；唐太宗年号为"贞观"，西夏崇宗也有贞观之号。③叛乱或地方割据政权的年号彼此重复者。如唐代史思明所建燕政权，号应天，朱泚建立秦政权时，也号应天；前蜀王建号光天，南汉刘玢也有光天之号。④汉族正统王朝袭用割据或农民起义政权年号者。隋末梁师都建立梁政权时号永隆，随后唐高宗也有永隆之号。金代山东红袄军起义领袖杨安儿有天顺之号，明英宗也有天顺之号。

五、句　　读

1. 句读的概念

句读也写作句逗、句投和句度等，它的最初概念是指读书停顿的地方。念书声音的停顿，古代叫作句，也叫作读，又连称句读。可以看出，原先句与读并没有什么区别，后元代黄公绍《韵会举要》云："凡经书成文语绝处，谓之句；语未绝而点分之，以便诵咏，谓之读。"

2. 音读和义读

前人把句读分为音读和义读两种，所谓音读，是以声气来分的音节的句读；所谓义读，是以文意来分的文法的句读。两者有很大的差别。

关于音读和义读的差异，近人黄侃在《文心雕龙札记·论句读有关于音节与关于文法之异》中，阐述得最为透辟："以文义言，虽累百名而为一句，既不治之以口，斯无嫌于冗长，句中不更分读可也。以声气言，字多则不便讽诵，随其节奏以为稽止，虽非句而成句可也。学者目治之时，宜知文法之句读；口治之时，宜知音节之句读。"黄氏这段话的中心意思是说，以文义言的义读，以语义为单位，不嫌其长，虽百名为一句，可不再分读；以声气言的义读，以节奏为单位，不论其短，唯为便讽诵，当分则分之。目视之时要考虑义读，口诵之时要考虑音读。

3. 句读和标点的异同

毫无疑问，句读符号和标点符号都是用来断句的。这是它们都具备的功用。然而，标点符号的内容比句读符号要丰富得多。

从种类上看，一般常用的句读符号只有"、""。"等几种，而标点符号有十几种，其中包括标号和点号两大类。点号包含有句号、逗号、顿号、分号、冒号、问号、叹号；标号包含有引号、括号、破折号、省略号、着重号、专名号、书名号等。

从功用上看，句读符号通常只表示断句，最多以"句"表示"语绝"，以"读"表示"语未绝"而需要停顿。而标点符号中的标号可以用来表示语言里词语的性质和作用。点号除用来表示语言中不同长短的停顿外还表示各种不同的感情和语气。比如，陈述句后用句号，疑问句后用问号，祈使句、感叹句后用叹号，通过这些符号，可以反映语言的感情色彩。至于标号的功能，更是句读符号所不能表达的。如表示引用的部分，可标以引号；表示注释的部分，可用括号或破折号；表示省略的部分，可用省略号；表示强调的部分，可打上着重号，表示书籍名称的，可用书名号；表示人名、地名的，可用专名号等等。因此，用标点符号的文字，语言层次就清晰，表达的语气就真切。

4. 句读训练的重要性

对于句读的训练，古人是很重视的。古人有谚曰："学识何如观点书"，可见句读的重要。《礼记·学记》说："比年入学……一年视离经辨志。"孔颖达疏："离经谓离析经理，使章句断绝也。"意思是每年招收学生入学，一年后要考查学生断句的能力以及对经文思想内容理解和领会的能力。韩愈在《师说》一文中说："彼童子之师，授之书而习其句读者，非吾所谓传其道解其惑者也。"童蒙习医也同样很注重句读能力的训练。《重刻张仲景金匮玉函经·序》说："岁壬辰，义门何内翰以予粗习张书句读，手抄宋本见授。"

分析句读既然是解释语言的一个重要内容，就应当引起我们足够的重视。我们要对句读的法则提高到理论上去研究，找出规律，用来指导古书的标点工作。医学著作直接关系到人民的生命和健康，对古医籍的标点正确与否，关系重大，切不可等闲视之。

5. 句读标点要求

句读标点古代医书，需要做到以下几点。

字字句句能通：正确的句读标点，应该每字每句都能讲得通。要是有讲不通的地方，就说明句读标点有错误。

符合古代语法：是否符合古代汉语的语法，也是衡量古医书句读标点正误的重要标准。

无违情理逻辑：有时候，句读标点出来的句子，表面看来似乎义通文顺。但仔细推敲，就会发现问题。或句子本身所表达的内容不合情理，或上下文互相矛盾，违反逻辑。这样的句读标点，自然也是错误的。这种错误的句读标点，由于表面上一时看不出来，需要特别留心。

合乎医理药理：古医书的句读标点，还有它的特殊要求，即无失医药之理。古医书句读标点后，即使义通意顺，既符合古代语法，又无违情理逻辑，如果从医药的角度考察，有失医药之理，那么，说明这种句读标点还是有问题。

6. 如何标点古医书

正确的标点古医书，需要注意以下几个方面。

要真正弄懂原文，这是标点古书的前提。一个字往往有多种意义，在不同的句子里可能有不同的含义，不同的读音。我们应当利用文字学和词汇学方面的有关知识，结合上下文，辨清它们在句中的含义，然后才能准确地标点古书，而稍有不慎，就会出现误读现象。这就要求我们，认真钻研，碰到疑难之处，要多想、多问、多查，一丝不苟。

要熟悉医学知识。标点古医籍，必须熟悉医学知识。如果没有广泛的专业知识，必然会出现句读错误。

要掌握一定的古代文化知识。清代学者戴震曾说："昔之妇孺闻而辄晓者，更经学大师转相讲授而仍留疑义，则时为之也。"（《戴东原集·尔雅文字考序》）说明由于时代的变迁，在古代人人皆知的事情，到了后代，甚至连一些专家都弄不清了。比如"三代以上，人人皆知天文"。（顾炎武《日知录》卷三十"天文"条）而对于一些天文知识，今天有不少人则感到茫然。因此，为了正确标点古书，必须掌握一定的古代文化知识，特别是关于古代天文、地理、姓名、职官及风俗习惯等方面的知识，不然就容易点错句子。

要认真查对引文。引用经典和名人的话来证明自己的观点，是古文中常见的修辞手法。有时是"明引"，有时是"暗引"。我们标点古书时，必须弄明哪些是引语，引语出于何书，止于何处。如果拿不准，应当认真查对。不然，就会造成误解。

要与校勘相结合。古书年代久远，在流传过程中，几经传抄翻刻，亥豕鲁鱼，在所难免。这也是古书难读的原因之一。不少古书，是经过历代学者不断校订，才成为可读之书的。我们要想准确地标点古书，就必须和校勘考证结合起来。如不详加校勘，往往会因文中的讹误之字而造成句读错误。

要根据语法特点进行标点。语法就是组词造句的法则，虽然我国古代没有系统的语法学著作，但是古人在阅读和写作的实践中无时不在揣摩探究其中的规律。到了清代，对于语法的研究日臻系统全面。由于当时语法水平的提高，进而推动了句读的研究，使之取得了显著的成果。今天我们标点古书的时候，要特别注意古汉语语法的特点，诸如词类活用、句子成分之间的关系、句子成分的省略、各种句式等。

要根据修辞特点进行标点。古人写文章，是十分重视修辞表达的。《左传·襄公二十五年》："言之无文，行而不远。"意思是，言辞如果没有文采，只能行于一时，但不能传之久远。可见修辞之重要。古代汉语的生动表达，常常是借助修辞手法来完成的。我们标点古书，如果不熟悉古汉语修辞，不了解古书中经常使用的修辞表达方式的功用和特点，那么，古书中有些句子就可能读不懂，难免要出现误读。

利用文言虚词进行标点。古人写文章习惯用虚词表示语气或停顿，在古书不加标点的情况下，文言虚词实际上起着某种标点的作用。如《素问·阴阳应象大论》："阴阳者，天地之道也。""者"字表示句中停顿，起了现代逗号的作用。"也"字是煞尾，表示判断语气，起了句号的作用。诸如："乎""欤""耶"等表示疑问或反问的语气，"也""矣""焉""耳"等表示陈述语气，"哉""乎""欤"等表示感叹语气，都能起到断句的作用。

利用音韵进行标点。古人写文章，为了便于记诵，常常注意押韵。不仅诗词歌赋押韵，散文有时也押韵。若忽视这一点，加之不明古韵，有时难免出现误读。我们阅读古书，遇到用韵的地方，应当依照韵脚进行标点。

参考旧注进行标点。我们阅读古书，特别是秦汉以前的古书，如果不参看旧注，有时根本读不懂。唐代医家王冰在《黄帝内经素问》自序中说："藏谋虽属乎生知，标格亦资于诂训，未尝有行不由径，出不由户者也。"他把利用前人注释比作研究古籍的门径。一般说，注文都具有较强的针对性，这是任何字典辞书所不及的。所以一个善于读书的人，总是首先充分利用旧注，然后才是其他工具书。古书的注文大都采用双行夹注的办法，凡是有夹注的地方，一般都是一句或一段的标志。在注文里面，还要对正文加以解释或串讲，这更是我们据以断句的极好材料。

六、特 殊 符 号

1. 句读符号

我们在古书中所能见到的特殊符号，最多的是句读符号，有芝麻号"、"、圆圈号"○"、黑点号"·"和钩勒号"└"等几种。

芝麻号"、"：这是最早使用的句读符号。东汉的许慎把它作为一个字收入他的《说文解字》中。今读如"主"，古读如"逗"。有人认为，这个"、"字就是句读的"读"的本字。关于它的意义，《说文解字》上说："、，有所绝止，、而识之也。"意思是说，"、"这个字，是读书需要停顿的地方，用它来作为标志。

圆圈号"○"和黑点号"·"：这两个是后起的纯粹的句读符号，它们单独使用时，跟芝麻号"、"完全一样。

钩勒号"└"：这个符号出现得比较早。许慎也把它收入《说文解字》中。读若"樂"。《说文解字》解释说："└，钩识也。"段玉裁注曰："钩识者，用钩表识其处也。"《说文句读》的作者王筠认为，这个"└"是古人分段时所使用的记号。

2. 其他符号

从宋代起，人们读书喜欢仿馆阁校书的形式从旁加圈点，并进而又采用五色笔进行圈点批抹，于是，古书上所用的带有标记性的符号越来越多。这些符号有的用作断句，有的用以勘误，有的则起到相当于今天标点符号中标号的作用。从周汉至明清，所用的符号达几十种之多。现择其常用者介绍如下：

△□这是表示"阙文"的符号。近人叶德辉说："今世凡刻书，阙文处用白匡或墨块。白者谓之'空白'，墨者谓之'墨钉'。也谓之'墨等'又谓之'等字'。俗语谓'留'为'等'。此'墨等'、

'等字'盖谓留此以待补刻也。此其由来甚古。"也有用三角圈"△"作阙文号的，但三角圈后世用的很少。四角圈则在古抄本和宋元以后的刻本中还往往沿用。〇、〓这是表示"迭字"的符号，也称重文号。清·何绣说："石鼓文于迭字皆作〓，〓即二字，文义亦明。"（见《樵香小记》卷下"迭字"条，《丛书集成本》）清·赵翼说："凡重字下者可作二画，始于石鼓文，重字皆二画也。后者袭之，因作二点，今并有作一点者。"（见《陔余丛考》卷二二，"重字二点"条）《后汉书·邓骘传》："时遭元二之灾。"章怀注："元二，即元元也。古书字当再读者，即于上字之下为小二字，言此字当两度言之，后人不晓，读为元二。"

云云这是表示"删节"的符号。吕思勉说："《史记·汲黯列传》：'上曰：吾欲云云。'此云云二字，后人皆谓以代所言之语。其实史公之意，乃表武帝语未及竟，而汲黯先已掺言。正犹今新符号于语未及者，连作密点。故云云二字每有用诸句者，此亦古人已有删节号之证也。"

以上是周、汉以后一直到宋代以前古人读书时常用的带有标记性质的符号。宋元以后，除了沿用古代的一些符号外，又逐渐增添了不少新的标记符号，如：

⊗或⑰，圆围，这是表示去除衍文所用的符号。也就是将抄印时误增的文字用圆圈围之。

阴阳之要或□，方围是表示增入之字所用的符号，古人读书时将原文所脱漏的字增补上，所增补的文字用方框围住。

↰是表示颠倒之字所用的符号。也就是将原文中误倒的文字用这个符号乙正。上述三种符号，方东树在《书林扬觯》中有记载说："方崧卿《韩集举正》其改字用朱书者，刻作阴文；衍去之字用圆围；增入之字用方围；颠倒之字，以黑线曲折乙之。"

◎◎◎，是表示书文纲领与归重处所用的符号。

•••是表示书文根因处所用的符号。

∘∘∘是表示书文照应处所用的符号。

▅▅▅是表示书文大界限、大段落所用的符号。

▅是表示书文的大小节次所用的符号。

∣是表示地名所用的符号。也有的于地名加方框为标记。

∥是表示官名所用的符号。

▮是表示人名所用符号。有的也有用∣表示人名。

▯是表示年号所用的符号。（以上九种符号，详见清人唐彪《读书作文谱》。）

╱是表示一小段所用的符号，通常在字的左下侧（古文是竖行书写）。

L是表示一大段所用的符号，通常记在字的左下侧（古文是竖行书写）。

( )、方框是表示文中引用书籍所用的符号，也称"引书号"，通常加在所引的书名外。清代刻本中附有注释的，引用书籍加上"引书号"以清眉目。实际上，以上符号中，▅▅▅·▅就是所谓的"截"•••也就是"点"，∘∘∘也就是"圈"，∣、▮就是"抹"，◎、∥、▯是由"圈"和"抹"变化出来的，╱、L是古代的↰和宋代的"截"的变形。除此而外，古书中还有不同颜色的圈点批抹。这在古典医籍中也有应用。《史通·点烦》记载："昔陶隐居《本草》，药有冷热味者，朱墨点其名；阮孝绪《七录》，书有文德殿者，丹笔写其字。由是区分有别，品类可知。"方东树《书林扬觯》载："古无套板之法，不能作二色也。《政和本草》称神农本经用朱书者，皆作阴文。"而古书中用红、黑、黄、青不同的颜色作点、抹、截、圈的情况更为复杂。点分红点、黑点、侧点、青侧点、黄正大点等几种，抹分红中抹（一作黄旁抹）、红旁抹、墨抹、墨侧抹、黄中抹、黄侧抹、青侧抹七种，截分黑画截、红画截、黄半截等三种，圈又分红圈、红侧圈、黄正圈、黑侧圈等四种，对书中不同情况用不同的颜色的各类符号作出标记，规定得相当细密。符号种类就变得复杂多了，以至多到有几十种。

第二节　中医文献的现代化研究

　　浩如烟海的中医文献，蕴含着丰富的关于生命、健康的科学认识和疾病防治的有效方法。但是，在现代条件下，传统的中医文献研究和利用方法效率偏低，受学者主观认识干扰大的问题，致使中医文献的潜在价值，在有限的研究周期里难以得到充分的发掘和利用。探索适合中医学特点的文献研究新方法，有效获取中医文献中保存下来的科学认识和医学成果，对于增强中医文献研究的活力，提高中医学基础研究与临床工作的效率和水平均有重要意义。而且随着社会的发展，科技的进步，记录文献的物质材料、符号、方式不断发展和进步，知识内容日益丰富，文献的客体类型亦相应地发生变化。文献载体的知识负载量越来越大，更加轻便灵活，功能增强，类型繁多，结构日趋合理，易于生产、转换与传播，更加适应现代社会的需求。大数据技术引发了文献生产的创革、文本形态的嬗变和知识获取方式的拓展，最终将促进传统文献学的现代转型，并催生出新的研究范式。随着科学技术的高度发达和中医发展的迫切需要，中医文献工作的现代化也成为历史发展的必然趋势。同时，技术方法应用中的局限性和负面影响也必须高度警惕。

一、代表性成果

　　中医药古籍整理是维系中医学术传承、促进中医药事业发展和学科进步的重要基础性工作。而中医药古籍文献数字化是传统古籍整理研究方法与现代科学技术相结合的重要需求，是中医药古籍整理在当今时代的延续与发展。这一现代化过程中，数字化理论和代表性成果显著。

（一）数字时代的到来和古籍数字化理论的进展

　　近年来，数字化的推进速度十分迅猛。20 世纪 90 年代初，美国科学家最先提出了数字图书馆（Digital Library）的概念。1994 年 9 月，美国国家科学基金会正式公布了一项为期 4 年，投入 2440 万美元的"数字图书馆启动计划"，全球随之开展数字图书馆研究的热潮。1996 年，在北京召开的第 62 届国际图书馆协会与机构联合会（简称国际图联，IFLA）大会，中国正式提出数字图书馆概念。文献的数字化技术改变了中医文献的存在和传播方式，使学习、获取、检索和研究中医药文献资料更加高效。

1. 中医古籍文献数据整理理论

　　近年来，中医文献工作者不断尝试引入现代科学的技术手段和研究方法，将其应用于中医文献的研究，取得了一定的成果，如统计学方法、系统综述方法、数据挖掘方法以及中医文献的数字化技术等。

　　（1）中医文献的统计学研究

　　20 世纪 80 年代初，中医院校普遍开设了统计学课程，统计学在中医药学各领域中的应用逐渐扩展深入。最早运用统计学方法研究中医文献的报道见于 1985 年，曾大方对《临证指南医案》方案进行了统计分析，文中运用频数统计的方法，对医案进行分类归纳，创造性地把统计学方法应用于中医文献研究。中医文献统计学方法和数据挖掘方法采用数学和逻辑学的原理，结合数据库技术，可以分析传统方法难以处理的海量数据和复杂关系，通过数学运算和逻辑推理，获取中医文献中疾病、证候、症状、治则治法和方药间的内在联系。

在众多的统计方法中，频数分析、相关分析、多元回归分析、聚类分析、因子分析、主成分分析等统计方法单独或者综合运用，能在一定的数据规范化和数值标准化研究基础上，对分散的、庞杂的和差异性较强的古代中医药文献资料进行综合分析研究，可以帮助中医研究者，从整体上较为全面地总结中医文献所记载的各类疾病的病因、病机、症状、证候、组方用药特点和规律，研究中药的药性特点，探索中药和方剂的主治病症和作用机制。例如，对中风病的研究，在全面收集历代中风主治方剂的基础上，以方剂作为观察样本，以药物作为指标变量，采用频数统计的方法，既能够从全部样本中获取古代治疗中风病的高频药物，也可以分析比较不同时期主治药物使用频率的变化，从而分析中风病理法方药的大致演变规律；采用因子分析的方法，可以获取古代医家治疗中风病的基本药物组合，进而通过药物的功效和主治，分析古代医家对该病病因病机的认识；采用聚类分析，获取聚类方，可用来筛选和发现新的治法和有价值的主治方剂。因此，这些方法对于深入挖掘文献中蕴藏的学术价值，为中医临床和科研提供可信的研究素材和文献依据，促进中医药学术的发展具有重要的参考意义。

（2）系统综述与中医文献研究

系统综述研究是一种基于证据可靠性的研究。系统综述研究最早开始于20世纪初，在20世纪80年代，系统综述被引入我国并应用到医学领域，并且，随着多学科交叉研究的发展，系统综述的重要性被越来越多的学者所认识，在中医文献研究领域也开始引入这一方法。尤其是在临床医学方面，已经成为一种重要的研究方法，通过对古今中医文献的方法、医案等研究，总结有效治疗方案，对指导临床医疗工作有较为重要的价值。

而在循证研究方面，系统综述已成为重要手段。循证医学认为基于随机对照试验（Randomized Contorl Trial，RCT）的系统综述的结论最可靠，其他类型的文献资料的可靠性由高到还低共分5个等级：①Ⅰ级：基于多个 RCT 研究结果；②Ⅱ级：基于样本量足够的 RCT 单个研究结果；③Ⅲ级：基于设有对照组但没有随机分组的单个研究结果；④Ⅳ级：无对照组的病例观察；⑤Ⅴ级：专家意见。显然中医古代文献中传统研究方法所获取的结果，并不符合系统综述的Ⅰ—Ⅲ级高可靠性证据要求，因此无法进行精确的定量分析。但是我们可以把古代的医案、医论、方剂等文献作为Ⅳ、Ⅴ级证据看待，然后采用系统综述的定性分析和半定量分析的方法进行研究。

（3）数据挖掘技术与中医文献中的知识发现

数据挖掘（Data Mining），是从大量的不完全的、模糊的、随机的数据中提取隐含在其中的、人们事先不知道的但又是潜在有用的信息和知识的过程。数据挖掘融汇了人工智能、模式识别、模糊数学、数据库、数理统计等多种技术方法，专门用于海量数据的处理。

挖掘技术被应用于中医学领域之前，在基础研究和临床工作中，人们对于历代医家的理论和实践经验，往往因为缺少一个合理的评判标准而难以取舍。此后，从20世纪90年代末开始，国内对中医文献数据进行规范化和标准化，在中医文献研究领域开始应用 rough 集、模糊集、聚类分析、关联规则等数据挖掘方法进行中医药知识发现。数据挖掘技术已经用于方剂配伍、方剂环节、用药规律、辨证、证候、证治、病案、中药药性和中药方剂的现代研究、针灸腧穴研究等领域，取得了一大批研究成果。

（4）古医籍数字化研究

古医籍数字化研究的本质是中医古籍整理的延续与发展，是在古医籍整理研究领域引入数字化技术，将古医籍文献数字化加工，即将文本信息转化为数字信息，为古医籍资源的保存、整理和现代利用提供便利。

例如，中国中医科学院中国医史文献研究所主持完成的《中医药古籍文献数字化规范研究》，对古医籍数字化的理论内涵进行了深入研究，创造性地提出"基于知识元的中医古籍知识表示方法"，并运用到中医古籍元数据和解析标引等规范化研究制定中。中国中医科学院中国医史文献研究所、上海中医药大学、山东中医药大学、陕西省中医药研究院、辽宁中医药大学等单位共同完成的《基于知识元信息技术的中医温病古籍整理研究与知识挖掘》，对 60 种经典、最有代表性的温病类古医籍整理研究，实现知识有序化和结构化；又在此基础上建设具有比较、分析、推理功能的温病古籍知识库，实现温病诊治"理、法、方、药"知识之间的语义关联，进行知识挖掘，推进温病名家名著学术思想和经验的传承和弘扬。

古医籍数字化工作发展到今天，已不仅仅是将古籍简单地以图像的形式进行保存、整理，挖掘古医籍中前人总结的经验、知识，方便今人利用文化遗产，才是最终的目的。因此，对古医籍全文进行数字处理是必不可少的过程。通过数字化方法将古医籍中的隐性知识创造性地转化为显性知识，使之成为适应时代需要的新资源，实现古医籍知识信息的信息资源共享。

2. 我国数字化研究的肇始

我国图书情报界和 IT 业界自 1995 年开始对这一领域进行跟踪研究。1997 年 7 月，在文化部推动下，经国家计委批准建立"中国试验型数字图书馆"项目，并开展与此有关的专题科研。此后数字化图书馆的研究日益升温。许多图书馆，尤其是一些条件好的高校图书馆，都不同程度地开展了数字图书馆的实践，把一些本馆有特色的资源数字化，并逐步提供网上服务。目前，我国的数字图书馆建设已经取得一定的成就，并积累了一定的经验。有些数字图书馆，如超星数字图书馆，已初具规模。

我国的中文古籍数字化工作 20 世纪 80 年代初起步于中国台湾地区，最早被称为"计算机化"或"电子化"。1988 年，曹书杰先生在《古籍整理研究学刊》第 1 期发表了《古籍整理与电子计算机应用研究的思考》，第一次以论文的形式探讨了将计算机应用到古籍整理的可能性和有效性。

20 世纪 90 年代后期到新世纪之初，古籍数字化迎来了高速发展的时期。中文古籍数字化实践规模的扩大和深入，推动了古籍数字化理论的研究和思考。越来越多的学者加入到中文古籍数字化研究的行列之中，共同构建起古籍数字化的理论体系。

（二）中医古籍数字化资源的建设成果

我国中医古籍数字化资源建设工作起步于 20 世纪 80 年代，至今已有一批数字化成果，从信息组织的层次看，主要有古籍书目数据库、古籍全文数据库、古籍知识库三种形式。

1. 中医古籍书目数据库的建设

古籍书目数据库是最早建立起来的古籍机读目录数据库，是古籍数字化资源建设的最初阶段。用户可以通过分类、书名、著者等途径检索到相关的古籍信息。目前国内的中医古籍书目数据库主要集中在中医高校、科研院所专业图书馆，用以揭示馆藏、服务教学、科研。其中以上海中医药大学图书馆"中医古籍善本书目提要数据库"和中国中医科学院图书馆及信息研究所的"馆藏中医古籍目录数据库""海外中医古籍联合目录数据库"最具特色。

（1）上海中医药大学图书馆"中医古籍善本书目提要数据库"

上海中医药大学"中医古籍善本书目提要数据库"是在上海中医药大学图书馆编撰的《中医药善本目录》基础上开发建设的中医古籍书目数据库。数据库全面系统地揭示了上海中医药大学图书馆特藏的 1110 部中医善本。其检索点丰富多元、灵活快捷。书名检索包括卷端正题名、同书异名、封面题名、丛编名称、丛编子目名称、合刻书名、繁体题名和英文题名 8 种，另外也可从版本主题、分类主题及联目序号等途径进行检索。

（2）中国中医科学院图书馆"馆藏中医古籍目录数据库"

中国中医科学院图书馆成立于1955年，是我国最早的中医专业图书馆，藏有众多珍贵而丰富的中医典籍，其中中医古籍5千余种（6万余册），中医珍善本1300余种（116万余册），历代版本8000余个，占存世中医古籍的60%。中国中医科学院图书馆"馆藏中医古籍目录数据库"是在《中国中医研究院图书馆馆藏中医线装书目》基础上建设的机读目录库。收录有馆藏中医古籍书目信息10610条，提供书名、著者等多种检索途径。

（3）中国中医科学院中医药信息研究所"海外中医古籍联合目录数据库"

该库以收集到的11个国家和2个地区（日本、韩国、美国、加拿大、法国、英国、荷兰、越南、德国、意大利、梵蒂冈及中国台湾、中国香港地区）137个图书馆的240余种书目为依据，收录了以上国家和地区收藏的中医古籍27250部。可提供联目号、类号、著作年、藏书号、正书名、修饰语、别名、卷、册、国别朝代、著者姓名、著作方式、版本项、善精孤有无、原丛书名、原丛书类号、子目编号、丛书子目、馆代号的多途径检索。

除了专门的中医古籍书目数据库之外，部分中医古籍收藏比较丰富的公共图书馆和综合性高校图书馆的书目数据库也可进行中医古籍书目的检索。如国家图书馆"国图普通古籍书目数据库"和"国图善本古籍书目数据库"、上海图书馆"古籍书目数据库"、大连图书馆"特色馆藏古籍线装书目库"以及联合了北京大学、清华大学、复旦大学、南京大学、中国人民大学、北京师范大学等多家高校图书馆的CALIS（中国高等教育文献保障系统）古籍联合目录数据库。

2. 中医古籍全文数据库的开发与建设成果

古籍全文数据库是指以计算机可读的字符代码形式或以古籍文献页面扫描的影像形式存贮古籍文献原文中的内容，计算机可进行处理与查询的数据库。根据保存形式的不同，可分为全手工录入、全图像扫描、全图文结合三种方式。

（1）全手工录入方式

全手工录入方式是将古籍资源全文通过手工方式录入，形成电子文本，供用户查阅的数据库。其优点是经过标引及系统处理，凡录入的文字皆可检索、统计，且贮存空间较小，检索速度也快。缺点是未保持古籍原貌，文字录入难度比较大。目前国内外，包括台港等地的古籍全文数据库大多为这种类型。早期主要集中在对一种或数种中医经典著作的全文及词句的检索系统建设方面，如上海中医学院于1987年研制的"《针灸大成》检索系统"，陕西中医研究院完成的包括"《针灸甲乙经》通检系统"在内的13种文献的检索系统，天津中医药大学的"《黄帝内经》全文检索系统"等。近些年，随着计算机技术的不断发展，中医古籍数据库逐步转向了大型全文数据库的建设，以光盘版《中华医典》为代表。

《中华医典》是对中医古籍进行全面系统整理而制成的大型电子丛书。最新版本《中华医典》收录了中国历代医学古籍1000部，卷帙上万，4亿字，汇集了新中国成立前的历代主要中医著作，其中不乏罕见的抄本和孤本，大致涵盖了至民国为止的中国医学文化建设的主要成就，是至今为止规模最为宏大的中医类电子丛书，被列为"九五"国家重点电子规划项目。《中华医典》按图书馆分类法将收入的1000部历代中医古籍分为医经、诊法、本草、方书、针灸推拿、伤寒金匮、温病、综合医书、临证各科、养生食疗、外治、医论医案、其他等十二个大类，涉及中医学的所有学科，大部分有影响中医古籍均囊括其中。《中华医典》中还设置了内容丰富的辞典，辞典由"名医""名言""名词""名著""名药""名方"六个部分组成，包括200多位古今名医的生平业绩，2500多条中医名言，6000多个中医名词术语，800多部名著内容，1200多味中草药生态、功用及彩色图谱，1000多种临床广泛应用的中成药及1000多个常用方剂都能快捷地查阅。

《中华医典》的最大特点是重新录入，这使它能对单个字符进行操作，从而完成任意关键字、词、句的检索，用户只需点击鼠标，分秒之间，便可在浩如烟海的中医古籍中找到所需的信息，并复制打印出来。

（2）全图像扫描方式

全图像扫描方式是将古籍直接以图像格式扫描加上简单的标题和分类再存储到计算机中，这是国内采用最多的一种方式。该方式的优点是录入方便省力，文字不会产生错讹，能保存古籍原貌，有助于专业学者的研究。缺点是每"页"文献中文字内容的检索相当困难，同时贮存空间较大。如1997年，武汉大学出版社开发的"四库全书光碟版"，以文渊阁《四库全书》为底本，将全书200余万页逐页扫描，压缩到150张光盘中，并将"总目"手工录入，读者可以在计算机上调阅其子部医家类的古籍善本，文字清晰，图像逼真。

（3）全图文结合方式

全图文结合建立数据库的方式是在古籍书页图像存储基础上，将书中具有检索意义的内容数字化转为电脑可识别的文字，并辅以适当的软件工具，为读者提供快捷的检索、统计整理和编辑功能。该方式与手工录入方式相比，用文字自动识别系统部分替代了人工输入，使得用户既能快速准确地查找到所需内容，又能见到原汁原味的古籍，查证方便，是目前建立中医古籍全文数据库的首选。中国中医科学院信息所的"中医珍善本古籍多媒体数据库"及"《中国基本古籍库》（医书集成）"（现已更名"中医典海"）可为此类代表。

①中医药珍善本古籍多媒体数据库：中国中医科学院信息所"中医药珍善本古籍多媒体数据库"为科技部于2001年立项"中医药珍籍秘典的整理抢救"项目子项目，项目由中国中医科学院信息所刘国正研究员主持，中国医史文献研究所、中药研究所、上海中医药大学、南京中医药大学等单位参加。从现存8000余种中医药古籍中筛选出的16种宋版、50种元版、389种明版、1045种清版极具学术价值的珍贵中医典籍，同时收录了146种国内已经失传的中医古籍，并在此基础上建立了"全国中医药珍善本古籍档案管理系统"，系统著录了书名、卷数、附录、成书年代、作者、朝代、别名、籍贯、版刻年代、出版者、提要、书籍特征、书品状况、缺损情况、修复状况、藏书地等详细数据。项目组同时研制完成了"中药珍善本古籍多媒体数据库"，数据库对320种中医珍善本古籍进行了数字化处理，初步建成网络版的中医古籍电子图书系统。由于采用了国际通用大字符集和可扩展标识语言（XML），处理图形约15万余页，并对古籍中病、证、方、药进行了准确标注。为了满足读者原文对照的要求，据库采用了图文版对照阅读形式。

②中医典海：中医典海是汇辑历代中医药典籍的大型全文检索版数字丛书，北京爱如生数字化技术研究中心研制。中医典海以上古至民初为断，博采精选，去除复本、选本和今人、外国人著作，得历代中医药典籍一千余种。慎选宋、元、明、清各级善本以及日本、高丽刊本，采用爱如生独有之数字再造技术制作，还原式页面，左图右文逐页对照，眉批、夹注、图表、标记等无障碍录入和非嵌入式显示；毫秒级全文检索，可编辑、下载和打印。

3. 中医古籍知识库的建设与开发成果

知识库是人工智能和数据库结合的产物，它是以一致的形式存储知识的机构。知识库中的知识是高度结构化的符号数据。随着计算机、人工智能AI技术的发展，中医古籍数字化资源组织形式由基于字词检索的全文数据库开始转向深入到知识单元的基于概念检索的知识库系统建设，目的是对中医古籍进行更深层次的挖掘与利用，以消除数据库中的"信息孤岛"，实现中医古籍的知识发现功能。其中以中国医史文献研究所的"中医药古文献知识库"较具代表性。

"中医药古文献知识库"为科学技术部基础性工作——中医药科技信息数据库的子项目，由中国医史文献研究所主持。项目应用"基于知识元的中医古籍计算机知识表示方法"，通过中医领域专家对古籍的整理、校勘、解析、标引，构建了中医古籍知识库系统。目前已建成中医古籍本草知识库、中医古籍方剂知识库，以及张仲景、陈士铎、新安医学、妇科、医案、蒙医药等6个中医古籍专题知识库，合计中医古籍218种。"中医药古文献知识库"具有良好的知识服务功能，在检索方式上，除了提供一般的关键词检索、全文检索外，还提供了功能强大的语义检索，可通过模糊查询的方式，实现知识元、知识体、属性词、语义成分之间的关联，达到知识库精确查找、减少冗余的目的。

中国中医科学院中国医史文献研究所、中医药信息研究所、中药研究所和青海省藏医药研究所等单位承担的科技部基础性工作专项"350种传统医籍整理与深度加工"，选择350种有代表性的传统医籍作为整理研究的对象，将传统的古籍整理与数字化建设相结合，运用"基于知识元的中医古籍知识表示方法"对其进行深度加工，建立传统医籍的知识库系统。项目完成了对350种古籍的整理和深度加工，采集古籍图像16.5万张，点校古籍7078万字，标引完成知识体12.1万条，知识元40.7万条，撰写中医古籍书目提要330种，构建中医古籍叙词表10万余条。

二、数字化资源和利用

古籍是中华民族优秀的文化遗产。古籍的传承和发扬主要通过古籍整理的形式。对古籍的种种加工，一方面要有利于古籍的保存与传承，另一方面要有利于促进古籍知识的科学组织和有效利用，使古籍更便于今人以及后人的阅读利用。古籍数字化资源以影像、电子图书为主要形式。

（一）中国中医科学院研发的数字资源

1. 民国中医药文献数字资源服务平台（"民国医粹"）

由中国中医科学院中医药信息研究所研制开发，在馆藏的民国中医药文献高精度数字化的基础上，收集国内重要的民国相关文献，遴选民国中医药精品医籍4000种、民国中医药精品期刊250种，内容涉及医经、基础理论、伤寒金匮、针灸、本草、方书、临证各科、医案医语等。提供跨库检索、快速检索、目录检索、高级检索、科学导航、全文阅读、图书专题检索、期刊专题库检索等，还从个人中心及辅助功能等方面，满足用户各方面要求。有力地解决了民国文献利用率低下的现状，可以满足中医药及其相关领域对民国中医药文献的迫切需求。

2. 古今医案云平台（中医医案知识服务与共享系统）

中国中医科学院中医药信息研究所在十多年中医医案研究及数据积累基础上，集成诸多中医医案的研究方法及应用模式开发而成。该系统推出后经两年的实践锤炼，根据用户需求进行了三十余次更新升级，集合了多种大数据分析方法，功能日臻完善，从临床科研需求出发，一站式解决名医传承，经验总结中的方法学问题，为临床科研人员提供了一套非常便利的技术工具。

3. 海外中医古籍库

由中国中医科学院郑金生团队二十年来陆续从海外复制回归的中医古籍所建，多为大陆失传或者罕见的图书及版本。《海外中医古籍库》是《中华善本古籍数据库》的子库，在中华书局出版的大型影印古籍《海外中医珍善本古籍丛刊》基础上，进行图像和篇章结构数字化加工，构建的专业中医古籍数据库。库内共包括中医珍善本古籍427部，二十余万个单页。

4. 千年医典——域外中医古籍丛书库

本数据库主要包括《域外中医古籍丛书》中2376种书，600000余页的影像版。《域外中医古籍丛书》由日本和中国百余位专家学者历时四十余年，对千余年来流存于日本或撰写于日本的中医古籍进行系统整理而成，内容几乎包括日本现存所有的中医古籍。版本有来自中国的古医书，宋、元、明、清历代刻本、抄本，日本历代和刻本，日本翻刻的中医善本医籍，和刻汉文夹刻日文假名中医典籍，亦有日人撰著注释中医经典、阐发医理、记述临证心得的文集等。此数据库对中医经典、中医流派、中医基础理论、中医文献（尤其医籍版本学、学术史考据）诸多领域的研究，均有不可替代的参考价值。同时，对于中医临床领域也同样具有理论研究与实践借鉴意义，如《伤寒》《金匮》经方理论及临证应用，温病、瘟疫学理论及临证应用，经方、时方、验方、秘方源流梳理，本草学术沿革史及临证运用，古典诊法理论、临证诊断，古典针刺、灸疗理论与实践，中日临床理论及诊断、治疗区别，日本汉方理论与临床应用，日本汉方腹诊、灸疗特色研究，日人医话医论，中日医学流派特色研究交流等。其中日藏中国宋元古医经、汉方临床特色诊治著作、江户时期日人中医典籍考据学论著，对中国学者更有学术吸引力。

（二）其他数字资源库

1. 汉籍·中医药文献库

又称"中医药文献数字图书馆"，是陕西师范大学出版总社出版运营的大型古籍数据库产品，是"汉籍数字图书馆"2.0 版的特色专库之一。"汉籍·中医药文献库"收录文献依据部、类两级分类目录体系，按照版本、印本、图版文件等树状结构组织，确保目录分类的规范性、科学性和适用性；采用 PDF 文件格式原版呈现。"汉籍·中医药文献库"收录 14 部中医药及其相关文献，共计 79 类，包括：医经、基础理论、伤寒金匮、诊法、针灸推拿、本草、方书、临证各科、养生、医案医话医论、医史、综合性著作，以及道家、术数参考文献。截至 2017 年 9 月，"汉籍·中医药文献目录库"收录文献约 2.2 万种，图版库收录文献原件 4914 种，约 470 万页，数据量约 1TB。

2. 中华古籍医学菁华电子书资源平台

本平台电子书数据来源自台北故宫典藏中医药古籍，为杨守敬"邻苏""观海"旧藏。共 78 部、254 册，数据得到台北故宫授权。此批图书中 80%以上是日本刊本或为日本抄印朝鲜刻本，国内少见。从版刻年代看，其多为元、明刻本，或为影宋、仿宋、影元、影明等早期刻本，或为日本旧抄本，总体刊刻年代较早，具有重要的版本学价值；从书籍内容而言，内经、伤寒、金匮、针灸、本草、方剂、内、妇、儿、五官等各科齐备，涵盖内容丰富，具有一定的中医学术价值。电子书提供打印、自行加注心得、评论、书签功能，还有读书会群组分享功能，能一定程度满足师生研读台北故宫中医药古籍的需求。

3. 中医智库——中医药大数据分析平台

北京神黄科技股份有限公司承担中医智库项目的应用转化开发项目。数据源于国家中医药科研项目的成果转化，收录 1600 余种经典中医古籍的点校版、40000 余例名家病案、300000 余首名医经验方、9000 余种证候、20000 余种症状、350000 余条中医药百科。所收信息都经专家委员会审定且每条信息都标明出处，让教学、科研、临床使用者有据可查。

4. 中医中药古籍大系全文库

北京书同文数字化技术有限公司开发，共汇集历朝各代经典中医中药著作 104 部及《日本医书》100 部，总计《中医中药古籍大系》204 种；《中医中药古籍大系续编》161 种；《中医中药古籍大系三编》349 种。包括了历史上最大的方书《普济方》和《本草纲目》等著作。

5. 本草风物志

由贵州数字出版公司开发建设的中草药主题数据库。内含上万条目,收载中草药近 6000 种,图像资料 9000 多张。综合参考了《中国常用中草药彩色图谱》《中华本草》《贵州民族常用天然药物》《精选草药彩色图片彩色图集》等专著,从药物类别、临床科目、性味、主治功效等多个纬度归类。对每一味中草药的介绍涉及其各种命名、基原、形态、资源、性味、用法、考证、临床应用、药理学研究等多方面。中草药数据库支持品名、汉语拼音名、英译名、拉丁名、功效、主治、产地、药理作用、化学成分、药材基原、用法用量、内容全文等字段检索。该数据库内容丰富,图文并茂,是全面介绍中草药信息的参考工具型数据库。

6. 高等中医药院校自建特色资源库

国内高等中医药院校的数字资源建设主要以古籍检索、古籍影像、古籍目录等分类构建,根据本院校馆藏中医药古籍和数字成果转化设置,形成了具有地域特色的数字资源数据库。

（1）南京中医药大学中医药文献研究所和图书馆

气功古籍提要库、江苏特色医学流派专题资源数据库、干祖望书刊手稿数字化服务平台、馆藏民国书刊全文数据库、馆藏古籍全文数据库。

（2）山东中医药大学中医文献与文化研究院和图书馆

中医古籍保障系统、中医古籍数字图书馆。

（3）福建中医药大学图书馆

闽港澳台中草药图谱数据库。

第三节　中医古籍整理的规范

中医古籍整理,是指运用文献学方法对中医古籍进行校勘、标点、注释、今译、辑佚、评述、影印、汇编等工作。新中国成立以来,至 2015 年,中医古籍整理出版图书数量达 5287 种,其中影印出版 1507 种。成果显著,但是也存在选目重叠、内容不齐、少数民族医药文献整理欠缺等诸多问题。系统整理我国中医药典籍,实施编纂《中华医藏》,成为全国古籍保护工作一项重要而紧迫任务。制订并实施中医药古籍整理的规范是维系中医学术传承、促进中医药事业发展和学科进步的重要基础性工作。中医古籍整理规范主要分为两种,一种是文本整理规范,另一种是中医古籍数字化规范。

一、中医古籍文本整理规范

21 世纪以来,随着大量中医古籍的不断整理出版,整理过程出现的问题也逐渐积累起来,引起人们的重视。为了进一步消除中医古籍整理中出现的问题,提高中医古籍整理的质量,国家中医药管理局政策法规与监督司于 2007 年设立中医古籍整理标准化研究项目,研究中医古籍整理与出版的基本规范,目的是为中医古籍整理与出版提供一个基本标准。因为,标准和规范化作为科研、生产、应用三者之间的桥梁,也日益成为中医古籍整理工作的核心内容和关键技术问题。

在中华中医药学会医史文献分会主持下,编撰了《中医古籍整理规范》。本《规范》由山东中医药大学、中国中医科学院中国医史文献研究所、南京中医药大学王振国、高文柱、沈澍农、胡晓峰等起草。2011 年 7 月通过全国中医标准化技术委员会终审,2012 年 7 月由中国中医药出版社出版。本规范是新时期中医古籍整理经验的积累和总结，包括了校勘规范、标点规范、注释规范、今译规范、辑佚规范、评述规范、影印规范、汇编规范、索引规范、编排规范等 10 个部分，根据不同的整理要求设立了不同的规范和标准。如"校勘规范"，规定了中医古籍整理中校勘的基本术语、一般程序、校勘内容与方法、出校原则、校勘记的撰写原则、点校说明的撰写要求等，并列举例证以说明问题，简洁明了，一目了然。再如"今译规范"，规定了中医古籍今译的原则、具体方法和注意事项。在原则上，规定"以直译为主"，"译文力求信、达、雅"；在具体方法上，"今译方法可概括为'留（保留）''对（对应）''换（替换）''补（补充）''删（删除）''调（调整）'"，并列举例证来说明何为留、对、换、补、删、调，直观且可遵循。《中医古籍整理规范》使中医古籍整理与出版有了可以操作的标准，避免了古籍整理用语矛盾，文本混乱，整理不规范等问题，有效保证了古籍整理的质量，同时也说明我国中医古籍整理已经逐渐进入规范化阶段，为其他各类古籍整理树立了标杆，引领各类古籍整理逐步走向规范化和标准化。

二、中医古籍整理数字化规范

古籍数字化工作的第一步是数据采集，就是要将古籍文献由纸质载体文献转变成数字化古籍。既需要遵循古籍整理研究的一般规律，同时也要结合对电子文本的要求，对数字化古籍整理技术进行规范，中国中医科学院中国医史文献研究所柳长华等制定相关技术要求。

（一）中医古籍整理技术规范

一般说来，古籍整理主要包括校勘、标点、注释、翻译、影印、汇编、辑佚、编制目录索引等工作。

1. 古籍版本的选择
包括底本、校本、他校本的确定原则。

2. 古籍的标点
包括原文、注文、引文、校勘记的标点原则及标点符号使用的统一要求。

3. 古籍的校勘
包括校勘术语的统一使用、出校记的原则、校勘记的书写规范等。

4. 点校说明的撰写规范
包括目的和主要内容的具体规范。

5. 内容提要的撰写规范
包括目的和主要内容的具体规范。

6. 图表及前人整理成果的处理规范
对古医籍中的图表以及前人的校注、按语、眉批等内容的处理，亦进行了统一规范。

（二）中医古籍元数据规范

中医古籍元数据标准是在科学数据共享核心元数据和《医药卫生科学数据共享元数据标准》基础上进行扩展而成的中医古籍领域的元数据内容标准。中医古籍元数据内容，包含科学数据共享核心元数据，同时包含从《科学数据共享元数据内容》标准中定义的公共元数据里选取的元数据，根据《医药卫生科学数据共享元数据标准》内容信息、数据表现信息等元数据子集中以及中医古籍领域自身特点建立的相应元数据。具体包括：

1. 古籍书目元数据

主要用于对中医古籍文献的文献单元数据集信息进行宏观描述。

2. 古籍书体结构元数据

主要用于中医古籍文献的篇章标题描述，为古籍内部的知识单元提供出处信息标示，以便知识单元的定位管理。

3. 知识描述元数据（语义元数据）

主要用于中医古籍文献的知识单元主题描述，为知识定位、管理、存取提供便利。

（三）中医古籍解析标引技术规范

中医古籍的解析标引，是通过领域专家对古籍文献进行审读理解，对文献的外部特征和内容特征用检索标识符加以标识的过程。它是对中医古籍进行信息资源有序化组织的过程，是建立中医古籍文献知识库，提升古籍文献开发利用价值的关键所在。

中医古籍文献的解析标引，是一项专业性很强的工作，要求标引者具备较高的中医药专业知识、古籍整理经验和古汉语水平，能正确对解读文献主题，准确地选择标识用语。由于古籍文献内容复杂，而参与标引工作的人数众多，极易出现错标、漏标、过度标、过粗标、组配标引形式混乱等情况，因而需要制订"中医古籍文献标引工作规则"，以便标引者共同遵循。根据中医古籍知识结构的特点，参照国家标准《文献叙词标引规则》GB3860-1995，编制成《中医古籍解析标引技术规范》。本规范包括书体结构和知识内容的解析标引规范两部分。

1.书体结构的解析标引规范

古籍的书体结构，在不同程度上反映着古籍文献的信息特征，有一定的知识内涵和检索价值，特别是对于标识知识单元的篇卷出处十分重要。在考查古籍卷篇结构与称谓的基础上，对其名称的标识进行了统一规定。制定了"文献审读"的原则及"书体结构解析"细则。其内容包括：①卷前附录的解析标引规范；②正卷的解析标引规范；③卷后附录的解析标引规范。凡此书名、序、跋、目录、凡例、篇卷层次等内容的解析标引，均是在尊重古籍原有书体结构层次的基础上加以规范。

2. 知识内容的解析标引规范

对中医古籍知识内容的解析标引，是对中医古籍进行知识组织、知识挖掘的关键所在。我们在对中医知识进行聚类现象、模块现象分析的基础上，归纳出每类知识内容的标引规则，并设计了解析标引的工作流程。要求标引工作人员在细致充分审读古籍的基础上，遵循"选择模板"→"解析知识元"→"解析语义"的标准流程，逐步完成对古籍知识的内容解析标引，以便深度挖掘与利用。

总之，中医文献的数字化与智能化研究的不断进步，一是意味着中医文献研究的功能性提升，包括古籍文献的自动识别、自动标引与自动校注的实现与优化等方面；二是中医文献研究的结构性转变，包括学术的创新与文献应用各方面的创造性转化。中医文献研究与利用迎来了新的机遇和挑战。

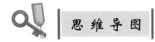 思维导图

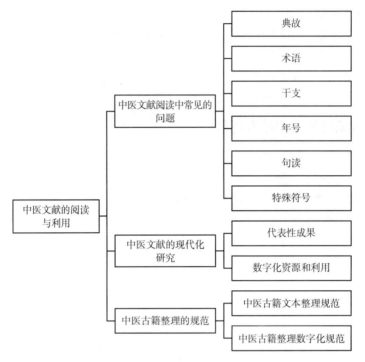

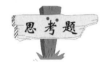 思考题

1. 读懂古籍需要掌握哪些知识？
2. 中医古籍数字化的意义和价值？
3. 中医古籍整理规划的目的和任务是什么？

【案例】"博览医书——中医古籍文献数据库"（http：//www.imedbooks.com/）是山东麦德森集团联合中国中医科学院、山东中医药大学研发的以中医为特色、中西医相结合的医学知识信息服务平台。中国中医科学院、山东中医药大学提供数据保障，是以独有的知识组织管理专利技术把2000余种中医古籍、1500余本现代图书、1700余条临床知识、8980余味本草、历代医家、100首经典名方、90位国医大师名医经验等信息模块融为一体的医学知识数据库。其中，中医古籍以《中国中医古籍总目》为基础，进行拓展分类，下设20个模块：医经、诊法、针灸推拿、本草、方书、内科、外科、女科、儿科、眼科、口齿咽喉科、伤寒金匮、温病、养生、医案医话医论、综合性著作、其他。通过知识碎片化和知识重组，构建了独有的医学知识关键词检索的词网系统和知识地图，以实现医学知识的互联互通、通检通查。

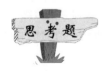 思考题

"博览医书——中医古籍文献数据库"的查询方法？

参考答案：

1. 简单检索：检索框中可以输入任意内容，进行检索，包括书名、作者、关键词等信息，多个检索项之间可使用高级检索。检索结果页面可实现聚类检索，并可见关键词所包含的定义、词网、条目信息。

2. 高级检索：支持医学图书的多途径知识分类获取，点击高级检索进入高级检索页面，实现按照检索字段、成书年代、相关词等条件的检索。同时支持检索项的多重"与""或""非"组合检索。

参 考 书 目

陈垣. 1997. 校勘学释例[M]. 上海：上海书店.

董洪利. 2020. 古典文献学基础[M]. 北京. 北京大学出版社.

郭英德. 2008. 中国古典文献学的理论与方法[M]. 北京：北京师范大学出版社.

郭在贻. 2005. 训诂学[M]. 北京：中华书局.

经本植. 1984. 古汉语文字学知识[M]. 成都：四川教育出版社.

李云，钱超尘. 2006. 黄帝内经太素新校正[M]. 北京：学苑出版社.

陆宗达. 2002. 训诂简论[M]. 北京：北京出版社.

马继兴. 1990. 中医文献学[M]. 上海：上海科学技术出版社.

马继兴. 2005. 出土亡佚古医籍研究[M]. 北京：中医古籍出版社.

倪其心. 2004. 校勘学大纲[M]. 北京：北京大学出版社.

[清]于鬯. 香草续校书·内经素问[M]//陆拯. 1987. 近代中医珍本集·医经分册. 杭州：浙江科学技术出版社.

全国古籍整理出版规划领导小组办公室编，杨牧之主编. 2007. 新中国古籍整理图书目录[M]. 长沙：岳麓书社.

任应秋. 1980. 中医各家学说[M]. 上海：上海科学技术出版社.

邵冠勇. 2012. 中医古籍校读法释例[M]. 济南：齐鲁书社.

沈澍农. 2007. 中医古籍用字研究[M]. 北京：学苑出版社.

王明. 2020. 中医术语名称研究[J]. 中医研究，33（12）：63-65.

王兴伊，段逸山. 2016. 新疆出土涉医文书辑校[M]. 上海：上海科学技术出版社.

王振国，张大庆. 2016. 中外医学史[M]. 北京：中国中医药出版社.

徐国仟. 1994. 目录学[M]. 北京：中国医药科技出版社.

许敬生，刘从明，杨建宇. 2005. 医古文[M]. 北京：中医古籍出版社.

许逸民. 2017. 古籍整理释例[M]. 北京：中华书局.

严季澜. 2016. 中医文献学[M]. 北京：人民卫生出版社.

严世芸. 2021. 中医学术发展史[M]. 北京：科学出版社.

杨琳. 2021. 古典文献及其利用[M]. 北京：北京大学出版社.

张灿玾. 2013. 中医古籍文献学（修订版）[M]. 北京：科学出版社.

张如青. 2020. 中医训诂学[M]. 北京：中国中医药出版社.

张如青，沈澍农. 1996. 中医文献学纲要[M]. 上海：上海中医药大学出版社.

张舜徽. 1962. 中国古代史籍校读法[M]. 上海：上海古籍出版社.

张文虎等撰，姚海燕、章原校注. 2018. 清儒内经校记五种[M]. 北京：中国中医药出版社.

张杏洁. 1995. 中医经籍句读新论[M]. 合肥：黄山书社.

中华中医药学会. 2012. 中医古籍整理规范[M]. 北京：中国中医药出版社.

周大璞. 1984. 训诂学要略[M]. 武汉：湖北人民出版社.

朱建平. 2016. 中医药学名词术语规范化研究[M]. 北京：中医古籍出版社.

附录 规范字与繁体字、异体字对照表

规范字与繁体字、异体字对照表

说　　明

一、本表的编制是为了指导正确使用《通用规范汉字表》、方便古籍阅读、促进海峡两岸及港澳地区交流。繁体字和异体字的使用，遵循《中华人民共和国国家通用语言文字法》的规定。

二、本表列出了《通用规范汉字表》中的 3120 个规范字及相应的繁体字、异体字。分三栏编排：第一栏是规范字及其序号。第二栏是繁体字，用圆括号括注。第三栏是异体字，用方括号括注。

三、本表收录了与 2546 个规范字相对应的 2574 个繁体字。对 96 组一个规范字对应多个繁体字（或传承字）的字际关系进行了分解。表中的"～"代表与规范字相同的传承字。依据《简化字总表》的规定，对在部分义项和用法上不简化的"嘹、乾、藉、麼"等字，加注予以说明。

四、本表对《第一批异体字整理表》进行了调整，收录了 794 组共计 1023 个异体字。对在部分义项和用法上可作规范字使用的"仝、甦、堃、脩"等异体字，加注说明其使用范围和用法。

规范字与繁体字、异体字对照表

规范字	繁体字	异体字
0006 厂	(廠)	
0008 卜	~ (蔔)	
0012 儿	(兒)	
0014 几	~ (幾)	
0017 了	~ (瞭[1])	
0020 乃		[迺廼[2]]
0023 干	~ (乾[3]) (幹)	[乹乾] [榦]
0025 亏	(虧)	
0029 才	~ (纔)	
0034 与	(與)	
0035 万	~ (萬)	
0041 千	~ (韆)	
0044 亿	(億)	
0045 个	(個)	[箇]
0048 么	(麼[4])	
0050 凡		[凢]
0053 广	(廣)	
0054 亡		[兦]
0055 门	(門)	
0056 丫		[枒椏[5]]
0057 义	(義)	

规范字	繁体字	异体字
0059 尸		[屍]
0065 卫	(衛)	
0069 飞	(飛)	
0070 习	(習)	
0072 马	(馬)	
0073 乡	(鄉)	
0074 丰	~ (豐)	
0076 开	(開)	
0081 无	(無)	
0082 云	~ (雲)	
0083 专	(專)	[耑[6]]
0084 丐		[匄匃]
0085 扎		[紮紥]
0086 艺	(藝)	
0090 厅	(廳)	
0094 区	(區)	
0095 历	(歷) (曆)	[歴厯] [厤]
0099 匹		[疋]
0100 车	(車)	
0101 巨		[鉅[7]]
0114 贝	(貝)	
0115 冈	(岡)	
0118 见	(見)	
0122 气	(氣)	
0125 升		[昇[8]陞[9]]
0126 夭		[殀]

规范字		繁体字	异体字
0127	长	(長)	
0131	仆	~ (僕)	
0133	仇		[讎讐[10]]
0134	币	(幣)	
0136	仅	(僅)	
0137	斤		[觔]
0142	从	(從)	
0143	仑	(侖)	[崘崙]
0145	凶		[兇]
0149	仓	(倉)	
0154	风	(風)	
0157	乌	(烏)	
0159	凤	(鳳)	
0165	为	(爲)	
0166	斗	~ (鬥)	[閗鬦鬪]
0167	忆	(憶)	
0168	计	(計)	
0169	订	(訂)	
0171	认	(認)	
0172	冗		[宂]
0173	讥	(譏)	
0177	丑	~ (醜)	
0180	队	(隊)	
0181	办	(辦)	
0182	以		[㠯㕥]
0185	邓	(鄧)	
0186	劝	(勸)	
0187	双	(雙)	

规范字		繁体字	异体字
0188	书	(書)	
0191	刊		[栞]
0195	击	(擊)	
0199	扑	(撲)	
0209	节	(節)	
0211	术	~ (術)	
0215	厉	(厲)	
0218	布		[佈]
0221	龙	(龍)	
0223	灭	(滅)	
0224	轧	(軋)	
0225	东	(東)	
0228	占		[佔]
0230	卢	(盧)	
0231	业	(業)	
0232	旧	(舊)	
0233	帅	(帥)	
0234	归	(歸)	
0238	叶	~ (葉)	
0242	电	(電)	
0243	号	(號)	
0246	只	(祇) (隻)	[祗[11]秖]
0251	叽	(嘰)	
0253	叫		[呌]
0254	叩		[敂]
0257	叹	(嘆)	[歎]
0258	冉		[冄]
0268	丘		[坵]

规范字	繁体字	异体字
0272 仙		[僊]
0273 们	(們)	
0274 仪	(儀)	
0281 丛	(叢)	
0286 尔	(爾)	[尒]
0287 乐	(樂)	
0289 匆		[怱恖]
0290 册		[冊]
0291 卯		[夘戼]
0294 处	(處)	
0295 冬	~ (鼕)	
0296 鸟	(鳥)	
0297 务	(務)	
0299 饥	(飢) (饑)	
0303 冯	(馮)	
0305 闪	(閃)	
0306 兰	(蘭)	
0309 汇	(匯) (彙)	[滙]
0310 头	(頭)	
0311 汉	(漢)	
0312 宁	(寧)	[寍甯[12]]
0314 它		[牠]
0315 讨	(討)	
0316 写	(寫)	
0317 让	(讓)	
0318 礼	(禮)	
0319 训	(訓)	
0320 议	(議)	

规范字	繁体字	异体字
0322 讯	(訊)	
0323 记	(記)	
0330 出	~ (齣)	
0331 辽	(遼)	
0332 奶		[妳嬭]
0337 边	(邊)	
0339 发	(發) (髮)	
0340 圣	(聖)	
0341 对	(對)	
0342 台	~ (臺) (颱) (檯)	
0344 纠	(糾)	[紏]
0347 丝	(絲)	
0353 动	(動)	[働]
0354 扛		[摃]
0357 扣		[釦]
0358 考		[攷]
0359 托		[託]
0361 巩	(鞏)	
0363 执	(執)	
0364 扩	(擴)	
0365 扫	(掃)	
0367 场	(場)	[塲]
0368 扬	(揚)	[敭颺[13]]
0373 亚	(亞)	
0376 朴	~ (樸)	

规范字	繁体字	异体字
0377 机	(機)	
0378 权	(權)	
0379 过	(過)	
0382 再		[𠕋𠕋]
0383 协	(協)	
0385 压	(壓)	
0386 厌	(厭)	
0393 页	(頁)	
0395 夸	~ / (誇)	
0396 夺	(奪)	
0398 达	(達)	
0402 夹	(夾)	[袷[14]袷]
0404 轨	(軌)	
0405 邪		[衺]
0406 尧	(堯)	
0407 划	~ / (劃)	
0408 迈	(邁)	
0409 毕	(畢)	
0412 贞	(貞)	
0413 师	(師)	
0414 尘	(塵)	
0418 当	(當) / (噹)	
0420 吁	~ / (籲)	
0422 吓	(嚇)	
0423 虫	(蟲)	
0424 曲	~ / (麴)	[麴[15]]

规范字	繁体字	异体字
0425 团	(團) / (糰)	
0427 同		[仝[16]衕]
0428 吊		[弔]
0429 吃		[喫]
0430 因		[囙]
0432 吗	(嗎)	
0434 屿	(嶼)	
0436 岁	(歲)	[崴]
0437 帆		[帆颿]
0438 回	~ / (迴)	[廻逥]
0439 岂	(豈)	
0440 则	(則)	
0441 刚	(剛)	
0442 网	(網)	
0444 年		[秊]
0445 朱	~ / (硃)	
0451 迁	(遷)	
0452 乔	(喬)	
0454 伟	(偉)	
0455 传	(傳)	
0461 优	(優)	
0468 伤	(傷)	
0469 价	(價)	
0470 伦	(倫)	
0472 华	(華)	
0474 仿		[倣髣]
0475 伙	~ / (夥[17])	

规范字		繁体字	异体字
0476	伪	(僞)	
0480	向	~	
		(嚮)	[曏]
0481	似		[佀]
0482	后	~	
		(後)	
0486	会	(會)	
0487	杀	(殺)	
0488	合	~	
		(閤)	
0491	众	(衆)	[眾]
0492	爷	(爺)	
0493	伞	(傘)	[繖繖]
0494	创	(創)	[剙刱]
0497	朵		[朶]
0498	杂	(雜)	[襍]
0503	负	(負)	
0510	壮	(壯)	
0511	冲	~	
		(衝)	
0512	妆	(妝)	[粧]
0513	冰		[氷]
0514	庄	(莊)	
0515	庆	(慶)	
0517	刘	(劉)	
0518	齐	(齊)	
0522	产	(產)	
0523	决		[決]
0527	闭	(閉)	
0528	问	(問)	
0529	闯	(闖)	

规范字		繁体字	异体字
0531	并		[併並竝]
0532	关	(關)	
0534	灯	(燈)	
0537	污		[汙汚]
0542	汤	(湯)	
0544	兴	(興)	
0550	讲	(講)	
0551	讳	(諱)	
0552	军	(軍)	
0553	讶	(訝)	
0554	许	(許)	
0555	讹	(訛)	[譌]
0556	论	(論)	
0557	讼	(訟)	
0558	农	(農)	[辳]
0559	讽	(諷)	
0560	设	(設)	
0561	访	(訪)	
0562	诀	(訣)	
0563	寻	(尋)	[尋]
0566	尽	(盡)	
		(儘)	
0567	导	(導)	
0568	异		[異]
0570	孙	(孫)	
0571	阵	(陣)	
0572	阳	(陽)	
0574	阶	(階)	[堦]
0575	阴	(陰)	[隂]
0577	奸		[姦]
0579	妇	(婦)	[媍]

规范字	繁体字	异体字
0583 妈	(媽)	
0584 戏	(戲)	[戯]
0586 观	(觀)	
0587 欢	(歡)	[懽讙驩]
0588 买	(買)	
0589 红	(紅)	
0590 驮	(馱)	[駄]
0591 纤	(縴) (纖)	
0592 驯	(馴)	
0593 约	(約)	
0594 级	(級)	
0595 纪	(紀)	
0596 驰	(馳)	
0597 纫	(紉)	
0598 巡		[廵]
0599 寿	(壽)	
0600 弄		[挵衖]
0601 麦	(麥)	
0603 玛	(瑪)	
0605 进	(進)	
0608 远	(遠)	
0609 违	(違)	
0610 韧	(韌)	[靭靱靫]
0611 运	(運)	
0613 抚	(撫)	
0614 坛	(壇) (罎)	[罈墰]
0616 坏	(壞)	
0617 抠	(摳)	
0618 扰	(擾)	

规范字	繁体字	异体字
0619 扼		[搤]
0623 址		[阯]
0624 扯		[撦]
0627 贡	(貢)	
0629 坝	(垻) (壩)	
0632 折	~ (摺)	
0635 抡	(掄)	
0637 抢	(搶)	
0639 坎		[埳]
0644 坟	(墳)	
0645 坑		[阬]
0649 护	(護)	
0650 壳	(殼)	
0651 志		[誌]
0652 块	(塊)	
0654 声	(聲)	
0656 报	(報)	
0657 拟	(擬)	[儗]
0658 却		[卻郤]
0660 劫		[刦刧刼]
0662 芜	(蕪)	
0663 苇	(葦)	
0665 花		[蒼蘤]
0669 苍	(蒼)	
0671 严	(嚴)	
0672 芦	(蘆)	
0674 劳	(勞)	
0675 克	~ (剋)[18]	[尅]

规范字	繁体字	异体字
0677	苏	(蘇)(嫲)	[甦[19]蘓]
0678	杆		[桿]
0679	杠		[槓]
0682	村		[邨[20]]
0687	极	(極)	
0689	杨	(楊)	
0696	豆		[荳]
0697	两	(兩)	
0699	丽	(麗)	
0700	医	(醫)	
0702	励	(勵)	
0704	还	(還)	
0706	歼	(殲)	
0707	来	(來)	
0708	连	(連)	
0709	轩	(軒)	
0711	卤	(鹵)(滷)	
0712	坚	(堅)	
0717	时	(時)	[旹]
0720	县	(縣)	
0721	里	~(裏)	[裡]
0722	呆		[獃]
0725	呕	(嘔)	
0726	园	(園)	
0727	旷	(曠)	
0728	围	(圍)	
0730	吨	(噸)	
0732	邮	(郵)	

规范字	繁体字	异体字
0734	困	~(睏)	
0737	员	(員)	
0739	听	(聽)	
0740	吟		[唫]
0742	呛	(嗆)	
0743	吻		[脗]
0745	呜	(嗚)	
0751	别	~(彆)	
0753	岖	(嶇)	
0754	岗	(崗)	
0755	帐	(帳)	
0756	财	(財)	
0757	针	(針)	[鍼]
0758	钉	(釘)	
0762	乱	(亂)	
0770	体	(體)	
0780	佣	(傭)	
0782	你		[妳]
0787	皂		[皁]
0789	佛		[佛髴]
0792	彻	(徹)	
0795	余	~(餘)	
0798	谷	~(穀)	
0801	邻	(鄰)	[隣]
0804	肛		[疘]
0807	肠	(腸)	[膓]
0808	龟	(龜)	

规范字	繁体字	异体字
0812 犹	(猶)	
0813 狈	(狽)	
0815 删		[刪]
0816 条	(條)	
0820 岛	(島)	[嶹]
0821 刨		[鉋鑤]
0823 饭	(飯)	
0824 饮	(飲)	[歓]
0825 系	~ (係) (繫)	
0827 冻	(凍)	
0828 状	(狀)	
0829 亩	(畝)	[畆畂甽畞畒畮畆晦]
0830 况		[況]
0831 床		[牀]
0832 库	(庫)	
0834 疗	(療)	
0835 吝		[恡]
0836 应	(應)	
0837 这	(這)	
0839 庐	(廬)	
0842 弃		[棄]
0845 闰	(閏)	
0846 闲	(閑)	[閒]
0847 间	(間)	
0848 闷	(悶)	
0851 灶	(竈)	
0852 灿	(燦)	
0859 沥	(瀝)	
0863 沦	(淪)	

规范字	繁体字	异体字
0864 泅		[㴠]
0865 泛		[氾[21]汎]
0866 沧	(滄)	
0868 沟	(溝)	
0869 沪	(滬)	
0870 沈	~ (瀋)	
0873 怀	(懷)	
0874 忧	(憂)	
0882 穷	(窮)	
0883 灾		[災烖菑]
0885 证	(證)	
0886 启	(啓)	[唘啟]
0887 评	(評)	
0888 补	(補)	
0891 祀		[禩]
0892 识	(識)	
0893 诈	(詐)	
0894 诉	(訴)	[愬]
0896 诊	(診)	
0897 词	(詞)	[䚯]
0898 译	(譯)	
0900 灵	(靈)	
0902 层	(層)	
0906 迟	(遲)	
0907 局		[侷跼]
0909 张	(張)	
0911 际	(際)	
0912 陆	(陸)	
0914 陈	(陳)	
0916 附		[坿]

规范字		繁体字	异体字
0917	坠	(墜)	
0919	妙		[玅]
0921	姊		[姉]
0923	妒		[妬]
0926	劲	(勁)	
0928	鸡	(鷄)	[雞]
0929	纬	(緯)	
0930	驱	(驅)	[駈敺]
0931	纯	(純)	
0932	纱	(紗)	
0933	纲	(綱)	
0934	纳	(納)	
0935	驳	(駁)	[駮]
0936	纵	(縱)	
0937	纷	(紛)	
0938	纸	(紙)	[帋]
0939	纹	(紋)	
0940	纺	(紡)	
0941	驴	(驢)	
0942	纽	(紐)	
0944	玩		[翫]
0945	环	(環)	
0948	责	(責)	
0949	现	(現)	
0951	表	~ (錶)	
0952	规	(規)	[槼]
0957	拓		[搨]
0958	拢	(攏)	
0961	拣	(揀)	
0963	担	(擔)	

规范字		繁体字	异体字
0964	坤		[堃 [22]]
0967	拐		[柺]
0968	拖		[拕]
0971	顶	(頂)	
0974	拥	(擁)	
0975	抵		[牴觝]
0977	势	(勢)	
0982	拦	(攔)	
0983	幸		[倖]
0985	拧	(擰)	
0991	拨	(撥)	
0992	择	(擇)	
0995	拗		[抝]
1004	苹	(蘋 [23])	
1010	范	~ (範)	
1014	茎	(莖)	
1020	杯		[盃桮]
1021	枢	(樞)	
1022	柜	(櫃)	
1025	板	~ (闆)	
1026	松	~ (鬆)	
1027	枪	(槍)	[鎗]
1028	枫	(楓)	
1029	构	(構)	[搆]
1031	杰		[傑]
1034	丧	(喪)	
1036	画	(畫)	
1040	枣	(棗)	

规范字	繁体字	异体字
1042 卖	(賣)	
1043 郁	~ (鬱)	[欝鬰]
1044 矾	(礬)	
1045 矿	(礦)	[鑛]
1046 码	(碼)	
1047 厕	(廁)	[廁]
1049 奔		[奔逩犇^24]
1051 奋	(奮)	
1052 态	(態)	
1053 欧	(歐)	
1054 殴	(毆)	
1055 垄	(壟)	
1057 轰	(轟)	
1058 顷	(頃)	
1059 转	(轉)	
1060 斩	(斬)	
1061 轮	(輪)	
1062 软	(軟)	[輭]
1067 肯		[肎]
1068 齿	(齒)	
1072 虏	(虜)	[虜]
1073 肾	(腎)	
1074 贤	(賢)	
1079 果		[菓]
1080 昆		[崑崐]
1081 国	(國)	
1086 畅	(暢)	
1089 咙	(嚨)	
1096 咒		[呪]
1099 呼		[虖嘑謼]

规范字	繁体字	异体字
1100 鸣	(鳴)	
1101 咏		[詠]
1105 岸		[㟁]
1106 岩		[嵒巖巖]
1108 罗	(羅)	
1109 帜	(幟)	
1111 岭	(嶺)	
1112 凯	(凱)	
1113 败	(敗)	
1114 账	(賬)	
1115 贩	(販)	
1116 贬	(貶)	
1117 购	(購)	
1118 贮	(貯)	
1119 图	(圖)	
1120 钓	(釣)	
1121 制	~ (製)	
1124 氛		[雰]
1129 刮	~ (颳)	
1130 秆		[稈]
1131 和		[咊龢^25]
1137 岳		[嶽]
1141 侠	(俠)	
1142 侥	(僥)	[傲]
1144 侄		[姪姪]
1145 侦	(偵)	[遉]
1147 侧	(側)	
1148 凭	(憑)	[凴]
1149 侨	(僑)	

规范字	繁体字	异体字
1151 货	(貨)	
1156 迫		[廹]
1157 质	(質)	
1158 欣		[訢²⁶]
1159 征	～ (徵²⁷)	
1160 往		[徃]
1163 径	(徑)	[逕²⁸]
1165 舍	～ (捨)	
1168 命		[俞]
1169 肴		[餚]
1172 采		[採寀]
1173 觅	(覓)	[覔]
1176 贪	(貪)	
1177 念		[唸]
1178 贫	(貧)	
1180 肤	(膚)	
1183 肿	(腫)	
1184 胀	(脹)	
1187 肮	(骯)	
1191 胁	(脅)	[脇]
1192 周		[週]
1193 昏		[昬]
1194 鱼	(魚)	
1195 兔		[兎兔]
1199 狞	(獰)	
1200 备	(備)	[俻]
1201 饰	(飾)	
1202 饱	(飽)	
1203 饲	(飼)	[飤]

规范字	繁体字	异体字
1204 变	(變)	
1206 享		[亯]
1207 庞	(龐)	
1209 夜		[亱]
1210 庙	(廟)	
1213 疟	(瘧)	
1216 剂	(劑)	
1217 卒		[卆]
1220 废	(廢)	癈
1221 净		[淨]
1227 闸	(閘)	[牐]
1228 闹	(鬧)	[鬨]
1229 郑	(鄭)	
1230 券		[券]
1231 卷	～ (捲)	
1232 单	(單)	
1236 炕		[匟]
1238 炉	(爐)	[鑪²⁹]
1240 浅	(淺)	
1241 法		[灋灋]
1242 泄		[洩]
1245 沾		[霑]
1246 泪		[淚]
1252 注		[註]
1254 泞	(濘)	
1255 泻	(瀉)	
1262 泼	(潑)	
1263 泽	(澤)	
1270 怜	(憐)	
1271 怪		[恠]

规范字		繁体字	异体字
1273	学	(學)	
1274	宝	(寶)	[寳]
1277	宠	(寵)	
1279	审	(審)	
1283	帘	~ (簾)	
1285	实	(實)	[寔]
1286	试	(試)	
1288	诗	(詩)	
1291	诚	(誠)	
1292	衬	(襯)	
1294	视	(視)	[眎眡]
1296	话	(話)	[語]
1297	诞	(誕)	
1298	诡	(詭)	
1299	询	(詢)	
1300	该	(該)	
1301	详	(詳)	
1303	肃	(肅)	
1304	录	(録)	
1305	隶	(隸)	[隷隷]
1306	帚		[箒]
1309	届		[屆]
1313	弥	(彌) (瀰)	
1314	弦		[絃]
1320	陕	(陝)	
1322	函		[圅]
1332	驾	(駕)	
1334	参	(參)	[叅葠蓡]
1335	艰	(艱)	

规范字		繁体字	异体字
1336	线	(綫)	[線[30]]
1337	练	(練)	
1338	组	(組)	
1339	绅	(紳)	
1340	细	(細)	
1341	驶	(駛)	
1342	织	(織)	
1343	驹	(駒)	
1344	终	(終)	
1345	驻	(駐)	
1346	绊	(絆)	
1347	驼	(駝)	[駞]
1348	绍	(紹)	
1349	绎	(繹)	
1350	经	(經)	
1351	贯	(貫)	
1353	贰	(貳)	
1355	春		[旾]
1356	帮	(幫)	[幇幚]
1358	珍		[珎]
1360	珊		[珊]
1365	挂		[罣掛]
1370	项	(項)	
1374	挟	(挾)	
1375	挠	(撓)	
1378	赵	(趙)	
1379	挡	(擋)	[攩]
1383	括		[㧁]
1388	垛		[垜]
1390	垫	(墊)	
1392	挤	(擠)	

规范字	繁体字	异体字
1396 挥	(揮)	
1405 荐	(薦)	
1407 带	(帶)	
1408 草		[艸]
1409 茧	(繭)	[蠒]
1414 荡	(蕩)	[盪]
1415 荣	(榮)	
1416 荤	(葷)	
1417 荧	(熒)	
1419 胡	～	[衚]
	(鬍)	
1420 荫	(蔭)	[廕]
1421 荔		[茘]
1423 药	(藥)	
1424 标	(標)	
1425 栈	(棧)	
1429 栋	(棟)	
1431 查		[查]
1432 柏		[栢]
1433 栅		[柵]
1434 柳		[栁桺]
1436 柿		[柹]
1437 栏	(欄)	
1438 柠	(檸)	
1439 树	(樹)	
1443 咸	～	
	(鹹)	
1447 砖	(磚)	[塼甎]
1448 厘		[釐[31]]
1453 砚	(硯)	
1455 面	～	

规范字	繁体字	异体字
	(麵)	[麪]
1458 牵	(牽)	
1459 鸥	(鷗)	
1460 残	(殘)	
1462 轴	(軸)	
1463 轻	(輕)	
1464 鸦	(鴉)	[鵶]
1466 韭		[韮]
1467 背		[揹]
1468 战	(戰)	
1469 点	(點)	
1471 临	(臨)	
1472 览	(覽)	
1473 竖	(豎)	[豎]
1476 尝	(嘗)	[甞嚐]
1479 是		[昰]
1483 哄		[閧鬨]
1484 哑	(啞)	
1485 显	(顯)	
1486 冒		[冐]
1487 映		[暎]
1495 贵	(貴)	
1498 虾	(蝦)	
1499 蚁	(蟻)	
1501 蚂	(螞)	
1502 虽	(雖)	
1504 咽		[嚥]
1505 骂	(罵)	[傌詈]
1506 勋	(勛)	[勳]
1507 哗	(嘩)	[譁]
1508 咱		[偺喒偺喒]

规范字		繁体字	异体字
1509	响	(響)	
1512	咬		[齩]
1513	咳		[欬]
1516	哟	(喲)	
1518	峡	(峽)	
1519	罚	(罰)	[罸]
1520	贱	(賤)	
1521	贴	(貼)	
1522	贻	(貽)	
1525	钙	(鈣)	
1526	钝	(鈍)	
1527	钞	(鈔)	
1528	钟	(鍾)[32]	
		(鐘)	
1529	钢	(鋼)	
1530	钠	(鈉)	
1531	钥	(鑰)	
1532	钦	(欽)	
1533	钧	(鈞)	
1534	钩	(鉤)	[鈎]
1535	钮	(鈕)	
1540	矩		[榘]
1541	毡	(氈)	[氊]
1542	氢	(氫)	
1545	选	(選)	
1546	适	(適)	
1549	种	～	
		(種)	
1550	秋	～	[秌穐]
		(鞦)	
1553	复	(復)	

规范字		繁体字	异体字
		(複)	
1557	俩	(倆)	
1558	贷	(貸)	
1559	顺	(順)	
1560	修		[脩][33]
1567	俭	(儉)	
1578	俊		[儁儁]
1585	须	(須)	
		(鬚)	
1586	叙		[敍敘]
1587	剑	(劍)	[劔]
1591	胚		[肧]
1592	胧	(朧)	
1593	胆	(膽)	
1594	胜	(勝)	
1597	脉		[脈衇䘑]
1600	狭	(狹)	[陜]
1601	狮	(獅)	
1602	独	(獨)	
1605	狱	(獄)	
1607	贸	(貿)	
1610	饵	(餌)	
1611	饶	(饒)	
1612	蚀	(蝕)	
1613	饺	(餃)	
1614	饼	(餅)	
1615	峦	(巒)	
1616	弯	(彎)	
1617	将	(將)	
1618	奖	(獎)	[獎]
1623	迹		[跡蹟]

规范字	繁体字	异体字
1625	疮 (瘡)	
1626	疯 (瘋)	
1631	亲 (親)	
1635	闺 (閨)	
1636	闻 (聞)	
1637	闽 (閩)	
1638	阀 (閥)	
1639	阁 (閣)	[閤]
1641	养 (養)	
1643	姜 ~ (薑)	
1646	类 (類)	
1649	娄 (婁)	
1654	总 (總)	
1655	炼 (煉)	[鍊]
1657	烁 (爍)	
1658	炮	[砲礮]
1660	烂 (爛)	
1661	剃	[薙鬀]
1662	洼 (窪)	
1663	洁 (潔)	[絜^{34}]
1665	洒 (灑)	
1667	浇 (澆)	
1668	浊 (濁)	
1670	测 (測)	
1677	浏 (瀏)	
1678	济 (濟)	
1681	浑 (渾)	
1682	浓 (濃)	
1685	恒	[恆]
1687	恍	[怳]

规范字	繁体字	异体字
1689	恤	[卹邮賉]
1691	恼 (惱)	
1693	举 (舉)	[擧]
1694	觉 (覺)	
1699	宪 (憲)	
1702	窃 (竊)	
1704	诚 (誠)	
1706	诬 (誣)	
1707	语 (語)	
1709	袄 (襖)	
1714	误 (誤)	
1715	诱 (誘)	
1716	诲 (誨)	
1717	说 (説)	
1718	诵 (誦)	
1719	垦 (墾)	
1723	昼 (晝)	
1726	费 (費)	
1728	逊 (遜)	
1731	陨 (隕)	
1733	险 (險)	
1738	姻	[婣]
1739	娇 (嬌)	
1744	贺 (賀)	
1751	垒 (壘)	
1752	绑 (綁)	
1753	绒 (絨)	[毧羢]
1754	结 (結)	
1755	绕 (繞)	[遶]
1756	骄 (驕)	
1757	绘 (繪)	

规范字		繁体字	异体字
1758	给	(給)	
1759	绚	(絢)	
1760	骆	(駱)	
1761	络	(絡)	
1762	绝	(絕)	
1763	绞	(絞)	
1764	骇	(駭)	
1765	统	(統)	
1766	耕		[畊]
1770	艳	(艶)	[豔豓]
1777	蚕	(蠶)	
1778	顽	(頑)	
1779	盏	(盞)	[琖醆]
1781	捞	(撈)	
1787	载	(載)	
1788	赶	(趕)	
1790	盐	(鹽)	
1792	捍		[扞[35]]
1793	捏		[揑]
1796	捆		[綑]
1798	损	(損)	
1802	哲		[喆[36]]
1804	捡	(撿)	
1807	挽		[輓]
1808	挚	(摯)	
1809	热	(熱)	
1811	捣	(搗)	[擣擣]
1812	壶	(壺)	
1816	耻		[恥]
1818	眈		[眈]
1819	聂	(聶)	

规范字		繁体字	异体字
1822	莱	(萊)	
1823	莲	(蓮)	
1827	获	(獲)	
		(穫)	
1828	晋		[晉]
1829	恶	(惡)	
		(噁)	
1830	莹	(瑩)	
1831	莺	(鶯)	[鸎]
1837	栖		[棲]
1838	档	(檔)	
1841	桥	(橋)	
1842	桦	(樺)	
1846	桩	(樁)	
1848	核		[覈]
1849	样	(樣)	
1855	栗		[慄]
1856	贾	(賈)	
1859	翅		[翄]
1861	唇		[脣]
1865	砾	(礫)	
1866	础	(礎)	
1874	顾	(顧)	
1875	轿	(轎)	
1876	较	(較)	
1877	顿	(頓)	
1878	毙	(斃)	[獘]
1879	致	~	
		(緻)	
1881	桌		[槕]
1882	虑	(慮)	

规范字		繁体字	异体字
1883	监	(監)	
1884	紧	(緊)	[繄緊]
1885	党	~ (黨)	
1887	晒	(曬)	
1889	晓	(曉)	
1891	唠	(嘮)	
1892	鸭	(鴨)	
1893	晃		[提]
1897	晕	(暈)	
1901	蚊		[蟁蟁]
1909	恩		[恩]
1910	鸯	(鴦)	
1918	罢	(罷)	
1919	峭		[陗]
1920	峨		[峩]
1921	峰		[峯]
1922	圆	(圓)	
1924	贼	(賊)	
1925	贿	(賄)	
1926	赂	(賂)	
1927	赃	(贓)	
1928	钱	(錢)	
1929	钳	(鉗)	
1930	钻	(鑽)	[鑚]
1931	钾	(鉀)	
1932	铁	(鐵)	
1933	铃	(鈴)	
1934	铅	(鉛)	[鈆]
1939	牺	(犧)	
1941	乘		[乗椉]

规范字		繁体字	异体字
1942	敌	(敵)	
1945	积	(積)	
1948	称	(稱)	
1949	秘		[祕[37]]
1951	笔	(筆)	
1952	笑		[咲]
1953	笋		[筍]
1954	债	(債)	
1955	借	~ (藉[38])	
1959	倾	(傾)	
1965	赁	(賃)	
1966	俯		[俛頫[39]]
1968	倦		[勌]
1971	射		[躲]
1972	躬		[躳]
1977	殷		[慇]
1978	舰	(艦)	
1979	舱	(艙)	
1983	拿		[拏舒挐]
1984	耸	(聳)	
1987	爱	(愛)	
1990	颁	(頒)	
1991	颂	(頌)	
1994	脆		[脃]
1996	胸		[胷]
1997	胳		[肐]
1998	脏	(臟) (髒)	
1999	脐	(臍)	
2000	胶	(膠)	

规范字	繁体字	异体字
2001 脑	(腦)	
2002 脓	(膿)	
2004 狸		[貍]
2008 鸵	(鴕)	
2009 留		[畱留畄]
2010 鸳	(鴛)	
2011 皱	(皺)	
2012 饿	(餓)	
2013 馁	(餒)	
2015 凄		[淒悽]
2016 恋	(戀)	
2017 桨	(槳)	
2018 浆	(漿)	
2023 席		[蓆]
2024 准	~ (準)	
2026 症	~ (癥)	
2029 斋	(齋)	[亝]
2034 效		[効傚]
2035 离	(離)	
2039 资	(資)	[貲[40]]
2040 凉		[涼]
2043 竞	(競)	
2048 阅	(閱)	
2051 瓶		[缾]
2059 烦	(煩)	
2060 烧	(燒)	
2061 烛	(燭)	
2062 烟		[菸煙]
2064 递	(遞)	

规范字	繁体字	异体字
2065 涛	(濤)	
2066 浙		[淛]
2067 涝	(澇)	
2072 涡	(渦)	
2075 涂	~ (塗)	
2079 涤	(滌)	
2081 润	(潤)	
2082 涧	(澗)	
2086 涨	(漲)	
2087 烫	(燙)	
2088 涩	(澀)	[澁澀]
2089 涌		[湧]
2090 悖		[誖]
2093 悍		[猂]
2095 悯	(憫)	
2098 宽	(寬)	
2099 家	~ (傢)	
2101 宴		[醼讌]
2102 宾	(賓)	
2103 窍	(竅)	
2108 请	(請)	
2110 诸	(諸)	
2111 诺	(諾)	
2112 读	(讀)	
2114 诽	(誹)	
2115 袜	(襪)	[韈韤]
2120 课	(課)	
2121 冥		[冥冥]
2122 谁	(誰)	

规范字		繁体字	异体字
2123	调	(調)	
2124	冤		[寃寃]
2125	谅	(諒)	
2126	谆	(諄)	
2127	谈	(談)	
2128	谊	(誼)	
2130	恳	(懇)	
2132	剧	(劇)	
2144	娘		[孃]
2147	难	(難)	
2148	预	(預)	
2149	桑		[桒]
2150	绢	(絹)	
2151	绣	(綉)	[繡]
2152	验	(驗)	[騐]
2153	继	(繼)	
2154	骏	(駿)	
2155	球		[毬]
2156	琐	(瑣)	[璅]
2158	琉		[瑠瑠]
2159	琅		[瑯]
2167	捷		[捷]
2171	捶		[搥]
2180	掏		[搯]
2186	掷	(擲)	
2189	据	~(據)	[據]
2191	掺	(摻)	
2192	职	(職)	
2199	菱		[蔆]
2204	萝	(蘿)	

规范字		繁体字	异体字
2213	萤	(螢)	
2214	营	(營)	
2216	萧	(蕭)	
2217	萨	(薩)	
2221	梦	(夢)	
2222	婪		[惏]
2226	梅		[楳槑]
2227	检	(檢)	
2232	救		[捄]
2236	酝	(醞)	
2238	厢		[廂]
2239	戚		[慽慼]
2241	硕	(碩)	
2245	聋	(聾)	
2246	袭	(襲)	
2250	辅	(輔)	
2251	辆	(輛)	
2252	颅	(顱)	
2262	眯		[瞇]
2264	悬	(懸)	
2265	野		[埜壄]
2276	跃	(躍)	
2277	略		[畧]
2280	蛇		[虵]
2282	累	~(纍)	
2286	啰	(囉)	
2291	啸	(嘯)	
2294	崭	(嶄)	[嶃]
2295	逻	(邏)	
2301	婴	(嬰)	

规范字		繁体字	异体字
2303	铐	(銬)	
2304	铠	(鎧)	
2305	铝	(鋁)	
2306	铜	(銅)	
2307	铭	(銘)	
2308	铲	(鏟)	[剷]
2309	银	(銀)	
2310	矫	(矯)	
2312	秸		[稭]
2313	梨		[棃]
2314	犁		[犂]
2315	秽	(穢)	
2316	移		[逡]
2318	笼	(籠)	
2327	偿	(償)	
2330	偷		[媮]
2335	躯	(軀)	
2336	兜		[兠]
2337	假		[叚 [41]]
2338	衅	(釁)	
2342	衔	(銜)	[啣衘]
2343	盘	(盤)	
2345	船		[舩]
2349	鸽	(鴿)	
2350	敛	(斂)	[歛]
2352	欲		[慾]
2353	彩		[綵]
2354	领	(領)	
2355	脚		[腳]
2356	脖		[頸]
2359	脸	(臉)	

规范字		繁体字	异体字
2362	够		[夠]
2365	猪		[豬]
2366	猎	(獵)	
2367	猫		[貓]
2372	馅	(餡)	
2373	馆	(館)	[舘]
2374	凑		[湊]
2375	减		[減]
2378	庶		[庻]
2379	麻		[蔴]
2380	庵		[菴]
2382	痒	(癢)	
2393	旋	～ (鏇)	
2394	望		[朢]
2396	阁	(閣)	
2397	阐	(闡)	
2400	盖	(蓋)	
2401	眷		[睠]
2403	粗		[觕麤]
2405	断	(斷)	
2407	兽	(獸)	
2408	焊		[釬銲]
2412	鸿	(鴻)	
2413	淋		[痳]
2417	渐	(漸)	
2422	淆		[殽]
2423	渊	(淵)	
2424	淫		[婬滛]
2425	渔	(漁)	
2427	淳		[湻]

规范字	繁体字	异体字	规范字	繁体字	异体字
2431 淀	~ (澱)		2487 绪	(緒)	
2432 深		[㴱]	2488 续	(續)	
2436 梁		[樑]	2489 骑	(騎)	
2437 渗	(滲)		2490 绰	(綽)	
2440 惭	(慚)	[慙]	2491 绳	(繩)	
2442 惧	(懼)		2492 维	(維)	
2445 惊	(驚)		2493 绵	(綿)	[緜]
2447 悴		[顇]	2494 绷	(繃)	[繃]
2449 惨	(慘)		2495 绸	(綢)	[紬]
2450 惯	(慣)		2496 综	(綜)	
2451 寇		[宼寇]	2497 绽	(綻)	
2455 宿		[宿]	2498 绿	(綠)	[菉[43]]
2457 窑		[窰窯]	2499 缀	(綴)	
2459 谋	(謀)		2501 琴		[琹]
2460 谍	(諜)		2504 琼	(瓊)	
2461 谎	(謊)		2508 款		[欵]
2462 谐	(諧)		2510 塔		[墖]
2464 祷	(禱)		2515 趁		[趂]
2465 祸	(禍)	[旤]	2516 趋	(趨)	
2466 谓	(謂)		2518 揽	(攬)	
2467 谚	(諺)		2519 堤		[隄]
2468 谜	(謎)		2521 博		[愽]
2473 弹	(彈)		2526 插		[挿]
2475 堕	(墮)		2527 揪		[揫]
2476 随	(隨)		2528 搜		[蒐[44]]
2480 隐	(隱)		2529 煮		[煑]
2482 婶	(嬸)		2531 搀	(攙)	
2484 颇	(頗)		2533 搁	(擱)	
2485 颈	(頸)		2535 搂	(摟)	
2486 绩	(績)	[勣[42]]	2536 搅	(攪)	
			2542 期		[朞]

规范字	繁体字	异体字		规范字	繁体字	异体字
2544 联	(聯)			2634 蛙		[鼃]
2546 散		[散]		2640 鹃	(鵑)	
2548 葬		[塟塟]		2641 喂		[餧餵]
2554 葱		[蔥]		2645 啼		[嗁]
2555 蒋	(蔣)			2646 喧		[諠]
2556 蒂		[蔕]		2649 帽		[帽]
2558 韩	(韓)			2650 赋	(賦)	
2563 棱		[稜]		2651 赌	(賭)	
2564 棋		[棊碁]		2652 赎	(贖)	
2576 棕		[椶]		2653 赐	(賜)	
2579 椭	(橢)			2654 赔	(賠)	
2582 逼		[偪]		2656 铸	(鑄)	
2587 厨		[廚厨]		2657 铺	(鋪)	[舖]
2588 厦		[廈]		2658 链	(鏈)	
2591 确	(確)			2659 销	(銷)	
2593 雁		[鴈]		2660 锁	(鎖)	[鏁]
2597 颊	(頰)			2661 锄	(鋤)	[鉏耡]
2598 雳	(靂)			2662 锅	(鍋)	
2599 暂	(暫)	[蹔]		2663 锈	(銹)	[鏽]
2601 翘	(翹)			2664 锋	(鋒)	
2602 辈	(輩)			2665 锌	(鋅)	
2605 凿	(鑿)			2666 锐	(銳)	
2606 辉	(輝)	[煇]		2674 鹅	(鵝)	[鵞䳘]
2609 赏	(賞)			2675 剩		[賸]
2612 睐	(睞)			2682 筑	～ (築)	
2614 最		[冣寂]				
2615 晰		[晳]		2683 策		[筴簎]
2618 喷	(噴)			2684 筛	(篩)	
2627 畴	(疇)			2685 筒		[筩]
2628 践	(踐)			2686 筏		[栰]
2633 遗	(遺)			2697 储	(儲)	

规范字	繁体字	异体字
2698 皓		[暠皜]
2703 惩	(懲)	
2704 御	~ (禦)	
2708 逾		[踰]
2710 释	(釋)	
2712 腊	(臘)	[臈]
2717 鲁	(魯)	
2719 猬		[蝟]
2722 惫	(憊)	
2724 馈	(饋)	[餽]
2725 馋	(饞)	
2726 装	(裝)	
2727 蛮	(蠻)	
2729 敦		[敦]
2737 阔	(闊)	[濶]
2742 粪	(糞)	
2748 焰		[燄]
2750 滞	(滯)	
2755 渺		[淼⁴⁵渺]
2756 湿	(濕)	[溼]
2759 溃	(潰)	
2760 溅	(濺)	
2764 湾	(灣)	
2766 游		[遊]
2770 愤	(憤)	
2776 愧		[媿]
2778 慨		[嘅]
2782 寓		[庽]
2783 窜	(竄)	
2784 窝	(窩)	

规范字	繁体字	异体字
2786 窗		[窓窻牕牎窻]
2788 遍		[徧]
2789 雇		[僱]
2791 裤	(褲)	[袴]
2792 裙		[帬裠]
2793 禅	(禪)	
2795 谢	(謝)	
2796 谣	(謠)	
2797 谤	(謗)	
2798 谦	(謙)	
2800 属	(屬)	
2801 屡	(屢)	
2802 强		[強彊]
2804 疏		[疎]
2812 婿		[壻]
2814 缅	(緬)	
2815 缆	(纜)	
2816 缉	(緝)	
2817 缎	(緞)	
2818 缓	(緩)	
2819 缔	(締)	
2820 缕	(縷)	
2821 骗	(騙)	
2822 编	(編)	
2823 骚	(騷)	
2824 缘	(緣)	
2826 鹋	(鶓)	
2828 瑰		[瓌]
2830 魂		[䰟]
2832 摄	(攝)	
2837 鼓		[皷]

规范字		繁体字	异体字
2838	摆	(擺)	
		(襬)	
2839	携		[攜擕攜攜]
2844	摊	(攤)	
2848	勤		[懃]
2849	靴		[鞾]
2851	鹊	(鵲)	
2852	蓝	(藍)	
2854	幕		[幙]
2859	蒙	~	
		(濛)	
		(懞)	
		(朦)	
2861	献	(獻)	
2866	榄	(欖)	
2870	楼	(樓)	
2871	概		[槩]
2872	赖	(賴)	[頼]
2874	酬		[酧詶醻]
2876	碍	(礙)	
2880	碰		[掽踫]
2881	碗		[盌盌椀[46]]
2882	碌		[碌]
2883	尴	(尷)	
2886	雾	(霧)	
2888	辐	(輻)	
2889	辑	(輯)	
2890	输	(輸)	
2892	频	(頻)	
2893	龄	(齡)	
2894	鉴	(鑒)	[鑒鑑]

规范字		繁体字	异体字
2896	睹		[覩]
2901	睬		[倸]
2906	暖		[暝煖煗]
2909	暗		[晻闇]
2911	照		[炤]
2914	跷	(蹺)	[蹻]
2916	跺		[跥]
2923	蜗	(蝸)	
2925	蜂		[蠭蜂]
2931	置		[寘]
2932	罪		[辠]
2936	错	(錯)	
2937	锚	(錨)	
2938	锡	(錫)	
2939	锣	(鑼)	
2940	锤	(錘)	[鎚]
2941	锥	(錐)	
2942	锦	(錦)	
2943	键	(鍵)	
2944	锯	(鋸)	
2945	锰	(錳)	
2947	辞	(辭)	[辝]
2948	稚		[稺穉]
2950	颓	(頹)	[穨]
2952	筹	(籌)	
2953	签	(簽)	
		(籤)	
2954	简	(簡)	
2956	毁		[燬譭]
2966	愈		[瘉癒]
2968	腻	(膩)	

规范字	繁体字	异体字
2971 腮		[顋]
2974 鹏	(鵬)	
2975 腾	(騰)	
2976 腿		[骽]
2977 鲍	(鮑)	
2978 猿		[猨蝯]
2979 颖	(穎)	[頴]
2980 触	(觸)	
2983 雏	(雛)	
2984 馍	(饃)	[饝]
2985 馏	(餾)	
2986 酱	(醬)	
2987 禀		[稟]
2988 痹		[痺]
2990 痴		[癡]
2992 廉		[亷廉]
2995 韵		[韻]
2997 誊	(謄)	
2998 粮	(糧)	
2999 数	(數)	
3005 满	(滿)	
3009 滤	(濾)	
3010 滥	(濫)	
3012 溪		[谿]⁴⁷
3014 漓	~ (灕)	
3017 溯		[泝遡]
3018 滨	(濱)	
3022 滩	(灘)	
3023 慎		[昚]
3024 誉	(譽)	

规范字	繁体字	异体字
3027 窥	(窺)	[闚]
3029 寝	(寢)	[寑]
3030 谨	(謹)	
3032 裸		[躶臝]
3034 谬	(謬)	
3035 群		[羣]
3037 辟	~ (闢)	
3043 叠		[疊曡疉]
3044 缚	(縛)	
3045 缝	(縫)	
3046 缠	(纏)	
3047 缤	(繽)	
3048 剿		[勦剿]
3051 璃		[瓈璯]
3052 赘	(贅)	
3054 墙	(墙)	[牆]
3070 蔑	~ (衊)	
3074 蔼	(藹)	
3075 熙		[熈熙]
3079 槛	(檻)	
3081 榜		[牓]
3082 榨		[搾]
3084 歌		[謌]
3088 酿	(釀)	
3091 碱		[堿鹻鹼]
3094 愿	(願)	
3096 辖	(轄)	
3097 辗	(輾)	
3100 颗	(顆)	

规范字		繁体字	异体字
3101	瞅		[䁽瞅]
3103	嗽		[嗽]
3104	踊	(踴)	
3106	蜡	(蠟)	
3107	蝇	(蠅)	
3109	蝉	(蟬)	
3112	赚	(賺)	
3113	锹	(鍬)	[鍫]
3114	锻	(鍛)	
3115	镀	(鍍)	
3118	稳	(穩)	
3119	熏		[燻]
3122	箩	(籮)	
3123	管		[筦⁴⁸]
3124	箫	(簫)	
3125	舆	(輿)	
3134	膀		[髈]
3135	鲜	(鮮)	[尠尟鱻]
3138	馒	(饅)	
3145	瘩		[瘩]
3148	辣		[辢]
3152	旗		[旂]
3156	弊		[獘]
3160	潇	(瀟)	
3162	漱		[潄]
3171	寨		[砦]
3172	赛	(賽)	
3174	察		[詧]
3177	谭	(譚)	
3181	谱	(譜)	
3183	嫩		[嫰]

规范字		繁体字	异体字
3186	凳		[櫈]
3187	骡	(騾)	[赢]
3188	缩	(縮)	
3190	攥	(攢)	
3196	撑		[撐]
3201	墩		[墪]
3205	撰		[譔]
3206	聪	(聰)	
3207	鞋		[鞵]
3208	鞍		[鞌]
3210	蕊		[蕋橤蘂]
3212	蕴	(蘊)	
3215	樱	(櫻)	
3221	飘	(飄)	[飈]
3223	醇		[醕]
3231	霉	(黴)	
3232	瞒	(瞞)	
3233	题	(題)	
3236	嘻		[譆]
3243	踩		[跴]
3244	踪		[蹤]
3245	蝶		[蜨]
3248	蝎		[蠍]
3253	嘱	(囑)	
3256	镇	(鎮)	
3257	镐	(鎬)	
3258	镑	(鎊)	
3263	稿		[稾]
3266	篓	(簍)	
3269	僵		[殭]
3272	德		[悳]

规范字		繁体字	异体字
3274	膝		[厀]
3276	鲤	(鯉)	
3277	鲫	(鯽)	
3280	褒		[襃]
3281	瘰	(癟)	[瘺]
3282	瘤		[癅]
3283	瘫	(癱)	
3285	颜	(顏)	
3287	糊		[粘糊]
3290	潜		[潛]
3294	鲨	(鯊)	
3298	澜	(瀾)	
3299	澄		[澂^49]
3301	憔		[癄顦]
3304	额	(額)	[頟]
3307	谴	(譴)	
3308	鹤	(鶴)	
3314	缭	(繚)	
3317	操		[捺捵]
3319	燕		[鷰]
3321	薯		[藷]
3327	颠	(顛)	
3330	橱		[櫥]
3334	融		[螎]
3339	辙	(轍)	
3344	蹄		[蹏]
3346	蟆		[蟇]
3349	噪		[譟]
3350	鹦	(鸚)	
3351	赠	(贈)	
3354	镜	(鏡)	
3355	赞	(贊)	[賛讚]
3357	篮	(籃)	
3358	篡		[簒]
3360	篱	~ (籬)	
3365	雕		[彫琱鵰]
3366	鲸	(鯨)	
3368	瘾	(癮)	
3372	辩	(辯)	
3374	糖		[餹]
3375	糕		[餻]
3377	濒	(瀕)	
3380	懒	(懶)	[嬾]
3386	缰	(繮)	[韁]
3387	缴	(繳)	
3395	檐		[簷]
3398	磷		[粦燐]
3405	瞩	(矚)	
3414	赡	(贍)	
3419	繁		[緐]
3420	徽		[微]
3424	鳄	(鱷)	[鰐]
3426	辫	(辮)	
3427	赢	(贏)	
3428	糟		[蹧]
3429	糠		[粇粺]
3433	臀		[臋]
3436	骤	(驟)	
3439	藤		[籐]
3443	嚣	(嚻)	
3444	镰	(鐮)	[鎌鐮]

规范字	繁体字	异体字
3445 翻		[繙飜]
3446 鳍	(鰭)	
3447 鹰	(鷹)	
3452 孽		[孼]
3461 巅	(巔)	
3464 蟹		[蠏]
3465 颤	(顫)	
3467 癣	(癬)	
3470 鳖	(鱉)	[鼈]
3473 鬓	(鬢)	
3476 耀		[燿]
3478 蠕		[蝡]
3483 鳞	(鱗)	
3485 糯		[秫稬]
3488 蠢		[惷]
3489 霸		[覇]
3492 躏	(躪)	
3495 赣	(贛)	[贑灨]
3497 镶	(鑲)	
3499 罐		[鑵]
3509 韦	(韋)	
3514 厄		[戹阨]
3522 闩	(閂)	
3523 讣	(訃)	
3532 札		[劄剳[50]]
3534 匝		[帀]
3537 劢	(勱)	
3547 厈		[厔]
3550 刍	(芻)	
3551 邝	(鄺)	
3554 讦	(訐)	

规范字	繁体字	异体字
3555 讧	(訌)	
3556 讪	(訕)	
3557 讫	(訖)	
3562 驭	(馭)	
3566 玑	(璣)	
3574 圹	(壙)	
3575 扪	(捫)	
3584 芗	(薌)	
3585 亘		[亙]
3586 库	(庫)	
3597 钇	(釔)	
3603 伛	(傴)	
3607 伥	(倀)	
3608 伧	(傖)	
3610 伫		[佇竚]
3617 犷	(獷)	
3618 犸	(獁)	
3620 凫	(鳬)	
3621 邬	(鄔)	
3622 饧	(餳)	
3630 忏	(懺)	
3631 讴	(謳)	
3632 讵	(詎)	
3634 讷	(訥)	
3638 阱		[穽]
3644 纡	(紆)	
3645 纣	(紂)	
3646 纥	(紇)	
3647 纨	(紈)	
3649 玙	(璵)	
3650 抟	(摶)	

规范字	繁体字	异体字
3653	坂		[阪⁵¹岅]
3655	坞	(塢)	[�]
3658	扐	(攄)	
3661	芸	~(蕓)	
3663	苈	(藶)	
3667	苋	(莧)	
3669	苌	(萇)	
3670	苏	(蓯)	
3676	苧	(苧)	
3686	矶	(磯)	
3687	奁	(奩)	[匲匳籢]
3690	欤	(歟)	
3691	轫	(軔)	[軏]
3696	邺	(鄴)	
3699	呒	(嘸)	
3700	呓	(囈)	
3702	呖	(嚦)	
3704	旸	(暘)	
3707	虬		[虯]
3708	呗	(唄)	
3712	帏	(幃)	
3715	岘	(峴)	
3717	岚	(嵐)	
3719	囵	(圇)	
3721	钊	(釗)	
3722	钋	(釙)	
3723	钉	(釘)	
3738	金	(僉)	
3748	鸠	(鳩)	
3749	邹	(鄒)	

规范字	繁体字	异体字
3750	饨	(飩)	
3751	饪	(餼)	
3752	饪	(飪)	[餁]
3753	饫	(飫)	
3754	饬	(飭)	
3756	庑	(廡)	
3759	疖	(癤)	
3761	闱	(闈)	
3762	囵	(閎)	
3763	闵	(閔)	
3764	羌		[羗羌]
3765	炀	(煬)	
3766	沣	(灃)	
3769	沤	(漚)	
3777	沨	(渢)	
3781	沩	(溈)	
3783	怃	(憮)	
3784	怄	(慪)	
3786	忡		[悟]
3787	忮	(懍)	
3788	怅	(悵)	
3791	怆	(愴)	
3794	诂	(詁)	
3795	诃	(訶)	
3796	诅	(詛)	
3797	诋	(詆)	
3798	诌	(謅)	
3799	诏	(詔)	
3800	诒	(詒)	
3802	陇	(隴)	
3805	陉	(陘)	

规范字		繁体字	异体字
3807	妩	(嫵)	
3808	妪	(嫗)	
3810	妊		[姙]
3812	妫	(嬀)	
3818	刭	(剄)	
3821	纭	(紜)	
3822	纰	(紕)	
3823	纴	(紝)	
3824	纶	(綸)	
3825	纾	(紓)	
3826	玮	(瑋)	
3835	瓯	(甌)	
3841	垆	(壚)	
3848	抚	(攟)	
3852	坳		[坳]
3857	茏	(蘢)	
3868	茑	(蔦)	
3870	茔	(塋)	
3871	茕	(煢)	
3874	枥	(櫪)	
3878	枧	(梘)	
3880	枨	(棖)	
3881	枞	(樅)	
3887	砀	(碭)	
3890	瓯	(甌)	
3892	郏	(郟)	
3893	轭	(軛)	
3895	鸢	(鳶)	
3898	昙	(曇)	
3910	虮	(蟣)	
3913	黾	(黽)	

规范字		繁体字	异体字
3918	咛	(嚀)	
3922	唑	(噝)	
3924	岿	(巋)	
3927	帙		[袠袟]
3930	刿	(劌)	
3931	迥		[逈]
3933	剀	(剴)	
3935	峥	(崢)	
3938	罔		[冈]
3939	钍	(釷)	
3940	钎	(釺)	
3941	钏	(釧)	
3942	钒	(釩)	
3943	钕	(釹)	
3944	钗	(釵)	
3947	牦		[犛氂]
3958	侃		[偘]
3960	侩	(儈)	
3963	侪	(儕)	
3966	侬	(儂)	
3971	刽	(劊)	
3973	怂	(慫)	
3974	籴	(糴)	
3975	瓮		[甕甕]
3976	饯	(餞)	
3978	胉	(膊)	
3983	迤	(邐)	
3991	枭	(梟)	
3992	饯	(餞)	
3993	饴	(飴)	
3997	疠	(癘)	

规范字	繁体字	异体字
3999 疡	(瘍)	
4003 炜	(煒)	
4004 伛	(熰)	
4007 炝	(熗)	
4011 泷	(瀧)	
4012 泸	(瀘)	
4017 泺	(濼)	
4022 泯		[冺]
4024 泾	(涇)	
4031 怊	(懰)	
4034 怿	(懌)	
4038 诓	(誆)	
4039 诔	(誄)	
4040 诖	(詿)	
4041 诘	(詰)	
4043 诙	(詼)	
4045 郓	(鄆)	
4048 祎	(禕)	
4051 诛	(誅)	
4052 诜	(詵)	
4053 诟	(詬)	
4054 诠	(詮)	
4055 诣	(詣)	
4056 诤	(諍)	
4057 诧	(詫)	
4058 诨	(諢)	
4059 诩	(詡)	
4066 姗		[姍]
4070 驽	(駑)	
4071 虱		[蝨]
4074 绀	(紺)	

规范字	繁体字	异体字
4075 继	(紲)	[綫]
4076 绂	(紱)	
4077 驷	(駟)	
4078 驸	(駙)	
4079 绉	(縐)	
4080 绌	(絀)	
4081 驿	(驛)	
4082 驵	(駔)	
4085 珐		[琺]
4087 珑	(瓏)	
4088 玳		[瑇]
4090 顸	(頇)	
4094 垭	(埡)	
4095 挝	(撾)	
4097 挞	(撻)	
4100 贲	(賁)	
4101 垲	(塏)	
4106 挋	(搢)	
4109 荚	(莢)	
4111 贳	(貰)	
4112 荜	(蓽)	
4118 荞	(蕎)	[荍]
4123 荟	(薈)	
4126 荠	(薺)	
4129 垩	(堊)	
4130 荥	(滎)	
4131 荦	(犖)	
4132 荨	(蕁)	
4133 荩	(藎)	
4134 剋		[尅]
4135 荪	(蓀)	

规范字	繁体字	异体字
4137 荬	(蕒)	
4138 荮	(葤)	
4140 栉	(櫛)	
4143 栊	(櫳)	
4146 栌	(櫨)	
4153 栀		[梔]
4155 栎	(櫟)	
4160 桱	(桱)	
4163 郦	(酈)	
4165 砗	(硨)	
4168 斫		[斮斱斲]
4170 飑	(颮)	
4175 殇	(殤)	
4178 轱	(軲)	
4179 轲	(軻)	
4180 轳	(轤)	
4181 轶	(軼)	
4182 轸	(軫)	
4183 虿	(蠆)	
4185 觇	(覘)	
4189 眍	(瞘)	
4192 眇		[䁱]
4201 眤		[暱]
4203 哓	(嘵)	
4204 哔	(嗶)	
4206 毗		[毘]
4212 虻		[蝱]
4215 哕	(噦)	
4216 剐	(剮)	
4217 郧	(鄖)	
4220 咻		[吪]

规范字	繁体字	异体字
4222 哙	(噲)	
4225 咩		[哶哶]
4226 咤		[吒[52]]
4227 哝	(噥)	
4231 峣	(嶢)	
4233 帧	(幀)	
4234 峒		[峝]
4235 峤	(嶠)	
4238 觊	(覬)	
4239 钚	(鈈)	
4240 钛	(鈦)	
4241 钡	(鋇)	
4242 钣	(鈑)	
4243 钤	(鈐)	
4244 钨	(鎢)	
4245 钫	(鈁)	
4246 钯	(鈀)	
4251 秕		[粃]
4255 笃	(篤)	
4256 俦	(儔)	
4257 俨	(儼)	
4259 俪	(儷)	
4267 俟		[竢]
4269 徇		[狥]
4279 胨	(腖)	
4280 胪	(臚)	
4288 胫	(脛)	[踁]
4289 鸨	(鴇)	
4292 狯	(獪)	
4293 飑	(颭)	
4295 狲	(猻)	

规范字	繁体字	异体字		规范字	繁体字	异体字
4299 饷	(餉)	[饟]	4372 诳	(誆)	
4300 饸	(餄)		4373 鸠	(鳩)	[䳢]
4301 饹	(餎)		4382 娅	(婭)	
4303 孪	(孿)		4384 娆	(嬈)	
4304 娈	(孌)		4389 怼	(懟)	
4308 疬	(癧)		4393 绮	(綺)	
4311 疯	(瘲)		4394 骁	(驍)	
4315 飒	(颯)	[䬃]	4395 骅	(驊)	
4316 闼	(闥)		4396 绗	(絎)	
4317 闾	(閭)		4397 绛	(絳)	
4318 阃	(閫)		4398 骈	(駢)	
4319 阄	(鬮)		4403 顼	(頊)	
4322 籼		[秈]	4404 珰	(璫)	
4326 炽	(熾)		4410 珲	(琿)	
4327 炯		[烱]	4415 垙	(壙)	
4330 烃	(烴)		4416 埙	(塤)	[壎]
4335 浃	(浹)		4417 埚	(堝)	
4339 涎		[次]	4423 贽	(贄)	
4342 浍	(澮)		4426 盍		[盇]
4345 浒	(滸)		4429 莳	(蒔)	
4346 浔	(潯)		4430 莴	(萵)	
4347 浐	(滻)		4435 莅		[涖蒞]
4349 恸	(慟)		4439 莸	(蕕)	
4351 恹	(懨)		4445 鸪	(鴣)	
4353 恺	(愷)		4446 莼	(蒓)	[蓴]
4354 恻	(惻)		4451 桡	(橈)	
4357 恽	(惲)		4453 桢	(楨)	
4361 袘		[袥]	4454 桤	(榿)	
4368 诮	(誚)		4459 桧	(檜)	
4370 祢	(禰)		4470 逦	(邐)	
4371 诰	(誥)		4475 砺	(礪)	

规范字	繁体字	异体字
4476 砧		[碪]
4483 砮	(礜)	
4484 轼	(軾)	
4485 轻	(輕)	
4486 辂	(輅)	
4487 鸫	(鶇)	
4488 趸	(躉)	
4489 龀	(齔)	
4490 鸪	(鴰)	
4493 眬	(矓)	
4494 唛	(嘜)	
4503 鹗	(鶚)	
4511 蚬	(蜆)	
4512 蚝		[蠔]
4514 唢	(嗩)	
4516 哔		[嗶]
4520 崂	(嶗)	
4521 崃	(崍)	
4525 觊	(覬)	
4526 赆	(贐)	
4527 钰	(鈺)	
4528 钲	(鉦)	
4529 钻	(鑽)	
4530 钵	(鉢)	[盋缽]
4531 钹	(鈸)	
4532 钺	(鉞)	
4533 钼	(鉬)	
4534 钼	(鉬)	
4535 钿	(鈿)	
4536 铀	(鈾)	
4537 铂	(鉑)	

规范字	繁体字	异体字
4538 铄	(鑠)	
4539 铆	(鉚)	
4540 铈	(鈰)	
4541 铉	(鉉)	
4542 铊	(鉈)	
4543 铋	(鉍)	
4544 铌	(鈮)	
4545 铍	(鈹)	
4546 铍	(鏺)	
4547 铎	(鐸)	
4548 氩	(氬)	
4557 笕	(筧)	
4568 倏		[倐儵]
4575 隽		[雋]
4579 臬		[皋臯]
4582 蚰		[蚼鼬]
4583 颀	(頎)	
4584 徕	(徠)	
4592 胭		[臙]
4593 脍	(膾)	
4598 鸥	(鷗)	
4599 玺	(璽)	
4600 鸲	(鴝)	
4601 猏		[獧]
4604 猃	(獫)	
4608 袅	(裊)	[嫋嬝嬲]
4609 饽	(餑)	
4611 栾	(欒)	
4612 挛	(攣)	
4615 痀		[痾]
4618 痈	(癰)	

	规范字	繁体字	异体字
4619	疱		[皰]
4621	痉	(痙)	
4624	颏	(頦)	
4629	阃	(閫)	
4630	阄	(鬮)	
4631	阁	(閣)	
4632	阆	(閬)	
4636	鄣	(鄲)	
4638	烨	(燁)	[爗]
4639	烩	(燴)	
4643	烬	(燼)	
4646	涞	(淶)	
4647	涟	(漣)	
4649	涅		[湼]
4650	涠	(潿)	
4657	浣		[澣]
4658	浚		[濬]
4660	悭	(慳)	
4668	谀	(諛)	
4669	冢		[塚]
4670	诼	(諑)	
4671	祖		[禮]
4673	祯	(禎)	
4674	诿	(諉)	
4675	谂	(諗)	
4676	谄	(諂)	
4677	谄	(諂)	[謟]
4678	谇	(誶)	
4691	娲	(媧)	
4693	娴	(嫻)	[嫺]
4696	婀		[娿]

	规范字	繁体字	异体字
4699	绠	(綆)	
4700	骊	(驪)	
4701	绡	(綃)	
4702	骋	(騁)	
4703	绥	(綏)	
4704	绦	(縧)	[條絛]
4705	绨	(綈)	
4706	骎	(駸)	
4708	鸶	(鷥)	
4711	焘	(燾)	
4713	琏	(璉)	
4715	麸	(麩)	[籽麱]
4720	掳	(擄)	
4721	掴	(摑)	
4732	鸷	(鷙)	
4737	掸	(撣)	
4740	悫	(愨)	
4744	掼	(摜)	
4767	萦	(縈)	
4771	梿	(槤)	
4773	觋	(覡)	
4779	梡	(櫃)	
4780	啬	(嗇)	
4782	匮	(匱)	
4783	敕		[勅勑]
4788	戛		[戞]
4792	硖	(硤)	
4793	硗	(磽)	
4797	鸸	(鴯)	
4800	厩		[廄廐]
4801	龚	(龔)	

规范字		繁体字	异体字
4802	殒	(殞)	
4803	殓	(殮)	
4805	赍	(齎)	
4807	辄	(輒)	[輙]
4808	堑	(塹)	
4810	眦		[眥]
4811	喷	(噴)	
4814	眺		[覜]
4821	勖		[勗]
4826	啭	(囀)	
4829	啮	(嚙)	[齧嚙]
4830	跄	(蹌)	
4833	蛎	(蠣)	
4836	蛊	(蠱)	
4840	蛏	(蟶)	
4848	啖		[啗噉]
4855	帻	(幘)	
4858	帼	(幗)	
4862	赇	(賕)	
4863	赈	(賑)	
4864	赊	(賒)	
4865	铑	(銠)	
4866	铒	(鉺)	
4867	铗	(鋏)	
4868	铙	(鐃)	
4869	铟	(銦)	
4870	铠	(鎧)	
4871	铡	(鍘)	
4872	铢	(銖)	
4873	铣	(銑)	
4874	铤	(鋌)	

规范字		繁体字	异体字
4875	铧	(鏵)	
4876	铨	(銓)	
4877	铩	(鎩)	
4878	铪	(鉿)	
4879	铫	(銚)	
4880	铬	(鉻)	
4881	铮	(錚)	
4882	铯	(銫)	
4883	铰	(鉸)	
4884	铱	(銥)	
4885	铳	(銃)	
4886	铵	(銨)	
4887	铷	(銣)	
4890	鸹	(鴰)	
4891	秽	(穢)	
4893	笺	(箋)	[牋椾]
4902	迩	(邇)	
4904	偾	(僨)	
4909	偬		[傯]
4910	偻	(僂)	
4911	皑	(皚)	
4913	鸺	(鵂)	
4916	舻	(艫)	
4919	龛	(龕)	
4926	猡	(玀)	
4930	猕	(獼)	
4932	馃	(餜)	
4933	馄	(餛)	
4934	鸾	(鸞)	
4945	阉	(閹)	
4946	阌	(閿)	

规范字	繁体字	异体字
4947 阉	(閹)	
4948 阊	(閶)	
4949 阅	(閲)	
4950 阍	(閽)	
4951 阌	(閿)	
4952 羟	(羥)	
4953 粝	(糲)	
4960 焖	(燜)	
4963 渍	(漬)	
4968 渎	(瀆)	
4971 掔		[抄]
4974 渑	(澠)	
4983 惬	(愜)	[慊]
4991 惇		[憞]
4992 惮	(憚)	
4994 谌	(諶)	
4995 谏	(諫)	
4997 鞁	(鞁)	
4998 谑	(謔)	
4999 裆	(襠)	
5002 谒	(謁)	
5003 谔	(諤)	
5004 谕	(諭)	
5005 谖	(諼)	
5006 谗	(讒)	
5007 谙	(諳)	
5008 谛	(諦)	
5009 谝	(諞)	
5013 桑	(糶)	
5021 婵	(嬋)	
5025 愿		[愬憑]

规范字	繁体字	异体字
5027 绫	(綾)	
5028 骐	(騏)	
5029 绮	(綺)	
5030 绯	(緋)	
5031 绱	(緔)	
5032 骒	(騍)	
5033 绲	(緄)	
5034 骓	(騅)	
5035 绶	(綬)	
5036 绺	(綹)	
5037 绻	(綣)	
5038 绾	(綰)	
5039 骖	(驂)	
5040 缁	(緇)	
5050 靓	(靚)	
5057 辇	(輦)	
5058 鼋	(黿)	
5064 堙		[陻]
5067 颉	(頡)	
5069 揪	(揫)	[揂]
5073 蛰	(蟄)	
5074 堼	(壪)	
5086 葶		[葶]
5090 萎	(蔞)	
5091 萱		[蕿蘐蕑蕙]
5096 椟	(櫝)	
5097 棹		[櫂]
5098 椤	(欏)	
5099 椎		[箠]
5100 赍	(賫)	[賣齎]
5102 棹		[椰]

规范字	繁体字	异体字
5106 鹁	(鵓)	
5111 鹂	(鸝)	
5113 殚	(殫)	
5117 辊	(輥)	
5118 辋	(輞)	
5119 椠	(槧)	
5120 辍	(輟)	
5121 辎	(輜)	
5124 睑	(瞼)	
5128 喋		[啑]
5135 跖		[蹠]
5137 跞	(躒)	
5142 蛱	(蛺)	
5143 蛲	(蟯)	
5145 蛳	(螄)	
5147 蛔		[蚘痐蜖蝈]
5149 蛴	(蠐)	
5156 喑		[瘖]
5158 喽	(嘍)	
5163 嵘	(嶸)	
5173 嵝	(嶁)	
5177 赕	(賧)	
5178 锟	(錕)	
5179 铼	(錸)	
5180 铿	(鏗)	
5181 锃	(鋥)	
5182 锂	(鋰)	
5183 锆	(鋯)	
5184 锇	(鋨)	
5185 锉	(銼)	[剉]
5186 锏	(鐧)	

规范字	繁体字	异体字
5187 锑	(銻)	
5188 锒	(鋃)	
5189 锔	(鋦)	
5190 锕	(錒)	
5196 犊	(犢)	
5199 鹄	(鵠)	
5205 筚	(篳)	
5211 牍	(牘)	
5212 傥	(儻)	
5213 傧	(儐)	
5215 傩	(儺)	
5216 遁		[遯]
5218 媭	(嬃)	
5221 颌	(頜)	
5224 鸽	(鴿)	
5228 腌		[醃]
5235 鱿	(魷)	
5236 鲀	(魨)	
5237 鲂	(魴)	
5238 颍	(潁)	
5242 飓	(颶)	[颿]
5243 觞	(觴)	
5246 颎	(熲)	
5247 飧		[飱]
5248 馇	(餷)	
5249 馊	(餿)	
5250 亵	(褻)	
5251 裔	(齎)	
5254 痨	(癆)	
5258 痫	(癇)	
5260 赓	(賡)	

规范字	繁体字	异体字
5264 颒	(頮)	
5265 鹇	(鷳)	
5266 阑	(闌)	
5267 阒	(闃)	
5268 阕	(闋)	
5276 鹈	(鵜)	
5296 愦	(憒)	
5301 訾	(謷)	
5303 谟	(謨)	[䜌]
5305 褆	(褆)	
5307 裪	(裪)	
5310 谠	(讜)	
5311 幂		[冪]
5312 谡	(謖)	
5313 谥	(諡)	[謚]
5314 谧	(謐)	
5319 骛	(騖)	
5323 疏	(疎)	
5324 翚	(翬)	
5327 鹜	(鶩)	
5328 缂	(緙)	
5329 缃	(緗)	
5330 缄	(緘)	[椷]
5332 缇	(緹)	
5333 缈	(緲)	
5334 缌	(緦)	
5335 缑	(緱)	
5336 缒	(縋)	
5337 缗	(緡)	
5338 飨	(饗)	
5339 耢	(耮)	

规范字	繁体字	异体字
5347 骜	(驁)	
5348 韫	(韞)	
5354 摅	(攄)	
5362 摈	(擯)	
5364 彀	(彀)	
5373 蓦	(驀)	
5374 鹋	(鶓)	
5380 蓟	(薊)	
5381 蓑		[簑]
5384 蔍	(蘆)	
5390 蓥	(鎣)	
5391 颐	(頤)	
5393 楠		[柟枬]
5396 楫		[檝]
5402 榈	(櫚)	
5404 榉	(櫸)	
5405 楦		[楥]
5417 碛	(磧)	
5422 碇		[矴椗]
5423 碜	(磣)	
5424 鹌	(鵪)	
5425 辏	(輳)	
5426 龃	(齟)	
5427 龅	(齙)	
5433 韪	(韙)	
5442 嗫	(囁)	
5453 跶	(躂)	
5454 跸	(蹕)	
5457 跹	(躚)	
5458 跻	(躋)	
5468 嗥		[嘷獆]

规范字	繁体字	异体字
5470 嗳	(噯)	
5482 锗	(鍺)	
5483 锛	(錛)	
5484 锜	(錡)	
5485 锝	(鍀)	
5486 锞	(錁)	
5487 锟	(錕)	
5488 锢	(錮)	
5489 锨	(鍁)	
5490 锩	(錈)	
5491 锭	(錠)	
5492 锱	(錙)	
5498 稗		[粺]
5503 筲		[箱]
5509 惩		[譽]
5511 觎	(覦)	
5516 颌	(頜)	
5520 腭		[齶]
5522 塍		[堘]
5525 鲅	(鲅)	
5526 鲆	(鮃)	
5527 鲇	(鮎)	
5528 鲈	(鱸)	
5529 稣	(穌)	
5530 鲋	(鮒)	
5531 鲐	(鮐)	
5533 鸹	(鴰)	
5534 飑	(颮)	
5537 馇	(餷)	
5538 鹑	(鶉)	
5541 痱		[疿]

规范字	繁体字	异体字
5546 瘆	(瘮)	
5551 雍		[雝]
5552 阍	(閽)	
5553 阌	(閿)	
5554 阙	(闕)	
5557 粳		[秔秔稉]
5566 滟	(灩)	
5570 滢	(瀅)	
5577 滗	(潷)	
5582 溇	(漊)	
5587 溯	(溯)	
5589 慑	(懾)	[慴]
5591 鲎	(鱟)	
5592 骞	(騫)	
5593 窦	(竇)	
5602 谩	(謾)	
5603 谪	(謫)	[讁]
5607 媛	(嬡)	
5608 嫔	(嬪)	
5610 缊	(縕)	
5611 缜	(縝)	
5612 缛	(縟)	
5613 辔	(轡)	
5614 骝	(騮)	
5615 缟	(縞)	
5616 缡	(縭)	
5617 缢	(縊)	
5618 缣	(縑)	
5619 骟	(騸)	
5625 觏	(覯)	
5628 韬	(韜)	

规范字	繁体字	异体字
5629 煖	(煗)	
5635 攖	(攖)	
5644 蔷	(薔)	
5652 蔺	(藺)	
5658 鹕	(鶘)	
5667 槁		[槀]
5668 槟	(檳)	
5669 楮	(檮)	
5670 榷		[搉榷]
5672 酽	(釅)	
5675 厮		[廝]
5677 碴		[碴]
5683 殡	(殯)	
5685 霁	(霽)	
5686 辕	(轅)	
5690 龇	(齜)	
5691 龈	(齦)	
5692 睿		[叡]
5693 暧	(曖)	
5699 嘎		[嘎]
5700 暖	(暖)	
5702 踌	(躊)	
5707 蝈	(蟈)	
5713 蜋		[蜋]
5717 鹗	(鶚)	
5719 嘤	(嚶)	
5723 罴	(羆)	
5728 赙	(賻)	
5729 嚣	(囂)	[嚻]
5732 鹛	(鶥)	
5733 锲	(鍥)	

规范字	繁体字	异体字
5734 锴	(鍇)	
5735 锶	(鍶)	
5736 锷	(鍔)	
5737 锸	(鍤)	
5738 锵	(鏘)	
5739 镁	(鎂)	
5740 镂	(鏤)	
5743 簀	(簀)	
5744 箧	(篋)	
5746 箸		[筯]
5747 箬		[篛]
5749 箪	(簞)	
5753 箓	(籙)	
5767 膑	(臏)	
5768 鲑	(鮭)	
5769 鲔	(鮪)	
5770 鲚	(鱭)	
5771 鲛	(鮫)	
5772 鲟	(鱘)	
5773 獐		[麞]
5777 馑	(饉)	
5778 銮	(鑾)	
5783 瘘	(瘻)	
5789 阚	(闞)	
5791 鲞	(鯗)	
5794 粽		[糉]
5795 糁	(糝)	
5797 鹚	(鷀)	[鶿]
5805 漖	(潋)	
5812 潍	(濰)	
5818 谮	(譖)	

规范字	繁体字	异体字
5821 裸		[緥]
5822 褛	(褸)	
5824 谯	(譙)	
5825 谰	(讕)	
5826 谲	(譎)	
5829 鹃	(鵑)	
5831 嫱	(嬙)	
5840 鹜	(鶩)	
5841 骠	(驃)	
5842 缥	(縹)	
5843 缦	(縵)	
5844 缧	(縲)	
5845 缨	(纓)	
5846 璁	(璁)	
5847 缪	(繆)	
5848 缫	(繰)	
5850 耧	(耬)	
5854 璎	(瓔)	
5857 璇		[璿]
5859 髻		[鬐]
5861 撷	(擷)	
5864 撸	(擼)	
5867 撺	(攛)	
5869 聩	(聵)	
5870 觑	(覰)	
5871 鞑	(韃)	
5873 鞒	(鞽)	
5881 蕲	(蘄)	
5882 聩	(殰)	
5884 樯	(檣)	[艢]
5892 靥	(靨)	

规范字	繁体字	异体字
5893 魇	(魘)	
5894 餍	(饜)	
5898 辘	(轆)	
5899 龉	(齬)	
5900 龊	(齪)	
5901 觎	(覦)	
5908 颙	(顒)	
5915 踬	(躓)	
5917 蹒	(蹣)	
5921 蝾	(蠑)	
5928 蝼	(螻)	
5931 颚	(顎)	
5935 噜	(嚕)	
5938 颛	(顓)	
5946 镊	(鑷)	
5947 镉	(鎘)	
5948 镌	(鐫)	
5949 镍	(鎳)	
5950 镏	(鎦)	
5951 镒	(鎰)	
5952 镓	(鎵)	
5953 镔	(鑌)	
5956 簧	(簀)	
5965 鸥	(鷗)	
5966 膘		[臕]
5968 鲠	(鯁)	[骾]
5969 鲡	(鱺)	
5970 鲢	(鰱)	
5971 鲣	(鰹)	
5972 鲥	(鰣)	
5973 鲦	(鰷)	

规范字	繁体字	异体字
5974 鲩	(鯇)	
5977 觯	(觶)	
5978 黴	(黴)	
5979 馔	(饌)	[籑]
5986 斋	(齏)	
5992 糍		[餈]
6010 谳	(讞)	
6011 褴	(襤)	
6014 谵	(譫)	
6016 屦	(屨)	
6019 劙		[劙]
6021 缬	(纈)	
6022 缮	(繕)	
6023 缯	(繒)	
6024 骤	(驟)	
6042 撷	(擷)	
6045 颡	(顙)	
6048 颠	(顛)	
6053 薮	(藪)	
6057 橛		[橜]
6061 橹	(櫓)	[樐櫖艣艪]
6062 樽		[罇]
6064 橼	(櫞)	
6073 赝	(贋)	[贗]
6074 飙	(飆)	
6078 霓		[蜺]
6079 錾	(鏨)	
6080 辚	(轔)	
6086 瞰		[矙]
6097 螨	(蟎)	
6111 锗	(鍺)	

规范字	繁体字	异体字
6112 镖	(鏢)	
6113 镗	(鏜)	
6114 镘	(鏝)	
6115 镚	(鏰)	
6116 镛	(鏞)	
6117 镝	(鏑)	
6118 镞	(鏃)	
6119 镠	(鏐)	
6120 氇	(氌)	
6122 憩		[憇]
6123 穑	(穡)	
6131 翱		[翶]
6132 魈	(魈)	
6136 膳		[饍]
6139 鲮	(鯪)	
6140 鲱	(鯡)	
6141 鲲	(鯤)	
6142 鲳	(鯧)	
6143 鲴	(鯝)	
6144 鲵	(鯢)	
6145 鲷	(鯛)	
6146 鲻	(鯔)	
6148 獭	(獺)	
6151 鹨	(鷚)	
6153 赟	(贇)	
6156 瘿	(癭)	
6161 斓	(斕)	
6174 濑	(瀨)	
6191 颡	(纇)	
6192 缱	(繾)	
6193 缲	(繰)	

规范字	繁体字	异体字
6194	缳	(繯)	
6210	薛	(薛)	
6216	翳		[瞖]
6219	鹩	(鷯)	
6220	齲	(齲)	
6221	醒	(醒)	
6227	蹑	(躡)	
6228	蹒	(蹣)	
6237	羁	(羈)	[覊]
6245	镡	(鐔)	
6246	镢	(鐝)	
6247	镣	(鐐)	
6248	镦	(鐓)	
6249	镧	(鑭)	
6250	镨	(鐠)	
6251	镪	(鏹)	
6252	镫	(鐙)	
6258	簖	(籪)	
6263	鹟	(鶲)	
6273	膻		[羴羶]
6276	鲼	(鱝)	
6277	鲽	(鰈)	
6278	鲲	(鯤)	
6279	鳃	(鰓)	
6280	鳅	(鰍)	[鰌]
6281	鳇	(鰉)	
6282	鳊	(鯿)	
6284	爕		[燮]
6285	鹜	(鶩)	
6292	灞	(灦)	
6301	襺		[繭]

规范字	繁体字	异体字
6308	鹬	(鷸)	
6311	鳌	(鰲)	[鼇]
6313	鬃		[騌鬉騣]
6315	鞯	(韉)	
6320	藜		[藜]
6330	颥	(顬)	
6333	蹚		[蹹]
6334	鹭	(鷺)	
6339	鹮	(䴉)	
6342	髅	(髏)	
6344	镬	(鑊)	
6345	镭	(鐳)	
6346	镯	(鐲)	
6349	簪		[簮]
6351	雠	(讎)	[讐]
6353	鳎	(鰨)	
6354	鳏	(鰥)	
6355	鳐	(鰩)	
6356	癫	(癲)	
6368	攒	(攢)	
6379	蔼	(靄)	
6383	蹰		[躕]
6387	蹴		[蹵]
6389	蹿	(躥)	
6395	髋	(髖)	
6396	髌	(髕)	
6397	镲	(鑔)	
6399	籁	(籟)	
6403	鳓	(鰳)	
6404	鳔	(鰾)	
6405	鳕	(鱈)	

规范字	繁体字	异体字
6406 鳗	(鰻)	
6407 鳙	(鱅)	
6416 谶	(讖)	
6418 骥	(驥)	
6419 缵	(纘)	
6420 瓒	(瓚)	
6430 鼍	(鼉)	
6432 黩	(黷)	
6434 黪	(黲)	
6435 镳	(鑣)	
6436 镴	(鑞)	
6438 纂		[篹]
6441 臜	(臢)	
6442 鳜	(鱖)	
6443 鳝	(鱔)	[鱣]
6444 鳟	(鱒)	
6445 獾		[貛貛]
6447 骧	(驤)	
6452 鼙	(鼙)	
6454 鳢	(鱧)	
6455 癫	(癲)	
6459 灏	(灝)	
6467 鹳	(鸛)	
6473 镵	(鑱)	
6478 趱	(趲)	
6481 颧	(顴)	
6482 躜	(躦)	
6483 鼷		[鼰]
6485 麟		[麐]
6497 馕	(饢)	
6498 戆	(戇)	

规范字	繁体字	异体字
6509 戋	(戔)	
6520 讦	(訐)	
6521 讱	(訒)	
6536 钆	(釓)	
6538 伣	(俔)	
6546 闫	(閆)	
6547 沔	(澥)	
6549 沂	(訢)	
6550 讻	(訩)	
6551 讠	(訏)	
6553 纠	(糾)	
6554 纩	(纊)	
6558 场	(場)	
6559 划	(劃)	
6560 圹	(壙)	
6561 坊	(壢)	
6564 坨	(埨)	
6567 扨	(搞)	
6576 芴	(蒀)	
6582 枂	(檅)	
6585 轪	(軑)	
6586 轨	(軏)	
6591 呙	(咼)	
6594 岴	(嶇)	
6599 尪	(尩)	
6602 伛	(傴)	
6607 飏	(颺)	
6609 阅	(閱)	
6612 沆	(澕)	
6613 沛	(漳)	
6614 沄	(澐)	

规范字		繁体字	异体字
6616	𬇙	(浿)	
6623	𫍣	(諓)	
6624	祃	(禡)	
6625	诇	(詗)	
6627	诎	(詘)	
6628	诐	(詖)	
6629	屃	(屓)	
6630	𫸩	(彄)	
6638	纮	(紘)	
6639	骃	(駰)	
6640	𫘝	(駮)	
6641	纻	(紵)	
6642	𬘘	(紞)	
6643	𫘣	(駃)	
6644	𬘡	(紃)	
6647	玱	(瑲)	
6660	苧	(薴)	
6664	㭎	(棡)	
6670	𫐐	(軝)	
6671	𬀩	(暐)	
6672	𬀪	(晛)	
6682	岽	(崬)	
6688	𫓧	(釴)	
6689	钐	(釤)	
6690	钔	(鍆)	
6691	钖	(鍚)	
6706	郐	(鄶)	
6713	猕	(獼)	
6714	饳	(飿)	
6726	峃	(嶨)	
6730	𫍤	(詷)	
6731	𬣳	(詪)	
6732	𬩽	(鄩)	
6733	鸤	(鳲)	
6737	𬯀	(隑)	
6739	𬯎	(隮)	
6744	𫰛	(娙)	
6745	迳	(逕)	
6747	𬳵	(駓)	
6748	驵	(駔)	
6749	𫘨	(駧)	
6750	𬘩	(絧)	
6751	𬳽	(騊)	
6752	𫘭	(𩡫)	
6753	绋	(紼)	
6754	绐	(紿)	
6761	𬍛	(瓅)	
6766	韨	(韍)	
6768	垯	(墶)	
6770	垲	(塏)	
6785	荙	(薘)	
6786	荛	(蕘)	
6791	苘	(蔄)	
6796	荭	(葒)	
6806	𫛶	(䳭)	
6814	龚	(龔)	
6815	轵	(軹)	
6816	轷	(軤)	
6817	轹	(轢)	
6818	轺	(軺)	
6820	𬑕	(睍)	
6821	昽	(曨)	

规范字		繁体字	异体字
6827	哒	(噠)	
6843	钘	(鈃)	
6844	铁	(鐵)	
6845	钜	(鉅)	
6846	铙	(鐃)	
6847	钎	(釿)	
6848	铪	(鉿)	
6849	钪	(鈧)	
6850	钦	(欽)	
6851	钭	(鈄)	
6854	俫	(倈)	
6861	舣	(艤)	
6864	鸽	(鴿)	
6872	飐	(颭)	
6874	饫	(飫)	
6886	滇	(滇)	
6887	浉	(溮)	
6895	浐	(滻)	
6903	袆	(褘)	
6917	经	(經)	
6918	骃	(駰)	
6919	绲	(緄)	
6920	驵	(駔)	
6921	绖	(絰)	
6922	绬	(綖)	
6924	骉	(驫)	
6932	勋	(勛)	
6937	珥	(璕)	
6941	垯	(墶)	
6951	莴	(萵)	
6953	荙	(薘)	

规范字		繁体字	异体字
6955	莠	(蕘)	
6958	桠	(椏)	
6959	梜	(梜)	
6967	颊	(頰)	
6972	硁	(硜)	
6976	轵	(軹)	
6977	辀	(輈)	
6978	轮	(輇)	
6981	赀	(貲)	
6985	喷	(噴)	
6989	晔	(曄)	
6991	晖	(暉)	
6995	郫	(鄲)	
6996	帱	(幬)	
6999	崒	(崒)	
7000	峃	(嶨)	
7003	赆	(贐)	
7004	铼	(錸)	
7005	钷	(鉕)	
7006	钸	(鑪)	
7007	钟	(鍾)	
7008	铞	(銱)	
7009	铟	(銦)	
7019	俾	(俾)	
7029	鸰	(鴒)	
7034	鮂	(鮂)	
7039	悚	(悚)	
7053	烊	(烊)	
7059	涢	(溳)	
7070	峃	(礜)	
7074	鸾	(鸞)	

	规范字	繁体字	异体字
7079	襏	(襏)	
7093	骎	(駸)	
7094	绨	(綈)	
7095	绐	(紿)	
7096	驿	(驊)	
7097	綄	(綄)	
7099	琕	(璡)	
7114	墠	(墠)	
7117	壸	(壸)	
7119	聍	(聤)	
7121	撢	(撢)	
7125	勘	(勘)	
7132	筶	(簉)	
7135	梼	(檮)	
7138	梾	(梾)	
7144	厣	(厴)	
7146	磇	(礎)	
7147	硇	(磑)	
7148	硚	(礄)	
7152	鸷	(鷙)	
7153	甋	(甋)	
7161	顑	(顑)	
7166	蛛	(蝀)	
7168	啴	(嘽)	
7176	铡	(鍘)	
7177	铦	(銈)	
7178	铗	(鉽)	
7179	铕	(銪)	
7180	铤	(鏈)	
7181	铖	(鍼)	
7182	铘	(鋣)	

	规范字	繁体字	异体字
7183	铚	(銍)	
7184	锦	(錦)	
7185	铥	(銩)	
7186	锡	(鍚)	
7194	鹐	(鵪)	
7205	鹝	(鷁)	
7209	貀	(貀)	
7210	腂	(膈)	
7214	魠	(魠)	
7221	廧	(廧)	
7224	鹓	(鵷)	
7227	闛	(闛)	
7234	洄	(瀤)	
7241	瀯	(瀯)	
7249	谭	(譚)	
7250	诚	(諴)	
7252	襌	(襌)	
7254	诨	(諟)	
7255	谖	(謏)	
7256	谞	(諝)	
7260	隤	(隤)	
7266	嫚	(嬧)	
7273	绮	(綪)	
7274	綝	(綝)	
7275	绯	(騑)	
7276	骟	(騸)	
7277	绹	(綯)	
7278	综	(綜)	
7279	绰	(綽)	
7280	骕	(驌)	
7281	绿	(騄)	

规范字		繁体字	异体字
7298	綦	(纅)	
7299	塿	(塿)	
7307	蒧	(蒧)	
7310	蒉	(蕢)	
7326	槚	(檟)	
7327	鹀	(鵐)	
7334	鹔	(鷫)	
7336	酦	(醱)	
7337	觌	(覿)	
7342	詟	(讋)	
7343	輗	(輗)	
7344	辌	(輬)	
7346	龂	(齗)	
7347	龂	(齘)	
7361	嵽	(嵽)	
7365	嵚	(嶔)	
7366	翙	(翽)	
7367	颛	(顓)	
7370	颢	(顥)	
7372	赒	(賙)	
7373	镂	(鏤)	
7374	镑	(鎊)	
7375	锉	(銼)	
7376	铽	(鋱)	
7377	铼	(錸)	
7378	锠	(鋗)	
7379	锊	(鋝)	
7380	锍	(鋶)	
7381	锎	(鐦)	
7382	铉	(鉉)	
7383	锓	(鋟)	
7385	颋	(頲)	
7389	筜	(簹)	
7399	獭	(獺)	
7401	腘	(膕)	
7405	颇	(頗)	
7406	鲃	(鲃)	
7408	鸶	(鷥)	
7411	馉	(餶)	
7414	瘷	(瘷)	
7421	阛	(闤)	
7423	燀	(燀)	
7425	渍	(漬)	
7427	溁	(濚)	
7435	溇	(漊)	
7441	敩	(斆)	
7445	裣	(襝)	
7454	毵	(毿)	
7456	骕	(驌)	
7457	騠	(騠)	
7458	缊	(縕)	
7459	缐	(線)	
7460	骙	(騤)	
7465	鹊	(鵲)	
7479	赪	(赬)	
7491	蓣	(蕷)	
7499	榇	(櫬)	
7503	醲	(醲)	
7508	磾	(磾)	
7511	辒	(轀)	
7512	輶	(輶)	
7513	鞣	(輮)	

规范字		繁体字	异体字
7514	韽	(韽)	
7518	鸥	(鷗)	
7519	噁	(噁)	
7526	赗	(賵)	
7528	锖	(錆)	
7529	锜	(錡)	
7530	锘	(鍩)	
7531	锳	(鍈)	
7532	锧	(鑕)	
7533	锪	(鍃)	
7534	锌	(錞)	
7535	锫	(錇)	
7536	锬	(錟)	
7537	铍	(鈹)	
7540	穆	(穆)	
7541	箐	(簀)	
7543	箦	(簀)	
7548	鹎	(鵯)	
7557	鮋	(鮋)	
7558	鲊	(鮓)	
7559	鲌	(鮊)	
7560	鲖	(鮉)	
7561	鲍	(鮑)	
7562	鲏	(鮀)	
7563	鲅	(鮍)	
7566	飔	(颸)	
7568	䐄	(腰)	
7569	馇	(餷)	
7573	瘅	(癉)	
7575	鹒	(鶊)	
7579	阃	(閫)	

规范字		繁体字	异体字
7580	阒	(闃)	
7587	溾	(濿)	
7602	褙	(褙)	
7608	谝	(諞)	
7609	鹔	(鷫)	
7610	颡	(顙)	
7617	骒	(騍)	
7618	骎	(駸)	
7619	缳	(繯)	
7622	璊	(璊)	
7625	瑷	(璦)	
7644	荄	(荄)	
7649	槚	(檟)	
7650	榄	(欖)	
7654	鸥	(鷗)	
7656	醽	(醽)	
7661	碛	(磧)	
7667	鲎	(鱟)	
7668	鹛	(鶥)	
7671	鹘	(鶻)	
7678	锗	(鍺)	
7679	锺	(鍾)	
7680	锼	(鎪)	
7681	锽	(鍠)	
7682	锹	(鍬)	
7683	锾	(鍰)	
7684	锿	(鎄)	
7685	镃	(鎡)	
7686	锧	(鑽)	
7687	锢	(錮)	
7689	鹙	(鶖)	

规范字	繁体字	异体字
7690 箦	(簀)	
7699 鲒	(鮚)	
7700 鲕	(鮞)	
7701 鲖	(鮦)	
7702 鲷	(鮖)	
7703 鲗	(鰂)	
7704 鲄	(鮚)	
7705 鲙	(鱠)	
7706 鲚	(鮤)	
7707 鲍	(鮑)	
7708 鲛	(鮫)	
7711 飖	(颻)	
7712 鸳	(鴛)	
7716 瘗	(瘞)	
7719 羞	(羮)	
7724 潆	(瀠)	
7735 窭	(窶)	
7737 谳	(讞)	
7746 缤	(繽)	
7748 麹	(麯)	
7751 赪	(赬)	
7761 鹃	(鵑)	
7765 愁	(愁)	
7772 蝻	(蝻)	
7785 镆	(鏌)	
7786 铸	(鑄)	
7787 铠	(鑕)	
7788 铎	(鐸)	
7789 镦	(鐓)	
7790 镕	(鎔)	
7795 鹠	(鶹)	

规范字	繁体字	异体字
7798 鹟	(鶲)	
7799 鲍	(鮍)	
7800 鲦	(鰷)	
7801 鲲	(鯤)	
7802 鲬	(鯒)	
7805 鸥	(鷗)	
7806 鹊	(鵲)	
7807 猴		[猴]
7810 鹞	(鷂)	
7811 鹣	(鶼)	
7817 潏	(潏)	
7824 骞	(騫)	
7828 谡	(謖)	
7831 骐	(騨)	
7841 蘋	(蘋)	
7853 獭	(獺)	
7854 辙	(轍)	
7855 齮	(齮)	
7856 齯	(齯)	
7857 龊	(齪)	
7870 嶙	(巚)	
7872 镨	(錯)	
7873 镩	(鑹)	
7874 镦	(鏉)	
7878 笺	(籛)	
7885 鲭	(鯖)	
7886 鲯	(鯕)	
7887 鲰	(鯫)	
7888 鲴	(鯝)	
7889 鲹	(鰺)	
7890 馓	(饊)	

规范字	繁体字	异体字
7891 弾	(彈)	
7894 鷟	(鷟)	
7912 黉	(黌)	
7914 鹨	(鷚)	
7916 繶	(繶)	
7918 璱	(瓛)	
7935 螨	(蟎)	
7936 嚙	(嚙)	
7937 镭	(鐳)	
7938 镤	(鏷)	
7939 镖	(鏢)	
7940 镭	(鐇)	
7941 镥	(鑥)	
7942 锗	(鐯)	
7943 磷	(鏻)	
7944 镈	(鎛)	
7945 镲	(鐩)	
7946 镏	(鏑)	
7958 鹬	(鷸)	
7960 鲭	(鯖)	
7961 鯻	(鯻)	
7962 鲲	(鯤)	
7963 鰊	(鰊)	
7964 鲙	(鱛)	
7965 鲴	(鯝)	
7966 鳂	(鰃)	
7967 鲸	(鯨)	
7968 鲔	(鮪)	
7972 襕	(襴)	
7974 鳖	(鱉)	
7979 繻	(繻)	

规范字	繁体字	异体字
7980 缥	(纁)	
7983 鬶	(鬶)	
7987 藠	(藠)	
7991 鹴	(鸘)	
7993 厴	(厴)	
8003 镮	(鐶)	
8004 镱	(鐿)	
8005 鄼	(酇)	
8014 騰	(騰)	
8015 鲂	(鰟)	
8016 鳒	(鰜)	
8017 骧	(驤)	
8018 鹯	(鸇)	
8023 鞔	(鞔)	
8029 鹏	(鵬)	
8030 缰	(繮)	
8038 鳌	(鰲)	
8042 鲦	(鰷)	
8043 鳈	(鰁)	
8044 鳚	(䲁)	
8045 鳎	(鰨)	
8049 鑊	(鑊)	
8055 颥	(顬)	
8062 鳝	(鱔)	
8072 骊	(驪)	
8073 纕	(纕)	
8079 齫	(齫)	
8082 鑊	(鑊)	
8083 鳜	(鱥)	
8084 鳣	(鱣)	
8092 鹳	(鸛)	

规范字	繁体字	异体字
8096 鳛	（鰼）	

规范字	繁体字	异体字
8100 鱲	（鱲）	

---

[1] 瞭：读 liào 时不简化作"了"，如"瞭望""瞭哨"。

[2] 逎：可用于姓氏人名、地名。

[3] 乾：读 qián 时不简化作"干"，如"乾坤""乾隆"。

[4] 麽：读 mó 时不简化作"么"，如"幺麽小丑"。

[5] 桠：可用于姓氏人名、地名和科学技术术语，但须类推简化作"桠"（参见本表序号6958），如"五桠果科"。

[6] 耑：可用于姓氏人名，读 duān。读 zhuān 时用"专"。

[7] 鉅：可用于姓氏人名、地名，但须类推简化作"钜"（参见本表序号6845）。

[8] 昇：可用于姓氏人名，如"毕昇"。

[9] 陞：可用于姓氏人名、地名。

[10] 讎：用于"校讎""讎定""仇讎"等，但须类推简化作"雠"（参见本表序号6351）。其他意义用"仇"。

[11] 祇：用于表示地神，读 qí。读 zhǐ 时用"只"。

[12] 甯：可用于姓氏人名。

[13] 颺：可用于姓氏人名，但须类推简化作"飏"（参见本表序号6607）。

[14] 袷：用于"袷袢"，读 qiā。读 jiá 时用"夹"。

[15] 麴：可用于姓氏人名，但须类推简化作"麹"（参见本表序号7748）。

[16] 仝：可用于姓氏人名。

[17] 夥：作"多"解时不简化作"伙"。

[18] 剋：表示训斥、打人时读 kēi，不简化作"克"。

[19] 甦：可用于姓氏人名。

[20] 邨：可用于姓氏人名。

[21] 氾：可用于姓氏人名，读 fán。读 fàn 时用"泛"。

[22] 堃：可用于姓氏人名。

[23] 蘋：用于表示植物名时简化作"蘋"（参见本表序号7841），不简化作"苹"。

[24] 犇：可用于姓氏人名。

[25] 龢：可用于姓氏人名。

[26] 訢：可用于姓氏人名，但须类推简化作"䜣"（参见本表序号6549）。

[27] 徵：用于表示"宫商角徵羽"五音之一时读 zhǐ，不简化作"征"。

[28] 逕：可用于姓氏人名、地名，但须类推简化作"迳"（参见本表序号6745）。

[29] 鑪：用于科学技术术语，指一种人造的放射性元素（符号为 Rf），但须类推简化作"轳"（参见本表序号7006）。

[30] 線：可用于姓氏人名，但须类推简化作"线"（参见本表序号7459）。

[31] 釐：可用于姓氏人名，读 xī。读 lí 时用"厘"。

³²鍾：用于姓氏人名时可简化作"锺"（参见本表序号 7679）。

³³脩：用于表示干肉，如"束脩"。其他意义用"修"。

³⁴絜：读 xié 或 jié 时均可用于姓氏人名。

³⁵扞：用于表示相互抵触，如"扞格"。其他意义用"捍"。

³⁶喆：可用于姓氏人名。

³⁷祕：可用于姓氏人名。

³⁸藉：读 jí 或用于慰藉、衬垫义时不简化作"借"，如"狼藉（jí）""枕藉（jiè）"。

³⁹頫：可用于姓氏人名，但须类推简化作"頫"（参见本表序号 7399），如"赵孟頫"。

⁴⁰貲：可用于姓氏人名和表示计量义，但须类推简化作"赀"（参见本表序号 6981）。

⁴¹叚：可用于姓氏人名，读 xiá。读 jiǎ 时用"假"。

⁴²勛：可用于姓氏人名，但须类推简化作"勋"（参见本表序号 6932）。

⁴³菉：可用于姓氏人名、地名。

⁴⁴蒐：用于表示草名和春天打猎。其他意义用"搜"。

⁴⁵淼：可用于姓氏人名、地名。

⁴⁶椀：用于科学技术术语，如"橡椀"。其他意义用"碗"。

⁴⁷谿：可用于姓氏人名。

⁴⁸筿：可用于姓氏人名。

⁴⁹濙：可用于姓氏人名。

⁵⁰剳：用于科学技术术语，如中医学中的"目剳"。其他意义用"札"。

⁵¹阪：可用于地名，如"大阪"。

⁵²吒：可用于姓氏人名，读 zhā，如"哪吒"。读 zhà 时用"咤"。

　　（本表为 2013 年 6 月 5 日国发[2013]23 号"国务院关于公布《通用规范汉字表》的通知"公布的《通用规范汉字表》之附件 1）

全书课件二维码